Seh- und Höreinbußen älterer Menschen

Wir widmen dieses Buch unseren Eltern

Ursula und Joachim Tesch   *Frieda und Werner Wahl*

Clemens Tesch-Römer   Hans-Werner Wahl

C. Tesch-Römer · H.-W. Wahl
Herausgeber

Seh- und Höreinbußen älterer Menschen

Herausforderungen
in Medizin,
Psychologie
und Rehabilitation

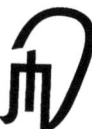 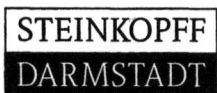

Anschriften der Herausgeber:

Dr. C. Tesch-Römer
Institut für Psychologie
Ernst-Moritz-Arndt-Universität
Franz-Mehring-Str. 47
17487 Greifswald

Priv.-Doz. Dr. Hans-Werner Wahl
Deutsches Zentrum für Alternsforschung
an der Universität Heidelberg
Bergheimer Str. 20
69115 Heidelberg

Die Deutsche Bibliothek – CIP-Einheitsaufnahme

Seh- und Höreinbußen älterer Menschen : Herausforderungen
in Medizin, Psychologie und Rehabilitation / C. Tesch-Römer ;
H.-W. Wahl Hrsg. – Darmstadt : Steinkopff, 1996
  ISBN-13:978-3-642-72524-1   e-ISBN-13:978-3-642-72523-4
  DOI: 10.1007/978-3-642-72523-4

NE: Tesch-Römer, Clemens [Hrsg.]

Dieses Werk ist urheberrechtlich geschützt. Die dadurch begründeten Rechte, insbesondere die der Übersetzung, des Nachdrucks, des Vortrages, der Entnahme von Abbildungen und Tabellen, der Funksendung, der Mikroverfilmung oder der Vervielfältigung auf anderen Wegen und der Speicherung in Datenverarbeitungsanlagen, bleiben, auch bei nur auszugsweiser Verwendung, vorbehalten. Eine Vervielfältigung dieses Werkes oder von Teilen dieses Werkes ist auch im Einzelfall nur in den Grenzen der gesetzlichen Bestimmungen des Urheberrechtsgesetzes der Bundesrepublik Deutschland vom 9. September 1965 in der Fassung vom 24. Juni 1985 zulässig. Sie ist grundsätzlich vergütungspflichtig. Zuwiderhandlungen unterliegen den Strafbestimmungen des Urheberrechtsgesetzes.

© 1996 by Dr. Dietrich Steinkopff Verlag, GmbH & Co. KG, Darmstadt
Softcover reprint of the hardcover 1st edition 1996

Verlagsredaktion: Sabine Ibkendanz – Herstellung: Heinz J. Schäfer
Umschlaggestaltung: Erich Kirchner, Heidelberg

Die Wiedergabe von Gebrauchsnamen, Handelsnamen, Warenbezeichnungen usw. in dieser Veröffentlichung berechtigt auch ohne besondere Kennzeichnung nicht zu der Annahme, daß solche Namen im Sinne der Warenzeichen- und Markenschutz-Gesetzgebung als frei zu betrachten wären und daher von jedermann benutzt werden dürften.

Gesamtherstellung: Druckhaus Beltz, Hemsbach

Gedruckt auf säurefreiem Papier

Geleitwort

Altern – verstanden als eine Vielzahl von normalen Rückbildungsvorgängen, welche Anpassungsfähigkeiten und Reservekapazitäten im psychosozialen wie medizinisch-biologischen Bereich zunehmend einschränken – weist in seinem Ablauf erhebliche interindividuelle Unterschiede auf: So können identische Funktionsausfälle – abhängig von der Wertigkeit für den einzelnen – zu einem sehr unterschiedlichen Leidensdruck führen; es können aber auch bei Geichaltrigen nach Art und Ausprägung deutlich voneinander abweichende Verluste vorliegen.

Jeder Alternde aber wird irgendwann einmal – und dann für ihn wie für seine Umgebung schnell zu erkennen – von einer Verschlechterung beim Hören und Sehen eingeholt. Diese Störungen werden als schicksalhaft angesehen und deshalb oft bagatellisiert. Die Verordnung einer Brille wird gerade noch akzeptiert; ein Hörgerät aber liegt vielfach versteckt in der Schublade. Erst wenn die Ausfälle die Wertigkeit von erheblichen Störfaktoren erreichen – z.B. Unvermögen, Gesprächen zu folgen oder Orientierungsstörungen bei ungenügender Helligkeit –, ist man bereit, um Hilfe nachzusuchen.

Diese wird dann nach dem jeweiligen Stand der Therapie oder der Technik auch gewährt: aber das reicht eben für Betagte vielfach nicht aus. So nämlich erklärt sich, daß z.B. die Adaptation an technische Hilfsmittel nur mehr einem Teil der Alten gelingt. Dabei könnten – wenn man darum wüßte und dann auch noch von der Sinnhaftigkeit solcher Maßnahmen bei Betagten überzeugt wäre – z.B. Effektivitätskontrollen nach dem Anpassen der Hörhilfen und eine entsprechende Schulung für deren optimale Nutzung oder bei Sehstörungen eine das alleinige Bestimmen der Sehschärfe überschreitende Diagnostik (Gesichtsfeld, Adaptationsbreite) zu einem erheblichen Funktionsgewinn beitragen und zugleich noch helfen, die geistige Leistungsfähigkeit zu erhalten.

Wer denkt denn auch immer daran, daß ein Orientierungs- und Mobilitätstraining zugleich die Raumkoordination und eine sichere Bewegung verbessern helfen. Denn beide hängen bei fortschreitendem Alter zunehmend von dem noch vorhandenen Gesichtsfeld – zur Kontrolle der Körperhaltung im Raum – sowie vom Gehör – zum Ermitteln von Raumpunkten und Distanzen – ab und werden so kontrolliert und zugleich begrenzt. Ein solches Training kann unter Umständen die letzte Chance sein, eine mit den Jahren zunehmende Sturzgefährdung mit all ihren Konsequenzen zu verringern oder sogar längere Zeit aufzuschieben.

Die Gerontologie hat sich bisher mit dem verfügbaren Wissen auf diesen Gebieten zufriedengegeben und sich der Frage nach Problemen durch sensorische Einbußen kaum forschend zugewandt. Um hier eine Änderung anzustoßen, haben die Herausgeber dieses Buches schon bei der Jahrestagung der Deutschen Gesellschaft für Gerontologie und Geriatrie 1994 in Freiburg ein Symposium „Sensorische Verluste im Alter" veranstaltet. Die Beiträge des nun vorgelegten Buches vermitteln eine vorzügliche Übersicht über Physiologie und Pathologie des Hörens und Sehens im Alter, zeigen die psychologischen Konsequenzen von Hör- und Seheinbußen auf und gehen auf die Rehabilitationsmöglichkeiten bei derartigen Funktionsverlusten ein.

Ich will nachdrücklich unterstreichen, daß dieses Buch dem Anspruch, Informationen für und Forderungen an die Grundlagenforschung gleichermaßen wie an Geriater, Therapeuten und Pflegepersonal zu vermitteln, d.h. dem interdisziplinären Charakter der Gerontologie zu entsprechen, voll gerecht wird. Es faßt – eine beachtliche Leistung bei der Vielzahl der Autoren – das heutige Wissen und den erkennbaren Forschungsbedarf in einer sehr homogenen und gut lesbaren Darstellung zusammen und gibt zudem zahlreiche Tips für die praktische tägliche Arbeit.

Ich wünsche dieser schönen Arbeit eine weite Verbreitung und eine aufmerksame Leserschaft.

Lübeck, Juli 1996   RUDOLF-M. SCHÜTZ

Inhaltsverzeichnis

Geleitwort
R.M. Schütz V

Kapitel 1: Was es bedeutet, (nicht) hören und sehen zu können
C. Tesch-Römer und H.-W. Wahl 1

Kapitel 2: Physiologie des Innenohres und pathophysiologische Aspekte im Alter
P.K. Plinkert und H.P. Zenner 13

Kapitel 3: Anatomie, Physiologie und Pathologie des Sehens im Alter
F.G. Holz, A. Blankenagel und H.E. Völcker 33

Kapitel 4: Psychologie des Hörens im Alter
J. Hellbrück 53

Kapitel 5: Psychophysik des Sehens im Alter
R. Hilz und C.R. Cavonius 77

Kapitel 6: Die Rolle von Seh- und Höreinbußen für den Alternsprozeß
Ch. Rott, H.-W. Wahl und C. Tesch-Römer 89

Kapitel 7: Höreinbußen im Alter: Belastung und Bewältigungsmöglichkeiten
C. Tesch-Römer und M. Nowak 107

Kapitel 8: Schwere Seheinbußen im Alter aus psychologischer Sicht: Belastung und Bewältigungsmöglichkeiten
H.-W. Wahl und F. Oswald 127

Kapitel 9: Audiologische Rehabilitation bei Altersschwerhörigkeit
H. von Wedel 149

Kapitel 10: Technische Hilfsmittel bei Seheinbußen im Alter
A. Blankenagel 175

Kapitel 11: Über die Technik hinaus – Psychosoziale Aspekte der Rehabilitation bei Hör- und Seheinbußen im Alter
H.-W. Wahl und C. Tesch-Römer 203

Kapitel 12: Seh- und Höreinbußen alter Menschen: Forderungen an Praxis und Forschung
A. Kruse, C. Tesch-Römer und H.-W. Wahl 233

Stichwortverzeichnis 243

Adressenverzeichnis

Prof. Dr. med. Anita Blankenagel,
  Universität Heidelberg, Universitätsaugenklinik,
  Im Neuenheimer Feld 400, 69120 Heidelberg

Prof. Dr. Carl R. Cavonius,
  Institut für Arbeitsphysiologie an der Universität Dortmund,
  Ardeystr. 67, 44139 Dortmund

Prof. Dr. Jürgen Hellbrück,
  Fachgebiet Psychologie, Katholische Universität Eichstätt,
  85071 Eichstätt

Prof. Dr. Rudolf Hilz,
  Fachhochschule Aalen, Fachbereich Augenoptik,
  73428 Aalen

Dr. med. Frank G. Holz,
  Universität Heidelberg, Universitätsaugenklinik,
  Im Neuenheimer Feld 400, 69120 Heidelberg

Prof. Dr. Andreas Kruse,
  Ernst-Moritz-Arndt-Universität Greifswald,
  Institut für Psychologie,
  Franz-Mehring-Str. 47, 17487 Greifswald

Frau Dipl.-Psych. Marion Nowak,
  Forschungsgruppe Psychologische Gerontologie,
  Abteilung für Gerontopsychiatrie,
  Universitätsklinikum Benjamin Franklin,
  Freie Universität Berlin,
  Nußbaumallee 18, 14050 Berlin

Dr. Frank Oswald,
  Deutsches Zentrum für Alternsforschung an der Universität Heidelberg,
  Bergheimer Str. 20, 69115 Heidelberg

Priv.-Doz. Dr. med. Peter Plinkert,
  Universitätsklinik für HNO-Heilkunde,
  Universität Tübingen,
  Silcherstr. 5, 72076 Tübingen

Dr. Christoph Rott,
  Universität Heidelberg, Institut für Gerontologie,
  Bergheimer Str. 20, 69115 Heidelberg

Prof. Dr. med. R.M. Schütz,
  Klinik für Angiologie und Geriatrie,

Medizinische Hochschule Lübeck,
Ratzeburger Allee 160, 23538 Lübeck

Dr. Clemens Tesch-Römer,
Ernst-Moritz-Arndt-Universität Greifswald,
Institut für Psychologie,
Franz-Mehring-Str. 47, 17487 Greifswald

Prof. Dr. med. Hans Eberhard Völcker,
Universität Heidelberg, Universitätsaugenklinik,
Im Neuenheimer Feld 400, 69120 Heidelberg

Priv.-Doz. Dr. Hans-Werner Wahl,
Deutsches Zentrum für Alternsforschung,
an der Universität Heidelberg,
Bergheimer Str. 20, 68115 Heidelberg

Prof. Dr. Hasso von Wedel,
Universitäts-HNO-Klinik, Universität Köln,
Joseph-Stelzmann-Str. 9, 50931 Köln

Prof. Dr. med. Hans Peter Zenner,
Universitätsklinik für HNO-Heilkunde,
Universität Tübingen,
Silcherstr. 5, 72076 Tübingen

1 Was es bedeutet, (nicht) hören und sehen zu können

C. Tesch-Römer und H.-W. Wahl

Werfen wir zu Beginn dieses Buches einen Blick in unseren Alltag. Kommen uns in dieser Alltagswelt nicht gerade Hör- und Seheinbußen älterer Menschen als gleichsam typische Kennzeichen des Altwerdens und Altseins entgegen? Etwa wenn wir in der Schlange an der Supermarktkasse stehen und feststellen müssen, daß einem älteren Menschen die Identifikation einzelner Münzen nicht mehr gelingt, oder wenn wir einen Weg erklären wollen und merken, daß wir zunächst – bei normaler Lautstärke und den üblichen Straßengeräuschen – nicht verstanden worden sind. Wahrnehmungsprobleme dieser Art treten so häufig auf, daß wir sie nicht selten als unvermeidliche Begleiterscheinungen des Alter(n)s ansehen, die akzeptiert werden müssen und an denen sich nichts ändern läßt.

Dabei befinden sich ältere seh- und hörbehinderte Menschen in einer paradoxen Lage. Jüngere, nichtbehinderte Menschen können sich einerseits nur schwer in die Situation jener älteren Menschen hineinversetzen, die Seh- oder Höreinbußen erlitten haben. Aber auch in der Geriatrie, Rehabilitation und Altenhilfe tätige Professionelle wissen nicht immer gut über sensorische Einbußen und ihre Konsequenzen im Erleben und Verhalten älterer Menschen Bescheid. Andererseits – und dies macht die paradoxe Lage des älteren Menschen aus – sind wir nicht unanfällig für eine Reihe von Mythen, denen wir bezüglich eines Hör- oder Sehverlusts in der Alltagswelt begegnen. Beispiele hierfür sind etwa die Auffassung, Schwerhörigkeit sei mit Dummheit gleichzusetzen (taub = tumb = dumm) und verursache zwangsläufig Einsamkeit, oder die Annahme, Sehbeeinträchtigung führe stets zu Hilflosigkeit und zur Unfähigkeit, weiterhin eine selbständige Lebensführung aufrechtzuerhalten. Kurz: Einerseits ist das Einfühlungsvermögen für sensorische Verluste älterer Menschen gering, andererseits besteht ein unhinterfragtes Alltagswissen über Seh- und Höreinbußen im Alter.

Angesichts dieser Mischung von Wissen und Annahmen nicht nur in der Alltagswelt, sondern auch in der praktischen Arbeit mit alten Menschen, besteht das Ziel des vorliegenden Buches darin, eine differenzierte Analyse der Hör- und Seheinbußen älterer Menschen (und auch des Hörens und Sehens im Alter) vorzulegen. Dies erscheint uns um so wichtiger, als sensorische Einbußen im Alter in der gerontologischen Forschung und Praxis häufig vernachlässigt werden. In besonderem Maß trifft das auf die Gerontologie und (z. B. 25, 36) Geriatrie im deutschen Sprachraum zu. Notwendig ist daher eine Bestandsaufnahme des medizinischen und psychologischen Wissens zu Hör- und Seheinbußen im Alter, ihrer psychosozialen Konsequenzen sowie von Bewältigungsmöglichkeiten. Beim letzten Aspekt sind nicht nur die Fähigkeiten, Handlungsmöglichkeiten und Ressourcen der Betroffenen angesprochen; es geht dabei auch um bislang noch zu wenig angenommene Herausforderungen an die Rehabilitationswissenschaften.

In diesem Einleitungskapitel geht es im folgenden um die Bedeutung des Hörens und Sehens für den Menschen. Zuerst werden die Funktionen des Seh- und des

Hörsinns skizziert, zweitens die Auswirkungen von sensorischen Einbußen im Erleben älterer Menschen dargestellt und drittens der zahlenmäßige Umfang von sensorischen Einbußen im Alter anhand von Prävalenzraten diskutiert. Abschließend werden Organisation und Gliederung des Buches vorgestellt.

Funktionen des Hören und Sehens

Sowohl beim Hören als auch beim Sehen handelt es sich um „umweltrelevante" Fähigkeiten. Beim Hören ist in erster Linie die Wechselwirkung mit der sozialen Umwelt, beim Sehen primär die Wechselwirkung mit der räumlich-dinglichen Umwelt angesprochen. Hören und Sehen erfüllen dabei jeweils eine Reihe wichtiger Einzelfunktionen.

▶ *Hören:* Die Sinnesmodalität Hören kann als Fernsinn bezeichnet werden, der es möglich macht, Informationen über Ereignisse in der näheren und ferneren Umgebung wahrzunehmen. Dem auditiven System können dabei vier Funktionen zugeordnet werden: Alarmierungsfunktion, Orientierungsfunktion, emotional-ästhetische Funktion und Kommunikationsfunktion (40).

Der Hörsinn dient zunächst einmal dazu, Menschen über jene Ereignisse zu informieren, die sich durch Töne und Geräusche ankündigen, auch wenn diese Ereignisse (noch) nicht gesehen werden können. Die Alarmierungsfunktion kann aus evolutionärer Perspektive als notwendig für das Überleben des Organismus interpretiert werden, da mit den Distanz-Rezeptoren des Gehörs mögliche Gefahren schon aus der Entfernung erkannt werden können. In der modernen Alltagswelt hilft das auditive Wahrnehmungssystem beispielsweise dabei, von hinten herannahende Personen oder Fahrzeuge zu erkennen, Geräusche im Dunklen zu hören oder Türklingel und Telefon wahrzunehmen.

Zweitens unterstützt das Gehör die Orientierung im Raum. Obwohl das visuelle System die primäre Quelle der Raumwahrnehmung ist, liefert das Gehör ebenfalls Informationen über die räumliche Umwelt. Selbst mit geschlossenen Augen sind wir in der Lage zu erkennen, ob wir uns in einem großen, halligen Kirchenraum oder in einem kleinen, gedämpft klingenden Zimmer befinden, ob ein Sprecher vor, neben oder hinter uns steht. Diese orientierende Leistung des Gehörs beruht auf der Tatsache, daß der Mensch zwei Ohren besitzt und in der Lage ist, durch die geringen Intensitäts- und Laufzeitunterschiede, mit denen akustische Signale die beiden Ohren erreichen, die Position von Geräuschquellen zu errechnen (20).

Eine dritte Funktion des Gehörs ist die emotional-ästhetische Funktion: Mit dem Gehör nehmen wir positive und negative Geräusche und Klänge wahr, erkennen geliebte (und verhaßte) Stimmen und hören Melodie und Rhythmus von Gesang und Musik. Beim Hören gesprochener Sprache entschlüsseln wir ganz nebenbei die emotionale Botschaft, die der Intonation und Melodik der gesprochenen Wörter innewohnt. Das Hören von Musik, aber auch das Wahrnehmen solcher Geräusche wie Blätterrauschen und Meeresbrandung sind für uns eine selbstverständliche Quelle ästhetisch-sinnlichen Genusses.

Möglicherweise die wichtigste Funktion des Hörsinns ist jedoch die Kommunikationsfunktion. Mit Hilfe des Gehörs sind wir in der Lage, äußerst effizient mit anderen Menschen zu kommunizieren. Obwohl es auch andere Kanäle der Kommunikation gibt (Gestik, Mimik, Körperhaltung), die sich insbesondere in den Gebärdensprachen Gehörloser zu eigenständigen Sprachsystemen entwickelt haben (38), so ist doch die lautsprachliche Kommunikation der Regelfall für die Verständigung zwischen Menschen. Die Lautsprache erlaubt Menschen, auf vielfältige Weise Informationen auszutauschen, Bitten und Appelle zu äußern und die eigene Befindlichkeit bekanntzugeben (6). Das Ohr ist also das Sinnesorgan, das für die Beziehungen zu anderen Menschen von höchster Bedeutung ist. Hier soll die große Leistung des auditiven Systems betont werden: Das Gehör ist in der Lage, sehr komplexe Laute als Sprachsignale zu entschlüsseln, und dies auch unter ungünstigen akustischen Bedingungen. Beispiele hierfür sind Gespräche in Gruppensituationen (Hintergrundgeräusche interferieren mit dem eigentlichen Sprachsignal), Ansagen auf Bahnhöfen (verhallte Sprache) oder Telefonate (gefilterte Sprache). Insbesondere für das Hören bei Hintergrundgeräuschen gilt, daß zwei Ohren notwendig sind, um den Sprecher zu lokalisieren und den Störschall gewissermaßen zu unterdrücken (s. Hellbrück im vorliegenden Band).

▶ *Sehen:* Allgemein ist hier zu sagen, daß das Sehen die schnelle, hochempfindliche und hochauflösende dreidimensionale Wahrnehmung der Umwelt in einem sehr weiten Bereich zwischen unmittelbarer Nähe bis hin zu einer unendlichen Entfernung ermöglicht. Nach Guski (18) sollten insbesondere die folgenden psychischen Einzelleistungen des Sehens unterschieden werden: (a) die Orientierung im Raum, (b) das Erkennen von Handlungsmöglichkeiten und (c) die Koordination zwischen visueller Wahrnehmung und Handlung (13, 15). Schließlich dient das Sehen auch der Wahrnehmung von Ereignissen, die – periodisch sich wiederholend oder aperiodisch und abrupt – um uns herum stattfinden und unser alltägliches Handeln beeinflussen.

Die orientierende Funktion des menschlichen Sehens kann man sicherlich zunächst in einem globalen Sinne des Wissens darum verstehen, wo, an welchem Ort man sich befindet. Orientierung findet jedoch auch ständig auf einem eher molekularen Niveau statt. So ist beispielsweise dann, wenn wir in der Straßenbahn sitzen und lesen, in einem bestimmten Augenblick nur ein recht kleiner Ausschnitt unseres Gesichtsfelds (nur wenige Quadratzentimeter) scharf abgebildet, während der große Rest unscharf bleibt. Ferner sind die Augen in ständiger Bewegung. Diese sogenannten *sakkadischen Augenbewegungen* sind unwillkürlich und haben mindestens drei Funktionen: Sie wirken erstens der Ermüdung der Rezeptoren entgegen, deren Reizantworten bei anhaltender Reizung immer schwächer werden; zum zweiten sorgen sie dafür, daß das Sehfeld, in dem wir eine scharfe Abbildung sehen, größer ist als die letztlich nur zur Verfügung stehenden zwei Grad des fovealen Bereichs; zum dritten dienen sie der Überwachung des Sehraums, beispielsweise der Detektion von Reizen in den Randbereichen des Gesichtsfelds. Schließlich ist für eine optimale Orientierung im Raum auch das Zusammenspiel beider Augen ganz entscheidend. Diese sogenannte *binokuläre Disparität* ergibt sich daraus, daß beide Augen jeweils in der Regel leicht verschiedene Informationen aufnehmen, die miteinander verrechnet werden können und dabei etwa zur Entfernungs- und Abstandsschätzung beitragen.

Die zweite wichtige Funktion des Sehens, das Erkennen von Handlungsmöglichkeiten und Handlungshemmnissen, mag durch die notwendige Auseinandersetzung mit einem Hindernis auf einem gerade beschrittenen Weg besonders deutlich werden. Interessant ist hierbei im besonderen, daß wir in der Regel Hindernissen direkt ansehen können, ob und wie wir sie am besten überwinden können (13). Diese Fähigkeit, die in diversen experimentell angelegten Studien bestätigt werden konnte (z. B. beim Treppensteigen, 49), scheint uns als komplexes Resultat lebenslanger Erfahrung zur Verfügung zu stehen. Ebenso wichtig wie die Identifikation und Überwindung von Hindernissen ist aber auch die Vermeidung von Kollisionen, die durch die zentralnervöse Auswertung der einlaufenden optischen Informationen und dem damit einhergehendem rechtzeitigem Abstoppen gelingt.

Bezüglich der Koordination zwischen Wahrnehmung und Handlung, der dritten zentralen Leistung des Sehens, sei das Beispiel des Einschlagens eines Nagels mit einem Hammer herangezogen. Hier ist als Besonderheit der visuellen Leistungsfähigkeit hervorzuheben, daß offensichtlich das Ineinandergreifen von relativ unscharfer Wahrnehmung, beispielsweise der grobmotorischen Bewegung des Ausholens mit dem Hammer, und von scharfer Wahrnehmung, dem Auftreffen des Hammers auf den Nagel und der visuellen Prüfung von dessen Veränderung, kein eigentliches Problem für den Agierenden ist. Eine entscheidende Rolle spielt bei der Koordination von Wahrnehmung und Handlung die Fähigkeit zur selektiven Wahrnehmung, die es ermöglicht, daß wir uns aus einer unübersehbaren Vielzahl von Umwelteindrücken auf das Wesentliche konzentrieren. Diese ist wohl eine der wichtigsten Voraussetzungen dafür, daß wir überhaupt erst handlungsfähig werden.

▶ *Intermodalität der Sinne:* Trotz der eben beschriebenen Einzelfunktionen des Hörens und Sehens muß am Ende dieses Abschnitts auch die sogenannte Intermodalität der Sinne hervorgehoben werden. Die Wahrnehmung von Ereignissen und das Erkennen von Handlungsmöglichkeiten erfolgt in der Regel im Zusammenspiel von Augen und Ohren. Mit dem Hinweis auf die Intermodalität der Sinne wird im übrigen auch die Thematik dieses Buches, die Erfahrung und Auseinandersetzung mit Hör- und Seheinbußen, direkt berührt. Denn vieles spricht ja dafür, daß durch die verstärkte und wohlüberlegte Nutzung bestimmter Sinne der teilweise oder vollständige Ausfall eines anderen zumindest in gewissen Grenzen kompensiert werden kann. Darauf wird an verschiedenen Stellen dieses Buches zurückzukommen sein.

Phänomenologische Aspekte von Hör- und Seheinbußen im Alter

▶ *Hören:* Höreinbußen im Alter berühren vor allem zwei Funktionen des auditiven Systems: (a) Die lautsprachliche Kommunikation mit anderen Menschen ist behindert, und (b) die Orientierung in der Welt der Laute ist eingeschränkt (46). Betrachten wir zunächst die Probleme schwerhöriger Menschen in lautsprachlicher Kommunikation, der alltäglichen Verständigungsweise mit anderen Personen. Ältere schwerhörige Menschen berichten häufig davon, einen Gesprächspartner zu hören, aber nicht zu verstehen: Die Äußerungen der Mitmenschen werden als undeutlich, nuschelnd, schwer verständlich beschrieben. Um den Sinn von Äußerungen zu erschließen, ist es für schwerhörige Menschen unumgänglich, daß sie Gesprächen mit hoher Konzentration folgen und alle verfügbaren Informationen heranziehen (Gesprochenes, Kontext, Lippenbewegungen, Gesichtsausdruck und Körperhaltung). Allerdings sind Schwerhörige hierbei nie ganz sicher, eine Äußerung verstanden zu haben, und müssen befürchten, unangemessene Antworten zu geben. Sicherlich könnte man einwenden, daß es dem Schwerhörigen doch möglich sei, durch das Ansprechen der eigenen Hörprobleme sowie durch Fragen und Bitten um Wiederholungen zu versuchen, einem Gespräch besser zu folgen. Das Selbstbewußtsein des Schwerhörigen und die (Un)geduld der Gesprächspartner setzen diesem offensiven Vorgehen allerdings erstaunlich enge Grenzen.

Diese schwierige Lage schwerhöriger Menschen in Kommunikationssituationen läßt sich dadurch kennzeichnen, daß sie in Gesprächen häufig gegen unausgesprochene, aber grundlegende Regeln, die sogenannten Konversationsmaximen verstoßen (7, 16). Zwei dieser Maximen sind von besonderem Interesse: Die Regel der Anknüpfung besagt, daß Gesprächsbeiträge aufeinander bezogen sein sollten, und die Maxime der Sparsamkeit fordert, sprachliche Mitteilungen so kurz wie möglich zu halten. Schwerhörige befinden sich nun im Dilemma, stets gegen eine dieser Konversationsmaximen zu verstoßen, einerlei, wie sie sich verhalten: Versucht eine schwerhörige Person sicherzustellen, daß sie versteht, indem sie nachfragt, so läuft sie Gefahr, gegen das Sparsamkeitsgebot zu verstoßen und den Gesprächspartner ungeduldig zu machen. Bemüht sich die schwerhörige Person dagegen, alles Gesagte durch das Erschließen von Kontextinformation zu verstehen, so ist sie in Gefahr, etwas mißzuverstehen und eine unpassende, nicht an den Gesprächsverlauf anknüpfende Äußerung zu machen. Durch diese Forderungen nach einem unauffälligen, flüssigen Gesprächsverlauf werden auch ganz alltägliche Gespräche zu einer anstrengenden Tätigkeit – und häufig ziehen sich Schwerhörige erschöpft und frustriert aus Kommunikationssituationen zurück (29).

Die Schwerhörigkeit greift aufgrund der mit ihr einhergehenden Kommunikationsbehinderung tief in die Lebenssituation des Betroffenen ein: Soziale Kontakte sind erschwert, Partnerschaften belastet und Freizeitaktivitäten werden möglicherweise aufgegeben (33). Schwerhörigkeit kann zu einer Bedrohung der eigenen Identität werden, und zwar insbesondere dann, wenn Höreinbußen die gewachsene Aktivitätsstruktur und die sozialen Beziehungen einer Person in Frage stellen. Folgen der Schwerhörigkeit im Erwachsenenalter sind nicht selten psychosomatische Beschwerden, Depressionen und Selbstwertkrisen (39). Dabei muß festgehalten werden, daß die gravierenden Einbußen, die Schwerhörigkeit mit sich bringt, von Beziehungspartnern und der sozialen Umwelt häufig unterschätzt werden (2). Dieses Unverständnis bedeutet eine zusätzliche Belastung des schwerhörigen Menschen.

Auf den ersten Blick weniger dramatisch, aber für Betroffene dennoch äußerst gravierend ist die zweite Konsequenz von Schwerhörigkeit: Der schwerhörige Mensch verliert die Orientierung in der Welt der Töne und Laute; er hat Schwierigkeiten, eine Situation als akustische Szene zu erfassen (5). Alltägliche Hintergrundgeräusche wie der surrende Kühlschrank, spielende Kinder auf dem Hof, aber auch Türklingel und Telefon verschwinden gewissermaßen in der Stille des Nicht-Hörens. Im Straßenverkehr fühlen sich ältere schwerhörige Menschen unsicher, weil sie herannahende Autos und Fahrräder nicht mehr hören. Auch die Fähigkeit, sich im Raum zu orientieren und Geräuschquellen lokalisieren zu können, verringert sich. Schließlich fällt es schwerhörigen Menschen auch schwerer, die emotional-ästhetischen Komponenten von Geräuschen und Klängen wahrzunehmen und zu genießen. Die Welt der Geräusche, Töne und Laute verklingt und eine Welt der aufgezwungenen Stille tritt ungewollt an ihre Stelle.

▶ *Sehen:* Zunächst kann als gut belegt gelten, daß Seheinbußen zu den Krankheiten gehören, die von Menschen unterschiedlichen Alters in der Vorstellung als extrem angstauslösend erlebt werden (4). In amerikanischen Umfragen mit Personen jeden Lebensalters wurde auf die Frage nach den am meisten gefürchteten Krankheiten Blindheit an vierter Stelle genannt, nach Aids, Krebs und der Alzheimer-Krankheit (26).

Die subjektive Erlebensrelevanz der Erfahrung einer Sehbeeinträchtigung im Alter ist insbesondere in zweierlei Hinsicht zu sehen: (a) Sehbeeinträchtigung und das

Erleben von Person, Selbst und Handlungsfähigkeit, sowie (b) Sehbeeinträchtigung und das Erleben von Räumlichkeit.

In der älteren Literatur über Blindheit ist immer wieder davon die Rede, daß das Konzept der eigenen Person als einer sehenden Person sterben muß, bevor eine Anpassung an die neue Welt einer sehbeeinträchtigten Person erfolgen kann (8). Auch wenn die Metapher des Sterbens der Identität als Sehender wohl etwas zu drastisch gewählt ist und nur in Einzelfällen zutreffen mag, ist doch klar, daß durch die Erfahrung einer Sehbeeinträchtigung die bisher als selbstverständlich unterstellte normale Handlungskompetenz und die damit verbundene Selbstwirksamkeit (3) unmittelbar in negativer Weise tangiert sein dürften. Klinischen Beobachtungen zufolge können sich als typische emotionale Folgen Angstgefühle, Verwirrtheit, Hilflosigkeit, Kontrollverlust, Wut, Trauer, Depressivität oder Einsamkeit einstellen (4, 24). Dabei erschwert eine Sehbeeinträchtigung nicht nur die Ausführung von konkreten Alltagshandlungen, wie dies ja beispielsweise auch infolge einer Gehbeeinträchtigung der Fall ist. Vielmehr dürfte sich auf das Erleben der eigenen Person, des eigenen Selbst insbesondere auswirken, daß Handlungsplanung und Handlungsdurchführung nicht mehr in gleichem Maße oder überhaupt nicht mehr visuell gestützt ablaufen können. Man denke hier nur an die wichtige Rolle des Erkennens anderer Personen als einer Voraussetzung für soziales Handeln. Dieser Verlust des „Überblicks" dürfte vor allem das berühren, was Laing (32) als ontologische Unsicherheit bezeichnet hat. Sich selber als real, lebendig, ganzheitlich und als kontinuierlich über die Zeit mit sich selbst identische Person zu erleben, hängt wahrscheinlich in nicht unerheblichem Maße auch mit dem Sehen und dem Sehen des Gesehenwerdens zusammen.

Der sehende Mensch hat im Hinblick auf räumliches Handeln keinerlei Probleme, sich selbst als ein „hier" befindlicher Mensch zu erfahren (1, 31). Dieses dem Sehenden selbstverständliche Erleben eines Hier-Gefühls ist dem schwer sehbeeinträchtigten alten Menschen erst einmal teilweise oder völlig verloren gegangen, obwohl es mit anderen kompensatorischen Mitteln, insbesondere durch den Tast- und Hörsinn teilweise wiederhergestellt werden kann. Ebenso selbstverständlich ist dem Sehenden das an visuelle Kompetenzen gebundene räumliche Handeln wie beispielsweise das Suchen eines passenden Sitzplatzes oder die Begrüßung von in einer Ecke des Raumes stehenden Freunden. Wiederum ist dies für den schwer sehbeeinträchtigten Menschen alles andere als selbstverständlich. Der alte Mensch mit einer Sehbeeinträchtigung steht also generell vor der Aufgabe, die ihm sein Leben lang selbstverständlich gewesene räumliche Verankerung seiner selbst durch visuelle Eindrücke neu regulieren. Dabei sei ferner hervorgehoben, daß insbesondere im Falle der Blindheit die Erfahrung der räumlich-dinglichen Umwelt primär zu einer Erfahrung des Nacheinander wird, da die Möglichkeit des visuellen Gesamteindrucks einer Situation auf einen Blick nicht länger gegeben ist (dazu bereits 44).

> ▶ *Hören und Sehen:* Zusammenfassend ergibt sich nach diesen Überlegungen zur Erlebensrelevanz wohl unzweifelhaft, daß der alte Mensch, konfrontiert mit einer (irreversiblen) Seh- oder Hörbeeinträchtigung, sicherlich vor einer existentiellen Herausforderung, daß er in einer Grenzsituation steht (27, 30) und seinen Alltag auf den verschiedensten Ebenen neu gestalten muß. Besonders gravierend ist es für ältere Menschen, wenn gleichzeitig Verluste in den sensorischen Systemen auftauchen. Für diese Menschen gilt der Satz Helen Kellers, der in früher Kindheit erblindeten und ertaubten Schriftstellerin: Nicht sehen trennt von Dingen, nicht hören trennt von den Menschen. Für ältere Menschen mit kombinierten Einbußen der Seh- und Hörfähigkeit ist es kaum noch möglich, die

Verluste in der einen Sinnesmodalität mit Kompetenzen in der anderen Sinnesmodalität zu kompensieren. Auch die rehabilitative Arbeit steht hier vor besonderen Herausforderungen.

Prävalenz sensorischer Einbußen im Alter

Es ist für wissenschaftliche und praktische Zielsetzungen bedeutsam, eine möglichst genaue Vorstellung von der Auftretenshäufigkeit von Erkrankungen und Behinderungen, in diesem Fall von Einbußen des Hörens und Sehens im höheren Lebensalter, zu haben (Epidemiologie). In wissenschaftlicher Hinsicht kann beispielsweise ein Ausgangspunkt für weiterführende Detailstudien darin bestehen, die in epidemiologischen Studien gefundenen Verteilungen einer Erkrankung nach Alter oder Geschlecht vertiefend zu untersuchen. Ebenso können epidemiologische Daten eine Grundlage für versorgungsbezogene Bedarfsplanungen darstellen. Neben diesen Zielsetzungen mögen die nachfolgend zusammengestellten epidemiologischen Daten zu Hör- und Seheinbußen älterer Menschen aber auch eine wichtige Hintergrundfolie für alle in diesem Buch zu findenden Beiträge über sensorische Einschränkungen aus der Sicht unterschiedlicher wissenschaftlicher Disziplin darstellen.

▶ *Hören:* Höreinbußen sind die häufigste chronische Einschränkung, die mit dem Alter verknüpft sind (35). Die Prävalenz von Altersschwerhörigkeit kann auf etwa ein Drittel aller über 65jährigen Menschen geschätzt werden. Männer sind stärker als Frauen von Hörverlust betroffen. Mit zunehmendem Alter steigt die Rate der schwerhörigen Menschen stark an. Über ständige Ohrgeräusche (Tinnitus) klagt ein nicht unerheblicher Teil älterer Menschen (16,8 % nach 12).
Die in verschiedenen Studien genannten Prävalenzraten für Schwerhörigkeit im Alter hängen stark vom verwendeten Kriterium ab. Ein typisches Kriterium ist ein durchschnittlicher Hörverlust von mehr als 25 dB HL in den sogenannten Sprachfrequenzen 0,5, 1, 2 und 4 kHz (dieser Wert kann als Indiz für eine Versorgung der betroffenen Person mit Hörgeräten herangezogen werden). Berichtet wird der Prozentsatz der Personen mit einem Hörverlust über dem festgelegten Kriterium. In der Framingham-Studie wird der Prozentsatz von hörbehinderten Personen über 60 Jahre mit 29 % angegeben (12). Männer zeigen in dieser Studie mit 32,5 % eine höhere Prävalenzrate als Frauen (26,7 %). In einer englischen Studie (9, 10) wird die Prävalenz von Schwerhörigkeit bei 61–70jährigen mit 36,8 % angegeben und steigt bei 71–80jährigen auf 60,2 %. Ähnliche Angaben finden sich in einer weiteren englischen Studie (22): Dort werden Prävalenzraten von 52 % bei 70–79jährigen und 82 % bei über 80jährigen Personen berichtet. In einer dänischen Studie wird eine Schwerhörigkeitsprävalenz bei 49–69jährigen Männern von 35 % berichtet (37). Epidemiologische Daten liegen vor allem aus Nordamerika, England und Skandinavien vor, während in Deutschland Studien fehlen, die von unabhängigen wissenschaftlichen Institutionen durchgeführt wurden. Das Grüne Kreuz, eine private Organisation, die sich der Gesundheitsaufklärung und Gesundheitsvorsorge widmet, hat eine epidemiologische Studie zu Höreinbußen durchgeführt; die dort genannten Prävalenzraten für Schwerhörigkeit betragen 40 % für die 60–69jährigen und 49 % für die 70–75jährigen; 17).

Insbesondere bei institutionalisierten älteren Menschen ist die Prävalenz von Presbyakusis sehr hoch. Es wird geschätzt, daß 45–75 % der Heimbewohner einen mittleren bis schweren Hörverlust aufweisen (11, 47). Erstaunlicherweise wird ein erheblicher Anteil der schwerhörigen Heimbewohner nicht von dort tätigem ärztlichen und pflegerischen Personal erkannt (48).

Subjektive Hörprobleme müssen nicht immer mit audiometrischen Ergebnissen übereinstimmen und hängen zudem stark von der jeweiligen Hörsituation ab, nach der gefragt wird. So waren in einer Studie 35 % der untersuchten Personen nach audiometrischen Kriterien schwerhörig, während nur 25 % der Befragten von subjektiven Hörproblemen berichteten (37). In einer weiteren Studie mit über 70jährigen Befragten klagten nur 1 % der Frauen und 8 % der Männer im allgemeinen über subjektive Hörprobleme; wurde aber nach Hörproblemen in Situationen mit Hintergrundgeräuschen gefragt, so erhöhte sich der Anteil von Klagen auf 38 % bei Frauen und 46 % bei Männern (41). In einem Pflegeheim gaben nur 7 % der Befragten Hörprobleme in Einzelgesprächen an; in Gruppensituation hatten dagegen 51 % der Befragten erhebliche Hörprobleme (48).

Die Situation der audiologischen Rehabilitation im Alter ist ausgesprochen problematisch. Der Versorgungsgrad schwerhöriger Menschen mit Hörgeräten wurde in der Framingham-Studie mit etwa 25 % angegeben (12). Und auch die Hörgeräte-Nutzung älterer Menschen ist nicht optimal: Nur von etwa der Hälfte älterer Hörgerätebesitzer werden die Geräte täglich und ganztags genutzt (17, 23). Hier besteht mit Sicherheit Handlungsbedarf.

▶ *Sehen:* Der Großteil von Menschen mit schweren Sehbeeinträchtigungen, ca. 70 % ist 60 Jahre und älter, wobei wiederum die meisten dieser Personen, ca. 90 %, als spätererblindet oder spätsehbehindert zu bezeichnen sind (45); diese Zahlen sind mit jenen in den USA praktisch identisch (21). Auch bei epidemiologischen Studien bezüglich Seheinbußen im Alter und der entsprechenden Grunderkrankungen ist zu sagen, daß – ähnlich der Situation beim Hören – die entsprechende Datenlage in Deutschland äußerst unbefriedigend ist, so daß hier wiederum auf international vorgelegten Studien zurückgegriffen werden muß, deren Ergebnisse in ihrer Größenordnung jedoch weitgehend übertragbar sein dürften.

Die wichtigsten Erkrankungen des alternden Auges waren in einer der größten einschlägigen Feldstudien, der Framingham Eye Study (28), die senile *Katarakt* mit 15,6 % aller über 52jährigen, gefolgt von der senilen *Makuladegeneration* mit 8,8 %, dem *Glaukom* mit 3,3 % und der *diabetischen Retinopathie* mit 3,1 % (vgl. zu den entsprechenden Krankheitsbildern auch das Kapitel von Holz, Blankenagel und Völcker in diesem Buch). Studien, die auch noch höhere Altersgruppen untersucht haben, sprechen im übrigen dafür, daß die Zahlen dort sehr stark ansteigen. So berichten Gibson, Rosenthal und Lavery (14) über eine Prävalenzrate von 53,3 % an Makuladegeneration erkrankten über 85jährigen, also rund jeder zweiten Person. Diese Augenerkrankungen führen zwar immer zu signifikanten Sehschädigungen, jedoch keineswegs immer zu solch massiven Sehverlusten, daß sie dem Kriterium der funktionellen Blindheit genügen würden (Herabsetzung der Sehschärfe auf 0,10 und kleiner auf dem besseren Auge bzw. einer Gesichtsfeldeinschränkung von allseitig 20 Grad). So erfüllten in einer finnischen Feldstudie (19) 3 % aller untersuchten über 65jährigen Personen das Kriterium der funktionellen Blindheit, in einer amerikanischen Studie bei über 70jährigen waren es 4,6 % (42). Ebenso zeigen beide Studien einen Anstieg der Prävalenzrate mit zunehmendem Alter, und zwar von 1 % bei 65–69jährigen auf 10 % bei über 85jährige (19) bzw. von 1 % bei 70–74jährigen auf 16,8 % bei über 90jährigen (42). Beide Studien fanden schließlich auch eine insgesamt höhere funktionelle Blindheits-Prävalenzrate für Frauen.

Ferner ergeben sich Hinweise auf die Größenordnung von Seheinbußen in der Altenbevölkerung auch aus Studien, die – im Unterschied zu den bislang angeführten – ausschließlich auf subjektiven Berichten der Befragten hinsichtlich ihrer Seheinbußen beruhen. Beispielsweise wurde in einer amerikanischen Erhebung berichtet (50), daß 5,4 % der 65–69jährigen Männer und 6,4 % der 65–69jährigen Frauen auch bei bestangepaßter Brille keine Zeitung mehr lesen konnten; die entsprechenden Zahlen bei den 80–84jährigen lagen deutlich höher (Männer: 13,8 %; Frauen: 18,2 %). Daten aus den USA weisen darauf hin, daß die berichteten Zahlen in Heimen für ältere Menschen noch höher liegen dürften, wenngleich man dabei nicht übersehen darf, daß Heimbewohner auch deutlich älter als der Durchschnitt der in Privathaushalten wohnenden älteren Menschen sind. So fand man im Rahmen einer der größten Survey-Studien in den USA, der „National Nursing Home Survey" (34), daß rund jede(r) fünfte Bewohner/in eine „teilweise" oder „ernsthafte" Sehbeeinträchtigung aufwies (teilweise: kann Zeitungsschrift nicht mehr lesen, aber Fernsehen in 2–3 m Entfernung noch sehen; ernsthaft: kann Fernsehen in 2–3 m Entfernung nicht mehr erkennen, aber Gesichter vertrauter Personen aus 1 m Nähe noch erkennen). Neueste repräsentative Befragungsdaten zur Situation in deutschen Alteneinrichtungen ergaben, daß hier etwa jeder vierte Heimbewohner unter Blindheit bzw. unter starker Sehbehinderung leidet (43).

▶ *Zusammenfassend* läßt sich sagen, daß Hör- und Seheinbußen im Alter häufig auftreten (wobei Höreinbußen insgesamt die höhere Prävalenz zeigen) und dabei leider nicht die Aufmerksamkeit erfahren, die sie aufgrund ihrer Häufigkeit und der Schwere ihrer sekundären Folgen verdienen. Weiterhin gilt, daß die Auftretenshäufigkeit von Hör- und Seheinbußen insbesondere in den höheren Altersgruppen bzw. bei den „alten Alten" sehr hoch ist. Kritisch angemerkt werden sollte aber auch an dieser Stelle, daß epidemiologische Studien wie die eben angeführten in der Regel nichts über den sonstigen gesundheitlichen Zustand des alten Menschen mitteilen. Obgleich Multimorbidität eine unbezweifelbare empirische und klinische Erfahrung ist, scheinen diese Studien dennoch jeweils ihr Spezialinteresse in den Vordergrund zu rücken; vernachlässigt werden koexistierende andere sensorische Einbußen (je nach Studie des Hörens oder des Sehens) ebenso wie das zusätzliche Vorhandensein von schweren körperlichen und/oder psychischen Erkrankungen. Es ist aber zu vermuten, daß gerade dieses Zusammentreffen von mehreren schweren Gesundheitseinbußen den Anpassungsprozeß des alten Menschen bzw. Möglichkeiten der Rehabilitation erheblich mitbeeinflußt.

Aufbau des Buches

Angesichts der Situation älterer Menschen mit Seh- und Höreinbußen will dieses Buch wissenschaftliche Erkenntnisse zur Entwicklung der sensorischen Systeme Hören und Sehen im Alter zusammentragen und Handlungsmöglichkeiten vorstellen. Das Buch ist in vier Teile gegliedert. Im *ersten Teil* werden medizinische und physiologische Grundkenntnisse über die Sinnesmodalitäten Hören und Sehen sowie deren normale und pathologische Altersveränderungen vorgestellt. Plinkert und Zenner beschreiben die Anatomie, Physiologie und Pathologie des auditiven

Systems im Alter. Holz, Blankenagel und Völcker befassen sich mit der Anatomie, Physiologie und Pathologie des visuellen Systems im Alter. Im *zweiten Teil* werden die Aspekte der Wahrnehmung genauer behandelt. Hellbrück stellt psychologische Erkenntnisse zu Altersveränderungen bei der auditiven Wahrnehmung vor. Hilz und Cavonius behandeln die Psychophysik des Sehens im Alter. Im *dritten Teil* wird eine Bestandsaufnahme der psychologischen und verhaltenswissenschaftlichen Forschung zur Frage der Auswirkungen von sensorischen Einbußen vorgenommen. Rott, Wahl und Tesch-Römer befassen sich mit den Korrelaten von Hör- und Seheinbußen in den Bereichen Alltagskompetenz, kognitive Leistungsfähigkeit und Erleben. Der Frage nach der Bewältigung von Höreinbußen ist das Kapitel von Tesch-Römer und Nowak gewidmet. Bewältigungsprozesse bei Seheinbußen im Alter werden von Wahl und Oswald beleuchtet. Im *vierten Teil* stehen schließlich Anwendungsfragen im Vordergrund. Von Wedel stellt technische Hilfsmittel bei Hörproblemen im Alter vor und diskutiert ihre Probleme. Blankenagel befaßt sich mit den technischen Rehabilitationsmöglichkeiten bei Seheinbußen im Alter. Die psychosozialen Aspekte der Rehabilitation bei sensorischen Verlusten werden von Wahl und Tesch-Römer diskutiert. Abschließend werden von Kruse, Tesch-Römer und Wahl Forderungen an Forschung und Praxis gestellt, mit dem Ziel, Schwerpunkte in der zukünftigen Forschung und Handlungsmöglichkeiten für die Praxis abzuleiten.

Der vorliegende Band soll eine Quelle der Informationen und Anregung für jene darstellen, die in Forschung und Praxis mit älteren Menschen zu tun haben. Einbußen in der Hör- und Sehfähigkeit gehören zum normalen Altern, aber sie resignierend hinzunehmen heißt, ältere Menschen vom Kontakt mit der Umwelt auszuschließen und ihnen damit ein Stück Lebensqualität vorzuenthalten. Ältere Menschen bei der Bewältigung ihrer sensorischen Behinderung so zu unterstützen, daß kompensierende Maßnahmen dort durchgeführt werden, wo sie sinnvoll sind, und die Akzeptanz irreversibler Verluste dann gestützt wird, wo dies unvermeidlich ist, stellt Ziel und Anliegen des vorliegenden Buches dar.

Literatur

1. Ainlay SC (1988) Aging and new vision loss: Disruptions of the Here and Now. Journal of Social Issues 44: 79–94
2. Anderson M, Dancer J, Durand C (1990) Self perception versus associate's perception of hearing handicap in adults over the age of fifty. Volta Review 92: 293–301
3. Bandura A (1986) Social foundations of thought and action. Prentice Hall, Englewood Cliffs
4. Branch LG, Horowitz A, Carr C (1989) The implications for everyday life of incident self-reported visual decline among people over age 65 living in the community. The Gerontologist 29: 359–365
5. Bregman AS (1990) Auditory scene analysis. The perceptual organization of sound. MIT Press, Cambridge MS
6. Bühler K (1934) Sprachtheorie. Fischer, Jena
7. Capella JN (1985) The management of conversations. In: Knapp ML, Miller GR (Eds) Handbook of interpersonal communication. Beverly Hills CA, Sage, 393–438
8. Cholden LS (1958) A psychiatrist works with blindness. American Foundation for the Blind, New York
9. Davis AC (1989) The prevalence of hearing impairment and reported hearing disability among adults in Great Britain. International Journal of Epidemiology 18: 911–917
10. Davis AC, Thorton R (1990) The impact of age on hearing impairment: Some epidemiological evidence. In: Jensen JH (Ed) Presbyacusis and other age related aspects. København, Danavox, 69–89

11. Garahan MB, Waller JA, Houghton M, Tisdale, Runge CF (1992) Hearing loss prevalence and management in nursing home residents. Journal of the Amercian Geriatrics Society 40: 130–134
12. Gates GA, Cooper JC, Kannel WB, Miller NJ (1990) Hearing in the elderly: The Framingham cohort, 1983–1985. Part 1. Basic audiometric test results. Ear and Hearing 11: 247–256
13. Gibson JJ (1979) The ecological approach to visual perception. Boston, Houghton Mifflin
14. Gibson JM, Rosenthal AR, Lavery J (1985) A study of the prevalence of eye disease in the elderly in an English community. Transactions of the Ophthalmological Society of the United Kingdom 104: 196–203.
15. Goldstein EB (1989) Sensation and perception. 3 ed, Belmont CA, Wadsworth Publishing Company
16. Grice HP (1975) Logic and conversation. In: Cole P, Morgan JL (Eds) Syntax and semantics. Vol. 3: Indirect speech acts. New York, Academic Press, 41–58
17. Grünes Kreuz (1985) Hörtest 1985. München, Infratest Gesundheitsforschung
18. Guski R (1989) Wahrnehmung. Kohlhammer, Stuttgart
19. Häkkinen L (1984) Vision in the elderly and its use in the social environment. Scandinavian Journal of Social Medicine, Supplementum 35: 5–60
20. Hellbrück, J (1993) Hören. Physiologie, Psychologie und Pathologie. Hogrefe, Göttingen
21. Hendricks J (1992) Social aspects of aging and visual impairment. In: Orr A (Ed) Vision and aging. Crossroads for service delivery. New York, American Foundation for the Blind, 69–92
22. Herbst KG, Humphrey C (1980) Hearing impairment and mental state in the elderly living at home. British Medical Journal 281: 903–905
23. Hermann RM (1990) Hörgeräte-Gebrauchsdauer begrenzende Faktoren: Stellenwert für die Mindestgebrauchszeit. Quorum, Berlin
24. Hill MM, Harley RK (1984) Orientation and mobility for aged visually impaired persons. Journal of Visual Impairment and Blindness 78: 49–54
25. Hinchcliffe R (Ed) (1983) Hearing and balance in the elderly. Edinburgh, Churchill Livingstone
26. Horowitz A, Silverstone B (1991 November) The paradox of „blindness": Implications for adaptation to aging and disability in later life. Paper presented at the symposion entitled „The Influence of Traumatic of Life Threatening Illness on Adult Development, Coping, and Well Being". 44th Annual Scientific Meeting of the Gerontological Society of Americas, San Francisco CA, USA
27. Jaspers K (1965) Philosophie. Springer, Berlin
28. Kini MM, Leibowitz HM, Colton T, Nickerson RJ, Ganley J, Dawber TR (1978) Prevalence of senile cataract, diabetic retinopathy, senile macular degeneration, and open-angle glaucoma in the Framingham Eye Study. American Journal of Ophthamlology 85: 28–34
29. Krug E (1949/1993) Charakter und Schwerhörigkeit. Edition Harmsen, Heidelberg
30. Kruse A (1990) Die Endlichkeit der menschlichen Existenz als Thema einer Bildung im Alter. In: Geißler EE (Hrsg) Bildung für das Alter – Bildung im Alter. Expertensammlung. Bouvier, Bonn 197–214
31. Kruse L (1974) Räumliche Umwelt. De Gruyter, Berlin
32. Laing R (1960) The divided self. Harmondsworth, Pengiun
33. Mueller HG, Geoffrey VC (Eds) (1987) Communication disorders in aging: Assessment and management. Washington DC, Gallaudet University Press
34. National Center for Health Statistics (NCHS) (1989) The National Nursing Home Survey 1985. 1985 summary for the United States. Vitel and Health Statistics. Series 13, No. 97. DHHS. No. (PHS) 89–1758. Public Health Service. U.S. Government Printing Office, Washington
35. National Center for Health Statistics (NCHS) (1992) Vital and health statistics: Current estimats from the National Health Interview, 1991. Series 10: Date from the National Health Survey, No. 184. Hyattsville MD, U.S. Department of Health and Human Services
36. Orr A (Ed) (1992) Vision and aging: Crossroads for service delivery. New York, American Foundation for the blind
37. Parving A, Ostri B, Poulsen J, Gyntelberg F (1983) Epidemiology of hearing impairment in male adult subjects at 49–69 years of age. Scandinavian Audiology 12: 191–196
38. Prillwitz S (1994) Gebärdenspracherwerb gehörloser Kinder. Vortrag gehalten auf dem 39. Kongreß der deutschen Gesellschaft für Psychologie, 25.–29. September 1994 in Hamburg
39. Richtberg W (1984) Kommunikative und psychovegative Behinderungen Hörgeschädigter. Eine vergleichende Studie über Spätertaubte, Frühertaubte und Hirntraumatiker. In: Bochnik H, Richtberg W (Hrsg) Sprache-Sprechen-Verstehen. Zur Phänomenologie und Praxis sprachlicher Kommunikationsstörungen. Erlangen, Perimed, 122–129
40. Richtberg W (1990) Was schwerhörig sein bedeutet. Kind, Großburgwedel

41. Rosenthal U, Pedersen K, Møller MB (1987) Self-assessment of hearing problems in an elderly population: A longitudinal study. Scandinavian Audiology 16: 211–217
42. Salive ME, Guralnik J, Christen W, Glynn RJ, Colsher P, Ostfeld M (1992) Functional blindness and visual impairment in older adults from three communities. Ophthalmology 99: 1840–1847
43. Schneekloth U, Müller U (1995) Hilfe- und Pflegebedürftige in Heimen. Endbericht zur Repräsentativerhebung im Rahmen des Forschungsprojekts „Möglichkeiten und Grenzen selbständiger Lebensführung in Einrichtungen". München: Infratest Sozialforschung
44. Simmel G (1908/1968) Soziologie Untersuchungen über die Formen der Vergesellschaftung, 5. Auflage. Duncker, Berlin
45. Statistisches Bundesamt (Hrsg) (1991) Fachserie 13: Sozialleistungen. Reihe 51: Schwerbehinderte, 1989. Metzler-Poeschel, Stuttgart
46. Thomas AJ (1984) Acquired hearing loss. Academic Press, London
47. Vimpel T, Bruun NE, Bonding P (1986) Hearing in patients in a department for long-term medicine: A further report. Scandinavian Audiology 15: 43–49
48. Voeks SK, Gallagher CM, Langer EH, Drinka PJ (1990) Hearing loss in the nursing home: An institutional issue. Journal of the American Geriatrics Society 38: 141–145
49. Warren WH Jr (1984) Perceiving affordances: Visual guidance of stair climbing. Journal of Experimental Psychology: Human Perception and Performance 10: 683–703
50. White LR, Cartwright WS. Cornoni-Huntley J, Brock DB (1986) Geriatric Epidemiology. Annual Review of Gerontology and Geriatrics 6: 215–311

2 Physiologie des Innenohres und pathophysiologische Aspekte im Alter

P. K. Plinkert und H. P. Zenner

Physiologie des Hörens

Auf dem Gebiet der Innenohrphysiologie wurden in den vergangenen Jahren grundlegend neue Erkenntnisse gewonnen. Dies stellt eine wesentliche Voraussetzung dar, um pathologische Veränderungen im Alter, bei Lärmexposition oder nach der Gabe ototoxischer Medikamente besser zu verstehen. Bei Kenntnis der verschiedenen pathogenetischen Faktoren (z.B. degenerative Prozesse im Alter; Lärmbelastung am Arbeitsplatz und in der Freizeit) kann man möglicherweise in Zukunft präventiv tätig werden und eine vorzeitige Alterung des Gehörs verhindern. Darüber hinaus können möglicherweise auf diese Weise auch neue kausal begründete Therapieansätze erarbeitet werden.

Unser heutiges Wissen zur Innenohrbiologie basiert ganz wesentlich auf den langjährigen Arbeiten des Nobelpreisträgers Georg v. Békésy (2). Sie bilden noch heute die Grundlage für unser Verständnis des Hörvorgangs. Bei einem Schallreiz kommt es zunächst zu einer Bewegung der Gehörknöchelchenkette im Mittelohr. Der Steigbügel (Stapes) wird ausgelenkt, wodurch es zu einer Volumenverschiebung der Innenohrflüssigkeiten (Perilymphe) und konsekutiv zu einer Auslenkung der Basilarmembran kommt. Am Endolymphschlauch entstehen Wellen (Wanderwellen), die sich von der basalen Schneckenwindung in Richtung Schneckenspitze (Helikotrema) ausbreiten (Abb. 1 u. 7).

Durch mechanische (passive) Baueigenschaften der Basilarmembran bildet sich für jede Frequenz an einem definierten Ort der Basilarmembran ein Schwingungsmaximum aus *(Frequenzdispersion)*. Der Ort maximaler Auslenkung liegt für hohe Frequenzen in Steigbügelnähe (basal), während tiefe Frequenzen weiter in Richtung Schneckenspitze (apikal) abgebildet werden.

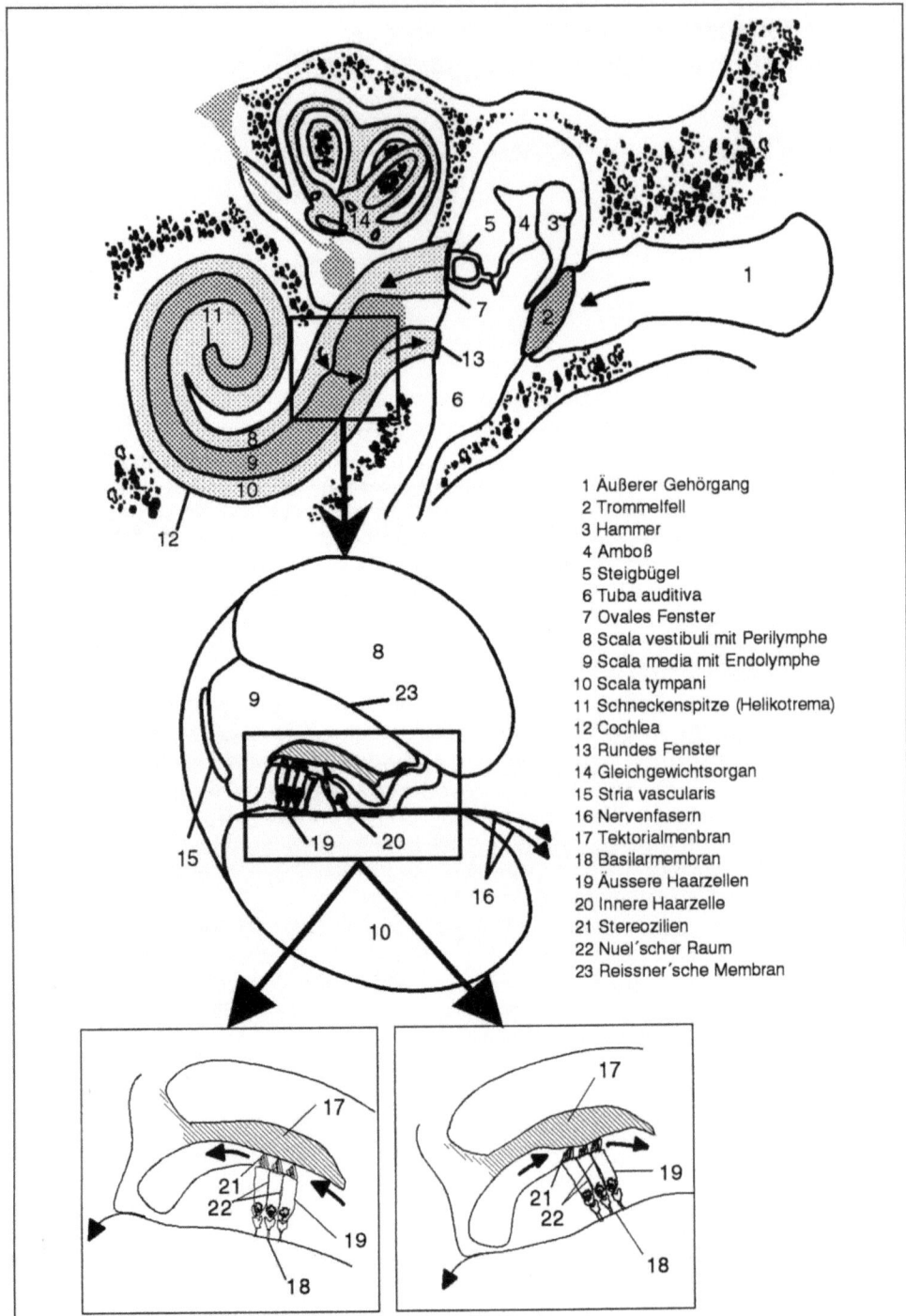

Abb. 1. Schallaufnahme und Schallverarbeitung im Mittel- und Innenohr. Relativbewegung zwischen Tektorialmembran und Haarzellen führen zur Auslenkung der Stereozilien und damit zur Einleitung der Schalltransduktion.

Die frequenzabhängige Auslenkung des Endolymphschlauches führt zu Scherbewegungen zwischen der Tektorialmembran und den Haarzellen, wodurch die Sinneshaare (Stereozilien) ausgelenkt werden (Abb. 1 u. 2). Über verschiedene Zwischenstufen führt dies zur Freisetzung eines chemischen Botenstoffes (afferenter Neurotransmitter) aus der stimulierten Sinneszelle. Der afferente Transmitter, vermutlich Glutamat, diffundiert durch den synaptischen Spalt zwischen Haarzelle und Hörnerv, bindet an postsynaptische Rezeptoren des Hörnervs (Nervus acusticus), um hier ein Aktionspotential auszulösen (19).

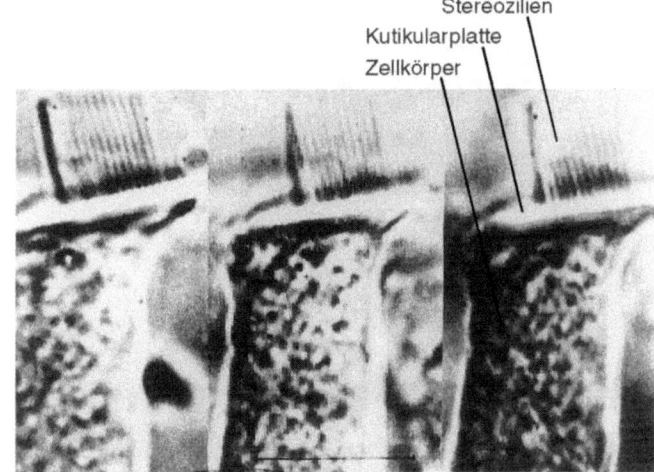

Abb. 2. Stereozilien isolierter äußerer Haarzellen im lichtmikroskopischen Bild (aus 48)

Die von G.v. Békésy unter stroboskopischer Beleuchtung nachgewiesene passive Wanderwelle weist einen sehr flachen und breiten Kurvenverlauf auf und genügt nicht, charakteristische Eigenschaften des Gehörs, wie beispielsweise die hohe Sensitivität, den weiten Dynamikbereich und die hervoragende Diskrimination von Tönen, zu erklären.

In der Beurteilung der klassischen Wanderwelle sind zwei grundsätzliche Einschränkungen zu bedenken. So führte v. Békésy (1.) seine Messungen an Kadavern durch, und (2.) war zur Beobachtung der Basilarmembran unter stroboskopischer Beleuchtung eine sehr breite Eröffnung der Cochlea erforderlich. Damit befand sich das sehr leicht vulnerable Innenohr für die Messung der Basilarmembranschwingungen in einem ausgesprochen schlechten physiologischen Zustand.

Erst mit der Entwicklung von modernen, hochempfindlichen Meßtechniken konnte gezeigt werden, daß die Wanderwelle bei der gesunden Cochlea einen wesentlich schärferen, spitzen und frequenzabhängigen Kurvenverlauf hat. So ist die Amplitude um den Faktor 100 bis 1000 höher als bei der klassische Wanderwelle (Abb. 3) (21, 17, 40). Dieses Schwingungsverhalten der Basilarmembran läßt sich nicht alleine durch passive Baueigenschaften des Innenohres erklären. Vielmehr wird ein zusätzliches aktives und energieverbrauchendes Verstärkungsprinzip erforderlich. Nur durch das Zusammenspiel der aktiven und passiven Komponenten läßt sich die vorverarbeitete und verstärkte Wanderwelle erklären. Diese prozessierte Wanderwelle verdeutlicht zudem durch ihren charakteristischen Kurvenverlauf, daß die Sensitivität, Frequenzselektivität und damit auch Sprachverständlichkeit bereits auf cochleärer Ebene realisiert werden (30). Die früher übliche Vorstellung, daß die hohe Frequenzauflösung nur durch zentrale Schallverarbeitungsmechanismen erreicht wird, ist damit widerlegt.

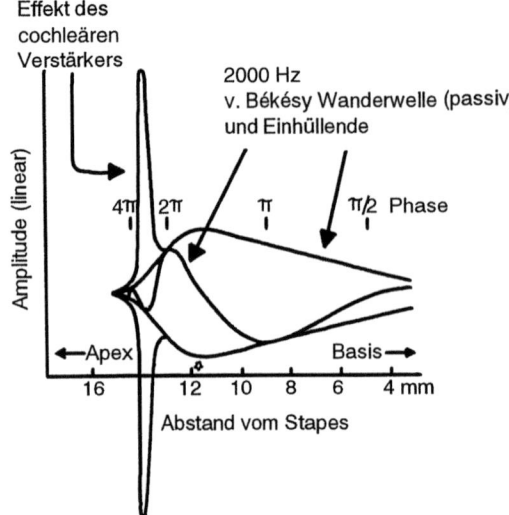

Abb. 3. Prinzip der aktiven und passiven Basilarmembranauslenkung. Schnelle Bewegungen äußerer Haarzellen (Cochlear Amplifier, cochleärer Verstärker) verstärken die schallinduzierten passiven Vibrationen vermutlich um ca. zwei Größenordnungen. Hierdurch wird die flache und breite Basilarmembranschwingung verstärkt. Erst diese vorverarbeitete aktive Wanderwelle wird von den inneren Haarzellen wahrgenommen und in ein elektrisches Signal transduziert (aus 10).

Äußere Haarzellen – „Motoren" der cochleären Vibrationsverstärkung

Es stellte sich nun die Frage nach dem „Motor", der aktiv die Basilarmembranauslenkungen verstärkt (cochleärer Verstärker; Cochlear Amplifier). Eine der herausragenden Entdeckungen in der Hörforschung der vergangenen Jahre war der Nachweis von Bewegungen äußerer Haarzellen (46). Isolierte lebende äußere Haarzellen lassen sich durch chemische, elektrische und akustische Stimuli zu Kontraktionen und Elongationen ihres zylindrischen Zellkörpers und Kippbewegungen ihrer Kutikularplatte anregen (Abb. 4) (46, 7, 8). In Abhängigkeit von dem verwendeten Reiz werden hierbei 2 Zeitkonstanten bei den Kontraktionen der cochleären Sinneszellen unterschieden. Nach einem Vorschlag von Zenner (44) werden diese beiden Bewegungsformen äußerer Haarzellen als schnelle und langsame Haarzellmotilität bezeichnet. Schnelle Oszillationen sind an isolierten Zellen bis 30 kHz auslösbar (Abb. 5). Diese Bewegung cochleärer Sinneszellen konnten nur bei äußeren, nicht jedoch bei inneren Haarzellen nachgewiesen werden.

Wir wissen heute, daß innere und äußere Haarzellen des Innenohres zwei prinzipiell unterschiedliche Funktionen bei der Schallverarbeitung übernehmen (Abb. 8). Die äußeren Haarsinneszellen besitzen eine Doppelfunktion: Sie sind einerseits Verstärker der flachen, passiven Basilarmembranauslenkungen (elektro-mechanische Transduktion), andererseits dienen sie der Umwandlung des Schallreizes in ein elektrisches Signal (mechano-elektrische Transduktion). Äußere Haarzellen übernehmen damit eine energieabhängige Steuerungs- und Verstärkungsfunktion, die von den efferenten Nervenfasern kontrolliert wird, während die eigentliche Schalltransduktion in den inneren Haarzellen abläuft.

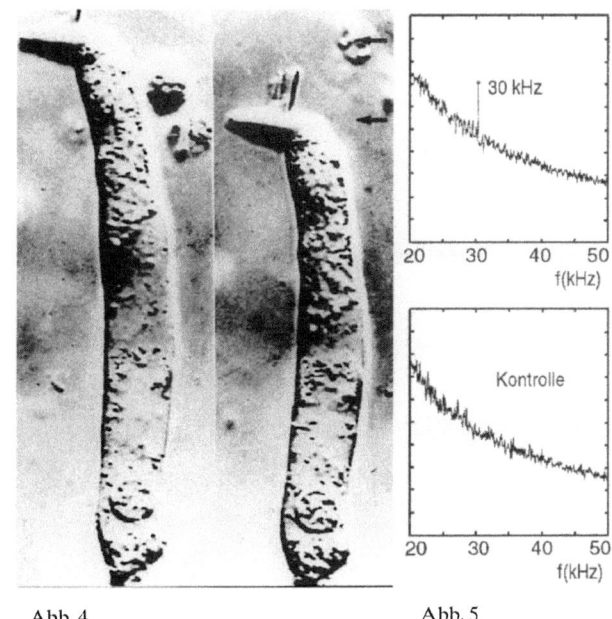

Abb. 4. Aktive Bewegung einer isolierten äußeren Haarzelle. Die Sinneszelle (Länge ca. 70 µm) wurde mikrochirurgisch aus dem Cortischen Organ präpariert und in einem Nährmedium kultiviert. An solchen kultivierten Sinneszellen können verschiedenste Funktionsprüfungen durchgeführt werden, so daß dieser experimentelle Ansatz als ein Tierversuchs-Ersatzmodell gilt. Dargestellt ist die Kontraktion einer isolierten äußeren Haarzelle).

Abb. 5. Im elektrischen Wechselfeld oder durch Strominjektion können isolierte äußere Haarzellen zu schnellen Bewegungen (bis 30 kHz) angeregt werden.

Diese Effektorfunktion äußerer Haarzellen spiegelt sich auch im Innervationsmuster des Innenohres wider. 95 % der Nervenfasern äußerer Haarzellen sind Efferenzen (Informationsübertragung von zentral nach peripher) und in nur 5 % handelt es sich um Afferenzen. Letztere leiten Informationen von der Sinneszelle nach zentral. Das Innervationsmuster der inneren Haarzellen ist hiervon grundsätzlich verschieden. So werden die inneren Haarzellen nahezu ausschließlich afferent innerviert (Abb. 6) (34, 41–42, 24).

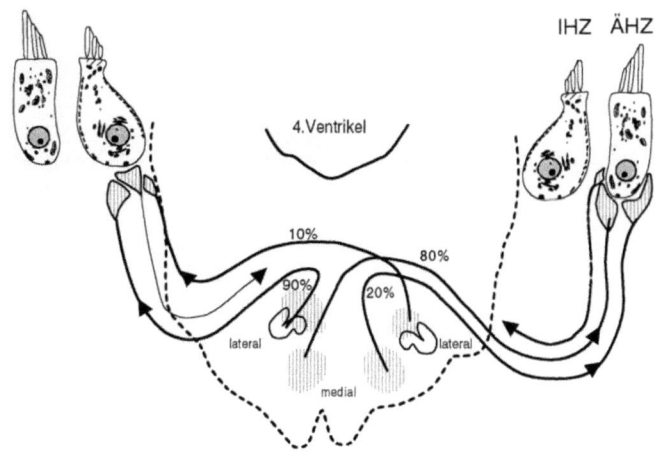

Abb. 6. Afferente und efferente Innervation des Cortischen Organs
IHZ = innere Haarzelle
ÄHZ = äußere Haarzelle

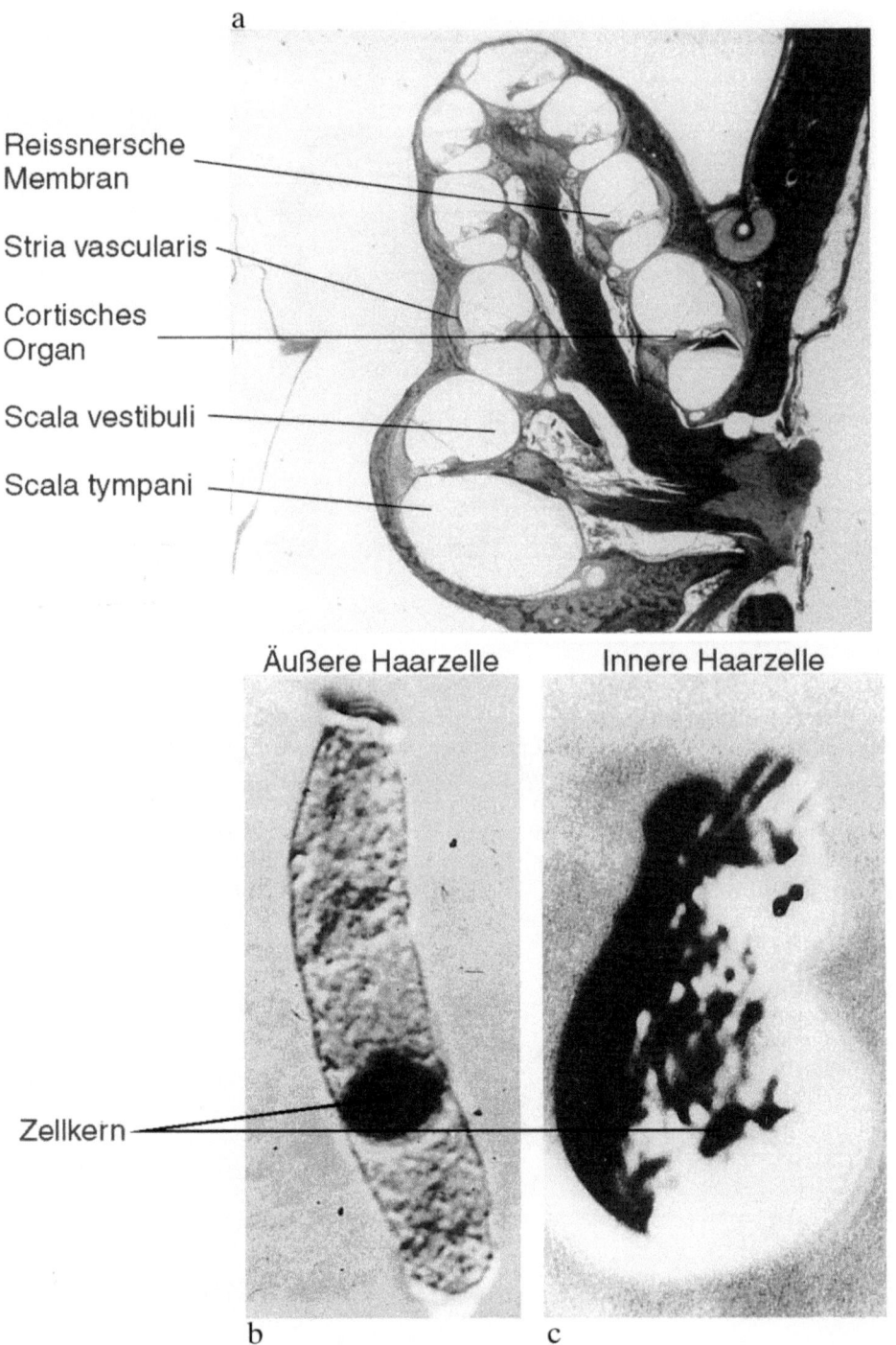

Abb. 7. a–c Histologische Darstellung des Innenohres (Cochlea) mit der Scala vestibuli, der Scala tympani und der Scala media (Ductus cochlearis). In der Scala media befindet sich das Cortische Organ mit den Hörsinneszellen, die in äußere (b) und innere (c) Haarzellen unterschieden werden.

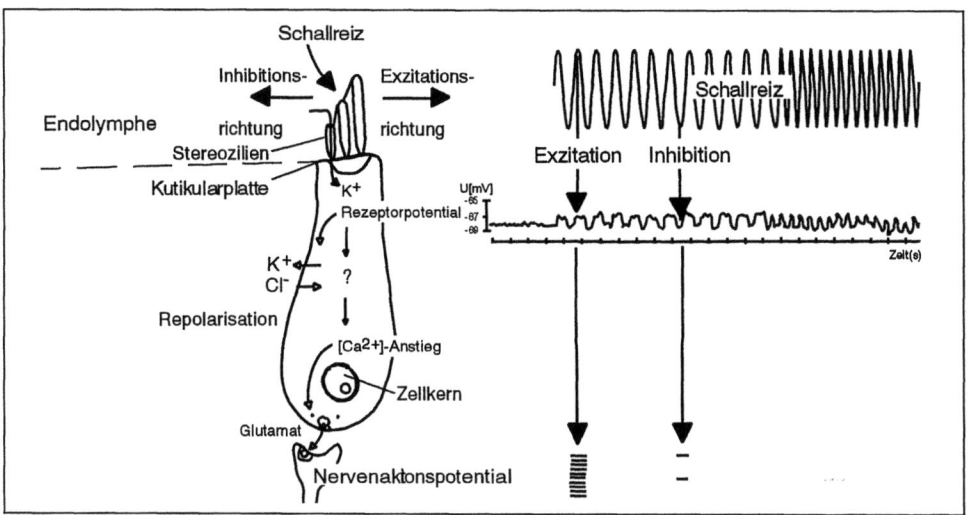

Abb. 8. Schall führt zu einer Abscherung der Stereozilien. Konsekutiv öffnen sich Ionenkanäle in den Stereozilien und/oder der Kutikularplatte, wodurch Kaliumionen einströmen und die Sinneszelle depolarisieren. Bei den inneren Haarzellen wird über verschiedene Zwischenstufen die Konzentration des intrazellulären Kalziums erhöht, so daß der chemische Botenstoff (Neurotransmitter) Glutamat in den synaptischen Spalt freigesetzt wird. Dieser aktiviert schließlich postsynaptische Rezeptoren des afferenten Hörnerven und löst damit ein Aktionspotential aus. Bei den äußeren Haarzellen induziert die Zelldepolarisation hingegen eine reversible Kontraktion des zylindrischen Zellkörpers.

Aktuelles Modell zur aktiven Schallverarbeitung in der Cochlea

Aus den Erkenntnissen der modernen Hörphysiologie kann man folgendes Modell der aktiven Schallverabeitung im Cortischen Organ aufstellen. Schall führt, als adäquater Reiz für das Hörorgan, durch eine relative Positionsänderung zwischen Basilar- und Tektorialmembran zu einer Abscherung (Deflektion) der Stereozilien (Abb. 1 und 8). Bei einer Auslenkung in Exzitationsrichtung, also zum längsten Stereozilium hin, öffnen sich konsekutiv Poren (Ionenkanäle) am oberen Pol der Haarzellen, welcher in den Endolymphraum ragt. Der Endolymphraum besitzt eine kaliumreiche Flüssigkeit (Endolymphe). Elektrophysiologisch läßt sich in diesem Kompartiment des Innenohres ein positives Potential von +80 bis +90mV messen. Berücksichtigt man, daß innerhalb äußerer Haarzellen ein Potential von –70 mV vorliegt, ergibt sich ein Potentialunterschied zwischen Haarzelle und Endolymphraum von insgesamt 150 mV. Werden nun bei einem Schallreiz die Stereozilien ausgelenkt, öffnen sich diese Ionenkanäle, die sich im Bereich des Stereozilien und/oder der Kutikularplatte befinden. Als Folge strömen Kaliumionen entlang des elektrochemischen Gradienten aus dem kaliumreichen Endolymphraum in das kaliumarme Zytoplasma der cochleären Sinneszellen ein. Der Einstrom positiv geladener Ionen depolarisiert die ursprünglich negativ geladene Zelle (Rezeptorpotential) und die eigentliche Schalltransduktion wird eingeleitet.

In äußeren Haarzellen löst die schallinduzierte Depolarisation eine langsame und schnelle Bewegungsantwort aus.

Langsame Bewegungen sind reversible Kontraktionen und Elongationen der Sinneszelle, die molekular möglicherweise auf einer Aktivierung kontraktiler Filamente basieren. Weiterhin sind an dieser Bewegungsantwort Kalzium und als Energielieferant Adenosintriphosphat (ATP) beteiligt. Der genaue Mechanismus der langsamen Haarzellbewegungen wird zur Zeit jedoch noch kontrovers diskutiert (45).

Als Folge der energieabhängigen langsamen Haarzellbewegungen wird die Position und damit die Empfindlichkeit des cochleären Verstärkers an die jeweilige Situation (Flüstern, Diskothek) angepaßt. Denkbar ist, daß dieser Mechanismus auch eine Schutzfunktion beispielsweise bei hoher Lärmbelastung übernehmen könnte. Zur Regelung dieser Empfindlichkeit wird der Arbeitspunkt der Stereozilien je nach Bedarf in Richtung Scala tympani oder Scala vestibuli verlagert. Zenner (45) vermutet, daß die langsamen Bewegungen zusätzlich von Bedeutung sein könnten, wenn die Stellung der Basilarmembran als Folge minimaler Schwankungen der Endo- oder Perilymphbildung korrigiert werden muß (Homöostase).

Schnelle Bewegungen äußerer Haarzellen werden zur Erklärung der hohen Frequenzselektivität und Sensitivität des Innenohres herangezogen. Es wird diskutiert, daß durch die schnellen Haarzelloszillationen (bis 30 kHz) basal der Ortsabbildung der Bestfrequenz Energie freigesetzt wird, wodurch die Empfindlichkeit der Cochlea um ein Vielfaches gesteigert wird. In der Cochlea könnten diese Oszillationen auf dem schnellen Wechsel des Rezeptorpotentials beruhen. Die Zufuhr mechanischer Energie durch die äußeren Haarzellen erfolgt innerhalb des Bereiches von einer halben Oktave unter der Bestfrequenz.

Die durch die äußeren Haarzellen um zwei Größenordnungen verstärkte und verschärfte Wanderwelle wird an die inneren Haarzellen weitergeleitet und in ein elektrische Signal umgewandelt. Ryan und Dallos (37) beobachteten, daß zwischen äußeren und inneren Haarzellen eine Schwellendifferenz von 40 dB besteht. Die von den äußeren Haarzellen prozessierte Wanderwelle führt durch einen Endolymphstrom unterhalb der Tektorialmembran zu einer hochpräzisen und selektiven Deflektion der Stereozilien innerer Haarzellen, wodurch sich die hohe Sensitivität und Frequenzselektivität des Innenohres erklärt (Abb. 9) (37).

Der eigentliche mechano-elektrische Transduktionsprozeß innerer Haarzellen ist vermutlich dem der äußeren Sinneszelle ähnlich. Durch die Abscherung der Stereozilien öffnen sich bisher nicht identifizierte apikale Ionenkanäle, die die Sinneszelle depolarisieren. Über verschiedene Zwischenschritte führt die Depolarisation innerer Haarzellen schließlich zur Freisetzung des afferenten, exzitatorischen Transmitters Glutamat aus den Vesikeln der Präsynapse in den synaptischen Spalt. Der freigesetzte chemische Botenstoff diffundiert zur postsynaptischen Membran, um dort durch die Bindung an spezifische Rezeptoren die transduzierte Schallinformation auf den Hörnerven zu übertragen und nach zentral fortzuleiten.

Damit die Haarzelle für die Aufnahme des nächsten Schallsignals wieder bereit ist, muß das ursprünglich negative Zellpotential (–70 mV) wieder hergestellt werden (Repolarisation). Hierzu müssen die bei der Abscherung der Stereozilien in das Zytoplasma eingeströmten Kaliumionen wieder „herausgepumpt" werden.

Es öffnen sich hochselektive Kaliumkanäle in der lateralen Zellmembran cochleärer Sinneszellen, durch die Kaliumionen entlang des elektrochemischen Gradienten aus dem Zytoplasma der Sinneszellen in den Nuel'schen Raum (zwischen den drei Reihen äußerer Haarzellen) strömen (Abb. 1). Dieser Prozeß vollzieht sich im Bruchteil einer Sekunde. Das Hörorgan ist damit erheblich schneller als das Auge (Abb. 9).

Physiologie des Innenohres und pathophysiologische Aspekte im Alter

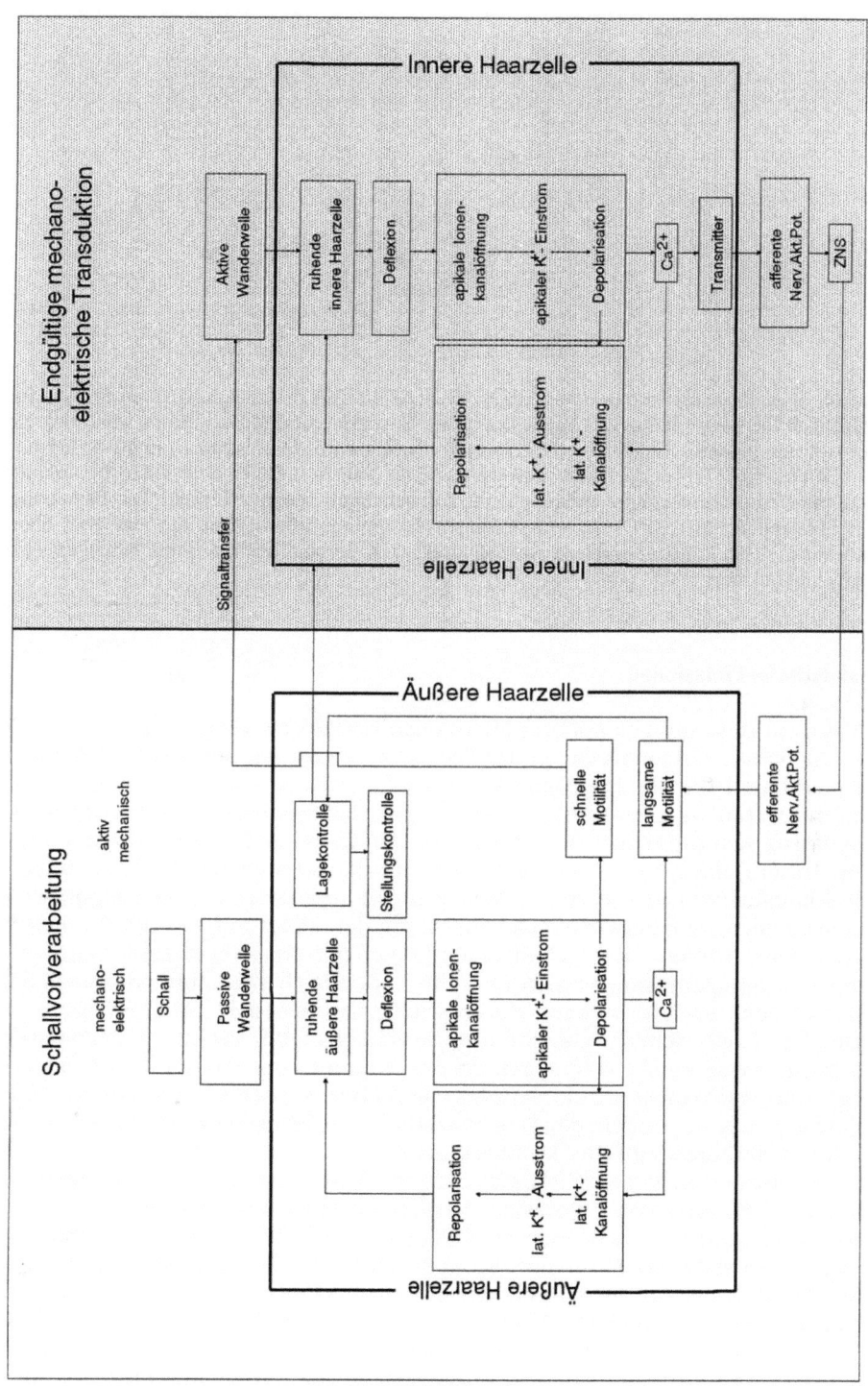

Abb. 9. Aktive Schallverarbeitung in der Cochlea

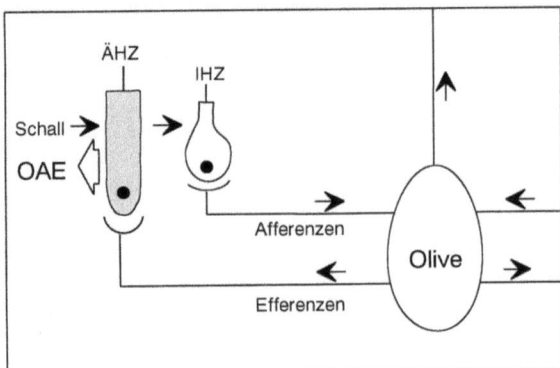

Abb. 10. Signaltransfer im Innenohr. Äußere Haarzellen (ÄHZ) verstärken durch aktive Längenänderungen die passiv induzierte Auslenkung der Basilarmembran. Erst dieses verstärkte Signal kann von den inneren Haarzellen (IHZ) wahrgenommen werden, die eine um 40–60 dB höhere Schwelle besitzen. Dies erklärt auch, daß ein isolierter Verlust äußerer Haarzellen, bei erhaltenen inneren Haarsinneszellen, eine entsprechende Schwellenanhebung verursacht. Die Bewegung äußerer Haarzellen führt zu Druckveränderungen der Innenohrflüssigkeit, die retrograd über die Gehörknöchelchenkette abgegeben werden und im äußeren Gehörgang als Schallaussendung (OAE) meßbar sind.

Otoakustische Emissionen

Die aktiven Bewegungen äußerer Haarzellen verstärken, vergleichbar einem „Motor", die passiven Auslenkungen der Basilarmembran um den Faktor 100 bis 1000 und sind damit für die ausgesprochen scharfe und hohe Auslenkung der Basilarmembran verantwortlich (Abb. 3). Als ein Epiphänomen dieser Vibrationsverstärkung lassen sich *otoakustische Emissionen* (OAE) im äußeren Gehörgang messen (Abb. 10) (15). Es handelt sich hierbei um Schallaussendungen des Innenohres, die wahrscheinlich von den schnellen Bewegungen äußerer Haarzellen ausgehen und retrograd über die Gehörknöchelchenkette in den äußeren Gehörgang abgegeben werden. Dort können diese Schallaussendungen mit einem hochempfindlichen Miniaturmikrofon gemessen werden. Das Ohr ist demnach nicht nur in der Lage, Schall aufzunehmen, sondern es kann überraschenderweise auch Töne generieren und aussenden. Nach dem Erstbeschreiber spricht man bei diesen Schallemissionen fälschlicherweise häufig vom sogenannten „Kemp-Echo". Es sei jedoch hervorgehoben, daß es sich nicht um ein passives Geschehen wie beim Echo handelt, sondern um die aktive Komponente der Schallverarbeitung, die in direktem Zusammenhang mit der vulnerablen Vibrationsverstärkung durch die äußeren Haarzellen steht.

Für klinische und wissenschaftliche Fragestellungen haben sich bisher im wesentlichen zwei Formen von evozierten Schallemissionen durchgesetzt, und zwar (1.) *transitorisch evozierte otoakustische Emissionen* (TEOAE) und (2.) *otoakustische Emissionen akustischer Distorsionsprodukte* (DPOAE, Verzerrungsprodukte).

Bei TEOAE erfolgt die Stimulation meist mit einem kurzen und breitbandigen Stimulus, z.B. einem Klick (5). Nach einer Latenzzeit im Millisekundenbereich können die Schallemissionen im äußeren Gehörgang registriert werden. Auf Grund der Frequenzdispersion, das heißt der Repräsentation hoher Frequenzen an der Schneckenbasis und tiefer Frequenzen im Bereich der Schneckenspitze, sind die Latenzen stark von der jeweiligen Emissionsfrequenz abhängig. Bei der Stimulation

Physiologie des Innenohres und pathophysiologische Aspekte im Alter   23

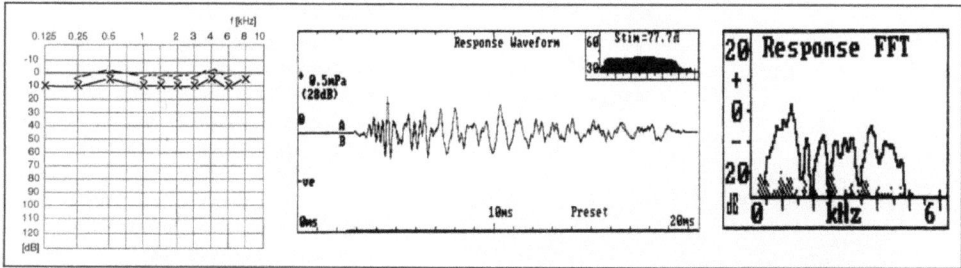

Abb. 11. Konventionelles Tonaudiogramm und transitorisch evozierte otoakustische Emissionen (TEOAE) bei einem normalhörenden Probanden

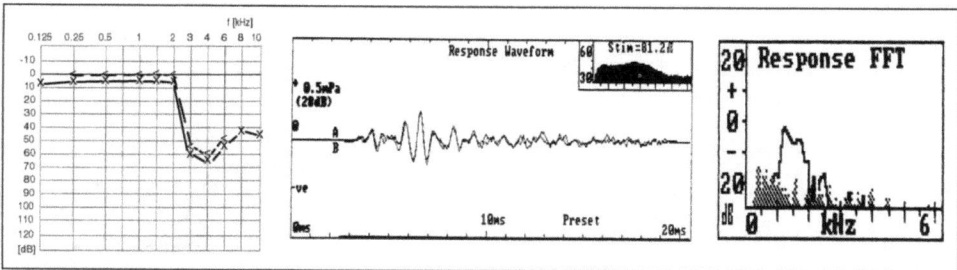

Abb. 12. Objektiver Nachweis einer Innenohrstörung mit Hilfe der transitorisch evozierten otoakustischen Emissionen (TEOAE). Der isolierte Hochtonabfall spiegelt sich in einer Reduktion bzw. einem Verlust hochfrequenter TEOAE-Anteile wider.

apikal gelegener Schneckenanteile (tiefe Frequenzen) muß die verlängerte Laufzeit durch die einzelnen Windungen mitberücksichtigt werden, so daß tieffrequente Antworten äußerer Haarzellen erst mit einer entsprechenden Verzögerung im äußeren Gehörgang gemessen werden (20 ms bei 500 Hz; 4 ms bei 5 kHz) (Abb. 11) (16).

Als Antwort auf eine breitbandige Klick-Stimulation kann man bei Probanden mit einem normalen oder nahezu normalen Hörvermögen (15–20 dB HL) ein breitbandiges Emissionsspektrum ableiten. Liegt jedoch ein pantonaler Hörverlust über 35 dB HL vor, so kommt es zu einem vollständigen Verlust der aktiven Schallaussendungen. Ein isolierter cochleärer Haarzellschaden im tiefen bzw. im hohen Frequenzbereich spiegelt sich in einer Abnahme oder sogar in einem vollständigen TEOAE-Verlust in korrespondierenden Frequenzbereichen wider (Abb. 12) (22, 29).

Bei DPOAE (Distorsionsprodukte, Verzerrungstöne) wird das Innenohr kontinuierlich mit zwei Tönen beschallt (Abb. 13). Diese beiden Stimuli bezeichnet man als Primärtöne (f_1 und f_2). Die resultierenden Schallemissionen (=Distorsionsprodukte, Verzerrungstöne) liegen bei einer dritten, hiervon unterschiedlichen Frequenz. Es handelt sich beim Menschen nahezu ausschließlich um die Frequenz $2f_1-f_2$. Durch Veränderung der beiden Primärfrequenzen f_1 und f_2 können Schall-emissionen (DPOAE, Verzerrungstöne) an verschiedenen Punkten der Cochlea ausgelöst werden (z.B. f_1=1000Hz, f_2=1200Hz; DPAOE bei $2f_1-f_2$=800Hz) (32). Damit wird eine frequenzspezifische Untersuchung der Haarzellfunktion an definierten Punkten der Basilarmembran ermöglicht. Bei geeigneter Auswahl von Primärtönen kann man die DPOAE zwischen 800 Hz und 8 kHz nichtinvasiv im äußeren Gehörgang messen und in Form eines „Distorsionsprodukt-Audiogramms" aufzeichnen (Abb. 13).

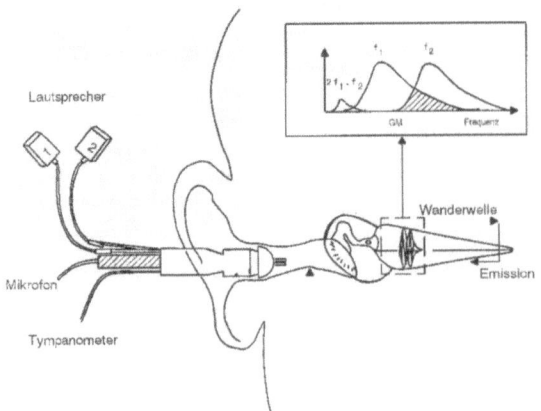

Abb. 13. Otoakustische Emissionen akustischer Distorsionsprodukte (DPOAE; Verzerrungstöne). Durch kontinuierliche bitonale Stimulation entstehen Verzerrungstöne, die beim Menschen überwiegend bei der Frequenz $2f_1-f_2$ gemessen werden können. Bei Veränderung der Primärfrequenzen kann man Schallemissionen zwischen 800 Hz und 8 kHz evozieren und in Form eines DP-Gramms darstellen.

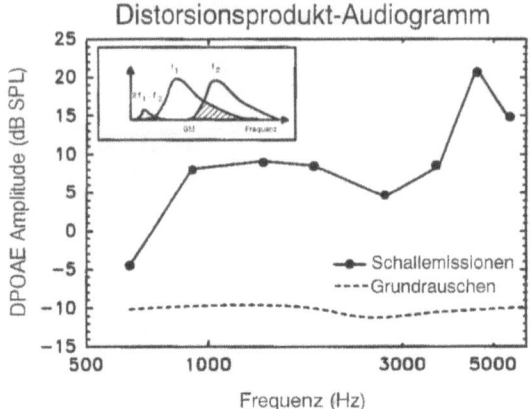

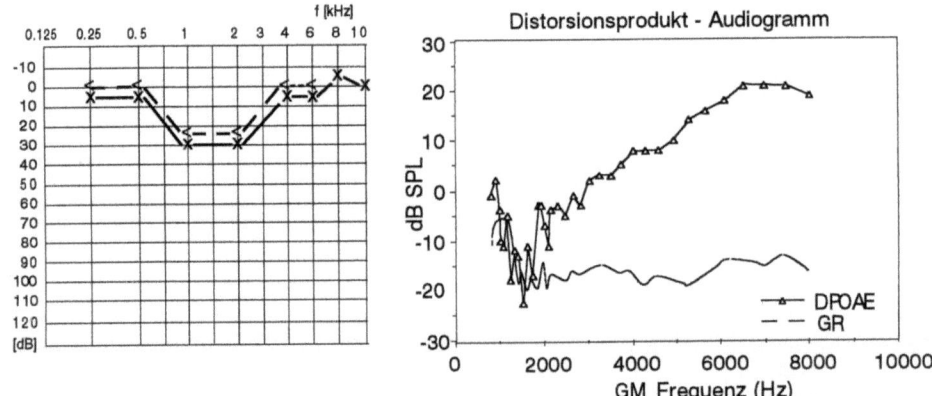

Abb. 14. Tonaudiogramm und DPOAE bei muldenförmiger hereditärer Schwerhörigkeit. In korrespondierenden Frequenzbereichen (1–2 kHz) ist die Störung der Innenohrfunktion zu erkennen (reduzierte DPOAE-Amplitude).

Die Ableitung der otoakustischen Emissionen (TEOAE, DPOAE) konnte sich mittlerweile fest als ein zuverlässiges Untersuchungsverfahren in der Audiologie etablieren. Sie schließen eine Lücke zwischen der Tympanometrie und der Hirnstammaudiometrie. Diese modernen Meßverfahren der Innenohrdiagnostik geben objektiv und nichtinvasiv Einblicke in die Funktion der Cochlea. So wird die Ableitung evozierter Schallemissionen heute bereits routinemäßig zum Hörscreening von Säuglingen und Kleinkindern (28), sowie zum Monitoring der cochleären Funktion bei Lärmexposition (31) und der Gabe ototoxischer Medikamente (29) eingesetzt. Störungen der Innenohrfunktion und hierbei insbesondere eine fehlende Vibrationsverstärkung durch die äußeren Haarzellen lassen sich mit diesem hochempfindlichen Verfahren bereits zu einem Zeitpunkt erfassen, in dem man mit konventionellen audiologischen Testverfahren (Ton- und Sprachaudiogramm) vielfach noch keine Schädigung der Innenohrfunktion erkennen kann (Abb. 14). Möglicherweise können in Zukunft normalhörende junge Menschen mit einem besonders empfindlichen (vulnerablen) Gehör bereits so frühzeitig diagnostiziert werden, daß besondere Präventivmaßnahmen vor einer Innenohrschädigung eingeleitet werden können (31).

Pathophysiologische Aspekte des Hörens im Alter

Hörstörungen im Alter gewinnen zunehmend an Bedeutung, da die Lebenserwartung und die Zahl älterer Menschen stetig zunimmt. Hieraus ergibt sich auch, daß die Presbyakusis heute die häufigste Ursache der Schwerhörigkeit darstellt. Fragen zur Schwerhörigkeit werden folglich nicht nur an den Hals-Nasen-Ohrenarzt gestellt, sondern auch an Angehörige verschiedener anderer Berufszweige, die sich mit den Problemen älterer Menschen beschäftigen.

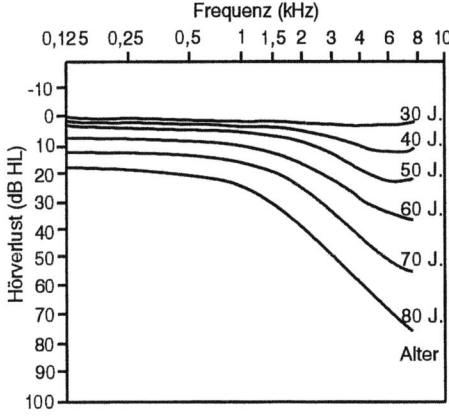

Abb. 15 a. Hörverlust männlicher Probanden mit zunehmendem Alter (nach 43)

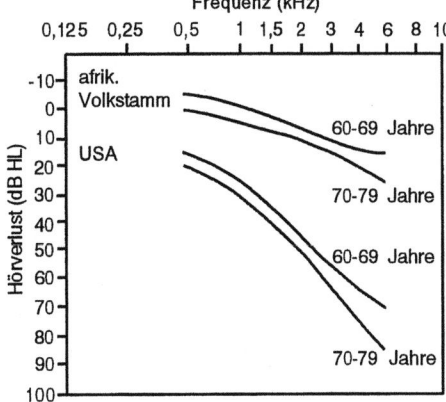

Abb. 15 b. Vergleich des Hörverlustes bei Angehörigen eines afrikanischen Volksstammes mit einem altersentsprechenden Kollektiv aus den Vereinigten Staaten (nach 36)

Die Begriffe *Presbyakusis*, *Altershörigkeit* und *Altersschwerhörigkeit* werden jedoch fälschlicherweise häufig synonym verwendet. Bei der Altersschwerhörigkeit handelt es sich um ein multifaktorielles Geschehen (endogene und exogene Faktoren), das über die eigentliche Schwerhörigkeit des älteren Menschen, die Altershörigkeit, hinausgeht (20). Glorig und Nixon bezeichnen diesen zusätzlichen Anteil auch als *Soziakusis* (12). Huizing (13) definierte „Presbyakusis als den im Alter gemessenen Hörverlust nach Ausschluß anderer Hörstörungsfaktoren". Grundlegende Untersuchungen zu dieser Thematik wurden von Plester (26), sowie Rosen et al. (35) erarbeitet. Die Autoren untersuchten einen afrikanischen Volksstamm im Sudan, der keinen Noxen einer modernen Industrienation (z.B. Lärm am Arbeitsplatz, Walkman, Diskothek) ausgesetzt war. Im Vergleich zur Bevölkerung in den USA hatten die Angehörigen dieses Volkstammes ein deutlich besseres Hörvermögen im Alter (Abb. 15).

Die bei Alterschwerhörigkeit am häufigsten beklagten Beschwerden sind

▶ das Absinken der Hörschwelle,
▶ Störungen des Sprachverständnisses (Cocktail-Party-Effekt) und
▶ Ohrgeräusche (Tinnitus).

Folgen dieser drei Hauptsymptome sind eine zunehmende Isolierung der Betroffenen und der Rückzug aus dem gewohnten sozialen Umfeld.

Altersbedingte Schädigungen des Hörsystems betreffen das Mittel- und Innenohr, sowie die periphere und zentrale Hörbahn. Pathologisch-anatomisch konnten Läsionen in sämtlichen anatomischen Strukturen nachgewiesen werden. Hauptschädigungsort ist jedoch das Cortische Organ mit den Hörsinneszellen, die nach ihrer topographischen Lage in äußere und innere Haarzellen unterschieden werden (Abb. 1 und 7). Eine Schädigung der Sinneszellen, sei es durch degenerative endogene Prozesse im Alter oder zusätzliche exogene Noxen, betrifft zunächst überwiegend die äußeren Haarzellen der basalen Schneckenwindung. Mit fortschreitendem Alter sowie weiterer Einwirkung von Lärm, ototoxischen Medikamenten (Aminoglykosid-Antibiotika: Gentamyzin; nichtsteroidale Antiphlogistika: Salizylate; Zytostatika: Cisplatin; Diuretika: Etacrynsäure, Furosemid) und anderen Risikofaktoren (Nikotinabusus, Hypercholesterinämie) schreitet die Haarzelldegeneration jedoch weiter nach apikal fort, also in Richtung zur Schneckenspitze (Helikotrema) (11,39). Gleichzeitig werden jetzt zunehmend häufiger innere Haarzellen geschädigt. Die histologischen Aufarbeitung menschlicher Felsenbeine durch Bredberg (6) ergab, daß im Alter 50% der äußeren und 25% der inneren Haarzellen verlorengehen. Diese Ergebnisse konnten im Tiermodell (Chinchilla) bestätigt werden (3). Als Folgeerscheinung kommt es zusätzlich zu einem Untergang (Degeneration) von nachgeschalteten Nervenfasern (13). Die Inzidenz liegt jedoch sehr niedrig und wird beim Menschen nur mit 4% (14) und beim Chinchilla mit 5% angegeben.

Pathologisch-anatomisch findet man darüber hinaus einen Verlust von Zellen des Ganglion spirale, der möglicherweise sekundär durch die Degeneration der cochleären Sinneszellen oder durch die Neurotoxizität des chemischen Botenstoffes Glutamat verursacht sein kann (1, 3).

In der zentralen Hörbahn werden ebenfalls degenerative Prozesse, wie Myelinscheiden-Verdünnungen und Axonfragmentationen, angetroffen (1).

In der Stria vascularis (Abb. 1) finden sich degenerative Veränderungen der Gefäße, so daß die Durchblutung des Innenohres beeinträchtigt wird. Die Gefäße sind rarefiziert und teilweise obliteriert, ihre Wände sind verdickt (14). Die Minderdurchblutung des Innenohres mündet als gemeinsame Endstrecke ebenfalls in einer Funktionsstörung von inneren und äußeren Haarzellen.

Den subjektiven Beschwerden bei Presbyakusis können Schädigungen im gesamten Hörsystem zugrunde liegen. Basierend auf diesen pathologischen Schäden des Hörorgans unterteilte Schuhknecht (38–39) die Altershörigkeit nach dem jeweiligen Hauptschädigungsort in vier verschiedene Grundtypen ein:

▶ Bei der *sensorischen Presbyakusis* dominiert die Schädigung des Cortischen Organs mit einem Verlust der äußeren und inneren Haarzellen.
▶ Bei der *mechanischen Presbyakusis* wird die Schwingungsfähigkeit der Basilarmembran beeinträchtigt. Ursache ist eine Verdickung und Kalzifikation der Basalmembran (23), sowie die Ablagerung von Kalziumsalzen und Neutralfetten (25).
▶ Bei der *metabolischen Presbyakusis* steht die Atrophie der Stria vascularis im Vordergrund.
▶ Bei der *neuralen Presbyakusis* besteht ein Verlust von Neuronen der peripheren und zentralen Hörbahn.

Diese verschiedenen Grundformen der Presbyakusis wurden auch im Tiermodell weitgehend bestätigt (3). Es ist jedoch hervorzuheben, daß klinisch meist Mischformen vorliegen, bei denen je nach Ausprägung der pathologischen Befunde ein Presbyakusis-Typ im Vordergrund steht.

In klinisch-histologischen Untersuchungen versuchte Schuhknecht (39) die audiometrischen Befunde älterer Patienten mit einem bestimmten morphologischen Presbyakusis-Typ zu korrelieren. Bei der häufigsten Verlaufsform, dem Typ 1, findet man in der Tonaudiometrie überwiegend einen abrupten Hochtonabfall, beim Typ 2 einen Schrägverlauf der Hörschwelle und beim Typ 3 einen pantonalen Hörverlust. Der Typ 4 zeichnet sich durch einen Diskriminationsverlust (Störung der Sprachverständlichkeit) im Sprachaudiogramm bei unregelmäßigem Verlauf der Tongehörschwelle aus.

Als entscheidendes morphologisches Korrelat der Presbyakusis wird übereinstimmend in der Literatur die Degeneration von inneren und äußeren Haarzellen des Cortischen Organs angegeben. Mit dem Verlust der Sinneszellen gehen grundlegende Eigenschaften des Innenohres bei der Umwandlung des aufgenommenen mechanischen Reizes (Schall) in ein elektrisches Signal verloren. Es entfällt die aktive, energieverbrauchende Verstärkung der Basilarmembranauslenkung. Die Basilarmembranschwingung verliert damit ihren spitzen, hohen und frequenzabhängigen Kurvenverlauf. Die Wanderwelle verläuft durch die Schädigung des cochleären Verstärkers flach und breit, vergleichbar den Meßergebnissen von v. Békésy am toten Tier.

Die Folge ist eine *Anhebung der Hörschwelle um 40–60 dB*, da der Schall erst bei dieser „schlechten" Hörschwelle von den inneren Haarzellen gehört wird (18).

Darüber hinaus wird die Wanderwelle breiter, so daß es zu einem *Diskriminationsverlust* und damit gestörten Sprachverständlichkeit kommt (27). Schwierigkeiten beim Sprachverständnis treten insbesondere in Situationen auf, in denen mehrere Personen gleichzeitig sprechen *(Cocktail-Party-Effekt)* oder in großen Räumen mit schlechter Akustik (13).

Ein weiteres audiologisches Phänomen, das man auch beim älteren Patienten mit einer überwiegenden Innenohrschwerhörigkeit antrifft, ist das sogenannte *Rekruitment* (Lautheitsausgleich) (Abb. 16). Es handelt sich hierbei nicht um ein charakteristisches Symptom einer Presbyakusis, vielmehr kann in allen Fällen mit überwiegender Schädigung der äußeren Haarzellen, beispielsweise durch Lärm oder ototoxische Medikamente dieser Effekt beobachtet werden.

Bei einem Normalhörenden kommt es durch die Aktivität äußerer Haarzellen bei niedrigen Schalldruckpegeln zu einer Vibrationsverstärkung, so daß auch leise Töne wahrgenommen werden können. Hingegen nimmt bei mittleren Schalldruckpegeln die nichtlineare Verstärkung der Wanderwelle ab und kann bei sehr hohen Pegeln sogar in eine aktive Abschwächung übergehen.

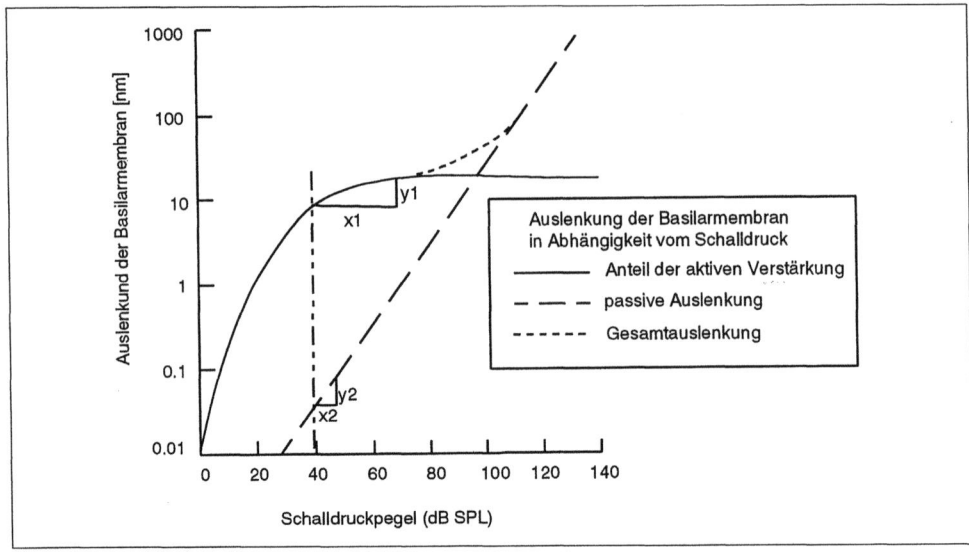

Abb. 16. Rekruitmenthypothese durch Verlust äußerer Haarzellen. Bei regelrechter Vibrationsverstärkung im Innenohr benötigt die Zunahme der Basilarmembranauslenkung x (Ordinate), die zur Wahrnehmung einer Lautheitsänderung (bei mittleren und hohen Schalldruckpegeln) erforderlich ist, eine relativ große Zunahme des Schalldrucks (Abszisse). Beim Verlust der cochleären Vibrationsverstärkung verläuft die Kennlinie linear. Dies hat zur Folge, daß für die gleiche Amplitudenzunahme y eine deutlich kleinere Schalldruckzunahme (Rekruitment) erforderlich ist. Der „Vorteil" des Innenohrkranken, eine geringere Intensitätsunterschiedsschwelle zu haben, ist jedoch nur scheinbar, da gleichzeitig die Frequenzselektivität verloren geht (Diskriminationsverlust) (aus 45).

Bei einem Verlust äußerer Haarzellen geht dieser charakteristische sigmoidale Kurvenverlauf des Gesunden verloren, so daß die Amplituden-Intensitäts-Funktion linear ansteigt (Abb. 16). Dies bedeutet für den Alltag, daß ein leise angebotener Ton vom Innenohrkranken älteren Patienten zunächst nicht wahrgenommen wird. Erst beim Erreichen des pathologisch erhöhten Schwellenwertes wird der Ton gehört. Bei weiterer Erhöhung des Schalldruckpegels kommt es durch die lineare Kennlinie zu einer relativ stärkeren Zunahme der Basilarmembranauslenkungen als dies unter physiologischen Bedingungen der Fall ist. Dies bedeutet, daß zur Wahrnehmung von Intensitätsunterschieden wesentlich kleinere Pegelsprünge erforderlich sind als beim Gesunden (Rekruitment).

Bei fehlender aktiver Dämpfung beim Innenohrkranken können Schallreize hoher Intensität sogar als zu laut und unangenehm empfunden werden. Hieraus wird offensichtlich, daß zusätzlich zur Anhebung der Hörschwelle, sowie dem Verlust der Sprachverständlichkeit insbesondere der Dynamikumfang, also der Bereich zwischen gerade hörbar und unangenehm laut, abnimmt (45). Die Abnahme des Dynamikumfangs erklärt auch mögliche Probleme bei der Hörgeräteversorgung, da bei einer Erhöhung des Schalldruckpegels durch ein Hörgerät schneller die Unbehaglichkeits- oder sogar Schmerzgrenze erreicht werden kann.

Diagnostisch kann man eine Schädigung äußerer Haarzellen im Alter mit den transitorisch evozierten otoakustischen Emissionen (TEOAE) und den akustischen Distorsionsprodukten (DPOAE) erfassen. Eine Differenzierung nach den jeweiligen Ursachen, die zu einem Haarzellschaden geführt haben, ist jedoch nicht möglich. Nach Bonfils und Mitarbeitern (4) besteht ab dem 40. Lebensjahr eine reduzierte Auslösbarkeit der evozierten Schallemissionen. Die Presbyakusis stellt kein klassisches Beispiel einer überwiegenden Haarzellschädigung dar, weil sämtliche peripheren und zentralen Strukturen des Hörorgans betroffen sein können (s.o.). Damit wird auch verständlich, daß die TEOAE und DPOAE im Alter nicht zuverlässig mit der Hörschwelle im Tonaudiogramm korrelieren. Liegt die Hörstörung überwiegend retrocochleär bei gleichzeitig gesunder Cochlea, können trotz ausgeprägter Schwerhörigkeit im Einzelfall noch Schallemissionen evoziert werden. Diesen vermeintlichen Nachteil kann man jedoch zur Differentialdiagnostik einer Schwerhörigkeit nutzen. So erlaubt die Ableitung der OAE in dieser pathophysiologischen Situation zwischen dem cochleären und retrocochleären Anteil der Presbyakusis zu differenzieren. Mit zunehmender Schädigung äußerer Haarzellen nimmt die Amplitude der evozierten Schallemissionen ab. Dies wurde durch die Untersuchungen von Collet und Mitarbeitern (9) bestätigt. Die Autoren fanden eine Abnahme der OAE-Inzidenz, eine Verschiebung des emittierten Frequenzmusters, sowie eine Anhebung der Schwelle otoakustischer Emissionen mit zunehmendem Alter.

Literatur

1. Beck C (1984) Pathologie der Innenohrschwerhörigkeiten. Arch Otorhinolaryngol Suppl I: 25-28
2. Békésy v G (1960) Experiments in hearing. McGraw-Hill, New York
3. Bohne BA, Gruner MM, Harding GW (1990) Morphological correlates of aging in the chinchilla cochlea. Hear Res 48: 79-92
4. Bonfils P, Bertrand Y, Uziel A (1988) Evoked otoacoustic emissions: normative data and presbyacucis. Audiology 27: 27-35
5. Bray P, Kemp DT (1987) An advanced cochlear echo technique suitable for infant screening. Br J Audiol 21: 191-204
6. Bredberg G (1968) Cellular pattern and nerve supply of the human organ of Corti. Acta Otolaryngol (Stockh) Suppl. 236: 1-135
7. Brownell WE, Bader CR, Bertrand de Ribeaupierre Y (1985) Evoked mechanical responses of isolated cochlear outer hair cells. Science 227: 194-196
8. Canlon B, Brundin L, Flock A (1988) Acoustic stimulation causes tonotopic alterations in the length of isolated outer hair cells from guinea pig hearing organ. Proc Natl Acad Sci USA 85: 7033-7035
9. Collet L, Moulin A, Gartner M, Morgon A (1990) Age-related changes in evoked otoacoustic emissions. Ann Otol Rhinol Laryngol 99: 993-997
10. Davis H (1983) An active process in cochlear mechanics. Hear Res 9: 79-90
11. Fleischer K (1956) Histologische und audiometrische Studie über den altersbedingten Struktur- und Funktionswandel des Innenohres. Arch Ohr-Nas.-Kehlk.-Heilk 170: 142-167
12. Glorig A, Nixon J (1962) Hearing loss as a function of age. Laryngoscope 72: 1596-1610
13. Huizing EH (1980) Presbyakusis. In: Berendes J, Link R, Zöllner F (Hrsg) Hals-Nasen-Ohrenheilkunde in Praxis und Klinik. Thieme Stuttgart, S. 41.1-41.13
14. Johnsson LG, Hawkins JE (1972) Sensory and neural degeneration with aging, as seen in microdissections of the human inner ear. Ann Otol Rhinol Laryngol 81: 179-193
15. Kemp DT (1978) Stimulated acoustic emissions from within the human auditory system. J Acoust Soc Am 64: 1386-1391

16. Kemp DT, Ryan S, Bray P (1990) A guide to the effective use of otoacoustic emissions. Ear Hear 11: 93-105
17. Khanna SM, Leonhard DG (1982) Laser interferometric measurements of basilar membrane vibrations in cats. Science 215: 305-306
18. Kim DO (1986) Active and nonlinear cochlear biomechanics and the role of outer-hair-cell subsystem in the mammalian auditory system. Hear Res: 105-114
19. Klinke R (1977) Physiologie des Gleichgewichtssinnes, des Hörens und des Sprechens. In: Schmidt RF, Thews G (Hrsg) Physiologie des Menschen. Springer Heidelberg, 263-287
20. Lehnhardt E, Koch T (1994) Altersschwerhörigkeit. In: Naumann HH, Helms J, Herberhold C, Kastenbauer E (Hrsg) Oto-Rhino-Laryngologie in Klinik und Praxis. Thieme Stuttgart, 778-782
21. Le Page EL, Johnstone BM (1980) Nonlinear mechanical behaviour of the basilar membrane in the basal turn of the guinea pig cochlea. Hear Res 2: 183-189
22. Mathis A, DeMin N, Arnold W (1991) Transitorisch evozierte otoakustische Emissionen (TEOAE) bei isoliertem Hochton-, Tiefton- bzw. Mitteltongehör. HNO 39: 55-60
23. Mayer O (1920) Das anatomische Substrat der Altersschwerhörigkeit. Arch Ohr-Nas.-Kehk.-Heilk. 105: 1-13
24. Nadol JB jr (1983) Serial section reconstruction of the neural poles of the hair cells in the human organ of Corti. I. Inner hair cell. Laryngoscope 93: 599-614
25. Nomura Y (1970) Lipidosis of the basilar membrane. Acta Otolaryngol (Stockh) 69: 352
26. Plester D (1962) Audiometrische Untersuchungen bei einem Naturvolk. Arch Ohr-Nas.-Kehlk.-Heilk. 180: 765-771
27. Plinkert PK (1995) Physiologie und Pathophysiologie des Cortischen Organs. Eur Arch Otorhinolaryngol Suppl I: 52-116
28. Plinkert PK, Sesterhenn G, Arold R, Zenner HP (1990) Evaluation of otoacoustic emissions in high-risk infants as an easy and rapid objective auditory screening method. Eur Arch Otorhinolaryngol 247: 356-360
29. Plinkert PK, Kröber S (1991) Früherkennung einer Cisplatin-Ototoxizität durch evozierte otoakustische Emissionen. Laryngol Rhinol Otol 70: 457-462
30. Plinkert PK, Zenner HP (1992) Sprachverständnis und otoakustische Emissionen durch Vorverarbeitung des Schalls im Innenohr. HNO 40: 111-122
31. Plinkert PK, Hemmert W, Zenner HP (1995) Methodenvergleich zur Früherkennung einer Lärmvulnerabilität des Innenohres – Amplitudenreduktion otakustischer Emissionen am empfindlichsten bei subriskanter Impulsschallreizung. HNO 43: 89-97
32. Probst R (1990) Otoacoustic emissions: An overview. In: Pfaltz CR (Hrsg) New aspects of cochlear mechanics and inner ear pathophysiology. Adv Otorhinolaryngol. Karger, Basel, S. 1-91
33. Pujol R, Rebillard G, Puel JL, Lenoir M, Eybalin M, Recasens M (1991) Glutamate neurootoxicity in the cochlea: A possible consequence of ischaemic or anoxic conditions occuring in aging. Acta Otolaryngol (Stockh) Suppl 476: 32-36
34. Rasmussen GL (1946) The olivary peduncle and other projections of the superior olivary complex. J Comp Neurol 84: 141
35. Rosen S, Bergmann M, Plester D, El-Mofty A, Satti MH (1962) Presbyacusis study of a relatively noise-free population in the Sudan. Ann Otol Rhinol Laryngol 71: 727-743
36. Rosen S, Olin P (1965) Hearing loss and coronary heart disease. Arch Otolaryngol 82: 236-243
37. Ryan AP, Dallos P (1975) Effect of absence of cochlear outer hair cells on behavioural auditory threshold. Nature 253: 44-46
38. Schuhknecht HF (1955) Presbyacusis. Laryngoscope (St. Louis) 65: 402-419
39. Schuhknecht HF (1964) Further observations of the pathology of presbyacusis. Arch Otolaryngol 80: 369-382
40. Sellick PM, Patuzzi R, Johnstone BM (1982) Measuremet of basilar membrane motion in the guinea-pig using Mössbauer technique. J Acoust Soc Am 72: 131-141
41. Spoendlin HH (1969) Innervation patterns in the organ of Corti of the cat. Acta Otolaryngol (Stockh) 67: 239-254
42. Spoendlin HH (1994) Strukturelle Organisation des Innenohres. In: Naumann HH, Helms J, Herberhold C, Kastenbauer E (Hrsg) Oto-Rhino-Laryngologie in Praxis und Klinik. Thieme, Stuttgart, S. 32-81
43. Spoor A (1967) Presbyacusis values in relation to noise-induced hearing loss. Audiology 6: 48-57
44. Zenner HP (1986) Motile responses in outer hair cells. Hear Res 22: 83-90

45. Zenner HP (1994) Physiologische und biochemische Grundlagen des normalen und gestörten Gehörs. In: Naumann HH, Helms J, Herberhold C, Kastenbauer E (Hrsg) Oto-Rhino-Laryngologie in Klinik und Praxis. Thieme Stuttgart, S. 881-231
46. Zenner HP, Zimmermann U, Schmitt U (1985) Reversible contraction of isolated mammalian cochlear hair cells. Hear Res 18: 127-133
47. Zenner HP, Plinkert PK (1994) Aspekte der Physiologie und Pathophysiologie der Schallverarbeitung im Innenohr bei Lärmschwerhörigkeit. In: Lärmschwerhörigkeit. Dieroff HG (Hrsg.) Gustav Fischer Jena, Stuttgart, S. 163-186
48. Zimmermann R (1990) Untersuchungen zur Beweglichkeit lebender äußerer Haarzellen in der Kurzzeitkultur. Diss., Tübingen

3 Anatomie, Physiologie und Pathologie des Sehens im Alter

F.G. Holz, A. Blankenagel und H.E. Völcker

Anatomie und Physiologie des Sehapparats

Das Auge hat eine annähernde Kugelform (Abb. 1). Die Sklera („Lederhaut") bildet eine feste Hülle für die Strukturen des Augeninneren. An ihr setzen auch die äußeren Augenmuskeln an, die das Auge zur Änderung der Blickposition bewegen können. An der Vorderseite geht die Sklera über in ein rundliches, stärker gewölbtes, klares Fenster: die Hornhaut. Sie besteht aus transparentem, gefäßfreiem Gewebe, das zum einen erlaubt, daß Bilder aus der Außenwelt zur Netzhaut gelangen, wo der eigentliche Sehprozeß stattfindet. Zum anderen besitzt sie durch ihre Krümmung an den Oberflächen eine brechende Wirkung und ist damit Teil des optischen Systems des Auges. Der Hornhautdurchmesser beträgt normalerweise bei Erwachsenen ca. 11–12 mm und die Dicke im Zentrum 0,45–0,55 mm.

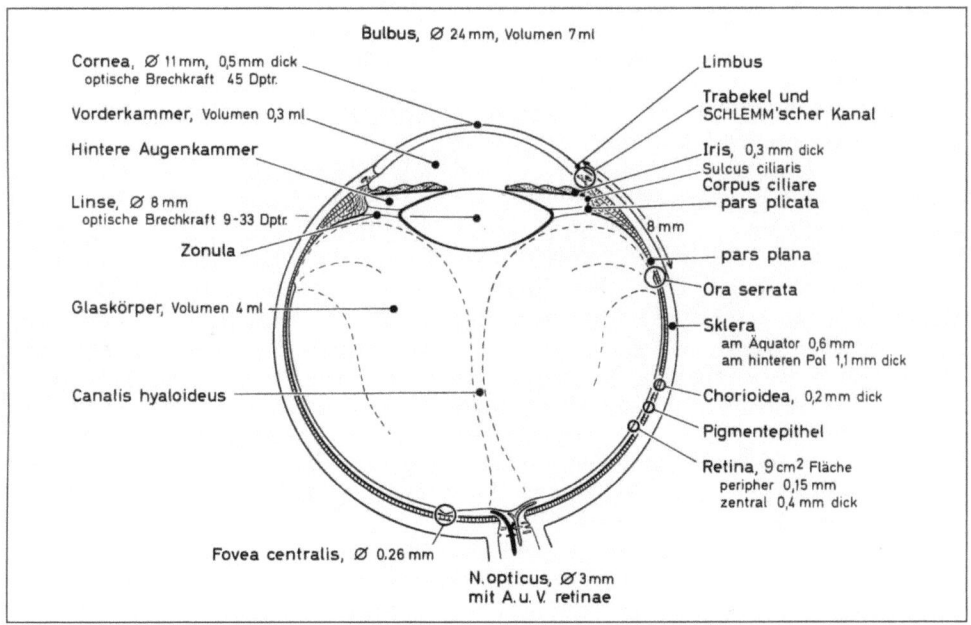

Abb. 1. Schnitt durch den Augapfel (nach 15)

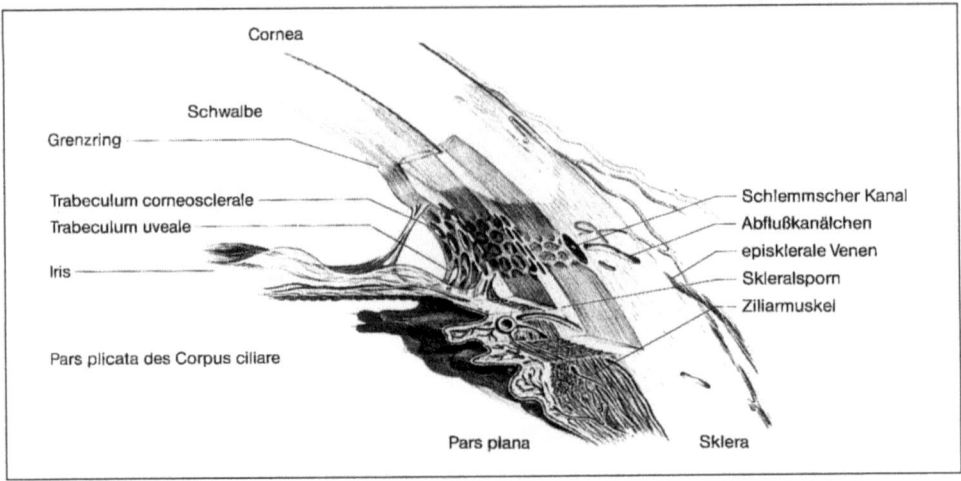

Abb. 2. Schichtenpräparat der Kammerwinkelregion mit Darstellung der Trabekel und des Schlemm'schen Kanals (nach 15)

Den Raum zwischen der Hornhaut und der Linse bildet die sogenannte vordere Augenkammer. Sie ist ausgefüllt mit dem Kammerwasser, das normalerweise klar und transparent ist. Zwischen Hornhaut, Lederhaut und dem Strahlenkörper („Ziliarkörper") erstreckt sich ein Filtersystem, durch welches das vom Ziliarkörper gebildete Wasser wieder über den Schlemm'schen Kanal aus dem Auge abfließt (Abb. 2). Es besteht aus einem Trabekelwerk mit feinen Bindegewebsbälkchen, die ein enges Maschenwerk bilden. Daran schließt sich zirkulär der Schlemm'sche Kanal an, von dem wiederum etwa 25–30 Abflußkanälchen durch die Lederhaut außen in ableitende venöse Gefäße münden. Der Augeninnendruck wird einerseits bestimmt durch den Abflußwiderstand in Höhe dieses Trabekelwerks, und andererseits durch die Menge des vom Ziliarkörper produzierten Kammerwassers. Der normale Augeninnendruck beträgt ca. 8–21 mmHg.

Mit Uvea bezeichnet man die gefäßreichen Gewebe im Auginnern: Iris (Regenbogenhaut), Ziliarkörper (Strahlenkörper) und Choroidea (Aderhaut). Die Iris besitzt eine zentrale Öffnung (Pupille), die je nach Lichtverhältnissen in ihrer Größe durch feine Muskeln im Irisstroma verändert werden kann. Der Ziliarkörper besteht aus einem vorderen zottigen Teil (Pars plicata) und einem hinteren flachen Teil (Pars plana). In der Tiefe der Pars plicata findet sich der Ziliarmuskel, der mit Überleitung der Zugkräfte mittels der Zonulafasern die Brechkraft der Linse reguliert. Die oberflächliche zweischichtige Zellschicht auf dem Ziliarkörper ist über Filtrations- und Sekretionsprozesse für die Bildung des Kammerwassers verantwortlich. Die Aderhaut befindet sich zwischen Sklera und Netzhaut und besteht aus einem dichten System von Blutgefäßen, die einen läppchenartigen Aufbau aufweisen. Sie ist für die Ernährung des unteren Anteils der Netzhaut einschließlich der lichtempfindlichen Photorezeptoren verantwortlich.

Hinter der Iris liegt die Linse, die umgeben wird von einer relativ festen, dünnen Kapsel. Die Masse der Linse besteht aus Zellen mit langen Fortsätzen, die als sogenannte Linsenfasern in bogenförmigem Verlauf vom Äquator durch die oberflächlichen in tiefe Schichten der Linse ziehen. Die Linse wird durch Zonulafasern, die vom Linsenäquator zu den Ziliarkörperzotten laufen, in ihrer Position gehalten. Die

Linse neigt dazu, Kugelform anzunehmen. Durch den Zug der Zonulafasern kann der Linsenkörper abgeflacht und so eine linsenartige Form erzeugt werden. Dies geschieht durch die Kontraktion der Muskelfasern im Ziliarkörper. Je nach Ausmaß dieses Zuges kann die Brechkraft der Linse verändert werden, um in Abhängigkeit von der Entfernung des Objektes in der Außenwelt ein scharfe Abbildung auf der Netzhaut zu erreichen.

Die Netzhaut besteht aus einem neurosensorischen Anteil, der auch die lichtempfindlichen Zellen enthält, und einem Pigmentblatt, dem retinalen Pigmentepithel. Das durch das optische System der vorderen Augenabschnitte eintretende Licht fällt auf die Innenfläche der kugeligen Augenhülle. Bevor es zu den Photorezeptoren gelangt, durchstrahlt es verschiedene andere Zellschichten der Netzhaut: die Ganglienzellschicht, die innere Körnerschicht und die äußere Körnerschicht. Die Photorezeptoren lassen sich in zwei Zellpopulationen unterteilen: die Stäbchen, die unter anderem für das Sehen unter schwachen Lichtverhältnissen verantwortlich sind, und die Zapfen, die unter anderem das Sehen von feinen Details und Farben ermöglichen. Der auf die lichtempfindliche Zelle treffende Lichtreiz wird über eine photochemische Reaktion in ein elektrisches Potential umgewandelt und kann so über zwischengeschaltete Neurone zum Gehirn weitergeleitet werden, wo die eigentliche Sinneswahrnehmung erfolgt.

Unterhalb der Photorezeptorenschicht bildet das retinale Pigmentepithel eine einschichtige Zellschicht, die mit der darunterliegenden Bruchschen Membran verankert ist. Das Pigmentepithel ist für die Ernährung der unteren neurosensorischen Netzhautschichten verantwortlich und verstoffwechselt unter anderem Substanzen, die von den Photorezeptoren abgegeben werden. Der restliche Teil der Netzhaut wird durch das retinale Blutgefäßsystem über die Zentralarterie und Zentralvene versorgt. Die Bruchsche Membran stellt ein Stützkorsett für die Netzhaut dar und bildet eine teilweise durchlässige Barriere zwischen der Aderhaut und dem retinalen Pigmentepithel.

Das Innere des Auges wird durch den Glaskörper ausgefüllt, der ein Volumen von ca. 4 ml besitzt. Er stellt eine gallertartige Masse dar, welche aus einem Gerüst von kollagenen Fibrillen mit dazwischenliegenden Riesenmolekülen (vor allem Hyaluronsäure) besteht. Der hauptsächliche Bestandteil des Glaskörpers stellt mit ca. 98 % Wasser dar.

Die Nervenfasern der retinalen Ganglienzellen verlaufen zum großen Teil radiär zur Papille und vereinigen sich dort zum Sehnerven. In der Sklera erlaubt eine dünne siebartige Struktur, die sogenannte Lamina cribrosa, den Austritt der Nervenfasern aus dem Auge. Die Papille (Sehnervenkopf) besitzt in der Regel eine zentrale Vertiefung (Exkavation). Diese kann sich im Rahmen des grünen Stars (Glaukom) bei anhaltend relativ zu hohen Augeninnendruckwerten mit daraus resultierendem Untergang von Nervenfasern schüsselförmig vergrößern.

Die beste Sehschärfe wird nur im Zentrum der Netzhaut, der Fovea, erreicht. Hier erlauben strukturelle und funktionelle Eigenschaften der Netzhaut ein besonders hohes Auflösungsvermögen. Schon wenige Winkelgrade neben der Netzhautmitte nimmt die Sehschärfe stark ab. Deshalb führen krankhafte Veränderungen in diesem Bereich wie bei der altersabhängigen Makuladegeneation zu erheblichen Einbußen des Sehvermögens.

Normale Altersveränderungen im Sehapparat

Funktionelle Veränderungen

Mit dem Alter finden sich eine Reihe von funktionellen Veränderungen im Sehvermögen, die zum Teil nicht bewußt wahrgenommen werden, die aber mit besonderen Untersuchungsmethoden erfaßt werden können (19). Neben Veränderungen der zentralen Sehschärfe können so auch Beeinträchtigungen des Farbensehens, der Anpassung an eine dunkle Umgebung, des Gesichtsfeldes oder des Kontrastsehens erfaßt werden.

Für alle diese Parameter wurden mit zunehmendem Alter Einbußen beschrieben. So nimmt die Lichtempfindlichkeit der Netzhaut mit dem Alter ab. Dies gilt nicht nur für den zentralen Netzhautbereich, die Fovea, sondern auch für periphere Netzhautareale. Eine optimale Sehschärfe bleibt in der Regel etwa bis zum 40. Lebensjahr erhalten. Beim gesunden Achtzigjährigen ist sie etwa auf 50 % des jugendlichen Maximums abgefallen. Dabei spielen als Gründe Veränderungen in der Qualität der Augenmedien, insbesondere der Linse, der Netzhaut als auch der zentralnervösen Verarbeitung ein Rolle. Die für das Sehen feinster Details verantwortliche Netzhautmitte (Fovea) zeigt unter anderem mit dem Alter eine geringer werdende Dichte an lichtempfindlichen Photorezeptoren (Abb. 3). Trotz dieser objektivierbaren Befunde wird die genaue Ursache für die Reduktion der Sehschärfe noch kontrovers diskutiert (18). Im nachfolgenden Kapitel von Hilz und Cavonius wird hierauf weiter eingegangen werden.

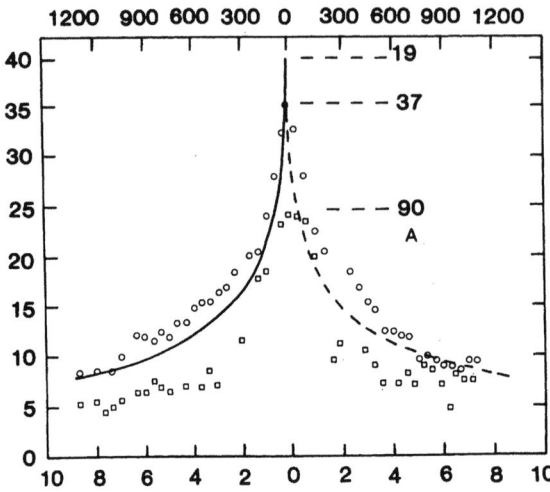

Abb. 3. Zahl der Zapfen (lichtempfindliche Zellen der Netzhaut, die auch für das Farbensehen verantworlich sind) an verschiedenen Stellen der Netzhaut. Abszisse: Gesichtsfeldbogen in Winkelgraden Ø; Ordinate: Zapfenzahl in 1000/mm2. Beachtenswert ist, daß die Höchstzahl der Zapfen mit der Fovea zusammenfällt. An dieser Stelle sind Sehschärfe, Farbensehen und Kontrastempfindlichkeit optimal. Subjektiv entspricht dieser Ort der Mitte des Gesichtsfeldes. In höherem Alter beobachtet man einen systematischen Zapfenverlust. Angaben für drei Altersstufen: 19 Jahre (- und —), 37 Jahre (Kreise), 90 Jahre (Quadrate) (nach 19)

Ebenso wie die Sehschärfe zeigt auch die Kontrastempfindlichkeit eine Abnahme mit dem Alter. Der komplexe Vorgang der Farbwahrnehmung weist ebenfalls altersabhängige Veränderungen auf. Da die optischen Medien gelblicher werden, sieht das ältere Auge die Farbreize im allgemeinen gelber als der junge Mensch. Ergebnisse verschiedener Farbsinnprüfungen haben ergeben, daß sich das Unterscheidungsvermögen von Farbkontrasten für alle Farbstufen mit dem Alter verringert (11, 14).

Die funktionellen Einschränkungen sind oft Ausdruck einer Summe von degenerativen Veränderungen auf verschiedenen Ebenen des visuellen Systems. So finden sich nebeneinander degenerative Prozesse in Höhe der Hornhaut, der Linse, des Glaskörpers, der Netzhaut, der Aderhaut, des Sehnerven und schließlich des zentralen Nervensystems, wo die optischen Signale aus den Augen verarbeitet und „wahrgenommen" werden. Nur einige dieser morphologisch oder biochemisch faßbaren Veränderungen können im folgenden Abschnitt besprochen werden.

Anatomische Veränderungen

Linse

Die *Linsenkapsel* unterliegt einer erheblichen mechanischen Beanspruchung. Zum einen sind die Zonulafasern in der Kapsel verankert, und zum anderen überträgt sie die Zugkräfte im Rahmen des akkomodativen Prozesses. Morphologisch erkennt man mit zunehmendem Alter eine deutlicher werdende Schichtung der Linsenkapsel. Außerdem nimmt ihre Dicke ab und gleichzeitig ihre Wasserdurchlässigkeit zu.

Elektronenmikroskopisch findet sich eine Zunahme der Anzahl spezialisierter kleiner „Organe" (Organellen) in den Linsenepithelzellen. Dies spricht für eine abnehmende metabolische Aktivität in der älteren menschlichen Linse. Mit dem Alter kann man außerdem mitunter ein eigentümliches Reliefmuster auf der Vorderfläche des Linsenkerns sehen, das auch durch radiär verlaufende Einkerbungen gekennzeichnet sein kann.

Die Größe der Linse nimmt mit dem Lebensalter zu. Dies geht offensichtlich vor allem auf eine Größenzunahme der Linsen*rinde* zurück, während der Umfang des Kerns relativ konstant bleibt. Dabei wächst der hintere Anteil der Rinde langsamer als der vordere. Der Längsdurchmesser vergrößert sich im Laufe des Lebens im Durchschnitt mit einer Geschwindigkeit von ca. 7 µm pro Jahr.

Sowohl der Linsenkern als auch die Linsenrinde zeigen altersabhängig eine Zunahme an Dichte und damit an Trübung, was sich auch in einer vermehrten Lichtstreuung äußert (Abb. 4). Ebenso verändern sich die spektralen Transmissionseigenschaften. Diese Veränderungen finden sich als normaler Alterungsprozeß bei jeder Linse. Welche Faktoren hinzukommen, damit die Trübungen so dicht werden, daß ein erhebliches optisches Hindernis und damit ein „Grauer Star" entsteht, ist nicht eindeutig geklärt (12). Als Umweltfaktoren wurden unter anderem sowohl Licht- bzw. Ultraviolett-Exposition als auch Temperatureinflüsse diskutiert. So können möglicherweise durch UV-Strahlung freie Radikale entstehen, die strukturelle Veränderungen an Molekülen und dadurch wiederum einen Transparenzverlust hervorrufen können (6). Als Korrelat für die zunehmende Trübung kommen in erster Linie Änderungen in der Proteinzusammensetzung in Frage, die den überwiegenden Teil der Linsenmatrix ausmachen (sogenannte „Krystalline").

Auch das Fluoreszenzverhalten der Linse ändert sich mit dem Alter. Fluoreszenz beschreibt das Phänomen, daß ein Stoff nach Bestrahlung mit Licht geringer Wellenlänge Licht höherer Wellenlänge ausstrahlt. In der jungen Linse finden sich Fluoreszenzphänomene lediglich im Kern, während im Alter diese auch im Rindengebiet beobachtet werden können. Damit einhergehend verändern sich die spektralen Eigenschaften dieser Fluoreszenz mit dem Alter.

Mit zunehmendem Alter nimmt außerdem die Fähigkeit der Linse ab, durch Veränderungen ihrer Brechkraft ein scharfes Bild auf der Netzhaut sowohl für naheliegende als auch für fernliegende Objekte abzubilden („Akkomodation"). Der langsame Verlust der Akkomodationsfähigkeit ist dafür verantwortlich, daß etwa ab

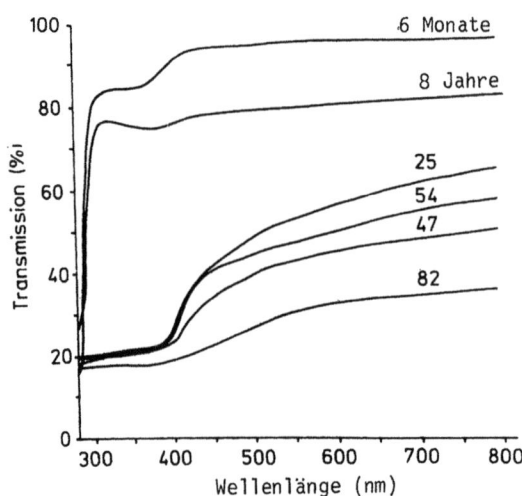

Abb. 4. Lichttransmission normaler menschlicher Linsen in Abhängigkeit vom Lebensalter und der Wellenlänge (nach 12)

dem 40. Lebensjahr in der Regel eine Lesebrille getragen werden muß. Der Grund hierfür liegt vor allem in einer Abnahme der Verformbarkeit der Linse. Die Änderungsmöglichkeiten der brechenden Eigenschaften der Linse durch eine unterschiedliche Form, welche in jungem Alter abhängig ist von der Spannung der Zonulafaser und damit dem Kontraktionszustand des Ziliarmuskels, nimmt ab. Auch bei intakter Ziliarmuskelfunktion und Zugübertragung durch die Zonulafasern kann sich die Linse durch diese Veränderungen bei Erschlaffung der Fasern nicht mehr „abkugeln" und die Sammellinsenwirkung verstärken.

Netzhaut
In jedem Auge finden sich mit dem Alter vielfältige degenerative Veränderungen in Höhe der Netzhaut. Am häufigsten ist hierbei der hintere Augenpol, und damit auch die Stelle des schärfsten Sehens betroffen. Einige dieser Veränderungen sowie physikalische und diätetische Einflüsse wurden als mögliche Faktoren bei der Entstehung der sogenannten „altersabhängigen Makuladegeneration" (siehe unten) vorgeschlagen (2, 5, 8, 20):

- ▶ Verbreiterung der Außensegmente der Photorezeptoren
- ▶ Stoffwechseldefekte im retinalen Pigmentepithel, die mit einem Verlust von pigmenthaltigen Körperchen (Melaningranula), Zunahme von Residualkörperchen (Lipofuscin) und einer Vergrößerung der basalen Einfaltungen einhergehen
- ▶ Veränderungen der funktionellen Eigenschaften der Bruchschen Membran mit Verdickung, Verkalkung, Abnahme der Elastizität und Zunahme des Widerstandes für den Stoffaustausch
- ▶ Atrophie der Aderhaut etc.

Im Laufe des Lebens sammeln sich Residualkörper, sogenannte Lipofuscin-Granula, in den retinalen Pigmentepithelzellen an (20). Dieser Prozeß beginnt bereits in den ersten Lebensjahren und nimmt in der Folge zu, bis der verbleibende Raum in der Zelle für die normalen Zellfunktionen stark eingeschränkt ist. Es wird ange-

Abb. 5. Verhältnis von Alter und in die Bruchschen Membran eingelagerten Fettstoffen im Bereich der Makula (nach 9)

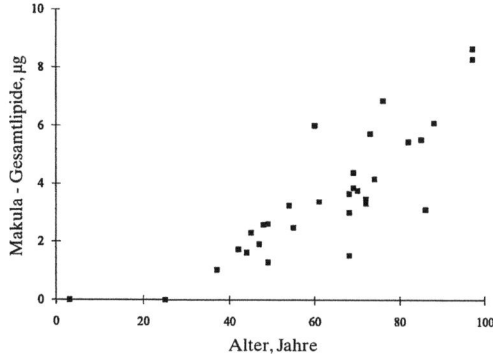

nommen, daß die Anreicherung von Lipofuscin den Untergang der betroffenen Zelle mitbedingen kann.

Bei den altersabhängigen Ablagerungen in der Bruchschen Membran kommen bestimmten Fettstoffen eine besondere Bedeutung zu (9, 13) (Abb. 5). Daß sich insbesondere fettreiches Material ansammelt, verwundert nicht, da die von den Pigmentepithelzellen abgebauten Membranscheibchen aus den Außensegmenten der Photorezeptoren vornehmlich aus lipidreichen Membranen bestehen. Diese Ablagerungen nehmen mit dem Alter zu und finden sich im makulären Bereich in größerer Menge als im peripheren (9). Es wird angenommen, daß solche Ablagerungen den normalen Stoffaustausch zwischen Aderhaut und retinalem Pigmentepithel behindern und den pigmentepithelialen Stoffwechsel weiter beeinträchtigen können.

Sehnerv

Am Sehnervenkopf kann mit zunehmendem Alter eine Zunahme des Durchmessers und der zentralen Vertiefung (Exkavation) beobachtet werden. Letzteres kann auch ohne erhöhten Augeninnendruck gefunden werden. Weitere degenerative Veränderungen umfassen eine Verdickung der Nervenfasern, eine teilweise Verringerung von Nervenscheidenanteilen und eine Abnahme der Anzahl der einzelnen Nervenfasern (18).

Pathologische Veränderungen im Sehapparat

Es gibt eine Vielzahl von krankhaften Veränderungen im Sehapparat, die vorzugsweise im Alter auftreten. Im folgenden soll aufgrund des beschränkten Umfangs des Kapitels auf besonders häufige Erkrankungen eingegangen werden.

Katarakt (Grauer Star)

Wie oben bereits erwähnt findet sich bei jedem Menschen ein fortschreitender Transparenzverlust der Linse mit dem Alter. Zunächst kann jede Trübung der Linse „grauer Star" oder „Katarakt" genannt werden. Jedoch beeinträchtigen nur bei einem Teil älterer Menschen die unterschiedlich ausgeprägten Linsentrübungen das Sehen in einem Maße, daß Tätigkeiten wie Lesen von kleiner Druckschrift oder Erkennen von entfernten Objekten stark behindert oder gar unmöglich werden.

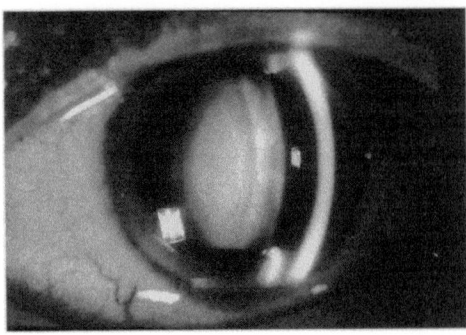 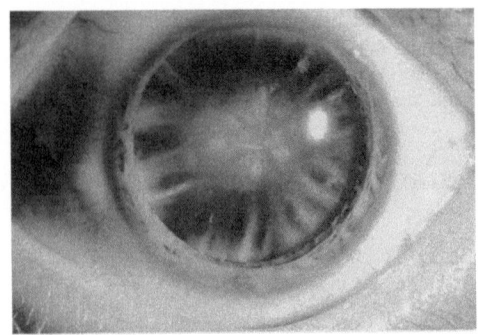

Abb. 6. Grauer Star (Katarakt) mit vorwiegender Trübung des Linsenkerns)

Abb. 7. Grauer Star (Katarakt) mit speichenförmigen Trübungen vor allem im Rindenbereich

Bei der Verteilung der Trübungen innerhalb der Linse besteht eine hohe Variabilität. Ist vorwiegend der Kern getrübt, spricht man von einem „Kernstar" (Abb. 6), bei einer weniger ausgeprägten Trübung auch von einer „Kernsklerose". Diese Starform kann durch die veränderten Brechungsverhältnisse mit einer zunehmenden Kurzsichtigkeit einhergehen, weshalb manchmal von Patienten angegeben wird, daß sie bei Arbeiten in der Nähe wieder ohne Lesebrille zurecht kommen. Ist vorwiegend die Linsenrinde betroffen spricht man von einem sogenannten „Rindenstar", der mit Wasserspalten zwischen den Linsenfasern oder auch typischen radspeichenförmigen Trübungen einhergehen kann (Abb. 7).

Ein „hypermaturer" oder überreifer Katarakt liegt vor, wenn die Linsenkapsel aufgrund von Wasserverlusten der Linse eine Fältelung entwickelt. Schließlich kann es bei völliger Verflüssigung der Rinde auch zu einem Absinken des Kerns nach unten kommen („Morgagni-Katarakt").

Neben dem „Altersstar" können Linsentrübungen auch als Folge anderer zugrundeliegender Erkrankungen oder nach Medikamenteneinnahme auftreten, so zum Beispiel bei Diabetes, nach Kortisoneinnahme, oder als Folge anderer Augenerkrankungen wie dem Grünen Star, nach Augenverletzungen oder Entzündungen im Augeninnern.

Altersabhängige Makuladegeneration

Die altersabhängige Makuladegeneration stellt heute in den Industrienationen die häufigste Ursache für eine erhebliche Visusminderung bei Patienten jenseits des 50. Lebensjahres dar. Veränderungen am Augenhintergrund, die heute als „altersabhängige Makuladegeneration" bezeichnet werden, wurden erstmals von Haab 1885 im „Centralblatt für praktische Augenheilkunde" beschrieben (7).

Man kann eine grobe Unterteilung der Erscheinungsformen der altersabhängigen Makuladegenerationen in „trockene" und „feuchte" Verlaufsformen vornehmen (Tabelle 1).

Sogenannte „Drusen" werden als Vorstufe der sehmindernden Formen der altersabhängigen Makuladegeneration angesehen. Sie finden sich bei bis zu 80 % aller Patienten über 50 Jahre. Patienten mit Drusen haben meist noch eine gute Sehschärfe. Bei genauerem Befragen können jedoch Symptome wie Dunkeladaptationsprobleme oder Schwierigkeiten beim Lesen mit unzureichender Beleuchtung angegeben werden.

Anatomie, Physiologie und Pathologie des Sehens im Alter

Tabelle 1. Klinische Manifestationsformen der altersabhängigen Makuladegeneration

▶ „Trockene" Formen 1. Drusen 2. Geographische Atrophie des retinalen Pigmentepithels
▶ „Feuchte" Formen 1. Abhebung des retinalen Pigmentepithels (Flüssigkeitsansammlung zwischen Bruchscher Membran und retinalem Pigmentepithel) 2. Choroidale Neovaskularisationen (Kapillareinsprossungen aus der Aderhaut) 3. Risse des retinalen Pigmentepithels 4. Disciforme Narbe (fibrotische Vernarbung im Bereich der Makula)

Harte und *weiche* Drusen stellen Ablagerungen unter der Basalmembran des retinalen Pigmentpithels bzw. in den inneren Schichten der Bruchschen Membran dar (Abb. 8). Weiche Drusen sind größer als harte und in der Regel unscharf begrenzt. Sie gehen mit einem höheren Risiko für die Entwicklung visusmindernder Veränderungen wie z.B. Gefäßeinsprossungen unter die Netzhaut (subretinale Neovaskularisationen) einher (10).

Solche Drusen können spontanen Veränderungen unterliegen. So können harte Drusen mit der Zeit in weiche übergehen. Es kann sich auch eine Abhebung des retinalen Pigmentepithels bilden, wenn weiche Drusen sich vergrößern und verschmelzen. Weiterhin können Drusen kalzifizieren und weisen dann refraktile, kristalline Anteile auf. Schließlich kann es vorkommen, daß sich Drusen spontan ohne Einwirkung von außen wieder auflösen.

Neben den umschriebenen Ablagerungen unter dem retinalen Pigmentepithel finden sich bei mikroskopischer Untersuchung auch flächige, diffuse Ablagerungen, die wahrscheinlich noch mehr als die fokalen Drusen bei der Entstehung der sehvermindernden Formen der altersabhängigen Makuladegeneration beteiligt sind.

Bei einigen Patienten entwickelt sich eine sogenannte „geographische Atrophie" des retinalen Pigmentepithels. Dabei gehen histologisch gesehen nicht nur Pigmentepithelzellen, sondern auch die angrenzende oberflächliche Aderhaut und darüberliegende lichtempfindliche Zellen der Netzhaut zugrunde (20). Auch bei guter zen-

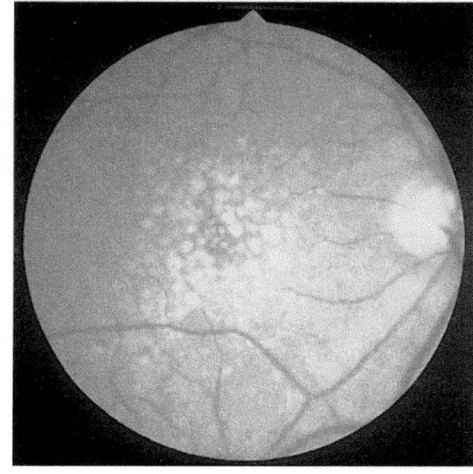

Abb. 8. Drusen am hinteren Augenpol eines 64jährigen Patienten mit noch guter Sehschärfe. Drusen stellen Ablagerungen unter dem retinalen Pigmentpithels bzw. in den inneren Schichten der darunterliegenden Bruchschen Membran dar und weisen auf ein erhöhtes Risiko für die Entwicklung komplizierender Veränderungen hin, die mit einer deutlichen Herabsetzung der Sehschärfe verbunden sind (z.B. Gefäßeinsprossungen aus der Aderhaut).

traler Sehschärfe kann die Lage in der Nähe der Netzhautmitte aufgrund der ausgeprägten assoziierten Gesichtsfelddefekte die Lesefähigkeit der Patienten deutlich einschränken.

Andere Patienten entwickeln eine Abhebung des retinalen Pigmentepithels. Diese zeigt sich als runde, domförmige Erhebung (Abb. 9).

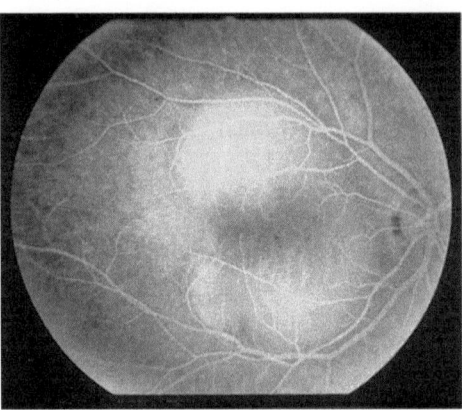

Abb. 9. Abhebung des retinalen Pigmentepithels im Bereich des hinteren Augenpols. Das Fluoreszenzangiogram, bei dem ein Farbstoff in die Armvene gespritzt wird und nachfolgend Aufnahmen des Augenhintergrunds angefertigt werden, zeigt eine Ansammlung von weiß erscheinendem Farbstoff unter der Netzhaut.

Bei den sogenannten „choroidalen Neovaskularisationen" als der häufigsten Ursache für eine starke Sehminderung wachsen Kapillaren aus der Aderhaut („Choroidea") durch die Bruchsche Membran unter oder über das retinale Pigmentepithel. Synonym werden Bezeichnungen wie „subretinale Neovaskularisationen" oder aufgrund des damit verbundenen Flüssigkeitsaustritts in das Netzhautgewebe „feuchte" Makulopathie benutzt.

Sogenannte *okkulte* choroidale Neovaskularisationen werden von „scharf begrenzten", bzw. *„klassischen"* unterschieden (2). Erstere weisen in speziellen angiographischen Aufnahmen (Fluoreszenzangiographie) irreguläre Grenzen auf und ihre genaue Ausdehnung kann im Gegensatz zu den „klassischen" Neovaskularisationen nicht exakt bestimmt werden (Abb. 10). Letztere zeigen oft ein aggressiveres Wachstum auf und können unbehandelt nach Ausdehnung unter die Fovea rasch zu einem erheblichen zentralen Sehverlust führen. Für die therapeutische Intervention und die Prognose ist neben der Größe vor allem auch die initiale Lokalisation aus-

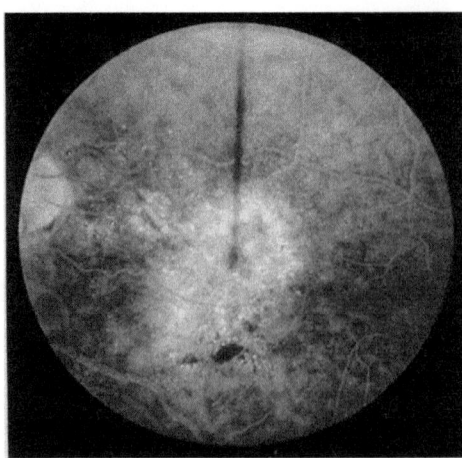

Abb. 10. Gefäßeinsprossungen aus der Aderhaut, sogenannte „choroidale Neovaskularisation" im Fluoreszenzangiogram. Die eingesproßten Gegäße sind „undicht", weshalb der Farbstoff austritt und der krankhaft veränderte Bereich im Angiogramm hell erscheint.

Abb. 11. Eine erhabene Narbe am hinteren Augenpol als Endzustand einer „feuchten" altersabhängigen Makuladegeneration. Hierbei sind die normalen Netzhautstrukturen im Bereich der Makula zerstört und als Folge die Sehschärfe erheblich herabgesetzt.

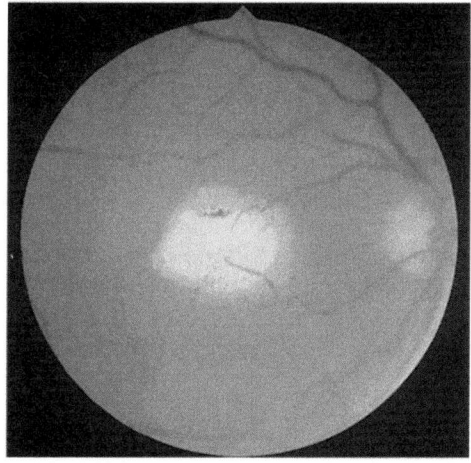

schlaggebend, d.h. ob die Membran außerhalb oder unterhalb der Stelle des schärfsten Sehens, der Fovea, liegt.

Neovaskuläre Prozesse können schließlich zu einer Vernarbung mit Bildung von Bindegewebe im Bereich der Makula mit vollständigem Verlust normaler Netzhautstrukturen führen (Abb. 11).

Die Ursache der altersabhängigen Makuladegeneration wird kontrovers diskutiert. Die oben aufgeführten „normalen" Altersveränderungen im Bereich der Netzhaut könnten als Einzelfaktoren bei der Entstehung angesehen werden. Ein genauer Nachweis steht dafür allerdings aus. Der wesentliche Schadensmechanismus ist wahrscheinlich in einer Funktionsstörungen des retinalen Pigmentepithels zu sehen. Drusen als abnorme Abbauprodukte des pigmentepithelialen Stoffwechsels werden in der Bruchschen Membran eingelagert und bewirken dann sekundäre Prozesse wie das Einwachsen von Gefäßen unter die neurosensorische Netzhaut (choroidale Neovaskularisationen) oder das Zugrundegehen von retinalen Pigmentepithelzellen (geographische Atrophie).

Funktionsstörungen des retinalen Pigmentepithels spielen wahrscheinlich eine besondere Rolle. Jede Pigmentepithelzelle umgibt in ihrem oberen Teil ca. 300 Photorezeptoren-Außensegmente mit fingerförmigen Zellfortsätzen. Jede einzelne Pigmentepithelzelle nimmt täglich mehrere Tausend verbrauchter Membranscheibchen auf, die von den Außensegmenten der Photorezeptoren periodisch über den Tag abgegeben werden. Dies resultiert in einer enormen Menge von lipidreichem Material, das im Stoffwechsel der Zellen abgebaut werden muß.

Bereits ein einziger biochemischer Defekt könnte das Gleichgewicht stören und als Folge würde eine Akkumulation bestimmter Substanzen innerhalb der Zelle auftreten, die die metabolische Aktivität weiter behinderten. Inkomplett abgebaute Moleküle würden dann in die Bruchsche Membran abgegeben und dort abgelagert. Insofern besteht, vereinfacht gesagt, ein „Abfallbeseitigungsproblem" und die Bruchsche Membran fängt die Abfallprodukte auf als „Mülleimer" für die vom retinalen Pigmentepithel vermehrt abgegebenen und inkomplett abgebauten Substanzen.

Darüber hinaus bestehen Hinweise auf einen genetisch determinierten Einfluß bei der Entstehung der Erkrankung, unter anderem indem bei eineiigen Zwillingen sehr ähnliche Ausprägungsformen der altersabhängigen Makuladegeneration gefunden wurden, und sie manchmal bei mehreren Mitgliedern einer Familie über mehrere Generationen auftreten kann. Neben den genannten Sekundärprozessen wird daher nach einem möglichen genetischen Defekt gesucht. Es besteht Anlaß zur Hoffnung, daß in den nächsten Jahren auch mit diesem Ansatz die Ursache der altersabhängigen Makuladegeneration weiter aufgeklärt werden kann.

Diagnose der altersabhängigen Makuladegeneration

Die von den betroffenen Patienten angegebenen Beschwerden können sehr unterschiedlich sein. Manchmal kann das zentrale Sehvermögen nur von einem Auge betroffen werden, während das andere für viele Jahre gut sieht. Folgende Symptome können u.a. auftreten (Tabelle 2):

Tabelle 2. Symptome der altersabhängigen Makuladegeneration

1. Gerade Linien erscheinen verbogen (z.B. der Fensterrahmen)
2. Die Farben wirken entsättigt
3. Worte auf einer Schriftseite sind verschwommen
4. Das Zentrum des Gesichtsfeldes erscheint leer

Veränderungen der Makula werden oft erst erkannt, wenn Beschwerden zu einem Aufsuchen des Augenarztes veranlassen. Der Augenarzt kann auch vorher Veränderungen durch spezielle Untersuchungen feststellen:

- ▶ Untersuchung der Makula mit einem Ophthalmoskop (Instrument zur Untersuchung des Augenhintergrundes).
- ▶ Untersuchung mit dem Amsler-Netz (siehe unten)
- ▶ Fluoreszenzangiographie: Dabei werden nach Spritzen eines Farbstoffes in eine Armvene abnormale Gefäße photographisch am Augenhintergrund festgehalten.

Wichtig ist bei der Aufklärung, die Patienten eindringlich darauf aufmerksam zu machen, daß die altersabhängige Makuladegeneration *nicht* zur Erblindung führt. Selbst im fortgeschrittenen Stadien, wenn die zentrale Sehschärfe verloren sein soll-

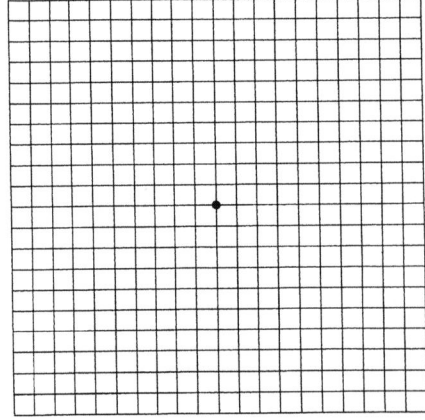

Abb. 12. Amsler-Netz zur Selbstuntersuchung zur Früherkennung der altersabhängigen Makuladegeneration. Es sollte in folgender Weise benutzt werden:
- ▶ Tragen Sie Ihre Lesebrille und schauen Sie auf das Netz im normalen Leseabstand
- ▶ Bedecken Sie ein Auge
- ▶ Sehen Sie direkt auf das Zentrum des Netzes mit dem kleinen schwarzen Punkt
- ▶ Während Sie auf das Zentrum des Netzes schauen, achten Sie darauf, ob alle Linien des Netzes gerade sind bzw. ob sie in bestimmten Bereich verzerrt, verschwommen oder unscharf sind
- ▶ Wiederholen Sie diesen Vorgang mit dem Partnerauge
- ▶ Erscheinen Linien krumm oder Quadrate verbogen, suchen Sie Ihren Augenarzt auf und informieren Sie ihn über Ihre Beobachtung

te, kann man im täglichen Leben mit dem Gesichtsfeld außerhalb des Zentrums immer noch gut zurechtkommen.

Die Patienten sollten Ihr Sehen täglich mit dem „Amsler-Netz" testen (Abb. 12). Dadurch können sie frühe Veränderungen des Sehens feststellen, die anders zunächst nicht oder zu spät auffallen würden. Dabei ist es sinnvoll, das Amsler-Netz an einem leicht zugänglichen Ort aufzuhängen, z.B. neben den Badezimmerschrank oder am Kühlschrank. Wenn sie Veränderungen feststellen, sollten sie umgehend ihren Augenarzt aufsuchen.

Diabetische Retinopathie

Beim Diabetes mellitus kommt es neben einem verfrühten Auftreten eines grauen Stars zu Netzhautveränderungen („diabetische Retinopathie"), die bei ausbleibender rechtzeitiger Therapie zur Erblindung führen können. Es kommt im Rahmen der diabetischen Stoffwechsellage zu Schädigungen der Gefäßwand, die natürlich nicht nur an den Netzhautgefäßen auftreten, dort aber zum einen sichtbar sind und zum anderen durch funktionelle Einbußen beim Sehen vom Betroffenen selbst früh festgestellt werden. Es treten sowohl Gefäßverschlüsse als auch vor allem im Bereich von Aussackungen der Gefäßwand Flüssigkeitsaustritte in das Netzhautgewebe auf. Zur Seheinschränkung kommt es meist zunächst durch eine Flüssigkeitsansammlung im Bereich des hinteren Augenpols, wo auch die Stelle des schärfsten Sehens lokalisiert ist („Makulaödem"). Besteht dies ohne rechtzeitige Laserbehandlung über einen längeren Zeitrum, tritt ein irreversibler Schaden der Netzhaut auf.

Ein weiterer Mechanismus, wie es zu Seheinbußen im Rahmen der diabetischen Retinopathie kommt, sind Folgen der Gefäßverschlüsse. Minderdurchblutete Netzhaut kann zu einer Stimulation von Wachstum neuer Gefäße führen. Diese können sich im Bereich des Sehnervenkopfes, der Netzhaut oder der Regenbogenhaut entwickeln. Solche Gefäßsprossungen können zu wiederholten Blutungen in den Glaskörperraum führen oder durch Wachstum feiner Membranen Netzhautablösungen hervorrufen. Eine weitere gefürchtete Komplikation ist eine Behinderung des Kammerwasserabflusses im Bereich des Kammerwinkels durch neugebildete Gefäße. Dadurch bedingte Formen des grünen Stars (dem sogenannten „Neovaskularisationsglaukom"), sind meist schwer therapeutisch beherrschbar. Damit es nicht zu solchen Komplikationen kommt, ist die frühzeitige Erkennung der Veränderungen und deren Behandlung entscheidend. Ebenso wichtig sind konsequente Blutzuckereinstellungen und Regulierung des Blutdrucks, da die Netzhauterkrankung in ihrem Verlauf hierdurch günstig beeinflußt werden kann.

Glaukom

Das Glaukom ist gekennzeichnet durch eine Erhöhung des Augeninnendrucks, der eine Druckschädigung des Sehnerven und dadurch zu erheblichen Funktionseinbußen bis hin zur Erblindung führen kann. Unter einer Reihe verschiedener spezieller Glaukomformen ist das sogenannte „primär chronische Offenwinkelglaukom" die häufigste und zugleich die mit dem Alter zunehmend häufiger anzutreffende Glaukomart (15, 17). Dabei ist der Kammerwinkel, also der Abschnitt zwischen peripherer Irisvorderfläche und Hornhautrückfäche, „offen". Die Häufigkeit dieser Glaukomart liegt über dem 60. Lebensjahr bei ca. 3%.

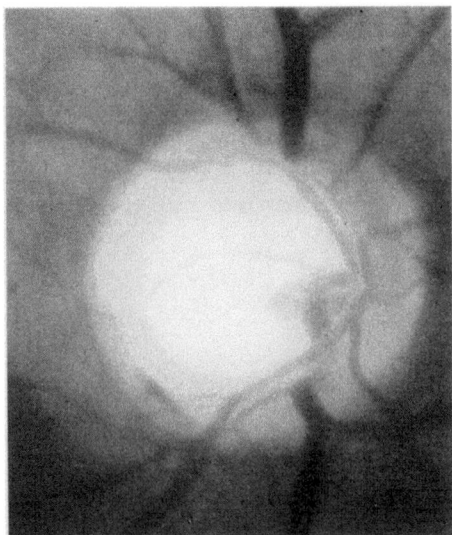

Abb. 13. Aushöhlung des Sehnervenkopfes im Rahmen des grünen Stars (Glaukom) photographisch dargestellt (**a**) und vermessen mit einem Laser Scanning Ophthalmoskop (nach 3 und 16) (**b**). Durch den anhaltend zu hohen Augeninnendruck werden Nervenfasern zerstört und als Folge vertieft sich der Sehnervenkopf. Damit einher gehen Gesichtsfeldausfälle, die in fortgeschrittenen Stadien auch das zentrale Sehen beeinträchtigen.

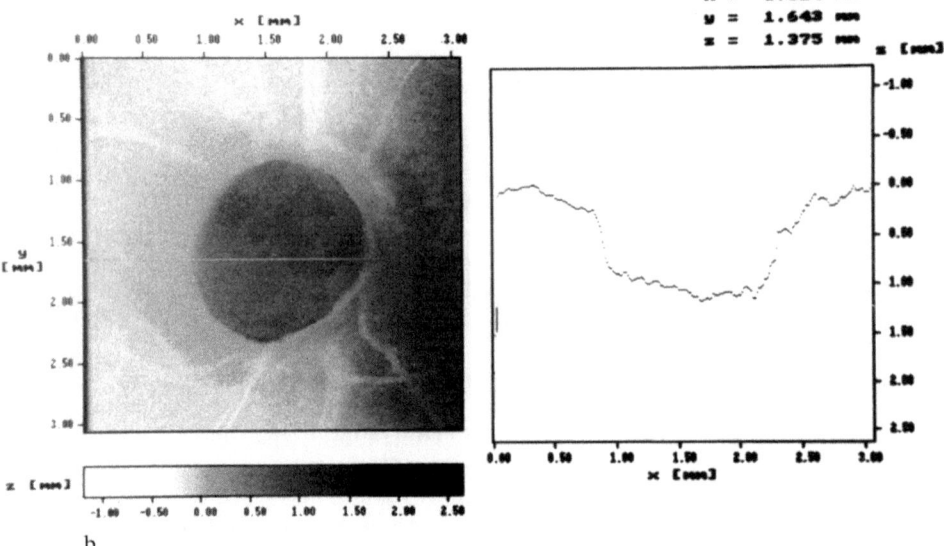

b

Wie bereits eingangs erwähnt, wird der Augeninnendruck bestimmt durch die Menge der Kammerwasserproduktion und den Abflußwiderstand im Bereich des Trabekelwerks. Man nimmt an, daß die wesentliche Störung bei der Entwicklung des primären chronischen Offenwinkelglaukoms in einer Abflußbehinderung in Höhe des Trabekelwerks liegt. Offensichtlich kommt es zu einer Verdickung der Trabekel, wodurch der Gesamtquerschnitt der Poren im Trabekelwerk reduziert wird.

Eine andere Form des Glaukom, das sogenannte „Winkelblockglaukom", wird ebenfalls häufiger im Alter beobachtet, tritt aber sehr viel seltener auf. Hierbei ist der Kammerwinkel verlegt („Winkelblock") und dadurch der regelrechte Abfluß des Kammerwassers gestört. Das häufigere Auftreten im Alter hängt in erster Linie mit der oben dargestellten altersabhängigen Zunahme der Linsendicke zusammen.

Der über längere Zeit erhöhte Augeninnendruck führt in der Folge zu einer Schädigung des Sehnerven, die bei der Untersuchung des Augenhintergrundes an einer vergrößerten Aushöhlung (Exkavation) der Papille zu erkennen und mittels Laser-Scanning-Verfahren quantifizierbar ist (Abb. 13) (6). Damit einher gehen Ausfälle im Gesichtsfeld. Die Gesichtsfelduntersuchung ist daher eine zentrale Untersuchung zur Erfassung und Therapiekontrolle bei Glaukom. Typische, relativ frühe Gesichtsfeldausfälle wie bogenförmige Defekte lassen sich so rechtzeitig erfassen. Bleibt eine Therapie aus, kommt es im weiteren Verlauf zur Einengung des peripheren Gesichtsfeldes bis hin zur völligen Erblindung. Das zentrale Sehen bleibt oft lange erhalten, weshalb der Patient selbst auch aufgrund der Abwesenheit anderer Symptome oft erst spät die Funktionseinbuße bemerkt. Dann ist der bereits bestehende Schaden irreversibel.
Die diagnostischen Maßnahmen bei Glaukomverdacht umfassen somit drei Punkte:

▶ Messung des Augeninnendrucks
▶ Augenspiegelung mit Beurteilung der Aushöhlung (Exkavation) des Sehnervenkopfes (Papille), ggf. Vermessung mit einem Laser-Scanning-Ophthalmoskop
▶ Gesichtsfelduntersuchung.

Durchblutungsstörungen des Sehnerven

Bei der sogenannten „ischämischen Optikusneuropathie" kommt es meist akut zu einer einseitigen Sehverschlechterung des betroffenen Auges. Sie ist die Folge von Durchblutungsstörungen im Bereich des Sehnerven und führen ähnlich einem Schlaganfall im Gehirn zu erheblichen Ausfällen. Begünstigt wird ein solcher Gefäßverschluß durch Risikofaktoren wie Bluthochdruck, vermehrte Blutfette und Diabetes.

Als seltenere Ursache kann ein solcher Gefäßverschluß im Rahmen einer Gefäßentzündung auftreten („Arteriitis temporalis"). Dabei ist die Arterie im Bereich der Schläfe oft verdickt tastbar und pulslos. Außerdem treten starke Kopfschmerzen besonders im Schläfenbereich auf, es werden aber auch Schmerzen beim Kauen und im Nackenbereich angegeben. Typischerweise ist die Blutsenkung deutlich erhöht. Mit einer kleinen Gewebsprobe aus der Schläfenarterie kann die Diagnose feingeweblich gesichert werden. Unbehandelt kann es nicht nur zum Sehverlust kommen, sondern die Erkrankung kann vor allem durch Beteiligung der Hirngefäße lebensbedrohlich sein. Deshalb ist eine unverzüglich Behandlung mit hochdosierten Kortisonpräparaten unerläßlich. Oft ist eine Dauertherapie mit Steroiden erforderlich.

Medizinische Interventionsmöglichkeiten

Katarakt

Es gibt bislang noch kein Medikament, mit dem Linsentrübungen wirkungsvoll prophylaktisch verhindert oder beseitigt werden können. Die Methode der Wahl ist die operative Entfernung der trüben Linse. Bei der Bestimmung des Zeitpunkts des

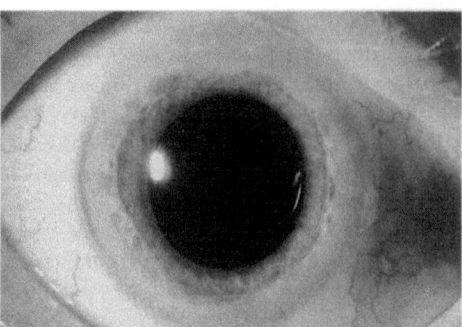

Abb. 14. Hinterkammerlinse im Auge eines Patienten nach erfolgter Operation des grauen Stars

Eingriffes ist das Ausmaß der subjektiven Beschwerden des Patienten ausschlaggebend. Lediglich bei besonders fortgeschrittenen Formen des grauen Stars wie der hypermaturen Katarakt, bei dem es zu Entzündungszuständen im Auge mit Erblindungsgefahr kommen kann, ist die Indikation zwingend.

Das heute am meisten angewandte Verfahren ist die „extrakapsuläre" Linsenentfernung (1). Dabei wird das getrübte Linsenmaterial ausgeräumt unter Erhaltung der hinteren Linsenkapsel. Bevor das Linsenmaterial abgesaugt wird, kann es unter Einfluß hochfrequenten Ultraschalls zunächst verflüssigt werden („Phakoemusifikation") (4). Um die Brechkraft der natürlichen Linse zu ersetzen, werden heute Kunstlinsen implantiert, die eine sehr gute optische Rehabilitation erlauben (Abb. 14). Am besten bewährt haben sich Hinterkammerlinsen, die aus Plexiglas bestehen und hinter der Regenbogenhaut, also am Ort der natürlichen Linse, plaziert werden.

Durch den Erhalt der hinteren Linsenkapsel kann es nach der Staroperation zu einem sogenannten „Nachstar" kommen. Dabei trübt sich die Kapsel entweder durch vermehrungsfähige verbliebene Linsenzellen oder durch eine narbige (fibröse) Umwandlung. Ist die resultierende Trübung ausgeprägt und sehbeeinträchtigend, kann sie ambulant mit einem Laser beseitigt werden („Nd:YAG-Kapsulotomie").

Altersabhängige Makuladegeneration

Wirksame prophylaktische Maßnahmen stehen bislang für die altersabhängige Makuladegeneration leider nicht zur Verfügung. Insbesondere gibt es keinen Nachweis für die Wirksamkeit von Vitaminen oder Spurenelementen, auch wenn diese in dem Zusammenhang gerne eingenommen werden.

In frühen Stadien der „feuchten" Makuladegeneration kann eine Behandlung mit dem Laserstrahl möglich sein. Dies ist eine rasche und in der Regel schmerzfreie Behandlungsform, die ambulant durchgeführt wird. Mit dem Laserstrahl werden leckende Gefäße verödet, die die Stelle des schärfsten Sehens schädigen. Nach einer solchen Behandlung sind zunächst regelmäßige augenärztliche Kontrollen erforderlich, da es selbst nach ursprünglich erfolgreicher Verödung der Kapillareinsprossungen zu neuem Gefäßwachstum kommen kann. Dann sind unter Umständen weitere, ergänzende Laserbehandlungen erforderlich.

Seit einigen Jahren werden auch Möglichkeiten untersucht und zum Teil schon angewandt, die Gefäßmembranen chirurgisch zu entfernen. Allerdings sind die Ergebnisse hierzu bislang nicht befriedigend. Ein neues Verfahren stellt auch die Bestrahlung dieser Membranen dar, mit dem bei manchen Patienten offensichtlich eine Rückbildung bewirkt werden kann. Allerdings sind hierzu noch weitere klinische Untersuchungen erforderlich.

Für die „trockene" altersabhängige Makuladegeneration steht bislang keine wirksame aktive Behandlung zur Verfügung. Auch hier gibt es *keinen* Nachweis für die positive Wirkung von Vitamin- oder Spurenelemente-Präparaten.

Allerdings stehen umfangreiche optische Sehhilfen zur Verfügung, die unter anderem folgende Hilfsmittel umfassen: Vergrößerungsgläser, Bildschirmsysteme und Großdruck (Tabelle 3). Hilfreich ist darüber hinaus die Verwendung von Ton-Kassetten, die von Hörbücherei geliehen werden können. Bei den optischen Hilfsmitteln wird durch Vergrößerung das intakt bleibende periphere Gesichtsfeld ausgenutzt. Die Gewöhnungsphase bei diesen optischen Hilfsmitteln kann etwas länger dauern, deren Anwendung wird aber von vielen Patienten als sehr hilfreich empfunden.

Tabelle 3. Hilfen bei altersabhängiger Makuladegeneration nach irreversiblen Veränderungen

1. Vergrößerungsgläser
2. Bildschirmsysteme
3. Großdruck
4. Ton-Kassetten (Hörbücherei)

Behandlung der diabetischen Retinopathie

Tritt eine Verdickung der Netzhaut infolge der oben genannten Flüssigkeitsaustritte aus Gefäßen im Bereich der Stelle des schärfsten Sehens auf, so wird eine Laserbehandlung durchgeführt. Dies ist ein einfacher ambulanter Eingriff, der machmal bei Fortschreiten der Erkrankung auch wiederholt durchgeführt werden kann. Kommt es zu Gefäßneubildungen im Bereich der Netzhaut oder der Regenbogenhaut ist eine umfangreichere Laserbehandlung der Netzhaut erforderlich. Diese kann z.B. 1500 bis 3000 einzelne Laserherde umfassen, auf jeden Fall jedoch soviel, bis es zu einer Rückbildung der Einsprossungen kommt.

Sind Einblutungen in das Augeninnere aufgetreten, so kann nach Bestätigung mittels Ultraschall, daß die Netzhaut nicht abgelöst ist, zunächst eine spontane Resorption des Blutes abgewartet werden. Ist dies auch über einen längeren Zeitraum nicht der Fall oder zeigt sich eine Ablösung der Netzhaut, so kann das Blut chirurgisch mittels einer Glaskörperausschneidung („Vitrektomie") entfernt werden. Ebenso können Membranen auf der Netzhaut, die mit der Gefahr einer Netzhautablösung einhergehen entfernt werden. Manchmal ist auch die vorübergehende Füllung des Auges mit einem Silikonöl erforderlich.

Glaukom

Zur Behandlung des Glaukoms stehen sowohl medikamentöse als auch chirurgische Optionen zur Verfügung. Zu den Medikamenten, mit denen der Augeninnendruck wirksam gesenkt werden kann, zählen pupillenverengende Substanzen (z.B. Pilocarpin), Beta-Blocker und Adrenalin, Carboanhydrasehemmer (z.B. Acetazolamid) und osmotisch wirksame Substanzen (z.B. Osmofundin) (17).

Zur Behandlung der häufigsten Glaukomform im Alter, dem Offenwinkelglaukom, können Tropfen mit unterschiedlichem Wirkungsmechanismus kombiniert werden. Ist das Ausmaß der Drucksenkung mittels konservativer Möglichkeiten ungenügend, kann ergänzend eine Laserbehandlung des Kammerwinkels durchgeführt werden („Lasertrabekuloplastik"). Ist auch diese ungenügend, stehen operative Maßnahmen zur Verfügung. Dazu zählt die Schaffung eines Abflusses unter die Bindehaut (z.B. „Goniotrepanation") und als ultima ratio die Verödung des kammerwasserproduzierenden Ziliarkörpers entweder mittels Kälte (Zyklokryokoagulation), Laser (Zyklophotokoagulation) oder Wärme (Zyklodiathermie) (15, 17). Wichtig ist in jedem Fall, daß der Patient regelmäßig augenärztlich untersucht wird, um zu prüfen, ob die gerade angewandte Therapieform den Augendruck genügend senkt, bzw. ob Gesichtsfeldausfälle nicht progredient sind.

Das Winkelblockglaukom wird im Gegensatz zum Offenwinkelglaukom nach zunächst medikamentöser Drucksenkung so bald wie möglich operativ mit einer umschriebenen Ausschneidung der Iris (Iridektomie) behandelt. Droht am Partnerauge ein akuter Glaukomanfall, so wird dieses Auge mit dem selben Eingriff prophylaktisch versorgt.

Behandlung bei durchblutungsbedingten Sehnervenerkrankungen

Liegt eine nichtentzündliche Durchblutungsstörung des Sehnerven vor, sollte in Zusammenarbeit mit dem Internisten eine durchblutungsfördernde Therapie eingeleitet werden. Außerdem sollte der Augeninnendruck gesenkt werden. Leider ist dadurch allerdings meist keine Wiederherstellung des Sehens im betroffenen Auge wie vor dem Ereignis zu erreichen. In jedem Fall sollte nach Risikofaktoren gefahndet werden, die im gesamten Körper das Auftreten von Gefäßverschlüssen begünstigen und gegebenfalls beeinflußt werden.

Bei der obengenannten „Arteriitis temporalis", also der entzündlich bedingten Durchblutungsstörung des Sehnerven, ist eine unverzügliche Gabe hochdosierter Kortisonpräparate erforderlich. Dabei muß noch einmal daran erinnert werden, daß diese Erkrankung lebensgefährlich ist vor allem aufgrund einer möglichen Mitbeteiligung von Hirngefäßen. Daher ist meist auch in der Folge eine Dauertherapie mit Kortison in niedrigeren Dosen unerläßlich.

Ausblick

Bei vielen der besprochenen Erkrankungen ist die frühzeitige Erfassung von krankhaften Veränderungen und die Prävention weiterer Schädigung des Sehsystems von ausschlaggebender Bedeutung. Dies trifft auch insbesondere für den grünen Star und die diabetischen Netzhautveränderungen zu. Für diese Erkrankungen gibt es wirksame Behandlungsverfahren, deren rechtzeitiger Einsatz eine Erblindung verhindern kann. Besonders Diabetespatienten werden manchmal erst sehr spät einer Behandlung zugeführt. Jeder Diabetiker sollte bereits von dem Zeitpunkt der Erstdiagnose an mindestens einmal pro Jahr augenärztlich untersucht und gegebenenfalls behandelt werden. Auch Patienten mit altersabhängiger Makuladegeneration können oft nur in einem frühen Stadium und nur bei bestimmten Ausprägungsformen therapiert werden. Gerade bei dieser Erkrankung ist zudem die genaue Aufklärung der Patienten besonders wichtig. Viele belasten sich mit der Angst, an dieser Erkrankung zu erblinden, obwohl das periphere Sehen praktisch immer erhalten bleibt und damit auch die persönliche Unabhängigkeit bei den Aufgaben des täglichen Lebens.

Sollte es trotzdem bei den verschiedenen Erkrankungen zu bleibenden Seheinschränkungen kommen, so stehen eine Vielzahl von Rehabilitionsmaßnahmen zur Verfügung. Diese umfassen vergrößernde Sehhilfen, Bildschirmsysteme, Hilfen im Haushalt, sprechende Uhren, Ton-Kassetten (Hörbibliothek) u.v.a.m. Bei der Verordnung vergrößernder Sehhilfen, die die optimale Nutzung der verbliebenen Sehfunktion ermöglichen, sollte eine möglichst erfahrene Abteilung aufgesucht werden. Ausschlaggebend bei der Anwendung dieser Möglichkeiten ist sicherlich auch die Motivation des Patienten. Patienten mit dem Wunsch, ihre Unabhängigkeit auf einem hohen Niveau zu erhalten, werden einen größeren Erfolg erzielen als Patienten, bei denen dies nicht der Fall ist. Dabei ist die Ermunterung und Motivation durch die Außenwelt, Bekannte, Verwandte wie auch behandelnde Ärzte ebenfalls von großer Bedeutung.

Literatur

1. Bleckmann H, Conrad R (1985) Intraokulare Linsen und ihre Implantation. Brimberg, Aachen, 1–217
2. Bressler NM, Bressler SB, Fine SL (1988) Age-related macular degeneration. Surv Ophthalmol. 32:375–413
3. Burk ROW (1992) Die dreidimensionale topographische Analyse der Papille als Bestandteil der Glaukomdiagnostik. Ophthalmologe 89: 190–203
4. Dodick JM, Donnenfeld ED (1994) Cataract surgery. Intern Ophthalmol Clin 34:1–210
5. Eye-disease case-control study group (1992) Risk factors for neovascular age-related macular degeneration. Arch Ophthalmol 110: 1701–1708
6. Graw J (1984) Biochemische Mechanismen der Kataraktentstehung. Funkt Biol Med 3:37–45
7. Haab H (1885) Erkrankungen der Macula lutea. Centralblatt prakt Augenheilk 9:384
8. Holz FG, Piguet B, Minassian DC, Bird A C, Weale RA (1994) Decreasing stromal iris pigmentation as a risk factor for age-related macular degeneration. Am J Ophthalmol 117:19–23
9. Holz FG, Sheraidah G, Pauleikhoff D, Bird AC (1994) Analysis of lipid deposits extracted from human macular and peripheral Bruch's membrane. Arch Ophthalmol 112:402–406
10. Holz FG, Wolfensberger TJ, Piguet B, Gross-Jendroska M, Wells JA, Minassian DC, Chisholm IH, Bird AC (1994) Bilateral macular drusen in age-related macular degeneration: prognosis and risk factors. Ophthalmology 101:1522–1528
11. Lakowski R (1974) Effects of age on the 100-hue scores of red-green deficient subjects. Mod Probl ophthalmol 13:124–129
12. Ohrloff C, Eckerskorn U (1989) Linse – physiologische Altersveränderungen, Kataraktenstehung und Katarakttherapie. In: Platt D, Hockwin O, Merté HJ (Hrsg) Handbuch der Gerontologie, Augenheilkunde (Band 2). Gustav Fischer Verlag, Stuttgart, New York, 117–140
13. Pauleikhoff D, Harper CA, Marshall J, Bird AC (1990) Aging changes in Bruch's membrane. A histochemical and morphologic study Ophthalmology 97:171–178
14. Pinkckers A (1980) Color vision and age. Ophtalmologica 181:23–30
15. Reim M (1994) Augenheilkunde. Ferdinand Enke Verlag, Stuttgart, 1–248
16. Rohrschneider K, Burk ROW, Völcker HE (1993) Vergleich von zwei Laser-Scanning-Tomographie-Systemen zur dreidimensionalen Papillenanalyse. Ophthalmologe 90:613–619
17. Shields MB, Krieglstein GK (1992) Glaukom. Springer-Verlag, Berlin, Heidelberg, New York, 415–601
18. Weale RA (1982) A biography of the eye. Development, Growth, Age. HK Lewis, London, 1–295
19. Weale RA (1989) Sehen im Alter. In: Platt D, Hockwin O, Merté HJ (Hrsg) Handbuch der Gerontologie, Augenheilkunde (Band 2). Gustav Fischer Verlag, Stuttgart, New York, 1–18
20. Young RW (1987) Pathophysiology of age-related macular degeneration. Surv Ophthalmol 31:291–306

4 Psychologie des Hörens im Alter

J. Hellbrück

Schall, Gehör und Hörphänomene

Das Ohr ist unter den Sinnen der Wächter. Im Gegensatz zum Auge ist es ständig offen und empfangsbereit, selbst im Schlaf. Es informiert über Ereignisse und warnt vor Vorgängen, die in unserer Umgebung stattfinden. Immer dann, wenn sich etwas bewegt, entsteht Schall; denn durch Bewegung geraten die der bewegten Materie unmittelbar benachbarten Luftmoleküle in Schwingung, die ihrerseits benachbarte Luftteilchen anstoßen und in Schwingung versetzen und so fort. Hierdurch entstehen in schneller Folge Verdichtungen und Verdünnungen (Schallwechseldruck), die sich in der Luft (oder auch in einem anderen Medium, wie z.B. Wasser) vom Ort ihrer Entstehung nach allen Seiten hin als Schallwellen ausbreiten. Die verschiedensten Bewegungen, die um uns herum entstehen, kreieren ein sehr komplexes Schwingungsmuster. Dieses wird vom Außenohr (Ohrmuschel und Gehörgang) aufgenommen und dem Trommelfell zugeleitet, wobei das Schallsignal, abhängig von der Einfallsrichtung, durch die Ohrmuschel gefiltert und ferner durch Resonanzwirkung des äußeren Gehörgangs frequenzspezifisch verstärkt wird. Das Trommelfell als akustischer Druckempfänger überträgt dieses Schwingungsmuster auf die Gehörknöchelchen im Mittelohr und schließlich über das ovale Fenster auf die Flüssigkeit im Innenohr. Die Erregungen der im Innenohr lokalisierten Rezeptoren werden über die afferente Hörbahn in bestimmte Areale des Cortex weitergeleitet (20; siehe Kapitel 2).

Das gesamte Hörsystem, von der Aufnahme bis zur kortikalen Verarbeitung der akustischen Reize ist die Grundlage von Hörphänomenen. Hörphänomene sind dem Erleben zugängliche, mehr oder weniger bewußte Ergebnisse der auditiven Wahrnehmung. Wir unterscheiden Töne, Klänge und Geräusche. Reine (Sinus-) Töne sind physikalisch durch die Angabe der Frequenz f (Anzahl der Schallschwingungen pro Sekunde; Einheit: Hertz, Hz) und des Schallpegels L (logarithmierter Quotient zweier Schallgrößen, z.B. Schalldruck, wobei der Zähler die zu messende Größe, der Nenner die Bezugsgröße darstellt; Einheit: Dezibel, dB) eindeutig beschrieben. Man nimmt einen Ton als Dauerschall wahr, der eine bestimmte Tonhöhe und Lautstärke aufweist, wobei die Lautstärkeempfindung in erster Linie vom Schallpegel abhängt, und die Tonhöhenempfindung von der Frequenz. Töne können beispielsweise mit einer Stimmgabel oder elektroakustisch mit einem Audiometer erzeugt werden. Im Alltag gibt es keine reinen Töne. Am ehesten sind manche Vogelstimmen mit reinen Tönen vergleichbar. Der „Ton" eines Musikinstrumentes oder einer Glocke beispielsweise ist stets eine Kombination aus mehreren (Teil-) Tönen. Diese Tonkombination ergibt ein periodisches Schallmuster mit einem Grundton und Obertönen unterschiedlicher Intensität. Dies bezeichnet man als Klang. Geräusche dagegen, wie z.B. das Rauschen von fließendem Wasser oder das

Rascheln von Blättern, weisen aperiodische Schwingungen auf. Elektroakustisch hergestellte Töne und Geräusche sind die Reize, mit denen in der Audiometrie die Grundfunktionen des Hörsystems getestet werden. Der Alltag ist jedoch ungleich reichhaltiger und komplexer an Hörphänomenen.

Im Alltag hören wir nicht Töne, Klänge und Geräusche „an sich", sondern erkennen z.B. unmittelbar am Klang, um was es sich handelt, ob es z.B. Holz oder Metall ist, auf das mit einem Hammer geschlagen wird. Wir hören auch unmittelbar aufgrund der Funktion der Ohrmuscheln und der binauralen Analyse unseres Hörsystems, in welcher Richtung und in welcher Entfernung sich die Schallquelle befindet. Aufgrund der Reflexionen der Schallwellen können wir sogar – auch bei geschlossenen Augen – erkennen, in welcher Art von Raum das Ereignis stattfindet, ob es sich um einen leeren, kahlen Raum, oder um ein mit Teppichen, Vorhängen und Möbeln ausgestattetes Zimmer handelt. Schließlich haben akustische Ereignisse auch eine emotional-ästhetische Komponente. Sie können zu Lärm oder zu „Ohrenschmaus" werden. Sie erfreuen, ärgern oder „tun weh", sie erregen, „alarmieren" oder beruhigen. Sie stellen schließlich und nicht zuletzt über die sprachliche Kommunikation den Kontakt zu den Mitmenschen her. Sie sind somit eine wesentliche Grundlage der intellektuellen und kulturellen Entwicklung und des sozialen Lebens. Sie vermitteln nicht nur Worte, sondern auch Gefühle. Eingebettet in die Lebenswelt eines Individuums haben auditive Wahrnehmungen somit kognitive (erkennende), affektive und soziale (kommunikative) Funktionen. Kurzum: Auditive Wahrnehmungen informieren und orientieren, sie sind Quelle von Lust und Belästigung. Unsicherheit, Mißtrauen und emotionale Verarmung können jedoch die Folgen sein, wenn der auditive Kontakt zur materiellen, räumlichen und sozialen Welt verlorengeht. In beeindruckender Weise schildert Ludwig van Beethoven am eigenen Beispiel das Los von schwerhörigen und tauben Menschen im „Heiligenstädter Testament" vom 6. Oktober 1802.

Das vorliegende Kapitel befaßt sich mit der Psychologie des Hörens im Alter. Um was geht es hierbei? Unter der Psychologie des Hörens verstehen wir das, was im allgemeinen als psychologische Akustik bzw. Psychoakustik bezeichnet wird. Die Psychoakustik ist ein Teilgebiet der Wahrnehmungspsychologie. Die klassische Psychoakustik ist an der Psychophysik orientiert. Sie untersucht mit den Methoden der klassischen und neuen Psychophysik, einschließlich der Methoden der Signalentdeckungstheorie, wie auditive Empfindungen qualitativ und quantitativ von physischen Reizen abhängen. Aber nicht nur das ist Gegenstand der Psychoakustik, sondern auch die komplexen Prozesse des räumlichen Hörens, der spektralen und temporalen Mustererkennung bis zu Überschneidungen mit der die Bedeutungswahrnehmung im eigentlichen untersuchenden Psycholinguistik. Die Psychoakustik untersucht die Grundlagen der oben beschriebenen komplexen Hörphänomene, wobei in Abgrenzung zur physiologischen Akustik ihr Untersuchungsmaterial *Erlebtes* ist, und zwar in seinen qualitativen und quantitativen Ausprägungen.

Unter morphologisch-funktionellen Gesichtspunkten können wir das Hörsystem in drei Analyseebenen unterteilen, eine, die (a) dem peripheren Hörorgan (Cochlea), eine, die (b) dem zentralen akustischen System (binaurale Verschaltung), und eine, die (c) dem kognitiven System (kortikale Verarbeitung) zuzuordnen ist. Diese an Anatomie und Physiologie orientierte Untergliederung findet ihre psychoakustische Entsprechung in (a) elementaren Reiz-Empfindungs-Beziehungen, (b) der räumlichen Lokalisation und Störschallunterdrückung, und (c) der Wahrnehmungsselektion, sowie der perzeptuellen Organisation und Bedeutungsanalyse.

Über elementare Reiz-Empfindungsbeziehungen, wie der Tonhöhen- und Lautstärkeempfindung, der Empfindung von Rauhigkeit und Schärfe, bestehen bereits viele gesicherte Erkenntnisse (56). Hinsichtlich der Schallokalisation und Störschallunterdrückung werden zunehmend präzisere Modelle entwickelt (5,6). Diese beiden Leistungen sind von besonderer Bedeutung beim Zuhören in komplexen Hörsituationen, wie beispielsweise der sogenannten „Cocktailparty"-Situation. In einem Stimmengewirr einer bestimmten Stimme zuzuhören und andere Stimmen und Geräusche auszublenden, ist jedoch nicht nur eine Leistung des binauralen Hörens, sondern auch des Aufmerksamkeitssystems, das die Wahrnehmungsselektion nach Bedürfnissen und Interessen einer Person steuert, sowie der perzeptuellen Organisation der „akustischen Szene" (auditory scene). Zur Wahrnehmungsselektion gibt es seit den fünfziger Jahren bedeutende Forschungen, die vor allem durch den britischen Kognitionspsychologen Donald Broadbent initiiert wurden. Bezüglich der perzeptuellen Organisation steht man jedoch noch ganz am Anfang der Forschung. Hier ist die psychologische Akustik im Vergleich zur Psychologie der visuellen Wahrnehmung mehr als ein halbes Jahrhundert im Rückstand. Wahrnehmungsorganisation, wie z.B. das Figur-Grund-Phänomen oder Gruppierungsphänomene (Wahrnehmung von Zusammengehörigkeit), von der Gestaltpsychologie anfang dieses Jahrhunderts für die visuelle Wahrnehmung mit eindrucksvollen Experimenten untersucht, sind erst seit wenigen Jahren Gegenstand der psychoakustischen Forschung. Als Beispiel sei das Phänomen der Klangfarbenkonstanz genannt. Dieses betrifft auch die Fähigkeit des Hörsystems, einer bestimmten Stimme, die ja ein unverwechselbares Timbre (Klangfarbe) aufweist, in Umgebungslärm zu folgen, obwohl die Stimmfrequenzen sich ja permanent mit anderen Frequenzen mischen (8, 9, 49).

Entsprechend dem psychoakustischen Erkenntnisstand stehen Methoden zur Verfügung, mit denen Hörbeeinträchtigungen quantitativ erfaßt werden können, und zwar relativ viele zu einfachen Reiz-Empfindungsbeziehungen, relativ wenige hinsichtlich des räumlichen Hörens und der Störschallunterdrückung und so gut wie nichts im Bereich auditiver Gestaltwahrnehmung. Unser – gemessen an der Komplexität des Hörens im Alltag – bescheidenes Grundlagenwissen über das Hören begrenzt natürlich auch die Aussagen, die wir definitiv über das Hören eines Menschen im fortgeschrittenen Lebensalter treffen können.

Welche Hörfunktionen können beim alten Menschen beeinträchtigt sein, und welche Folgen kann dies haben? Bei der Beantwortung dieser Fragen wollen wir folgendermaßen vorgehen. Nach Klärung von Definitions- und Abgrenzungsproblemen werden wir die Thematik „Hören und Alter" abhandeln, und zwar beginnend bei Signalentdeckung und einfachen Reizdiskriminationsprozessen über Mustererkennung bis hin zum Verstehen von gesprochener Sprache, letzteres unter optimalen und unter erschwerten akustischen Bedingungen.

Was ist Altersschwerhörigkeit?

„Alter" in der Audiologie

Ab welchem chronologischen Lebensalter ist das Alter in der Audiologie eine bedeutende Größe? Die in den verschiedenen Studien als „alt" in Betracht gezogenen Populationen variieren zwischen 40 und 70 Jahren. In den meisten audiologischen Untersuchungen gelten jedoch Personen ab einem Alter von 60 oder 65 als „alt". Dies entspricht auch den allgemeinen Vorstellungen über das Alter in den meisten hochentwickelten Gesellschaften (2). Es ist jedoch richtig, daß ab einem Alter von 40, wenn nicht gar ab 30 Jahren, die Hörfähigkeiten irreversible Veränderungen aufweisen können, die in diesem Lebensalter im Alltag eventuell noch nicht sehr störend auffallen, aber Ähnlichkeit mit den funktionellen Störungen einer Altersschwerhörigkeit aufweisen. Nach Schaie und Geiwitz haben etwa 19% der Personen, die zwischen 50 und 60 Jahre alt sind, Probleme mit dem Hören. Von den Personen jedoch, die an die 80 Jahre alt sind, klagen 75% über Hörprobleme (45). Neuere und detailliertere Daten teilen Forbes et al. mit (18). Eine differenzierte Erörterung epidemiologischer Daten findet sich bei Tesch-Römer und Wahl (siehe Kapitel 1).

Altersschwerhörigkeit

Die Altersschwerhörigkeit zählt in typischer Weise zu den sensorineuralen Arten der Schwerhörigkeit. Mit *sensorineuraler Schwerhörigkeit* sind solche Arten der Schwerhörigkeit gemeint, deren Ursache nicht in der Schalleitung des Außen- und Mittelohres, sondern in der Cochlea (cochleäre Schwerhörigkeit, Innenohrschwerhörigkeit) oder in der neuralen Weiterleitung der sensorischen Erregung (retrocochleäre Störung) zu suchen ist. Die Altersschwerhörigkeit beruht in erster Linie auf einer Schädigung der Rezeptoren, stellt also eine Innenohrschwerhörigkeit dar (Kapitel 2). Bei diesen Funktionsstörungen handelt es sich um Leistungseinschränkungen bei der Wahrnehmung hoher Töne, sowie bei der spektralen und zeitlichen Analyse von Schall. Aufgrund dieser Behinderungen sind auch komplexe Wahrnehmungsleistungen, wie die Sprachwahrnehmung beeinträchtigt. Im Detail werden wir dies weiter unten behandeln. Zuvor wollen wir jedoch versuchen, die Altersschwerhörigkeit von anderen Schwerhörigkeitsformen abzugrenzen, die ein ähnliches Erscheinungsbild, aber unterschiedliche Verursachung aufweisen.

Presbyakusis, Soziakusis, Nosoakusis

Altersschwerhörigkeit wird nach dem Ausschließungsprinzip bestimmt: Liegt ab einem bestimmten Alter (siehe oben) eine die beiden Ohren gleichermaßen betreffende dauerhafte Schwerhörigkeit cochleären Ursprungs vor, welche die hohen Frequenzen betrifft, und können keine bestimmten Ursachen ausgemacht werden, wie beispielsweise ein Lärmtrauma oder eine Infektion, dann kann die Schwerhörigkeit als eine altersbedingte Schwerhörigkeit eingestuft werden.

Altersschwerhörigkeit muß von Soziakusis und Nosoakusis abgegrenzt werden. *Soziakusis* bezeichnet solche Innenohrschwerhörigkeiten, welche durch laute Schalle – Verkehrslärm, Freizeitlärm, laute Musik – hervorgerufen werden, die mit dem technischen und kulturellen Standard einer Gesellschaft verknüpft sind. Schall kann bei entsprechender Intensität und Einwirkungszeit das Innenohr schädigen (Lärmschwerhörigkeit). Der Hörverlust macht sich jedoch in diesem Fall – zumindest im Frühstadium – als eine Senke im Audiogramm um die 4 kHz herum bemerkbar (c5-Senke; Abb. 1; der Begriff „Audiogramm" wird weiter unten erklärt).

Aber nicht nur akustische Einflußfaktoren können das Ohr schädigen, sondern auch nichtakustische Faktoren. Man spricht bei nichtakustisch verursachten Innenohrschäden auch von *Nosoakusis*. Zu den nichtakustischen Faktoren zählen beispielsweise Schädeltraumata, virale Infekte (beispielsweise bei Masern oder Mumps) und natürlich die hereditären Formen der Innenohrschwerhörigkeit. Während diese Arten der Verursachung gewissermaßen schicksalhaft sind, liegen die sogenannten toxischen Formen der Innenohrschwerhörigkeit im Handeln von Menschen begründet. Innenohrschwerhörigkeit kann nämlich auch durch Nebenwirkungen vieler Medikamente, wie z.B. Salicylate, Diuretika und Antibiotika, verursacht werden. Nachweislich können sich auch Alkohol- und Nikotinabusus schädlich auf das Innenohr auswirken. Auch Umwelttoxine, wie Kohlenmonoxid und Kohlendisulfid, kommen zunehmend als ototoxische Substanzen in Frage.

Kann man in Anbetracht all dieser Wirkfaktoren überhaupt annehmen, daß eine Schwerhörigkeit nur aufgrund physiologischer Alterungsprozesse entstehen kann? Manche Experten verneinen dies. Andere halten jedoch an der These fest, daß es unabhängig von allen innenohrschädlichen Noxen eine durch physiologische Alterungsprozesse bedingte Hörbeeinträchtigung gibt, die auch histologisch nachweisbar und als „Altershörigkeit" bzw. „Presbyakusis" vom Begriff „Altersschwerhörigkeit" abzugrenzen sei. Insgesamt aber macht man wohl keinen Fehler, wenn man abschließend festhält, daß es sich bei einer Schwerhörigkeit im höheren Lebensalter, also ab etwa dem sechsten Lebensjahrzehnt, in den meisten Fällen um eine Kombination von natürlichen Alterungs- und spezifischen Umweltfaktoren, Lebensgewohnheiten und krankheitsbedingten Umständen handelt, wobei es in den meisten Fällen wohl eine schwierige Detektivarbeit wäre herauszufinden, welcher Anteil überwiegt (hierzu 3, 24, 33, 48; zur Pathogenese der Schwerhörigkeit im Alter (siehe auch Kapitel 2).

Im übrigen muß festgehalten werden, daß die Frage der Verursachung der Schwerhörigkeit im höheren Lebensalter für die Rehabilitation weitgehend ohne Bedeutung ist. Für die Frage nach der Prophylaxe der Altersschwerhörigkeit spielt es jedoch sehr wohl eine Rolle, welche Faktoren den „natürlichen" Alterungsprozeß beeinflussen.

Alterskorrelierte Veränderungen psychischer Funktionen

Warum ist es wichtig, im Zusammenhang mit der Altersschwerhörigkeit auch Beeinträchtigungen psychischer Leistungen in Betracht zu ziehen, die mit dem höheren Lebensalter in Zusammenhang stehen können? In der natürlichen Umwelt sind, wie einleitend angedeutet, Schallreize komplexe Wellenmuster, die, von verschiedenen Schallquellen kommend, sich dabei überlagernd und eventuell von verschiedenen Gegenständen im Raum reflektiert, permanent am Ohr anliegen. Das sich in den Schwingungen des Trommelfells abbildende Reizmuster ist somit ein Gemisch von Schwingungen verschiedener Frequenz, das sich über die Zeit hin ständig ändert. Dieses komplexe Reizmuster zu analysieren und in seiner Bedeutung zu erkennen, stellt das Hörsystem vor eine schwierige Aufgabe. Dies wird bei Sprache besonders deutlich. Bei flüssiger Sprache muß das Hörsystem pro Sekunde zwei bis drei Wörter bzw. etwa 4 Silben bzw. 15 bis 20 Laute analysieren. Wir verstehen jedoch Wörter und Sätze nicht aufgrund eines streng seriellen Analyseprozesses, vielmehr werden ständig simultan viele Informationen in unserem Gehirn aktiviert, das aus all diesen Informationen eine der Situation angepaßte sinnvolle Gestalt konfiguriert. Nicht nur werden Sätze aufgrund der Wörter verstanden, wir verstehen vielmehr die Wörter auch, weil wir den Satz verstehen, und den Satz, weil wir den Kontext verstehen. Man vergegenwärtige sich auch die einleitend bereits erwähnte „Cocktailparty"-Situation, in der ein Teilnehmer das Sprechen eines bestimmten Gastes verstehen will, während viele andere Gäste gleichzeitig reden und viele zusätzliche Geräusche und Klänge den Raum füllen. Nun muß zusätzlich ein bestimmter Sprachfluß von allen anderen Schallereignissen separiert werden. Eine solche Situation überfordert derzeit – und wahrscheinlich auch noch in nächster Zukunft – jeden Spracherkennungscomputer. Sie überfordert aber auch das Hörsystem des an einer Innenohrschwerhörigkeit leidenden Menschen. Beim alten Menschen können aber nicht nur Fehlfunktionen des peripheren Hörorgans und des zentralen akustischen Systems zu diesen Problemen beitragen, sondern auch Beeinträchtigungen im kognitiven Bereich.

Es steht fest, daß sich nicht nur das Gehörorgan mit zunehmendem Alter verändert, sondern auch das zentrale Nervensystem altersbedingten Veränderungen unterworfen ist. Das menschliche Gehirn verliert an Gewebemasse und Neuronen, vor allem im Frontal-, Parietal- und Temporallappenbereich. Das mikrovaskuläre System des Gehirns ist morphologischen Veränderungen unterworfen. Die Blut-Gehirn-Schranke kann im höheren Lebensalter durchbrochen sein, so daß das Gehirn einem größeren Risiko ausgesetzt ist, mit Stoffen kontaminiert zu werden, die normalerweise abgeblockt werden (vgl. zu altersbedingten morphologischen und physiologischen Veränderungen des zentralen Nervensystems 1, 26).

Alterskorrelierte Beeinträchtigungen des Arbeitsgedächtnisses, insbesonders die Verlangsamung der dort ablaufenden Verarbeitungsprozesse dürften dafür verantwortlich sein, daß ältere Personen Probleme mit der unmittelbaren Wiedergabe gesprochener Sprache haben, wenn sich die linguistische Prosodie (Sprechgeschwindigkeit, Intonation) verändert. Auch die Fähigkeiten sich über längere Zeit zu konzentrieren, schnell auf das Langzeitgedächtnis zugreifen zu können, längere Sätze im Arbeitsgedächtnis zu behalten, sich flexibel auf Änderungen einer Gesprächsthematik einzustellen, können bei älteren Menschen gegenüber jüngeren beeinträchtigt sein. Aber auch Einstellungen können sich mit dem Alter ändern. Ältere Menschen neigen zu einem konservativen Entscheidungsverhalten, d.h. sie stellen Sicherheit über Schnelligkeit, ein Faktor, der für die Audiometrie methodische Implikationen haben könnte (siehe unten). (Für einen Überblick über altersbedingte bzw. alterskorrelierte kognitive Veränderungen vgl. z.B. 10 sowie einschlägige Kapitel in 13.)

Hören und Alter

Tonschwellenmessungen

Das Tonaudiogramm ist wichtiger Bestandteil einer audiometrischen Untersuchung (7). Im Tonaudiogramm wird der Hörverlust als Differenz zwischen der individuellen Hörschwelle und einer Normkurve angegeben. Das Tonaudiogramm wird mittels kalibrierter Audiometer und Audiometriekopfhörer durchgeführt. Dabei werden dem Patienten unter ruhigen Bedingungen (Audiometriekabine) reine Töne (Sinustöne), in der Regel aus dem Frequenzbereich zwischen 125 und 8000 Hz präsentiert. Der Schallpegel der Töne wird aus einem unhörbaren Bereich heraus solange gesteigert, bis der Patient zu erkennen gibt, daß er den Ton gerade eben hört. Der dabei erreichte Schallpegel wird, bezogen auf den Normwert, in der Einheit dB HL angegeben, wobei HL *„Hearing Level"* bedeutet. Mit „HL" wird angezeigt, daß der Nullpunkt (Bezugsgröße) der dB-Skala sich auf den für Audiometer gültigen Normwert (audiometrischer Nullpunkt) bezieht. Ein positiver dB-Wert bedeutet demnach, daß der betreffende Patient soundsoviel dB mehr Schallpegel benötigt als ein Normalhöriger, um unter ruhigen Bedingungen einen Ton bestimmter Frequenz gerade eben erkennen zu können. Eine typische Altersschwerhörigkeit weist einen Hörverlust bei den hohen Frequenzen (Hochtonverlust) auf, der mit der Zeit immer weiter in den tieferen Frequenzbereich fortschreitet. Dieser Hörverlust betrifft bei einer Altersschwerhörigkeit beide Ohren gleichermaßen. In Abb. 1 ist ein Audiogramm mit einem Hochtonverlust, wie er für eine Altersschwerhörigkeit typisch wäre, im Vergleich zu einer Lärmschwerhörigkeit abgebildet.

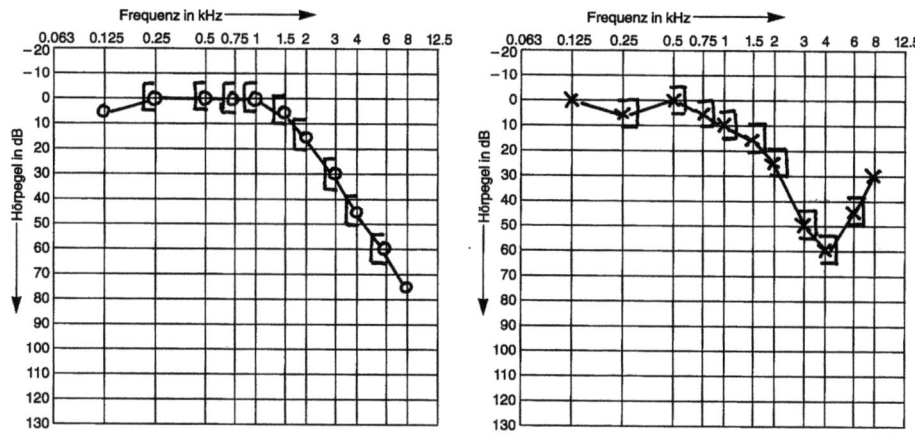

Abb. 1. Tonaudiogramm. Links: Hochtonverlust, typisch für Altersschwerhärigkeit. Rechts: c5-Senke, typisch für Lärmschwerhörigkeit. Das Symbol „]" bedeutet „Knochenleitung linkes Ohr" und „[" Knochenleitung rechts; „x" bedeutet „Luftleitung links" und „o" Luftleitung rechts. Bei „Luftleitung" wird ein Kopfhörer verwendet, bei „Knochenleitung" ein spezieller Knochenleitungshörer, der am Mastoid angesetzt wird und dort die Schallwellen direkt auf den Schädelknochen überträgt. Keine Differenz zwischen Luft- und Knochenleitung ist ein Hinweis auf eine sensorineurale Hörstörung.

Die erste wissenschaftliche Veröffentlichung zum altersbedingten Hochtonverlust stammt von Zwaardemaker aus dem Jahr 1891 (53). Ihm zufolge beginnt der Altersabbau des Ohres bereits zwischen dem 20. und 30. Lebensjahr. Spätere Dokumentationen des altersabhängigen Hörverlusts stammen beispielsweise von Corso (11), Hinchcliffe (23) und Spoor (47). In den Daten von Spoor sind mehrere Untersuchungen zusammengefaßt. Die Altershörschwellen sind nach Geschlecht getrennt in Abb. 2 wiedergegeben. Zusätzlich sei auf die ISO 7029 verwiesen, aus der Tonaudiogramme von Personen unterschiedlichen Alters entnommen werden können (25).

Die Schwellenaudiometrie mit älteren Personen impliziert methodische Probleme. Die Fähigkeit eines älteren Patienten zur entsprechenden Aufmerksamkeitshaltung muß im jeweiligen Fall in Rechnung gestellt werden. Allgemein gilt, daß bei Schwellenmessungen auch Übungseffekte zu bedenken sind, die bei älteren Menschen eventuell größer ausfallen. Ein weiteres grundsätzliches Problem ist, daß die Tonschwellenaudiometrie nicht kriteriumsfrei ist. In die Messung einer Schwelle gehen zwei Faktoren ein, nämlich die sensorische Größe und das Entscheidungskriterium. Wie oben erwähnt, tendieren ältere Personen zu einem konservativeren Ent-

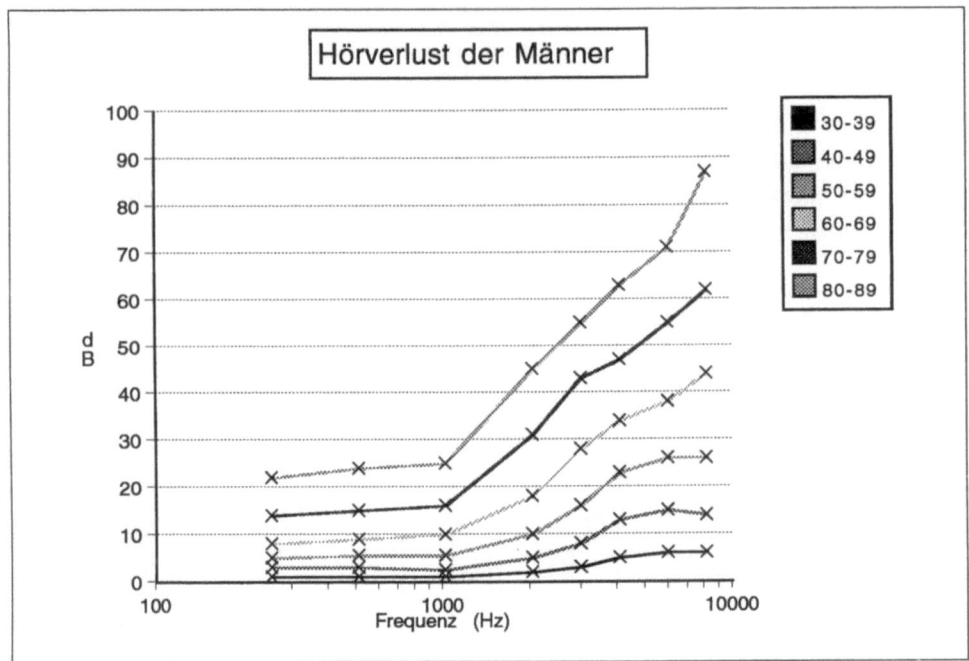

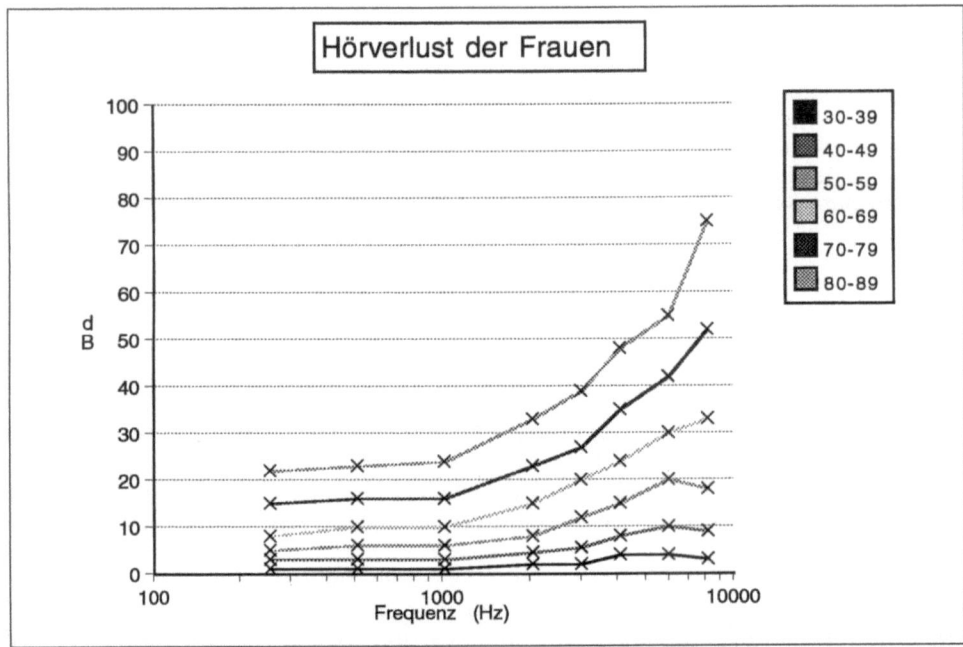

Abb. 2. Hörschwellen in Abhängigkeit von Alter und Geschlecht nach Daten von Spoor (47). Die Bezugsgröße 0 dB bezieht sich in dieser Darstellung auf die Hörschwelle der 20- bis 29jährigen. Man erkennt, daß mit zunehmendem Alter der Hörverlust zunimmt, und zwar bei Männern stärker als bei Frauen. Der geschlechterspezifische Unterschied wird meist auf die durchschnittlich stärkere Arbeitslärmbelastung der Männer zurückgeführt.

scheidungskriterium. Dies heißt, sie möchten sicher sein, den Ton auch gehört zu haben. Jüngere Personen, die risikoreicher entscheiden, drücken, so kann man annehmen, eher die Reaktionstaste. Damit könnte ein Teil des altersbedingten Hörverlusts nicht sensorisch, sondern auf dem Entscheidungsverhalten begründet sein. Dieser Unterschied könnte durchaus beträchtlich sein, wenn man bedenkt, daß der Pegelsprung bei den Audiometern meist auf 5 dB eingestellt ist. Die einfachste Möglichkeit, das Entscheidungsverhalten zu berücksichtigen, ist, die subjektive Sicherheit auf einer Ratingskala beurteilen zu lassen. Eine Untersuchung von Potash und Jones, die diese Methode anwandten, bestätigten das konservative Entscheidungsverhalten älterer Personen (38). Dieses Verhalten könnte im Einzelfall eine Rolle spielen bei der Bewertung des Ausmaßes der Schwerhörigkeit und der daraus abzuleitenden Rehabilitationsmaßnahmen. Fehlanpassungen eines Hörgerätes im Sinne einer Überversorgung wäre eine zwar nicht zwangsläufige aber mögliche Konsequenz.

Was bedeutet eigentlich ein Hochtonverlust für das Hören im Alltag? Außer dem unzweifelhaften Wert, den ein Tonaudiogramm im Verbund mit anderen Verfahren für die Differentialdiagnose einer Hörstörung hat, können wir aus ihm nur bedingt Schlußfolgerungen für die Alltagsprobleme des Schwerhörigen ziehen. Im Alltag hat es der Betroffene mit überschwelligen Schallreizen zu tun. Ein Hörverlust im Tonaudiogramm erlaubt jedoch nicht, einen analogen „Verlust" bei der Lautstärkeempfindung anzunehmen.

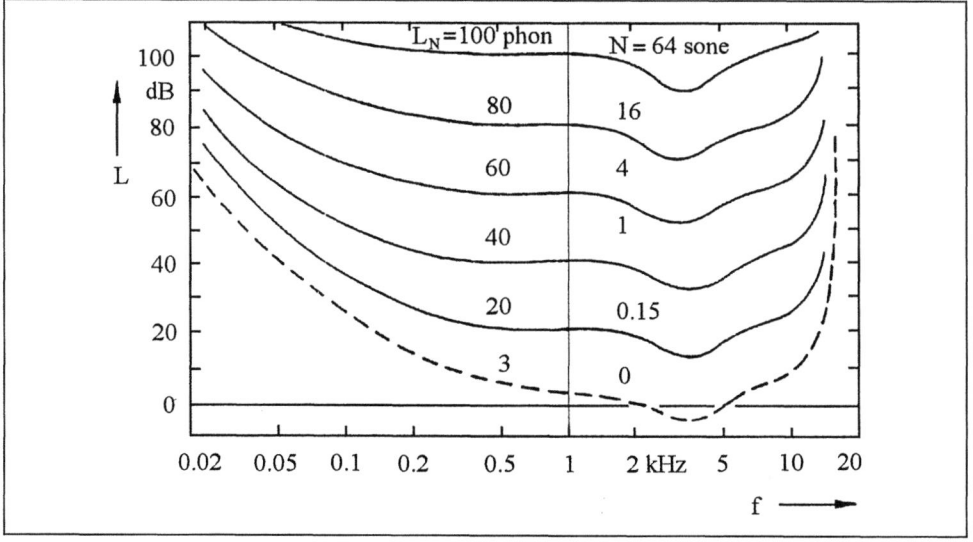

Abb. 3. Kurven gleicher Lautstärke (Isophone bzw. Pegellautstärke LN mit der Einheit Phon) (nach 56, S. 182; mit freundlicher Genehmigung des Springer-Verlags, Heidelberg). Die Kurven sind auch mit der Lautheit N (Einheit: Sone) bezeichnet. Gestrichelt ist die Hörschwelle eingezeichnet. Die Abbildung ist folgendermaßen zu verstehen: Alle Töne mit einer Frequenz f und einem Schallpegel L, die auf einer Kurvenlinie liegen, rufen die gleiche Lautstärkeempfindung hervor. Sie haben somit die gleiche Pegellautstärke und die gleiche Lautheit. Die Pegellautstärke gibt jedoch nicht an, um wieviel mal lauter bzw. leiser ein Ton als ein anderer Ton ist. Dies kann jedoch auf der Lautheitsskala abgelesen werden. Einer Pegellautstärke von 40 Phon entspricht die Lautheit von 1 Sone. Einer Erhöhung um 10 Phon entspricht eine Verdoppelung der Lautheit. 50 Phon entsprechen somit 2 Sone, 60 Phon ensprechen 4 Sone usf.. Die Entwicklung der Phon-Skala geht zurück auf Arbeiten des amerikanischen Physikers H. Fletcher und des deutschen Physikers H. Barkhausen. Die Sone-Skala wurde von dem amerikanischen Psychologen S.S. Stevens entwickelt.

Wir kommen damit zur Lautstärkeempfindung bei der sensorineuralen Schwerhörigkeit. Anstelle des Begriffs „Lautstärkeempfindung" wird häufig auch der Begriff „*Lautheit*" verwendet. Hierzu jedoch ein wichtiger Hinweis: Die psychoakustische Größe „Lautheit" ist definiert als die aus *psychophysischen Verhältnismessungen* bzw. *-skalierungen* abgeleitete Empfindungs*funktion* bzw. *-skala* für die Lautstärkeempfindung. Sie hat vereinbarungsgemäß das Formelzeichen „N" und die Einheitenbezeichnung „*Sone*". Sie darf nicht verwechselt werden mit der *Pegellautstärke* L_N (früher „Lautstärkepegel"), deren Einheit das „*Phon*" ist. Letztere basiert auf den Kurven gleicher Lautstärke („*Isophone*"). Der Zusammenhang zwischen Pegellautstärke L_N und Lautheit N ist in Abb. 3 dargestellt.

Im folgenden wird aber auch von Messungen der Lautstärkeempfindung mit Methoden der Kategorienskalierung die Rede sein. Die Kategorienskalierung ist ein konzeptuell anderes psychophysisches Verfahren als die Verhältnisskalierung. Die aus beiden Messungen resultierenden Empfindungsfunktionen unterscheiden sich und müssen unterschiedlich interpretiert werden (21). Für die auf Kategorienskalierung gründende Funktion der Lautstärkeempfindung wurden aber bis jetzt noch keine verbindlichen Vereinbarungen hinsichtlich der Größen- und Einheitenbezeichnung getroffen. Im folgenden wird der Begriff „Lautheit" als allgemeine Bezeichnung für die Empfindungsfunktion der Lautstärkeempfindung gebraucht, deren spezifische Bedeutung im Sinne des zugrundeliegenden Meßverfahrens sich aus dem jeweiligen Textzusammenhang ergibt. Im übrigen wird auch in der Audiometrie-Literatur der Begriff „Lautheit" meist allgemein als Bezeichnung für die Lautstärkeempfindung verwendet. Für die Zukunft darf jedoch eine operationale Präzisierung des Begriffs erwartet werden.

Lautheit

Rekruitment

Bei Personen mit sensorineuralen Schwerhörigkeitsformen kann man oft die Beobachtung machen, daß sie im leisen bis mittleren Lautstärkebereich Probleme mit dem Hören haben, im lauten Bereich jedoch sehr empfindlich reagieren. Dieses Phänomen bezeichnet man als Rekruitment oder Lautheitsausgleich. Ein Schwerhöriger mag an der Schwelle einen Hörverlust von beispielsweise 40 dB haben, seine Unbehaglichkeitsgrenze aber ebenso wie ein Normalhörender bei, sagen wir, 100 oder 110 dB haben. Dies impliziert beim Schwerhörigen einen steileren Lautheitsanstieg als beim Normalhörenden. Schwerhöriger und Normalhöriger weisen einen unterschiedlichen Dynamikbereich auf, d.h. der Bereich zwischen der Hörschwelle und dem Schallpegel, der als unangenehm laut empfunden wird, wird beim Schwerhörigen gewissermaßen mit „größeren subjektiven Lautstärkesprüngen durchschritten" (zu physiologischen Erklärungsansätzen zum Rekruitment siehe Kapitel 2).

Das Rekruitment verkompliziert das Problem der Schwerhörigkeit in hohem Maße. Die Höreinbußen sind nicht nur von der Frequenz des Schalls abhängig, sondern auch noch vom Schallpegel. Bei einem Gespräch mit gedämpfter Lautstärke hat der Schwerhörige gegebenenfalls erhebliche Probleme, überhaupt etwas wahrzunehmen, kommt er jedoch auf die Straße, wird er wie jeder andere auch unter dem Lärm leiden, u.U. sogar noch mehr als Normalhörige (Hyperrekruitment). Die Verstärkung eines Hörgerätes muß also auch in Abhängigkeit vom Eingangsschallpegel reguliert werden. Es ist somit unmittelbar einsichtig, daß es sehr wichtig wäre, den genauen Verlauf des Rekruitments zu kennen. Im folgenden diskutieren wir verschiedene Möglichkeiten, das Rekruitment zu messen, d.h. das Dynamikverhalten des kranken Ohres zu bestimmen.

Die erste Möglichkeit ist die ABLB (*Alternate Binaural Loudness Balance*)-Technik. Diese Technik des binauralen Recruitmentnachweises liegt dem in der Audiometrie bekannten *Fowler-Test* zugrunde. Bei dieser Technik werden den beiden Ohren alternierend Töne gleicher Frequenz präsentiert, wobei vorausgesetzt wird, daß das eine Ohr gesund, das andere hörbeeinträchtigt ist. Der Ton auf dem gesunden Ohr hat einen konstanten Schallpegel, der vom Testleiter vorgegeben wird. Der Schallpegel des anderen Tones, der dem kranken Ohr präsentiert wird, kann vom Patienten solange variiert werden, bis beide Töne als gleichlaut wahrgenommen werden. Die Schallpegeldifferenz spiegelt die Differenz in der Lautstärkeempfindung zwischen dem gesunden und kranken Ohr bei dem jeweils vom Versuchsleiter auf dem gesunden Ohr präsentierten Eingangsschallpegel wider. Da Altersschwerhörigkeit jedoch symmetrisch beide Ohren betrifft, ist dieser Test hier nicht anwendbar.

Der monaurale Rekruitmentnachweis basiert auf den Kurven gleicher Pegellautstärken (Isophone, Abb. 3). Bei diesem Verfahren müssen Töne verschiedener Frequenz auf gleiche Lautstärke eingestellt werden. Gegenüber den Isophonen ergeben sich bei Vorliegen eines Rekruitments charakteristische Abweichungen. Dieses Verfahren, das dem sogenannten *Kingsbury-Test* zugrunde liegt, stellt jedoch hohe Anforderungen an den Patienten und wird selten durchgeführt.

Weitere überschwellige audiometrische Verfahren, die ebenfalls dem Rekruitmentnachweis dienen, sind der *Intensitätsunterschiedsschwellen-Test* nach Lüscher und Zwislocki und der *SISI-Test (short increment sensitivity index)* nach Jerger (7).

Das Dynamikverhalten des Ohres kann auch mit Verfahren der direkten Lautheitsskalierung gemessen werden. Eines dieser Verfahren ist im deutschsprachigen Raum unter der Bezeichnung Hörfeldaudiometrie bekannt geworden.

Hörfeldaudiometrie
Unter „*Hörfeldaudiometrie*" (auch „*Hörfeldskalierung*") versteht man ein audiometrisches Verfahren auf der Basis von kategorialen Urteilen über die empfundene Lautstärke von Schallsignalen im Bereich des Hörfeldes. Unter „*Hörfeld*" versteht man den von Hörschwelle und Schmerzgrenze eingeschlossenen Bereich der hörbaren Töne. Der Begriff „Hörfeldaudiometrie" geht auf Heller zurück und ist verknüpft mit der vom gleichen Autor eingeführten *Kategorienunterteilungs-Skala* (KU-Skala). Dies ist eine Skala, die aus 5 Grobkategorien besteht, die jeweils zehnfach feinunterteilt sind. Es ergibt sich somit eine 50-Punkte-Skala (22). Die Firma WESTRA Electronic GmbH bietet das Verfahren der Hörfeldaudiometrie unter der Bezeichnung „*Würzburger Hörfeld (WHF)*" als Verfahren der prothetischen Audiometrie an (35).

In Abbildung 4 sind bei bestimmten Frequenzen die Lautheitsfunktionen einer schwerhörigen Person gegenüber der Normkurve dargestellt. Man erkennt, wie mit zunehmendem Schallpegel (Abszisse) die Lautheitsunterschiede zwischen Schwerhörigem und Normalhörigen abnehmen.

In den achtziger Jahren wurde auf einer Handelsmesse in Würzburg das Verfahren der Hörfeldaudiometrie bei Messebesuchern erstmals in größerem Umfang bei einer Stichprobe von 187 Personen im Alter von 10 bis 91 Jahren durchgeführt. Die dabei erhaltenen Lautheitsurteile wurden in Abhängigkeit vom Lebensalter ausgewertet. Bei den Untersuchungsergebnissen zeigte sich – vgl. Abbildung 5 – nicht nur der zu erwartende altersabhängige Lautheits-„Verlust" bei den hohen Frequenzen, sondern auch eine Steigerung des Lautheitsempfindens bei den angrenzenden tiefe-

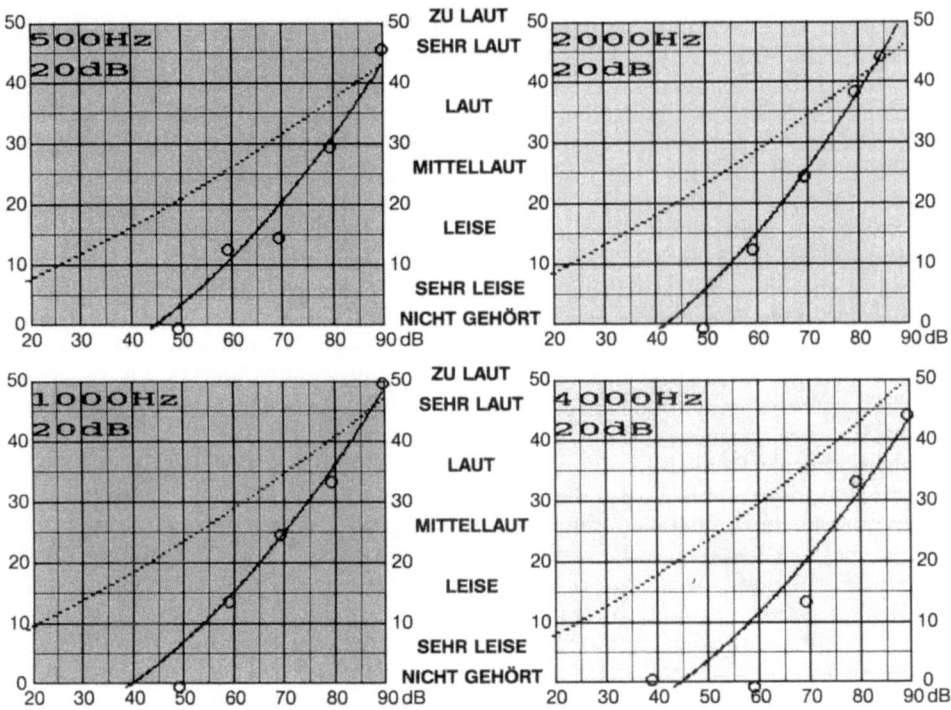

Abb. 4. Hörfeldaudiometrie nach dem „Würzburger Hörfeld" (WHF). Dargestellt sind Lautheitsfunktionen eines Patienten mit sensorineuraler Schwerhörigkeit (Datenpunkte mit mathematisch angepaßter Funktion) im Vergleich zur Funktion Normalhöriger (gepunktet). Die Kurven nähern sich mit zunehmendem Schallpegel einander an (Rekruitment). (Ausschnitt aus dem WESTRA-Datenblatt „Hörgeräte-Anpassung mit Würzburger Hörfeld"; mit freundlicher Genehmigung der WESTRA electronic GmbH, Wertingen)

ren Frequenzen (20, 21). Heller (22) wies dies auch in Einzelfalluntersuchungen nach, so daß man hierbei nicht von einem statistischen Artefakt ausgehen darf. Als Ursache dieses Verhaltens wurden physiologische und psychologische Gründe in Erwägung gezogen (20–22). Ungeachtet dieser noch ungelösten Ursachenfrage könnte dies jedoch für die betroffenen Schwerhörigen bedeuten, daß sie nicht nur im hochfrequenten Tonbereich durch eine beeinträchtigte Lautstärkeempfindung behindert sind, sondern auch durch eine Empfindlichkeitssteigerung im angrenzenden tieffrequenten Bereich. Diese könnte sich zusätzlich maskierend auf die höheren Töne auswirken und somit die Frequenzanalyse des Ohres noch mehr beeinträchtigen als ohnehin zu erwarten ist.

Wir kommen damit zur Frage, wie das Ohr Schallspektren analysiert.

Frequenzanalyse

Es ist wichtig, daß der Mensch Tonhöhen gut unterscheiden kann. Veränderungen in der Tonhöhe während des Sprechens sind beispielsweise Merkmale der Prosodie und des emotionalen Gehaltes der Sprache, und somit neben den Worten ebenfalls wichtige Informationsträger. Ferner ist es wichtig, daß das Gehör komplexen Schall

Abb. 5. Altersabhängigkeit der Lautheitsurteile gemessen mit dem Verfahren der Hörfeldaudiometrie. Die dicken Linien kennzeichnet die Altersgruppe 15–23, die dünne Linie die Altersgruppe 33–45 und die gestrichelte 60–75 Jahre. Die obere Kurvenschar bezieht sich auf Schallpegel von 90 dB, die mittlere auf 75 dB und die untere auf 60 dB. Während im hohen Frequenzbereich die Geräusche mit zunehmendem Alter erwartungsgemäß leiser beurteilt werden, werden im angrenzenden mittleren Frequenzbereich die Geräusche von den älteren Personen lauter beurteilt (20, 21).

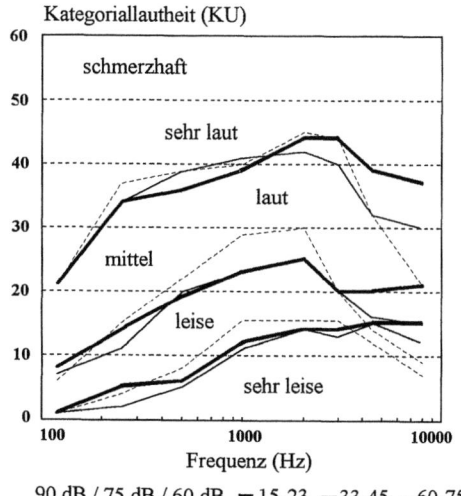

hinsichtlich seiner Frequenzzusammensetzung analysieren kann. Das Frequenzunterscheidungsvermögen und die Auflösung komplexer Schalle in Frequenzbänder fassen wir als Frequenzanalyse des Ohres zusammen.

Frequenzunterschiedsschwelle
Die Frequenzunterschiedsschwelle ist ein Maß für die Fähigkeit, Töne differenzieren zu können. Man unterscheidet bei der Messung der Frequenzunterschiedsschwelle zwei Verfahren. Bei dem einen wird ein frequenzmodulierter Ton präsentiert, wobei die Versuchsperson bzw. der Patient angeben muß, ab welchem Frequenzhub Δf er oder sie eine Änderung der Tonhöhe bemerkt. Bei der anderen Vorgehensweise werden gepulste Sinustöne verwendet. Beide Verfahren liefern unterschiedliche Ergebnisse. Dies hat damit zu tun, daß bei sinusförmiger Frequenzmodulation Seitenbänder entstehen, die in Abhängigkeit von der Zeit variieren, so daß bei diesem Verfahren nicht nur die Frequenzdiskrimination, sondern auch das zeitliche Auflösungsvermögen des Ohres gemessen wird. In der klinischen Praxis wird daher dem Verfahren mit gepulsten Tönen der Vorzug gegeben. Hier stellt sich allerdings das Problem, daß eine plötzliche Frequenzänderung als Knack wahrgenommen werden kann.

König (28, 29) hat sich eingehend mit der Altersabhängigkeit der Frequenzunterschiedsschwelle befaßt. Er untersuchte in seinen Stichproben Probanden im Alter von 20 bis 89 Jahren. Die Probanden wiesen im Tonaudiogramm einen den Altersnormen entsprechenden Hörverlust auf. König fand – und dies ist überraschend – im gesamten Frequenzbereich eine Abnahme des Frequenzdiskriminationsvermögens, nicht nur im hohen, sondern auch im tiefen Frequenzbereich, wo der altersbedingte Hörverlust weitaus geringer ausgeprägt ist. Dieser Befund konnte später weitgehend bestätigt werden (44).

Generell gilt auch bei Messungen zur Frequenzunterschiedsschwelle, was bereits im Zusammenhang mit dem Tonaudiogramm gesagt wurde, daß nämlich Entscheidungskriterien und Übungseffekte in Betracht zu ziehen sind.

Im folgenden kommen wir zum Frequenzauflösungsvermögen.

Frequenzauflösung

Das Gehör verfügt über „Filter", mit denen Schallspektren zerlegt werden. Diese Filter bezeichnet man als *Frequenzgruppen*, die Breite der Filter als *kritische Bandbreite*. Bestimmt man beispielsweise die Hörschwellen von Tönen unterschiedlicher Frequenz in einem verdeckenden Weißen Rauschen – in diesem Fall *Mithörschwellen* genannt – dann zeigt sich, daß diese unabhängig von der Frequenz der Töne sind, sofern die Frequenz unter 500 Hz ist. Ab 500 Hz jedoch steigen die Mithörschwellen abhängig von der Tonfrequenz kontinuierlich an; d.h. der Schallpegel muß erhöht werden, weil die verdeckende Wirkung des Rauschens zunimmt. Daraus ergibt sich die Folgerung, daß das Gehör das Weiße Rauschen nicht als Ganzes aufnimmt, sondern in getrennten Frequenzbändern (Frequenzgruppen), wobei diese ab 500 Hz immer breiter werden. Die Breite der Frequenzgruppen beträgt bis 500 Hz absolut konstant 100 Hz und nimmt dann relativ konstant zu, wobei die Zuwachsrate annähernd 20% der jeweiligen Frequenz beträgt, um die herum sich die Frequenzgruppe bildet. Legt man von der tiefsten wahrnehmbaren Frequenz (20 Hz) bis zur höchsten (20 kHz) modellhaft die Frequenzgruppen lückenlos aneinander, dann ergeben sich für das menschliche Gehör 24 Frequenzgruppen. Die so aneinander gelegten Frequenzgruppen bezeichnet man auch als *Frequenzgruppenskala*. Ihre Einheit heißt *Bark*.

Die Frequenzgruppe hat sich als eine zentrale Größe erwiesen, die bei vielen Fähigkeiten des Ohres eine Rolle spielt, auch beim Hören und Verstehen von Sprache unter Störschall. Es ist bekannt, daß Personen mit sensorineuraler Hörstörung vor allem dann Probleme haben, wenn sie Sprache verstehen möchten bei gleichzeitig vorhandenen Nebengeräuschen („Cocktailparty"-Situation). Um die Leistung des Ohres beim „Herausfiltern" bestimmter Signale bewerten zu können, kann man die sogenannten *Psychophysischen Tuningkurven* messen. Auch diese können mit den Frequenzgruppen in Beziehung gebracht werden.

Die Psychophysischen Tuningkurven können als ein psychophysisches Äquivalent zu den sogenannten *Frequenz-Tuningkurven* (Frequenzabstimmkurven, *Frequency Tuning Curves, FTC*) aufgefaßt werden. Um dies zu verstehen, mache man sich folgendes klar: Hörnervenfasern weisen eine bestimmte Bestfrequenz auf, d.h. sie reagieren auf einen Ton mit bestimmter Frequenz ganz besonders empfindlich, also schon bei geringer Intensität des Tones. Eine Hörnervenfaser kann aber auch durch Töne anderer Frequenz erregt werden, nur bedarf es dann einer höheren Intensität. Frequenz-Tuningkurven geben die Intensitäten an, ab denen eine Hörnervenfaser bei den jeweiligen Tonfrequenzen zu feuern beginnt. Je enger diese Kurven um die Bestfrequenz herum liegen, umso ausgeprägter ist die Filtereigenschaft der entsprechenden Neurone. Bei der Messung der psychophysischen Tuningkurven (*Psychophysical Tuning Curves, PTC*) wird ein Testton bestimmter Frequenz mit einem Pegel, der etwas über der Hörschwelle liegt, präsentiert. Es wird dann der Pegel eines zweiten Tones anderer Frequenz oder eines Schmalbandrauschens mit einer von der Testton-Frequenz abweichenden Mittenfrequenz[*] gemessen, der gerade eben nötig ist, um den Testton zu verdecken. Bei sensorineuraler Schwerhörigkeit sind die psychophysischen Tuningkurven typischerweise verbreitert. Vor allem fehlt die ausgeprägte Spitze bei der kritischen Frequenz. Dies zeigt eine Reihe von Untersuchungen (16, 32, 34, 46). Es ist nicht klar, ob es hierbei eine spezifische Alterskomponente

---

[*] Die Mittenfrequenz f_m wird in Hz angegeben und stellt das geometrische Mittel der beiden Grenzfrquenzen eines Bandpaßrauschens (Schmalbandrauschen) dar. Bei einem Bandpaßrauschen sind die Frequenzen, die dem Rauschen zugrunde liegen, durch einen Filter auf ein bestimmtes Frequenzband begrenzt.

gibt. Der Grad der Abflachung der Tuningkurven dürfte in erster Linie vom Ausmaß des Hörverlusts abhängig sein (56, S. 293ff.).

Eine Abflachung der Tuningkurve (sei es eine FTC oder PTC), wie sie beispielhaft in Abb. 6 dargestellt ist, bedeutet, daß die betreffende Person die jeweilige Frequenz (4000 Hz in Abb. 6) aus einem komplexen Schall kaum heraushören kann. Bei Sprache würden die Konsonanten mit ihren relativ hohen Frequenzen in dem meist tieffrequenten Hintergrundlärm untergehen.

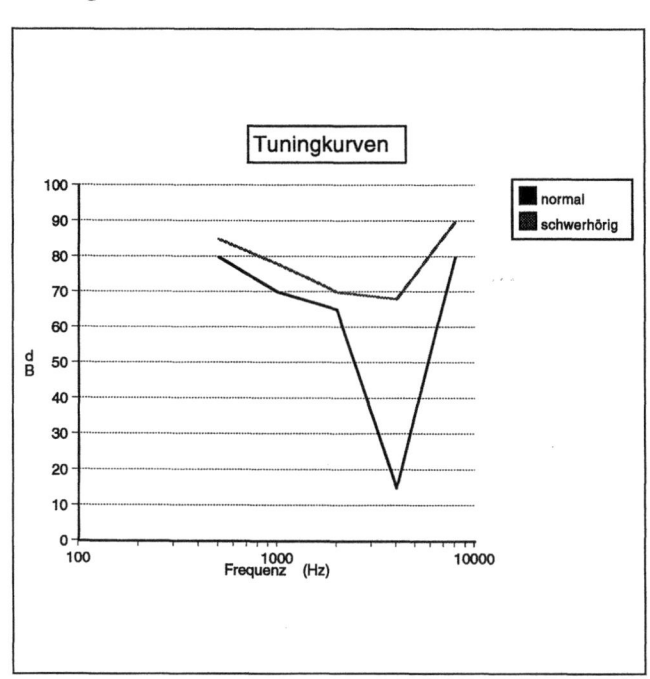

Abb. 6 Tuningkurven. Die Kurven dienen als Beispiel. Die untere Kurve mit der scharf ausgeprägten Spitze steht für die Tuningkurve einer normalhörigen Person, die obere abgeflachte für die einer Person mit sensorineuraler Schwerhörigkeit. Eine Person mit derartiger Tuningkurve hätte eine stark eingeschränkte Fähigkeit, einen 4 kHz-Ton aus Störschall herauszuhören, denn ein Schall tieferer Frequenz benötigt nur wenige dB mehr als der 4 kHz-Ton, um diesen zu verdecken Ihr Gehör ist „stumpf" geworden. Eine gesunde Person dagegen ist in der Lage, den 4 kHz-Ton zu hören, selbst wenn gleichzeitig ein tieffrequenter Störschall von relativ hohem Pegel vorliegt (vgl. auch Text)

Zeitauflösung

Im alltäglichen Leben haben wir es selten mit Schallereignissen zu tun, die über die Zeit konstant bleiben. Besonders Sprachschall ist dadurch gekennzeichnet, daß sich Frequenz und Pegel permanent ändern. Energiereiche Vokale und energieschwache Konsonanten, die für das Erkennen so wichtigen Resonanzen im Vokaltrakt (Formanten), sowie kurzzeitige Pausen von wenigen Millisekunden folgen ständig aufeinander. Daß das Ohr diesen schnellen Wechseln folgen kann, ist Voraussetzung für das klare Verstehen von Sprache. Die kurzzeitigen Änderungen im Sprachschall stellen hohe Anforderungen an das Zeitauflösungsvermögen des Ohres. Dabei müssen die zeitlichen Veränderungen der Empfindlichkeit des Ohres berücksichtigt werden. Diese fallen unter den Begriff der *Adaptation*. Darunter zählen die Phänomene der *Verdeckung* (auch: *Maskierung*). Man unterscheidet Nachverdeckung und Vorverdeckung. Unter Nachverdeckung versteht man folgendes: Die Erregung klingt nach dem Ende eines Reizes nicht sofort, sondern langsam ab. Dies hat innerhalb eines Zeitraums von etwa 200 ms nach dem Ende des verdeckenden Schalls Einfluß auf die Hörbarkeit des nachfolgenden Reizes. Vorverdeckung bedeutet, daß die Hörbarkeit eines Reizes auch durch einen nachfolgenden Reiz beeinflußt werden kann, sofern das zeitliche Intervall zwischen Reiz und Maskierer sehr kurz ist, und zwar in der Regel weniger als 20 ms.

Es ist in verschiedenen Untersuchungen gezeigt worden, daß Personen mit sensorineuraler Schwerhörigkeit ein eingeschränktes zeitliches Auflösungsvermögen aufweisen. Dabei bedient man sich häufig einer von Zwicker eingeführten Methode, bei der dem Probanden ein Maskiergeräusch abwechselnd mit Pausen periodisch angeboten wird (54). Während des Maskiergeräusches und während der Pausen werden Testtöne präsentiert, deren Mithörschwellen (siehe oben) bestimmt werden. Das Ergebnis, das man mit diesem Verfahren zur Messung der zeitlichen Auflösung erhält, bezeichnet man als „Mithörschwellen-Periodenmuster". Bei Personen mit sensorineuraler Hörbehinderung verlaufen die Mithörschwellen in den Pausen flacher. Dies bedeutet, daß bei den Hörbehinderten in der Pause die durch die Maskierschalle ausgelöste Erregung nicht so schnell wie bei den Normalhörigen abklingt. Konkret kann man daraus folgern, daß ein Schwerhöriger im Extremfall einen energieschwachen Konsonanten, der auf einen Vokal folgt, nicht wahrnimmt, da er noch maskiert sein kann (15; auch 56, S. 298ff.).

Ist dies nun typisch für Altersschwerhörigkeit? Dies ist schwer zu sagen. Es scheint zumindest für eine sensorineurale Schwerhörigkeit charakteristisch zu sein (17, 32, 55). Lutman, der allerdings ein anderes Verfahren, nämlich einen Pausen-Erkennungstest („gap detection") anwandte, zeigte jedoch an einer sorgfältig erhobenen Stichprobe, daß das zeitliche Auflösungsvermögen nicht mit dem Alter korreliert, sondern nur vom Grad der Schwerhörigkeit abhängt (32).

Sprachdiskrimination und Sprachverstehen

Sprachverstehen und Sprachproduktion zählen zu den Fähigkeiten, die grundlegend für kognitive und soziale Kompetenzen des Menschen sind. Das Verstehen von Sprache anderer ist ein Hauptproblem für den Schwerhörigen, da er in seiner Kommunikation behindert ist. Aber auch das eigene Sprechen hören zu können, ist wichtig, und zwar für die Artikulationskontrolle. Der Sprachaudiometrie kommt insgesamt große Bedeutung zu. Leider steht die Sprachaudiometrie auch vor besonderen Problemen, die im wesentlichen auf der Komplexität des Sprachschalls beruhen, aber auch auf der Komplexität der kognitiven Leistungen des Menschen bei der Analyse des Sprachschalls und dessen semantischer Bedeutung.

Grundbegriffe der Sprachaudiometrie
In Deutschland sind hauptsächlich zwei Sprachtestverfahren in Gebrauch, nämlich der *Freiburger Wortverständnistest* und der *Marburger Satzverständnistest*. Beide liegen in standardisierter Form vor (DIN 45621, Teil 1 und Teil 2).

Der Freiburger Sprachtest besteht aus mehrsilbigen (Zahlwörter) und einsilbigen Wörtern. Die Einsilber sind in 20 Gruppen à 20 phonemisch ausbalancierten Wörter eingeteilt, d.h. in den einzelnen Gruppen kommen die einzelnen Phoneme gleich oft vor. Mehrsilbige Wörter sind – besonders für Hochton-Schwerhörige, also auch Altersschwerhörige – leichter zu verstehen als Einsilber, zum einen wegen ihrer höheren Redundanz, zum anderen aber auch deshalb, weil ihre Verständlichkeit auf tieferen Frequenzanteilen, v.a. zwischen 500 und 1000 Hz, beruht. Die Differenz zwischen dem Schallpegel, der bei Normalhörigen nötig ist, um 50% der Zahlen zu verstehen, und jenem, den ein Schwerhöriger hierfür benötigt, bezeichnet man als „Hörverlust für Zahlen". Dieser ist Ausgangspunkt für den Einsilbertest. Man erhöht den Schallpegel um 10 bis 15 dB und bietet eine Gruppe von Einsilbern an. Wird eine Gruppe von Einsilbern nicht zu 100% richtig nachgesprochen, dann wird der Schallpegel wiederum um 10 bis 15 dB erhöht und die nächste Gruppe angeboten. Dies wird so lange wiederholt, bis der Patient alle Wörter einer Gruppe richtig nachgesprochen hat bzw. seine Leistung nicht mehr verbessert. Als „*Verständlichkeit*" bezeichnet man den Prozentsatz der richtig wiederholten Wörter, als „*Diskriminationsverlust*" den Anteil der falsch wiederholten Wörter.

Der Marburger Satztest ist alltagsnäher als der Freiburger Sprachtest. Er besteht aus 10 Gruppen mit jeweils 10 kurzen Sätzen. Die 50%ige Satz-Verständlichkeit liegt zwischen der Verständlichkeit für Zahlen und Einsilber. Man kann daher als Ausgangsschallpegel einen Wert nehmen, der etwas über der Verständlichkeitsschwelle für Zahlen liegt, und bietet damit den ersten Satz an. Kann der Patient ihn nicht richtig wiederholen, erhöht man den Pegel um 2 dB oder 5 dB. Sobald der Patient einen Satz fehlerfrei wiederholt, geht man zum nächsten Satz über, wobei der Pegel wieder um 2 dB bzw. 5 dB abgeschwächt wird. Über die 10 Prüfschallpegel einer Satzgruppe wird ein Mittelwert gebildet (7).

Die beiden beschriebenen Sprachtestverfahren haben ein offenes Antwortformat; d.h. die Testwörter bzw. -sätze müssen ohne Vorgabe von Antwortalternativen nachgesprochen werden. Im Gegensatz dazu haben *Reimtestverfahren* ein geschlossenes Antwortformat. Bei ihnen muß ein Testwort, nachdem es gehört wurde, vom Patienten aus einer Liste phonemisch ähnlicher Wörter ausgewählt werden. Dies hat gegenüber den offenen Testverfahren eine Reihe von Vorteilen, u.a. den der geringeren kognitiven Beanspruchung. Reimtestverfahren werden im deutschsprachigen Raum zunehmend für audiometrische Zwecke erprobt, im angelsächsischen Raum sind sie seit längerer Zeit Praxis (30)

Die Leistung eines Patienten bei der Sprachwahrnehmung im allgemeinen und der Sprachaudiometrie im besonderen hängt von mehreren Faktoren ab, nämlich von den Fähigkeiten seines peripheren Hörorgans, der zentralen akustischen Verarbeitung und seinen kognitiven Leistungen. Hinzu kommen die akustischen Umfeldbedingungen, unter denen Sprachschall auftritt. Zusätzlicher Störschall kann Formanten, die für die Sprachdiskrimination wichtig sind, maskieren, und somit das Signal-Rausch-Verhältnis verschlechtern. Unter bestimmten raumakustischen Bedingungen kann die Sprache zudem verhallt sein. Ferner spielt es eine Rolle, ob die Sprache schnell oder langsam, mit großen oder kleinen Pausen, komprimiert oder gedehnt gesprochen wird, oder ob sie, wie beim Telefon, frequenzgefiltert ist.

Unter den Laborbedingungen einer Sprachaudiometrie kommen aber auch noch technische Einflußfaktoren zum Tragen, nämlich die Wiedergabequalität, die von den Tonträgern und den Schallwandlern abhängt. Das Eigenrauschen analoger Tonträger ist im Vergleich zu digitalen recht hoch. Sprachtests auf CDs (Compact Disc) werden seit geraumer Zeit angeboten. Sie erfordern jedoch Sprachaudiometer, die mit einem CD-Spieler ausgerüstet sind.

Unter idealen Hörbedingungen verstehen wir im folgenden solche, bei denen Sprache entsprechend der technischen Möglichkeiten klar und deutlich und ohne Störgeräusche präsentiert wird. Erschwerte Bedingungen liegen beispielsweise dann vor, wenn die Sprache von Störgeräuschen überlagert wird, wenn schneller als normal oder durch Frequenzfilter gesprochen wird.

Sprachdiskrimination unter idealen Hörbedingungen
Untersuchungen zur Altersspezifität des Sprachdiskriminationsverlusts beziehen sich in der Regel auf die Frage, ob der Zusammenhang zwischen Hörverlust und Sprachdiskriminationsverlust bei alten Menschen ein anderer ist als bei jungen. Die Untersuchungen, in denen darauf geachtet wurde, die Faktoren Alter und Hörverlust nicht zu konfundieren, legen die Vermutung nahe, daß der Diskriminationsverlust für Sprache unter ruhigen Bedingungen mit dem Hörverlust korreliert und

nicht mit physiologischen Alterungsprozessen. Jerger zeigte an über 2000 Probanden im Alter zwischen 6 und 89 Jahren, daß der altersabhängige Diskriminationsverlust den gleichen Verlauf wie der altersabhängige Hörverlust aufwies (27; 14). Plath zeigte an über 400 Probanden im Alter zwischen 50 und 80 Jahren, die in zwei Gruppen geteilt waren, nämlich eine mit Lärmschwerhörigkeit und eine, die keinerlei pathologische Veränderungen aufwies, daß pathologische Veränderungen am peripheren Hörorgan zu signifikantem altersabhängigem Diskriminationsverlust führte, während die gesunden Probanden ungeachtet des Alters praktisch keinen Diskriminationsverlust aufwiesen (36). In der Untersuchung von Lutman an 2466 Probanden, in der mehrere audiometrische Tests, unter anderem auch ein Sprachtest unter ruhigen Bedingungen zur Anwendung kamen, wurde jedoch nachgewiesen, daß ältere Personen ein größeres Leistungsdefizit aufwiesen, als nach ihrem Hörverlust im Tonaudiogramm zu erwarten war. Lutman schloß nicht aus, daß zumindest zum Teil diese alterskorrelierten Leistungseinbußen zentralen Ursprungs sind (32; 19). Die Widersprüchlichkeit der Ergebnisse, wahrscheinlich auf der Heterogenität von Stichproben und Untersuchungsansätzen beruhend, verbietet es, eindeutige Schlußfolgerungen aus den Untersuchungen abzuleiten.

Sprachdiskrimination unter erschwerten Hörbedingungen
Bei der Sprachdiskrimination unter Störschallbedingungen weisen ältere Personen meist schlechtere Leistungen auf als jüngere Personen (27, 51). Die Ergebnisse sind jedoch keineswegs einheitlich. Dies mag zu einem großen Teil auf die Heterogenität der Untersuchungsansätze zurückzuführen sein. Es werden unterschiedliche Tests verwendet, unterschiedliche Störgeräusche und nicht zuletzt sind häufig die Faktoren Alter und Hörverlust konfundiert.

Plomp und Mimpen konnten zeigen, daß sich die Hörstörungen älterer Menschen vor allem unter Störschallbedingungen manifestieren, und daß der akzeptable Störschallpegel für ältere Menschen um 5 bis 10 dB niedriger liegt als für Normalhörende (37). Neuere Untersuchungen legen nahe, daß ein altersabhängiger Unterschied im Diskriminationsverlust unter Störschallbedingungen erst dann auftritt, wenn ein Hörverlust vorliegt. Eine Untersuchung von Prosser, Turrini und Arsalan konnte keinen Unterschied zwischen otologisch gesunden jungen und älteren Personen nachweisen, wohl aber einen zwischen jungen und älteren, die jeweils einen Hörverlust aufwiesen. Dies mag ein Hinweis darauf sein, daß eine Hörbehinderung sich auch ihrerseits auf die kognitive Leistungsfähigkeit auswirken könnte (40). Darüber hinaus war dieser altersabhängige Unterschied auch noch von der Art des Störgeräuschs abhängig (39).

Es wird gelegentlich berichtet, daß der Hörverlust im Tonaudiogramm nicht in Zusammenhang stehe mit dem Sprachdiskriminationsverlust unter Störschallbedingungen. Welche Faktoren sind hier entscheidend? Zum einen sind dies natürlich die bereits oben diskutierten Probleme bei der Frequenzanalyse. Zum anderen kommen aber auch Prozesse in der zentralen auditiven Verarbeitung in Frage, die auch unabhängig von peripheren Hörstörungen – gemessen im Audiogramm – altersspezifischen Veränderungen unterworfen sein können (42).

Wichtig in der „Cocktailparty"-Situation, in der die Stimme eines bestimmten Sprechers aus dem Stimmengewirr herausgehört werden muß, ist auch die funktionierende binaurale Interaktion. Diese unterstützt das Entdecken eines Signals im Rauschen, indem sie Störrauschen unterdrückt. Dieser Effekt ist unter dem Begriff *„masking level difference"* (*MLD*) bzw. – bezogen auf Sprachverständlichkeit – *„binaural intelligibility level difference"* (*BILD*) bekannt. Es gibt nur wenige systematische Studien basierend auf relativ großen Stichproben, die den Zusammenhang zwischen zentralen auditiven Prozessen, Diskriminationsverlust unter Störschall, sowie Alter untersuchen. In einer Studie von Gatehouse an 240 Probanden zeigte sich, daß ca. 11% der Gesamtvarianz in Sprachverständlichkeitsprüfungen unter Störschall auf zentrale auditive Verarbeitungsprozesse zurückzuführen sind, während 21% auf peripheren auditiven Prozessen und dem Lebensalter beruhen. Von den 4,7%, die durch das Lebensalter erklärt werden, konnten wiederum 2,1% auf das zentrale auditive System, das für die binaurale Interaktion zuständig ist, zurückgeführt werden (19).

Ein mit der binauralen Signalverarbeitung zusammenhängendes Phänomen ist die Unterdrückung von reflektierten Schallwellen in geschlossenen Räumen. Auch dann, wenn ein Sprachtest unter ruhigen Bedingungen nur geringe Hörstörung indiziert, kann die Anamnese eindeutig ergeben, daß der betreffende Patient erhebliche Probleme mit dem Sprachverstehen in halligen Räumen hat. Ob zwei Schallwellen, die das Ohr kurz hintereinander erreichen, nämlich direkt und durch einen Gegenstand reflektiert, zu einem Hörereignis verschmelzen, hängt von dem Zeitintervall ab und von dem binauralen Zeitauflösungsvermögen des Ohres. Von Wedel zeigte, daß Probanden mit diagnostizierter Altersschwerhörigkeit, die Hörverlust und ein gestörtes zeitliches Auflösungsvermögen aufwiesen, eine erheblich verschlechterte Diskriminationsleistung für Sprache aufwiesen, und zwar vor allem dann, wenn die Sprache Unterbrechungen aufwies oder beschleunigt wurde (50). Daß ältere Personen besondere Probleme mit schnell gesprochener Sprache und mit verhallter Sprache aufweisen, wurde mehrfach aufgezeigt (4). Es gibt jedoch auch in diesem Bereich widersprüchliche Befunde, so daß wiederum nicht klar ist, ob bei der Wahrnehmung veränderter Sprache, sei sie zeitkomprimiert oder gedehnt oder verhallt, ein spezifischer Alterseffekt anzunehmen ist. Noch weniger klar scheint die Befundlage bei der Wahrnehmung frequenzgefilterter Sprache. Bei Untersuchungen mit tiefpaßgefilterter Sprache scheint es ebenso viele Ergebnisse zu geben, die für eine verschlechterte Diskriminationsleistung älterer Personen sprechen, wie solchen, die keinen altersspezifischen Effekt finden (4, 33).

Kognitionspsychologische Einflußfaktoren
Es gibt etliche empirische Befunde, die einen Zusammenhang zwischen sensorischen Dysfunktionen und Intelligenzleistungen im höheren Lebensalter belegen (12, 31, 52). Es ist darüber hinaus keine Frage, daß alle audiometrischen Verfahren, die auf psychoakustischen Messungen basieren, kognitionspsychologischen Einflußfaktoren unterliegen. Dies gilt für Messungen von Reizschwellen, die abhängig von Aufmerksamkeit und Entscheidungskriterien sind, aber noch viel mehr für sprachaudiometrische Untersuchungen. Es kann an dieser Stelle nicht auf die Komplexität der Sprachwahrnehmung eingegangen werden. Daher muß die jetzt getroffene Feststellung, daß Sprachwahrnehmung in zwei Verarbeitungsebenen unterteilt werden kann, gewiß als eine starke Vereinfachung anmuten. Die erste Ebene betrifft die akustische Analyse der sprachspezifischen Schallsignale, die zweite Ebene die kognitive Analyse bzw. Synthese bezüglich der Erkennung und Identifikation von Mustern und der Bedeutungsanalyse. Dies impliziert, grob gesagt (in der Sprache der Computerwissenschaften), einen komplexen Prozeß serieller und paralleler Informationsverarbeitungen, und zwar so komplex, daß wir davon noch keine rechte Vorstellung besitzen. Dies gilt nicht nur für die Sprachwahrnehmung, sondern auch für die Geräusch- und Klangidentifikation, und nicht zuletzt auch für die Wahrnehmung von Musik.

Untersuchungen, die zum Ziel haben, den Varianzanteil kognitiver Faktoren bei den sprachlichen Diskriminationsleistungen zu schätzen, verwenden in der Regel

Batterien von audiometrischen Tests einerseits und kognitionspsychologischen Tests andererseits. Aus kognitions- und gerontopsychologischer Sicht sind in diesem Zusammenhang v.a. Gedächtniskapazität und mentale Verarbeitungsgeschwindigkeit wichtig. Van Rooij und Plomp verwendeten in einer Untersuchung an über 70 Personen im Alter von 60 bis 93 Jahren einen Test zur Gedächtnisspanne, bei dem eine Serie von 7 bis 9 Ziffern in der richtigen Reihenfolge unmittelbar nach der Vorgabe wiedergegeben werden muß (serial recall), ferner einen – in der Kognitionspsychologie als *Sternberg-Aufgabe* bekannten – Test zum *„memory scanning"*, bei dem eine Sequenz von Items im Kurzzeitgedächtnis festgehalten werden muß, und möglichst schnell nach dem Vorhandensein eines bestimmten Items zu durchsuchen ist. Die Autoren stellten fest, daß die Gesamtvarianz der Diskriminationsleistungen in den verwendeten Sprachtests, die unter Ruhe und unter Störschallbedingungen durchgeführt wurden, zu etwa einem Drittel durch die mentale Leistungsfähigkeit erklärt werden konnte, und zu zwei Dritteln durch das Audiogramm (43). (Tests zur Frequenz- und Zeitauflösung wiesen interessanterweise keine ausreichende Reliabilität auf.)

Kognitive Fähigkeiten und Hörverlust können auch in mannigfacher Weise interagieren. Einen Beleg hierfür erbrachte Rabbitt, der aufzeigte, daß moderater Hörverlust beim Verstehen von Sprache gewissermaßen eine zusätzliche Aufgabe impliziert, nämlich eine erhöhte Fokussierung der Aufmerksamkeit auf das, was gesagt wird, so daß bei der Wiedergabe des Gesagten aus dem Kurzzeitgedächtnis mehr Fehler gemacht werden, da bei der Enkodierung nicht genügend Kapazität zur Verfügung stand. Dieser Effekt nimmt laut dem Autor mit dem Alter zu (40; 31).

Zusammenfassung, Diskussion und Schlußfolgerungen

Wie hören ältere Menschen? Unter dieser Frage fassen wir das oben Berichtete zusammen und ziehen anschließend unsere Schlußfolgerungen.

Ältere Menschen haben Schwierigkeiten, leise Töne hoher Frequenz wahrzunehmen. Die Lautstärkeempfindlichkeit nimmt jedoch mit anwachsendem Schallpegel in der Regel stärker als normal zu (Rekruitment). Es gibt ferner Hinweise, daß ältere Menschen im überschwelligen Bereich empfindlicher für die tieferen Frequenzen werden, die an den von Schwerhörigkeit betroffenen Frequenzbereich angrenzen. Die Fähigkeit, komplexe Schallereignisse hinsichtlich ihrer Frequenzzusammensetzung zu analysieren, ist ebenfalls herabgesetzt. Dies gilt ebenso für die Fähigkeit des Hörsystems, schnellen zeitlichen Veränderungen des Schalls zu folgen. Diese relativ gut erforschten Leistungseinbußen des peripheren Hörorgans sind maßgeblich verantwortlich für die Beeinträchtigungen des Sprachverstehens, besonders unter Störschallbedingungen. All das bisher Gesagte dürfte jedoch generell für sensorineurale Hörstörungen gültig sein. Beim älteren Menschen können aber auch im zentralen auditorischen System, in dem vor allem die für räumliches Hören und Störschallunterdrückung wichtige neurale „Verschaltung" der beiden Ohren realisiert ist, altersspezifische Leistungseinbußen zu verzeichnen sein. Dies ist jedoch weniger gut erforscht. So gut wie gar nicht erforscht ist aber die Frage, wie altersbedingte kognitive Leistungseinbußen und Hörbeeinträchtigungen sich bei der Bewältigung von sprachlichen Kommunikationssituationen gegenseitig beeinflussen. Diese Frage dürfte wichtiger sein als die in vielen Untersuchungen gestellte und im großen und ganzen doch nicht beantwortete Frage, ob es spezifische Funktionseinbußen gibt, die allein auf physiologischen Alterungsprozessen beruhen. Dies wird wohl schwer herauszufinden sein. Für Therapie und Rehabilitation dürfte dies gegenwärtig auch irrelevant sein. Viel offensichtlicher ist, daß sich im Alter Einstellungen, Bedürfnisse und kognitive Fähigkeiten, wie Konzentrations- und Gedächtnisleistungen, ändern. Alles in allem bedeutet dies, daß man im höheren Lebensalter mit Einbußen sowohl bei der Aufnahme als auch bei der mentalen Verarbeitung von akustischen Reizen rechnen muß.

Welche Schlußfolgerungen sind aus der Sicht der Psychologischen Akustik daraus zu ziehen? Wir wollen versuchen, drei Aspekte kurz zu beleuchten, nämlich den der Prävention, den der Diagnostik und den der Intervention bzw. der Therapie.

Die Einbußen hinsichtlich der Wahrnehmung und mentalen Verarbeitung auditiver Reize können früher oder später eintreten. Damit sie so spät wie möglich eintreten, sollte jedem daran gelegen sein, sein Gehör zu schonen. Schädigungen der Haarzellen sind irreversibel. Die höchsten Schallpegel, denen sich Menschen heute aussetzen, und zwar in jungen Jahren, in großen Massen, freiwillig und ohne gesetzliche Schutzverordnungen, sind überlaute Musik in Diskotheken, Rockkonzerten oder über Kopfhörer aus portablen Kassettenrecordern. Die Ohren werden dabei mit einer Schallenergie belastet, die in hohem Maße gesundheitsgefährdend ist (41). Zusammen mit anderen Belastungsfaktoren und naturgegebenen Alterungsprozessen kann sich diese in jungen Jahren beigefügte Überstrapazierung des Ohres im fortgeschrittenen Lebensalter rächen. Man sollte auch folgendes nicht vergessen: Die Jugendlichen, die heute diese Musikereignisse genießen, werden in 50 Jahren die Mehrheit in der Altersverteilung der Bevölkerung bilden. Werden wir dann ein Volk sein, dessen Mehrheit nur noch über technische Hilfsmittel mit der Umwelt akustisch kommuniziert?

Ein Trost mag sein, daß vom Fortschritt der Kommunikationstechnologien allgemein und der Hörgerätetechnik im besonderen noch viel erwartet werden darf. Doch was nützt die beste Technik des 21. Jahrhunderts, wenn sie individuellen Bedürfnissen und Anforderungen nicht gerecht wird, weil beispielsweise psychoakustische Methoden zur Hörgeräteanpassung verwendet werden, die dem methodischen Standard des 19. Jahrhunderts entsprechen? Es müssen diagnostische Verfahren zur Anwendung kommen, die den gegenwärtigen und zukünftigen komplexen, mikrochip-gesteuerten Hörgeräten gerecht werden. Verfahren, basierend auf Erkenntnissen und Entwicklungen moderner Forschungen über psychologisches Messen allgemein, Skalierung und Psychophysik im besonderen, werden mit Sicherheit Eingang finden in die Audiometrie. Computerunterstützte adaptive Verfahren werden dabei auch komplexe audiometrische Tests und Analysen, einschließlich der Sprachtestverfahren, vereinfachen und es ermöglichen, sie individuellen personabhängigen Besonderheiten, wie z.B. unterschiedlichen Reaktionszeiten und mentalen Verarbeitungsgeschwindigkeiten, anzupassen. Reimtestverfahren (s.o.) könnten beispielsweise die kognitive Belastung des älteren Menschen bei der Sprachaudiometrie reduzieren und damit die Validität des Sprachtests steigern.

Fortschritte in der Hörgerätetechnik, in der audiometrischen Diagnostik und bei den Hörgeräteanpaßverfahren genügen jedoch nicht für eine im umfassenden Sinn zufriedenstellende Rehabilitation des Schwerhörigen. Aus Sicht des Psychoakustikers ist eine beidohrige Hörgeräteversorgung zwingend. Zwei funktionstüchtige Ohren zu haben, ist kein Luxus, sondern wichtig für die räumliche Wahrnehmung, für die Lokalisation der Schallquelle und für die Störschallunterdrückung. Die auditive Wahrnehmung in komplexen Kommunikationssituationen („Cocktailparty"-Situation) ist bei eingeschränktem binauralem Hörvermögen erheblich behindert.

Das Hören, Zuhören und Verstehenkönnen in solchen Situationen ist aber auch abhängig von Leistungen des kognitiven Apparates. Die Aufmerksamkeit muß dabei über eine bestimmte Zeit aufrechterhalten werden können. Dies impliziert psychische Anspannung, schnellen Zugriff auf Gedächtnisinhalte, Flexibilität bei der Einstellung auf wechselnde Gesprächspartner und -themen usw. Diese mentalen Faktoren dürften die entscheidenden Unterschiede zwischen dem älteren und dem jüngeren Schwerhörigen bedingen. Aus psychologischer Sicht ist daher ein Hörtraining des Schwerhörigen und Hörgeräteträgers für das Hören und Verstehen in komplexen akustischen Situationen dringend zu empfehlen, und zwar unter Berücksichtigung der kognitiven Leistungsfähigkeit und der Motivations- und Bedürfnislage des älteren Menschen (siehe Kapitel 9). Ebenso wichtig wäre es, ein Streßbewältigungstraining für schwierige Kommunikationssituationen in die Rehabilitationsmaßnahmen einzuschließen. Zu wünschen wäre hierbei die Einbeziehung von Familienpartnern. Damit verlassen wir aber den Zuständigkeitsbereich der Psychologischen Akustik und betreten das Feld der klinischen Psychologie, das in Kapitel 7 dieses Bandes bearbeitet wird.

Literatur

1. Baloyannis SJ, Manolidis SL, Manolidis LS (1992) The acoustic cortex in Alzheimer's disease. Acta Otolaryngol (suppl 494)
2. Baltes PB, Baltes MM (1994) Gerontologie: Begriff, Herausforderung und Brennpunkte. In Baltes PB, Mittelstraß J, Staudinger U (Hrsg.) Alter und Altern. Ein interdisziplinärer Studientext zur Gerontologie. de Gruyter, Berlin: pp. 1- 34
3. Beck Ch (1994) Ursachen der Altersschwerhörigkeit. In: Dieroff H-G, Lärmschwerhörigkeit. Gustav Fischer Verlag, Jena: S 190-192
4. Bergman M (1980) Aging and the Perception of Speech. University Park Press, Baltimore
5. Blauert J (1983) Spatial hearing - the psychophysics of human sound localization. MIT Press, Cambridge, MA
6. Bodden M (1992) Binaurale Signalverarbeitung: Modellierung der Richtungserkennung und des Cocktail-Party-Effektes. VDI-Verlag, Düsseldorf
7. Böhme G, Welzl-Müller K (1993) Audiometrie. Hörprüfungen im Erwachsenen- und Kindesalter. Verlag Hans Huber, Bern (3. Aufl)
8. Bregman AS (1990) Auditory scene analysis. MIT Press, Cambridge, MA
9. Bregman AS (1993) Auditory scene analysis: hearing in complex environments. In: McAdams S, Bigand E (eds) Thinking in sound. The cognitive psychology of human audition. Clarendon Press, Oxford: pp 10-36
10. Cerella J (1990) Aging and information-processing rate. In: Birren JE, Schaie KW (eds) Handbook of psychology and aging. Academic Press, San Diego, CA 3rd ed, pp 201-221
11. Corso JF (1963) Age and sex differences in pure tone thresholds Arch Otolaryngol 77: 53-73
12. Corso JF (1981) Aging sensory systems and perception. Praeger, New York
13. Craik FIM, Salthouse TA (1992) The handbook of aging and cognition. Erlbaum, Hillsdale, NJ
14. Debruyne F, Tyberghein J (1989) Age effect in speech audiometry and in brainstem electric response audiometry. Audiology 28: 258-261
15. Fastl H (1985) Adaptation, Nachverdeckung und Zeitauflösungsvermögen. Audiol Akustik 24: 144-154 und 168-177
16. Florentine M, Buus S, Scharf B, Zwicker E (1980) Frequency selectivity in normally-hearing and hearing-impaired observers. J Speech and Hearing Research 23: 646-669
17. Florentine M, Fastl H, Buus S (1988) Temporal integration in normal hearing, cochlear impairment, and impairement simulated by masking. J Acoust Soc Am 84: 195-203
18. Forbes WF, Sturgeon D, Hayward LM, Agwani N, Dobbins P (1992) Hearing impairment in the elderly and the use of assistive listening devices: Prevalences, associations, and evaluations. Int J Technology and Aging 5: 39-61

19. Gatehouse S (1991) The contribution of central auditory factors to auditory disability. Acta Otolaryngol (Stockh), Suppl 476, 182-188
20. Hellbrück J (1988) Strukturelle Veränderungen des Hörfeldes in Abhängigkeit vom Lebensalter. Z Gerontologie 21: 146-149
21. Hellbrück J (1993) Hören. Physiologie, Psychologie und Pathologie. Hogrefe, Göttingen
22. Heller O (1985) Hörfeldaudiometrie mit dem Verfahren der Kategorienunterteilung (KU). Psychol Beiträge 26: 478-493
23. Hinchcliffe R (1959) The threshold of hearing as a function of age. Acustica 9: 303-308
24. Hülse M, Boll B (1979) Literatur-Dokumentation zur Presbyacusis Bundesanstalt für Arbeitsschutz und Unfallforschung. Forschungsbericht 222. Wirtschaftsverlag NW, Bremerhaven
25. ISO 7029, Acoustics - threshold of hearing by air conduction as a function of age and sex for otologically normal persons
26. Ivy GO, McLoed CM, Petit TL, Markus EJ (1992) A physiological framework for perceptual and cognitive changes in aging. In: Craik FIM, Salthouse TA (eds) The handbook of aging and cognition. Erlbaum, Hillsdale, NJ pp 273-314
27. Jerger J (1973) Audiological findings in aging. Annal Oto-Rhinol Laryngol 20: 115-124
28. König E (1957) Pitch discrimination and age. Acta Otolaryngol 48: 475-489
29. König E (1961) Die Tonhöhenunterschiedsschwelle und ihre Beziehungen zur Intensitätsunterschiedsschwelle in klinischer Hinsicht. Arch Ohr Nas- u Kehlk- Heilk 177, 530
30. Kollmeier B (1992) Moderne Verfahren der Sprachaudiometrie. Buchreihe Audiologische Akustik. Median-Verlag, Heidelberg
31. Lindenberger U, Baltes PB (1994) Sensory functioning and intelligence in old age: A strong connection. Psychology and Aging 9: 339-355
32. Lutman ME (1991) Degradations in frequency and temporal resolution with age and their impact on speech identification. Acta Otolaryngol (Stockh), Suppl 476, 120-126
33. Marshall L (1981) Auditory processing in aging listeners. J Speech and Hearing Disorders 46: 226-249
34. Matschke RG (1991) Frequency selectivity and psychoacoustic tuning curves in old age. Acta Otolaryngol (suppl 476): 114-119
35. Moser LM (1987) Das Würzburger Hörfeld, ein Test für prothetische Audiometrie. HNO 35: 318-321
36. Plath P (1991) Speech recognition in the elderly. Acta Otolaryngol (suppl 476): 127-130
37. Plomp R, Mimpen AM (1979) Speech-reception threshold for sentences as a function of age and noise level. J Acoust Soc Am 66: 1333-1342
38. Potash M, Jones B (1977) Aging and decision criteria for the detection of tones in noise. J Gerontology 32: 436-440
39. Prosser S, Turrini M, Arslan E (1991) Effects of different noises on speech discrimination by the elderly. Acta Otolaryngol (suppl 476): 136-142
40. Rabbitt P (1991) Mild hearing loss can cause apparent memory failures which increase with age and reduce with IQ. Acta Otolaryngol (suppl 476): 167-176
41. Rebentisch E, Lange-Aschenfeld H, Ising H (1994) Gesundheitsgefahren durch Lärm. MMV Medizin Verlag, München
42. Rodriguez GP, DiSarno NJ, Hardiman CJ (1990) Central auditory processing in normal-hearing elderly adults. Audiology 29: 85-92
43. Rooij JCGM v, Plomp R (1991) Auditive and cognitive factors in speech perception by elderly listeners. Acta Otolaryngol (suppl 476): 177-181
44. Ross M, Huntington DA, Newby HA, Dixon RF (1965) Speech discrimination of hearing-impaired individuals in noise. J Auditory Research 5: 47-52
45. Schaie KW, Geiwitz J (1982) Adult development and aging. Little, Brown, Toronto
46. Schorn K, Wurzer H, Zollner M, Zwicker E (1977) Bestimmung des Frequenzselektionsvermögens des funktionsgestörten Gehörs mit Hilfe psychoakustischer Tuning Kurven. Z Laryngol Rhinol 65: 121-127
47. Spoor A (1967) Presbyacusis values in relation to noise induced hearing loss. Intern Audiology 6: 48-47
48. Schultz-Coulon H-J (1985) Hören im vorgerückten Lebensalter: Kritische Betrachtung der sogenannten Altersschwerhörigkeit. HNO 33: 2-10
49. Warren RM (1993) Perception of acoustic sequences: global integration versus temporal resolution. In: McAdams S, Bigand E (eds) Thinking in sound. The cognitive psychology of human audition. Clarendon Press, Oxford pp 37-68
50. Wedel H v (1982) Ein Beitrag zum Zeitauflösungsvermögen des Gehörs bei Prebyakusis und sensorineuralen Hörstörungen. Z Laryngol Rhinol 61: 467-472

51. Wedel H v, Wedel UCh v, Streppel M (1991) Selective hearing in the aged with regard to speech perception in quiet and in noise. Acta Otolaryngol (suppl 476): 131-135
52. Willott JF (1991) Aging and the auditory system: Anatomy, physiology, and psychophysics. Singular Publishers, San Diego, CA
53. Zwaardemaker H (1891) Der Verlust an hohen Tönen mit zunehmendem Alter: ein neues Gesetz. Arch Ohrenheilk 32: 53
54. Zwicker E (1980) A device for measuring temporal resolution in the ear. Audiol Aoustics 19: 94-108
55. Zwicker E, Schorn K (1982) Temporal resolution in hard-of-hearing patients. Audiology 21: 474-492
56. Zwicker E, Fastl H (1990) Psychoacoustics. Facts and models. Springer, Berlin

5 Psychophysik des Sehens im Alter

R. HILZ UND C.R. CAVONIUS

Einleitung

Bei einer Sehprüfung (beispielsweise Führerscheinsehtest) wird häufig nur die zentrale Tagessehschärfe für die Ferne geprüft. Diese ist leicht zu prüfen und liefert wertvolle Hinweise auf die Qualität des Netzhautbildes und auf Refraktionsanomalien (Fehlsichtigkeiten), die normalerweise problemlos mit Brillen oder Kontaktlinsen korrigiert werden können.

Eine hohe Sehschärfe ist zwar notwendig aber nicht ausreichend für „gutes Sehen" und eine hohe Sehleistung. Beispielsweise ist bei starken Gesichtfeldeinschränkungen Lesen oder eine gute Orientierung im Raum trotz hoher zentraler Sehschärfe kaum möglich. Deshalb ist es sinnvoll neben der Sehschärfe eine Reihe anderer Sehfunktionen zu definieren und zu testen. Im folgenden wollen wir die wichtigsten Sehfunktionen und ihre Altersabhängigkeit kurz beschreiben. Pathologische Veränderungen werden dabei nicht berücksichtigt.

Normalerweise gibt es zwischen dem Lebensalter und der entsprechenden Sehfunktion nur einen statistischen Zusammenhang. Ein achtzigjähriger kann eine bessere Sehschärfe haben als ein vierzigjähriger. Nur die Akkommodationsbreite scheint für alle Prüflinge ähnlich weitgehend linear mit dem Alter abzunehmen und bei etwa 55 bis 60 Jahren gegen Null zu gehen.

Änderung der Akkommodationsbreite mit dem Alter

Die mit der Abnahme der Akkommodationsfähigkeit verbundenen Sehprobleme in der Nähe, insbesondere beim Lesen, sind sicher nicht die wichtigsten, vermutlich aber die bekanntesten altersbedingten Veränderungen der Sehleistung. Diese wollen wir daher als erstes darstellen.

Die Akkommodationsbreite, genauer gesagt der maximale Akkommodationserfolg, nimmt von der frühen Jugend an mit zunehmendem Lebensalter stetig ab. Dieser Alterungsprozess wird zunächst kaum bemerkt bis im Alter von etwa 45 Jahren der Nahpunkt so weit vom Auge entfernt ist, daß ein scharfes Sehen im Nahbereich (Reichweite der Arme) ohne optische Hilfsmittel wie Lesebrille oder spezielle Kontaktlinsen nicht mehr möglich ist. Dann sprechen wir von Presbyopie oder Alterssichtigkeit. Diese Abnahme der Akkommodationsbreite mit dem Lebensalter nach den Arbeiten verschiedener Autoren zeigt Abbildung 1.

Bei diesen Arbeiten wurde als Maß für die Akkommodationsbreite der Reziprokwert des Nahpunktabstandes verwendet. Dieser ist der kleinste Abstand, bei dem die Testzeichen noch scharf erkannt werden können. Damit ergibt sich ab etwa 55 Jahren eine weitgehend konstante scheinbare Akkommodationsbreite von etwa 1,5 dpt.

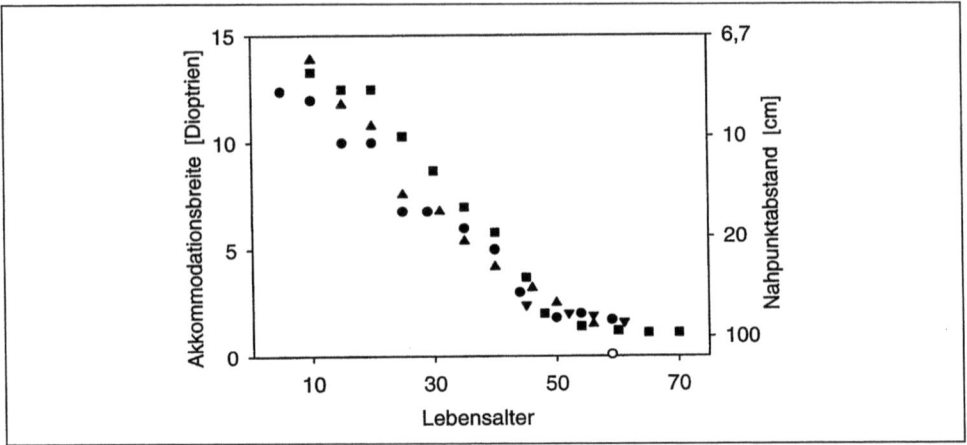

Abb. 1. Änderung der Akkommodationsbreite als Funktion des Lebensalters: Daten aus 5 Versuchen (unterschiedliche Symbole). Die Dreiecke mit der Spitze nach oben entsprechen den Werten aus Donders (5); die übrigen Symbole Werten aus Weale (23) S. 61. Der offene Kreis (siehe X-Achse) zeigt die tatsächliche Akkommodationsbreite ohne Tiefenschärfe mit 58 Jahren nach Hamasaki et al. (9). Wenn die durch die Tiefenschärfe und die chromatische Aberration des Auges vorgetäuschte scheinbare Akkommodation ausgeschaltet wird, ergibt sich eine fast lineare Abnahme der Akkommodationsbreite mit dem Lebensalter bis zu dem Wert Null bei etwa 58 Jahren (offener Kreis).

Bei dieser Meßmethode spielt sicher auch die Tiefenschärfe des Auges eine Rolle. Um diesen Einfluß auszuschalten, wurden entsprechende Messungen auch mit einer stigmatoskopischen Meßmethode durchgeführt. Dabei ergab sich, daß ab einem Alter von etwa 58 Jahren keine echte Akkommodationsfähigkeit mehr besteht (9).

Wie bereits erwähnt ist die Presbyopie zwar die bekannteste Veränderung des Sehvermögens im Alter, sie kann aber mit optischen Hilfsmitteln problemlos korrigiert werden und sollte deshalb keine großen Auswirkungen für die Betroffenen haben. Bei den im folgenden beschriebenen Veränderungen des Sehens im Alter geht man selbstverständlich immer von einer optimalen Korrektur der Fehlsichtigkeit und der Alterssichtigkeit aus, so daß die jeweiligen Sehfunktionen durch optische Hilfsmittel nicht mehr weiter verbessert werden können.

Sehschärfe

Die Sehschärfe ist das am weitesten verbreitete Kriterium für gutes oder schlechtes Sehen und die wichtigste, manchmal sogar einzige Sehfunktion (Führerscheinsehtest), die bei einem Sehtest gemessen wird. Als Maß der Sehschärfe dient der Reziprokwert der Größe eines kritischen Details in einem Sehzeichen, das mit einer bestimmten Wahrscheinlichkeit (z.B. 60%) erkannt wird. „Normale" Sehschärfewerte sollten je nach Versuchsbedingungen zwischen 1 und 2 liegen. In Abbildung 2 wurde die Änderung der Sehschärfe mit dem Lebensalter aufgetragen.

Dazu wurden die Daten aus 8 Arbeiten, die bei Pitts (18) aufgeführt sind, gemittelt. Es zeigt sich, daß die Sehschärfe bis zu einem Alter von etwa 40 bis 50 Jahren bei etwa 1,2 konstant bleibt, dann aber deutlich abnimmt, so daß bei der Gruppe der 75jährigen der Mittelwert nur noch bei etwa 0,6 liegt. Der Grenzwert beim Führer-

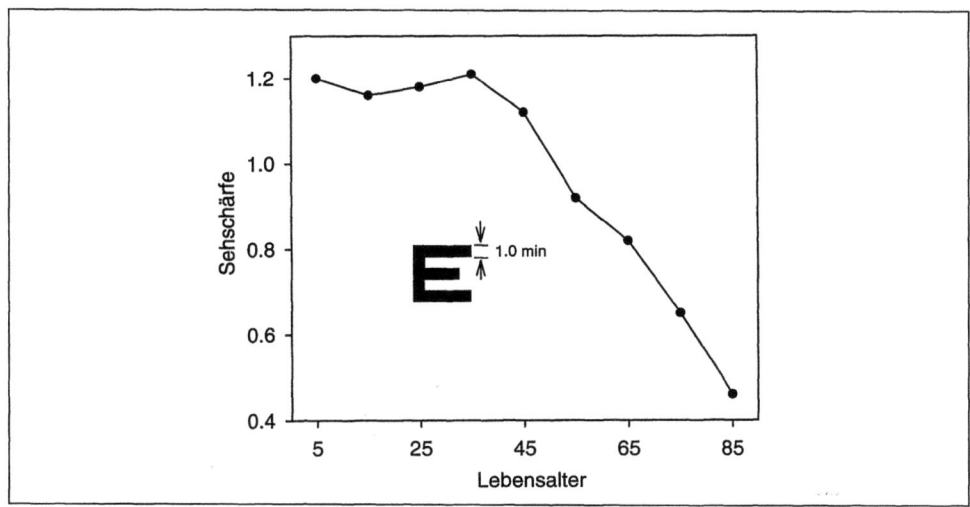

Abb. 2. Änderung der Sehschärfe (Visus) als Funktion des Lebensalters: Mittelwerte aller Werte innerhalb jedes Lebensjahrzehnts aus 8 verschiedenen Arbeiten. Daten aus Pitts (18).
Eine Sehschärfe von 1,0 wird generell als klinisch normal betrachtet; das bedeutet, daß man Optotypen mit einer Größe des kritischen Details (Strichbreite oder Lückengröße) von 1,0 Winkelminuten gerade erkennen kann. Sehschärfe 0,5 bedeutet entsprechend, daß die Größe des kritischen Details mindestens 2,0 Winkelsekunden sein muß, damit das Sehzeichen erkannt werden kann.

scheinsehtest bei einer normgerechten Sehschärfeprüfung liegt bei 0,7. Bei Werten darunter ist ein ärztliches Gutachten erforderlich.

Die Absolutwerte der Sehschärfe sollten nicht allzu ernst genommen werden, da sie stark von den Versuchsbedingungen abhängen können. Die relative Änderung mit dem Alter, d.h. die Abnahme der Sehschärfe auf weniger als die Hälfte zwischen dem fünfzigsten und achtzigsten Lebensjahr scheint dagegen zuverlässig zu sein.

Die Sehschärfe für eng benachbarte Sehzeichen ist häufig schlechter als für einzeln dargebotene Sehzeichen. Dieser „crowding"-Effekt (d.h., irrelevante Objekte in der Umgebung des Testzeichens setzen die Sehschärfe herab) scheint für ältere Menschen bedeutsamer zu sein als für jüngere (17). Ältere Menschen könnten also bei enger Schrift stärkere Leseprobleme haben, als nach ihren Sehschärfewerten zu erwarten wäre, die normgerecht mit großem Abstand zwischen den einzelnen Sehzeichen gemessen wurden.

Dynamische Sehschärfe

Als dynamische Sehschärfe bezeichnen wir die Sehschärfe für bewegte Objekte. Diese ist für Kraftfahrer von größerer Bedeutung als die statische Sehschärfe. Zur Messung der dynamischen Sehschärfe gibt es bisher keine einheitlichen Versuchsbedingungen. Die Angaben verschiedener Autoren, wie sie bei Kline and Schieber (10) zitiert werden, zeigen, daß die dynamische Sehschärfe erwartungsgemäß nicht aus der statischen Sehschärfe vorhergesagt werden kann, und daß die dynamische Sehschärfe stärker mit dem Alter abnimmt als die statische Sehschärfe für ruhende Objekte.

Stereosehschärfe

Die Stereosehschärfe bezeichnet den kleinsten Stereowinkel, der einen räumlichen Tiefeneindruck auslösen kann. Diese Fähigkeit, aufgrund der in beiden Augen etwas unterschiedlichen – disparaten – Netzhautbilder eine Verschiebung in der Tiefe wahrzunehmen, nimmt mit dem Alter ab. Nach Fozard (6) nahm bei der Baltimore Longitudinal Study of Aging die Stereosehschärfe mit zunehmendem Alter noch stärker ab als die statische Sehschärfe. Zwischen dem dreißigsten und dem achtzigsten Lebensjahr verdreifachte sich der zu einer Tiefenwahrnehmung notwendige Stereogrenzwinkel. Diese Abnahme der Stereosehschärfe ist mit der Abnahme der statischen Sehschärfe nicht korreliert.

Von praktischer Bedeutung ist die Stereosehschärfe bei vielen manuellen Tätigkeiten im Nahbereich. Ein klassiches Beispiel ist das Einfädeln einer Nadel, das im monokularen Sehen sehr viel schwieriger ist als im binokularen Sehen mit guter Stereosehschärfe

Kontrastempfindlichkeitsfunktion

Die Kontrastempfindlichkeit ist der Reziprokwert des Schwellenkontrastes. Dieser ist der geeignet normierte Helligkeitsunterschied (genauer gesagt: Leuchtdichteunterschied) zwischen benachbarten Flächen, der es ermöglicht ein Muster zu erkennen.

Der Kontrast wird in diesem Zusammenhang als [L (max) – L (min)] / [L (max) + L (min)] definiert (Michelsonkontrast). Die Testmuster sind Sinusgitter, bei denen sich die Leuchtdichte (L) als Funktion des Ortes sinusförmig ändert (Abb.3). Als Ortsfrequenz wird die Zahl der hellen bzw. dunklen Gitterstriche pro Sehwinkelgrad definiert. Die Kontrastempfindlichkeit als Funktion der Ortsfrequenz des Gitters wird als Kontrastempfindlichkeitsfunktion bezeichnet. Die Kontrastempfindlichkeits funktion erlaubt eine sehr viel vollständigere Aussage über die Erkennbarkeit komplexer Strukturen als nur die Angabe der Sehschärfe.

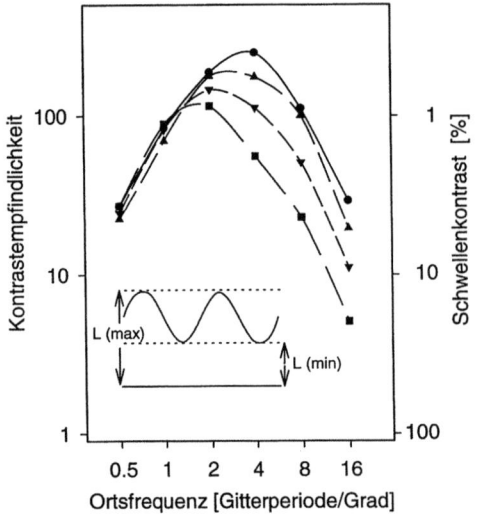

Abb. 3. Kontrastempfindlichkeit für Sinusgitter als Funktion der Ortsfrequenz für vier verschiedene Altersgruppen; Daten aus Owsley et al. (16), Table 5. Die Altersklassen waren von oben nach unten: 20 bis 29 Jahre, 40 bis 49 Jahre, 60 bis 69 Jahre und 80 bis 89 Jahre. Die eingelagerte Skizze zeigt schematisch den örtlichen Leuchtdichteverlauf eines Teiles eines Sinusgitters. Die Kontrastempfindlichkeit (linke Achse) ist der Reziprokwert des Schwellenkontrastes (rechte Achse), der hier in Prozent aufgetragen wurde.

Kontrastempfindlichkeitsfunktionen bei verschiedenen Altersklassen nach Daten von Owsley et al. (16) werden in Abb. 3 gezeigt. Man sieht, daß dabei die Kontrastempfindlichkeit im Alter vorwiegend bei mittleren und hohen Ortsfrequenzen herabgesetzt ist. Andererseits gibt es auch Daten, die zeigen, daß die Kontrastempfindlichkeit mit zunehmendem Alter bei allen Ortsfrequenzen herabgesetzt ist (15). Die Ergebnisse von Sekuler et al. (20), der vor allem bei niedrigen Ortsfrequenzen eine herabgesetzte Kontrastempfindlichkeit fand, konnten später nicht mehr bestätigt werden. Das zeigt jedoch, daß die Frage der Änderung der Kontrastempfindlichkeitsfunktion mit dem Alter wohl noch nicht so endgültig geklärt ist, wie es häufig dargestellt wird.

Der Einfluß der Abbildung im Auge auf die Kontrastempfindlichkeitsfunktion kann weitgehend ausgeschaltet werden, wenn diese mit Interferenzstreifen auf der Netzhaut gemessen wird. Nach Owsley and Sloane (17) ergab sich bei zwei Arbeiten keine Herabsetzung der so gemessenen neuronalen Kontrastempfindlichkeitsfunktion, während bei zwei anderen Arbeiten die Empfindlichkeit bei höheren Ortsfrequenzen signifikant reduziert war.

Zeitliche Auflösung

Der klassische Parameter zur Beschreibung des zeitlichen Auflösungsvermögens des visuellen Systems ist die Flimmerverschmelzungsfrequenz. Das ist die höchste Frequenz, bei der Flimmern noch wahrgenommen werden kann.

Diese Flimmerverschmelzungsfrequenz hängt von vielen Versuchsparametern wie beispielsweise Testfeldgröße, Leuchtdichte und Position im Gesichtsfeld ab. Generell zeigt sich, daß die Verschmelzungsfrequenz mit zunehmendem Alter abnimmt. Beispielsweise nimmt die Verschmelzungsfrequenz von 42,4 Hz für die Gruppe der 20 bis 30jährigen auf 38,3 Hz für die Gruppe der 80 bis 90jährigen ab (14); 23,6 mL, Tastverhältnis 50%. Diese Abnahme kann nicht vollständig durch die im Alter wegen der kleineren Pupille (Altersmiosis) und der geringeren Transmission der Augenmedien reduzierte Netzhautbeleuchtungsstärke erklärt werden. Sie ist ein Hinweis dafür, daß alle Sehvorgänge bei älteren Menschen langsamer ablaufen als bei jüngeren. Eine weitergehende Literaturübersicht findet sich bei Fozard et al. (7) und Schieber (19).

Blendung

Wir wollen im folgenden unter Blendung nur die physiologische Blendung (disability glare) verstehen. Die zugrunde liegende Modellvorstellung ist, daß durch die Blendlichtquelle Streulicht im Auge entsteht, das sich wie ein Lichtschleier dem Bild überlagert und damit zu einer Kontrastverminderung führt. Die Intensität dieses Streulichtes kann durch die Schleierleuchtdichte beschrieben und nach der Holladayschen Blendformel berechnet werden.

$L = k\ E/\Theta^2$

L = Schleierleuchtdichte (cd/m^2); E = Hornhautbeleuchtungsstärke (lux); Θ = Blendwinkel; das ist der Winkel zwischen Blendlichtquelle und Testzeichen; k = Konstante (näherungsweise 10), die vom Zustand der Augenmedien abhängt.

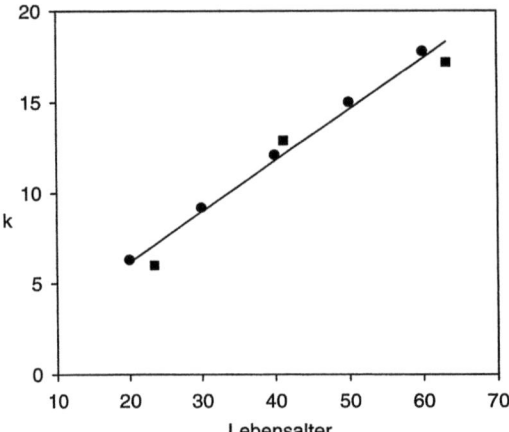

Abb. 4. Zunahme der Blendung mit steigendem Alter. Der Parameter k ist ein Maß für den Kontrastverlust auf der Netzhaut als Folge des mit dem Alter steigenden Streulichtes. Quadrate: Mittelwerte von 3 Altersgruppen aus Messungen an 29 Vpn von Sturgis und Osgood (22). Kreise: Mittelwerte aus verschiedenen Quellen nach Spieser et al.(21), S. 356

Je trüber die Augenmedien sind, umso mehr Streulicht entsteht und umso höher ist der Wert der Konstante k. Mit zunehmendem Alter nimmt die Streuung in den Augenmedien zu, insbesondere in der Linse. Damit nimmt auch der Wert der Konstanten k zu, wie in Abbildung 4 gezeigt wird.

Diese Zunahme der physiologischen Blendung und die damit verbundene Herabsetzung der Kontrastempfindlichkeit bei Blendung mit steigendem Lebensalter ist eines der Hauptprobleme beim nächtlichen Autofahren, wenn entgegenkommende Scheinwerfer mit zunehmendem Alter immer stärker blenden. Das gleiche gilt beim Blick gegen die tiefstehende Sonne. Da diese Verschlechterung allmählich und stetig erfolgt, besteht die Gefahr, daß sich ältere Verkehrsteilnehmer daran gewöhnen und sich ihrer eingeschränkten Nachtfahrtauglichkeit nicht bewußt werden. Erst durch eine Messung der Blendempfindlichkeit werden sie auf ihre Probleme aufmerksam gemacht und können ihr Verhalten entsprechend ändern. Einfache Meßmethoden zur Blendungsmessung erscheinen wünschenswert (siehe dazu auch: Dämmerungssehen).

Nicht nur die Blendung nimmt mit dem Alter zu, sondern auch die Erholungszeit nach Blendung wird länger. Während 20 bis 24jährige 3,9 Sekunden brauchen, um sich von einer bestimmten Blendsituation zu erholen, beträgt diese Erholungszeit bei 40 bis 44jährigen 5,6 Sekunden und bei 75 bis 79jährigen 6,8 Sekunden (4). Die Bedeutung dieser Zahlen für das nächtliche Autofahren oder das Arbeiten unter ständig wechselnder Beleuchtung ist offensichtlich.

Dunkeladaptation

Adaptationskurven beschreiben die Anpassung des visuellen Systems an veränderte Beleuchtungsbedingungen. Dunkeladaptation beschreibt dementsprechend die allmähliche Empfindlichkeitserhöhung des visuellen Systems beim Übergang von einer hellen in eine dunkle Umgebung. Die Lichtschwelle ist anfangs hoch und nimmt dann asymptotisch ab, bis nach etwa 40 Minuten ein konstantes Niveau erreicht wird. Die Schwellenänderung kann dabei einige Zehnerpotenzen umfassen.

Abb. 5. Verlauf der Dunkeladaptation für 30 Männer in ihrem 3. Lebensjahrzehnt (Kreise), 30 Männer in ihrem 7. Lebensjahrzehnt (Quadrate) und 30 Männer in ihrem 9.Lebensjahrzehnt (Dreiecke). Auf der y-Achse ist die Schwellenleuchtdichte als Funktion der Dunkeladaptationszeit logarithmisch aufgetragen. Einer log Einheit entspricht eine Empfinglichkeitsänderung um den Faktor 10. Die Testzeichengröße betrug 1°. Daten aus McFarland et al. (13)

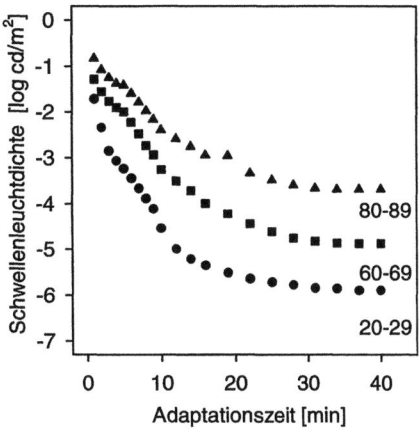

Die am häufigsten zitierten Daten zur Altersabhängigkeit der Dunkeladaptation gehen auf McFarland et al. (13) zurück. Einen Ausschnitt davon zeigt Abbildung 5. Es sind Dunkeladaptationskurven für eine Gruppe von 20 bis 29jährigen, von 60 bis 69 jährigen und von 80 bis 89jährigen aufgetragen. Man sieht, daß bei älteren Beobachtern die Schwelle während der gesamten Dunkeladaptation wesentlich erhöht ist und daß mit zunehmender Dunkeladaptation der Unterschied zwischen jungen und älteren Probanden zunimmt. Der Empfindlichkeitsunterschied zu Beginn der Dunkeladaptation könnte weitgehend durch die Absorption der Augenmedien und die Altersmiosis erklärt werden. Damit kann aber nicht erklärt werden, daß der Unterschied mit zunehmender Dunkeladaptation immer größer wird. Dafür müssen andere Faktoren verantwortlich sein.

In Abbildung 6 wurde die Schwellenleuchtdichte nach 40 Minuten, also vollständiger Dunkeladaptation als Funktion des Alters aufgetragen. Es zeigt sich, daß bereits bei 60jährigen die Schwelle um etwa einen Faktor 10 erhöht ist und diese Schwellenerhöhung bei 80jährigen mehr als einen Faktor 100 (mehr als 2 log Einheiten) betragen kann. Die bei älteren Menschen kleinere Pupille (Altersmiosis) kann nur einen Bruchteil dieser Empfindlichkeitsabnahme erklären.

Abb. 6. Absolute Leuchtdichteschwelle für ein großes Testzeichen nach 40 Minuten Dunkeladaptation als Funktion des Alters der Vpn: Mittelwerte aus jeweils 30 Vpn (13). Die y-Achse ist logarithmisch geteilt. Einer Schwellenerniedrigung um 1,0 log Einheiten entspricht eine Empfindlichkeitszunahme um den Faktor 10, einer 2,0 log Einheiten Schwellenerniedrigung eine Empfindlichkeitszunahme um den Faktor 100.

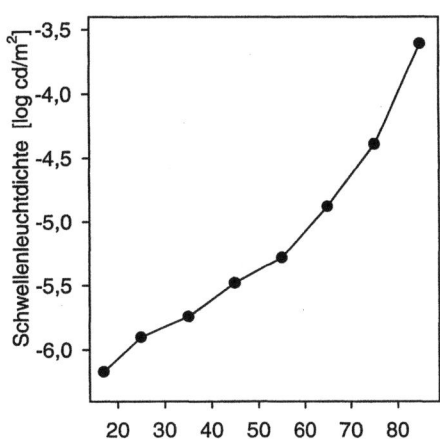

Dämmerungssehen

Nach obigen Daten ist es nicht überraschend, daß ältere Menschen mehr Licht für ein optimales und komfortables Sehen brauchen als jüngere Menschen und damit besonders häufig Sehprobleme bei Dämmerung und nachts haben.

Bei uns übliche Testgeräte zur Messung des Sehens in der Dämmerung mit und ohne Blendung sind das Nyktometer (Rodenstock) und das Mesoptometer (Oculus). In beiden Geräten werden Sehzeichen mit einer Visusanforderung von 0,1 (Die Lücke im Landoltring beträgt 10 Winkelminuten) dargeboten und der Kontrast des Sehzeichens in festen Abstufungen abgeschwächt. Zusätzlich kann eine Blendlichtquelle eingeschaltet werden. Die Leuchtdichte des Hintergrundes entspricht dabei dem mesopischen (Dämmerungs-) Sehen und soll die Verhältnisse auf schlecht beleuchteten Straßen simulieren. Umfangreiche Untersuchungen von Aulhorn und anderen Autoren haben gezeigt, daß aus der Tagessehschärfe nicht auf die sogenannte „Dämmerungssehschärfe" geschlossen werden kann und daß der Anteil der Menschen, die schlechtes Dämmerungssehen haben, stark mit dem Alter zunimmt. Literatur dazu findet sich beispielsweise bei Gramberg-Danielsen (8)

Farbunterscheidung

Zur quantitativen Messung der Farbunterscheidung wird häufig der Farnsworth-Munsell-100 Farben-Test verwendet. Dabei müssen 85 Farbmuster (Munsell Farben), die alle etwa den gleichen Abstand von Weiß haben, in einem kompletten Farbkreis – also rot-gelb-grün-blau-purpur-rot und zusätzlich mehrere feine Zwischennuancen – so angeordnet werden, daß sich die Farbe benachbarter Farbmuster stetig ändert. Die Ergebnisse werden in einem Polarkoordinaten-System aufgetragen. Aus der Lage der Abweichungen von der idealen Kreisform kann auf die Art der Farbsinnstörung, aus der Zahl der Fehler auf das Farbunterscheidungsvermögen geschlossen werden.

Mit dieser Methode haben Knoblauch et al. (11) den Einfluß der Beleuchtung und des Alters auf die Farbunterscheidung untersucht. Dabei zeigte sich, daß eine niedrigere Beleuchtungsstärke und zunehmendes Alter der Versuchspersonen ähnliche Ergebnisse lieferten. Die Zahl der Fehler nimmt zu (Abb. 7) und zwar besonders bei den blauen und gelben Farbtönen (Tritanstörung). Die Ursache könnte in der verminderten Transmission der Augenmedien für kurze Wellenlängen oder in der selektiv herabgesetzten Empfindlichkeit der Blaurezeptoren liegen.

Der 100-Farbentest ist relativ zeitaufwendig. Der „Panel D-15-" und der „Desaturated D-15-Test" sind leichter und schneller durchzuführen. Bei einer Untersuchung von Bowman et al. (3) zur Altersabhängigkeit des Farbunterscheidungsvermögens mit diesen beiden Tests zeigte sich, daß die Farbunterscheidung für ungesättigte Farben mit zunehmendem Alter deutlich schneller abnimmt als für gesättigte Farben (Abb. 8). Dies entspricht der häufigen Beobachtung, daß ältere Leute besondere Probleme bei der Diskrimination von Pastellfarben haben.

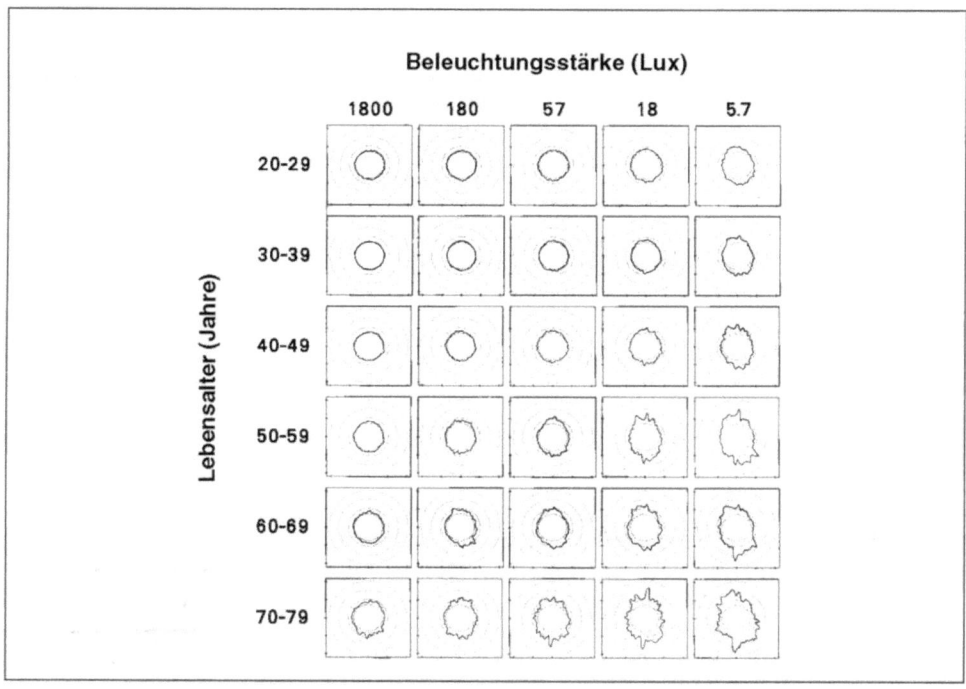

Abb. 7. Einfluß von Lebensalter und Beleuchtungsstärke auf die Fehlerzahl bei der Anordnung der Farben im FM 100-Farben-Test. Daten von 75 farbtüchtigen Beobachtern. Fehler sind als Abweichungen vom inneren Kreis eingezeichnet; je größer die Abweichung, desto größer die Fehlerzahl. Wenn keine Fehler gemacht werden, liegen alle Punkte auf dem innersten Kreis. Die Richtung der Abweichung kennzeichnet die Art der Farbuntüchtigkeit: Insbesondere Abweichungen entlang der 11^h-5^h-Achse sind für Gelb-Blau- (Tritan-) störungen charakteristisch. Schwierigkeiten mit dem Farbensehen haben ältere Menschen vor allem im Gelb-Blau Bereich bei schlechter Beleuchtung. Ursachen könnten die Gelbfärbung der Linse und die Altersmiosis sein. Daten aus Knoblauch et al. (11)

Gesichtsfeld

Das Gesichtsfeld ist der Bereich, in dem ohne Augenbewegung, d.h., beim Blick auf einen Fixationsreiz, ein Testzeichen erkannt werden kann. Man unterscheidet bei der Perimetrie nach der Meßmethode zwischen kinetischer und statischer Perimetrie.

Kinetische Perimetrie: Ein Testreiz mit konstanter Intensität wird bewegt und die Grenzen seiner Sichtbarkeit, das Gesichtsfeld, bestimmt. Dabei ergibt sich mit zunehmendem Alter, ab etwa 55 Jahren, ein kleineres Gesichtsfeld. (Literaturhinweise bei Owsley und Sloane (17) und Kline und Schieber (10). Diese Gesichtsfeldabnahme kann für ältere Kraftfahrer durchaus wichtig sein. Sie kann vielleicht auch die zunehmende Häufigkeit von Kopfverletzungen und das häufigere Stolpern bei älteren Menschen erklären, da Hindernisse im peripheren Gesichtsfeld nicht mehr rechtzeitig erkannt werden können. Vermutlich werden aber diese Schwierigkeiten älterer Menschen besser durch die altersbedingten Veränderungen des nutzbaren Sehfeldes (siehe nächsten Abschnitt) beschrieben.

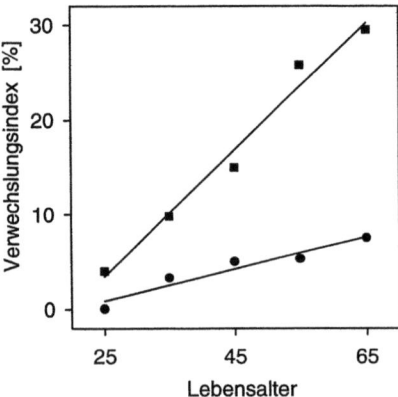

Abb. 8. Der Farbverwechslungsindex für den D-15 (Kreise) und den ungesättigten D-15-Farbanordnungstest (Vierecke) als Funktion des Lebensalters. Die Daten für jedes Jahrzehnt wurden von jeweils 20 klinisch normal farbtüchtigen Beobachtern erhalten. Der Farbverwechslungsindex kann als prozentuale Zahl der Fehler in diesen Tests interpretiert werden. Daten aus Bowman et al. (3)

Statische Perimetrie: Die Lichtempfindlichkeit wird an festen Punkten im Gesichtsfeld gemessen. Diese Methode wird bei modernen automatischen Perimetern verwendet. Dabei ergibt sich mit zunehmendem Alter eine Empfindlichkeitsabnahme. Es gibt Hinweise, daß die Empfindlichkeitsabnahme in der Peripherie stärker ist als im zentralen Sehen (17).

Diese Empfindlichkeitsabnahme erfolgt bis zu etwa 50 Jahren nur sehr langsam, dann aber deutlich schneller. Eine Diskussion dazu findet sich bei Lachenmayr et al. (12). Nach seinen Messungen und den dort zitierten Arbeiten kann man annehmen, daß die Empfindlichkeit eines 80jährigen um 6 dB niedriger ist als die eines 30jährigen: dh., die im Perimeter gemessene Lichtempfindlichkeit (eigentlich Unterschiedsempfindlichkeit) hat vom 50. bis zum 80. Lebensjahr auf ein Viertel abgenommen.

Funktionelles Gesichtsfeld (nutzbares Sehfeld)

Bei der üblichen Perimetrie, die zur klinischen Diagnose entwickelt wurde, hat man versucht möglichst einfache Versuchsbedingungen zu schaffen, die in keiner Weise die im natürlichen Sehen vorhandene komplexe Reizsituation berücksichtigen können und sollen. Unter natürlichen Sehbedingungen ist es wichtig, periphere Reize zu erkennen, auch wenn gleichzeitig zentrale Sehaufgaben durchgeführt werden müssen. Ein besonders wichtiges Beispiel dafür ist das Autofahren. Um diese Situationen, bei denen die Aufmerksamkeit zwischen fovealen und peripheren Sehaufgaben geteilt werden muß, zu simulieren, wurde das Konzept eines „useful field of view (UFOV)" (nutzbares Sehfeld) oder „functional field of view" (funktionelles Gesichtsfeld) entwickelt. Es wird binokular gemessen und gibt an, in welchem Bereich periphere Sehreize bei gleichzeitiger Durchführung zentral dargebotener Sehaufgaben erkannt werden können. Die Versuchspersonen müssen dabei im Gegensatz zur monokularen Gesichtfeldmessung nicht streng fixieren, wohl aber ständig zentrale Sehaufgaben durchführen und gleichzeitig periphere Testzeichen lokalisieren und identifizieren.

Die Grenzen dieses funktionellen Gesichtsfeldes hängen von vielen Parametern ab, wie beispielsweise der Anzahl der Distraktoren (zusätzliche im Gesichtsfeld vorhandene Reize) oder der Ähnlichkeit zwischen den Distraktoren und dem Testreiz. Eine Literaturübersicht findet sich bei Owsley and Sloane (17) oder bei Ball et al. (2).

Das funktionelle Gesichtsfeld nimmt sehr viel stärker mit dem Lebensalter ab als das mit dem Perimeter gemessene klinische Gesichtsfeld. Das zeigt, daß es mit zunehmendem Alter immer schwieriger wird, die Aufmerksamkeit zu teilen und mehreren Aufgaben gleichzeitig zuzuwenden. Dementsprechend ist die altersbedingte Abnahme des funktionellen Gesichtsfeldes besonders deutlich, wenn zusätzlich zur fovealen Sehaufgabe noch weitere Distraktoren (also zusätzliche periphere Reize) im Gesichtsfeld vorhanden sind. Nach Ball et al. (2) war das funktionelle Gesichtsfeld bei einer Gruppe von 8 augengesunden älteren Versuchspersonen (mittleres Alter 70 Jahre) nur noch ein Drittel des funktionellen Gesichtsfeldes bei einer jüngeren Vergleichsgruppe von 9 Versuchspersonen. (mittleres Alter 21 Jahre), wenn zusätzliche Distraktoren im Gesichtsfeld vorhanden waren.

Die Schwierigkeiten, die ältere Personen in einer komplexen visuellen Umgebung haben, werden vermutlich durch die Änderung des funktionellen Gesichtsfeldes sehr viel besser beschrieben als durch die relativ unbedeutenden Veränderungen des klinischen Gesichtsfeldes. Ganz besonders gilt das für die Schwierigkeiten älterer Personen, sich in komplexen Verkehrssituationen schnell zurechtzufinden. Die Größe des funktionellen Gesichtsfeldes ist relativ stark mit der Unfallhäufigkeit älterer Kraftfahrer korreliert. Fahrer mit einem stark reduzierten funktionellen Gesichtsfeld waren in einem Fünf-Jahreszeitraum sechsmal häufiger in Unfälle verwickelt als andere (1). Das bestätigt die Erfahrung, daß „fehlende Aufmerksamkeit" eine der Hauptursachen von Verkehrsunfällen ist.

Zusammenfassende Darstellung der Sehprobleme älterer Menschen

Mit zunehmendem Alter nimmt die Akkommodationsbreite kontinuierlich ab, so daß ab etwa 45 bis 50 Jahren ein brauchbares Sehen in der Nähe nur noch mit optischen Hilfsmitteln wie Ein-, Mehrstärken- oder Gleitsichtbrillen, aber auch speziellen Presbyopiekontaktlinsen möglich ist. Schlecht geputzte oder verkratzte Brillengläser führen dabei zu zusätzlichem Streulicht und stärkerer Blendung, die sich besonders bei künstlicher Beleuchtung und vor allem bei nächtlichen Autofahrten störend bemerkbar macht.

Der bei älteren Menschen höhere Lichtbedarf kann durch bessere Beleuchtung kompensiert werden, wobei noch mehr als bei jüngeren Menschen auf Blendungsfreiheit zu achten ist. Nicht nur im nächtlichen Straßenverkehr, sondern auch beispielsweise beim Blick gegen die tiefstehende Sonne, ist die altersbedingte erhöhte Blendungsempfindlichkeit ein ernstes Problem. Abhilfe gibt es keine.

Erst in den letzten Jahren beschäftigt man sich mit den Sehproblemen älterer Menschen in einer komplexen visuellen Umgebung, wie sie durch die Einschränkung des nutzbaren Sehfeldes (UFOV) beschrieben werden. Diese ist sehr viel stärker mit der Wahrscheinlichkeit von Verkehrsunfällen korreliert als alle anderen Sehfunktionen. Eine Vergrößerung des nutzbaren Sehfeldes durch Training erscheint möglich.

Bis zu einem gewissen Grad kann die Abname der „Sehleistung" im Alter durch Verhaltensänderungen kompensiert werden. Eine Voraussetzung dafür ist das Wissen um die eigenen Fähigkeiten bzw. Mängel. Deshalb erscheint es wünschenswert weitere einfache Testmethoden zur „Sehprüfung" zu entwickeln und anzuwenden und sich nicht nur mit der normalen klinischen Sehschärfemessung zu begnügen.

Literatur

1. Ball K, Owsley C Sloane M E, Roenker L R, Bruni J R (1993) Visual attention problems as a predictor of vehicle crashes in older drivers. Invest. Ophthalmol. Visual Sci. 34: 3110–3123
2. Ball K, Owsley C, Beard B (1990) Clinical visual perimetry underestimates peripheral field problems in older adults. Clin Vis Sci 5: 113–125
3. Bowman KJ, Collins MJ, Henry CJ (1984) The effect of age on performance on the panel D-15 and desaturated D-15: a quantitative evaluation. In: Verriest G (ed) Colour Vision Deficiencies VIII. W Junk, The Hague 227–231
4. Burg A (1967) Light sensitivity as related to age and sex. Percept Mot Skills 24: 1279–1288
5. Donders FC (1864) On the Anomalies of Accommodation and Refraction of the Eye. New Sydenham Society, London, 99
6. Fozard JL (1990) Vision and hearing in aging. In: Birren JE, Schaie KW (eds) Handbook of The Psychology of Aging, Third Edition, Academic Press, San Diego, New York, Berkeley, Boston, London, Sydney, Tokyo, Toronto, 150–160
7. Fozard JL, Wolf E, Bell B, McFarland RA, Podolsky S (1977) In: Birren JE, Schaie KW (eds) Handbook of the Psychology of Aging. Van Nostrand Reinhold, New York 497–534
8. Gramberg-Danielsen B (1984) Verkehrsophthalmologie. In: Gramberg-Danielsen B, Hartmann E, Giehring H (Hrsg) Der Dunkelheitsunfall, Enke Verlag, Stuttgart
9. Hamasaki D, Ong J, Marg, E (1956) The amplitude of accommodation in presbyopia. Am J Optom Arch Am Acad Optom 33: 3–14
10. Kline DW, Schieber F (1985) Vision and Aging. In: Birren JE, KW Schaie (eds) Handbook of the Psychology of Aging. Van Nostrand Reinhold Company, New York, 296–331
11. Knoblauch K, Saunders F, Kusuda M, Hynes R, Podgor M, Higgins KE, de Monasterio M (1987) Age and illuminance effects in the Farnsworth-Munsell 100-hue test. Appl Optics, 26: 1441–1448
12. Lachenmayr BJ, Kojetinsky S, Ostermaier N, Angstwurm K, Vivell PMO, Schaumberger, M (1994) The different effects of aging on normal sensitivity in flicker and light-sense perimetry. Invest Ophthalmol Vis Sci 34: 2741–2748
13. McFarland RA, Domey RG, Warren AB, Ward DC (1960) Dark adaptation as a function of age: I. A statistical analysis. J Gerontology 15: 149–154
14. McFarland RA, Warren AB, Karis C (1958) Alterations in critical flicker frequency as a function of age and Light: dark ratio. J Exp Psychol 56: 529–538
15. McGrath C, Morrison JD (1981) The effects of age on spatial frequency perception in human subjects. Quart J exp Physiol 66: 253–261
16. Owsley C, Sekuler R, Siemsen D (1983) Contrast sensitivity throughout adulthood. Vision Res 23: 689–699
17. Owsley C, Sloane ME (1990) Vision and aging.In: F Boller, J Grafman (Eds) Handbook of Neuropsychology vol. 4. Elsevier, Amsterdam, 229–249
18. Pitts DG (1982) The effects of aging on selected visual functions: dark adaptation, visual acuity, stereopsis, and brightness contrast. In: R Sekuler, D Kline and K Dismukes (Eds) Aging and Visual Function New York: Alan Liss, 131–159
19. Schieber F (1992) Aging and the senses. In: JE Birren, RB Sloane, GD Cohen, NR Hooyman, HD Leibowitz, M Wakle, DE Deutchman Handbook of Mental Health and Aging. Academic Press, San Diego, New York, Boston, London, Sidney, Toyko, 251–265
20. Sekuler R, Hutman LP, Owsley CJ (1980) Human aging and spatial vision. Science 209: 1255–1256
21. Spieser R, Herbst C-H, Höfler K, Wuillemin, AO (1975) Handbuch für Beleuchtung, 4. Auflage Giradet, Essen
22. Sturgis SP, Osgood DJ (1982) Effects of glare and background luminance on visual acuity and contrast sensitivity: Implications for driver night vision testing. Human Factors 24: 347–360
23. Weale RA (1992) The Senescence of Human Vision. Oxford University Press, Oxford

6 Die Rolle von Seh- und Höreinbußen für den Alternsprozeß

CH. ROTT, H.-W. WAHL UND C. TESCH-RÖMER

Einführung

Eine wichtige Frage angesichts erheblicher sensorischer Verluste im Alter lautet, welche psychosozialen Auswirkungen mit schweren Einbußen der Sensorik wie Blindheit oder Taubheit verbunden sind und wie diesen – beispielsweise durch technische oder sonstige rehabilitative Anstrengungen – begegnet werden kann. So besteht hinsichtlich der Sehfähigkeit Übereinstimmung darin, daß dramatische Einbußen häufig zu Niedergeschlagenheit, Depression, Hilflosigkeit und Einschränkungen in den sog. Aktivitäten des täglichen Lebens und Freizeitaktivitäten führen, auch wenn beträchtliche interindividuelle Unterschiede zu verzeichnen sind (vgl. dazu Kapitel 8; 13, 66). Solche sehr schweren sensorischen Einbußen besitzen deshalb auch für Praktiker wie Augenärzte oder Hals-Nasen-Ohren-Ärzte eine hohe Interventionspriorität.

Allerdings ist damit das Thema der sensorischen Veränderungen im Alter noch nicht vollständig abgehandelt. So ist beispielsweise darauf hingewiesen worden, daß sich die Forschung zu Hörfunktionen im Alter auf schwere Beeinträchtigungen konzentriert, die meisten Hörprobleme Älterer jedoch leichterer Art, dafür aber weit verbreitet sind (60). Ebenso existieren eine umfangreiche allgemeine „Blindenliteratur" und zunehmend häufiger auch Arbeiten zu schweren Sehbeeinträchtigungen bei älteren Menschen (Überblick in 66); die weit verbreiteten altersbezogenen Sehveränderungen geringen bis mittleren Grades interessieren innerhalb dieser Forschungsbemühungen aber nur am Rande oder nur als „Präludium" für das eigentliche Thema: schwere und sehr schwere Beeinträchtigungen bis hin zu Blindheit. Forschungsarbeiten zu schweren sensorischen Einbußen beinhalten jedoch die Gefahr, die Bedeutung altersbezogener Veränderungen der Sensorik für andere Erlebens- und Verhaltensbereiche zu unter- oder zu überschätzen. Auf der einen Seite können sie nämlich suggerieren, sensorische Einbußen besäßen erst ab einem bestimmten Beeinträchtigungsgrad beachtenswerte Bedeutung für den alternden Organismus; auf der anderen Seite mag die Rolle normaler Veränderungen in Teilen auch überschätzt werden, weil möglicherweise von schweren Einbußen auf alle Schweregrade von Einbußen generalisiert wird.

Die Untersuchung „normaler" Veränderungen des Sehens und Hörens im Lebensverlauf und im Alter gehört seit langer Zeit zu den klassischen Forschungsgebieten der Gerontologie (z.B. 14, 19, 20 24, 52). Diese sehr elaborierte Forschungstradition hat sich weitgehend an einem experimentellen Forschungsparadigma orientiert und bislang vielfältige Ergebnisse zu den verschiedensten Teilleistungen des sensorischen Apparats, insbesondere zum Sehen und Hören und insbesondere hinsichtlich ihrer Altersabhängigkeit, vorgelegt. Die Arbeiten im Bereich des Sehens haben sich z.B. mit Lichtsensitivität, Farbsehen, Sehschärfe, Kontrastsensitivität, Tiefenwahrnehmung sowie mit Prozessen der zentralnervösen visuellen Informationsverarbeitung und komplexen Wahrnehmungsurteilen beschäftigt. Auch über das Hörvermögen im Alter liegen viele Studien vor, in denen etwa Hörschwellen und Sprachwahrnehmung unter unterschiedlichen Bedingungen intensiv erforscht wurden (vgl. dazu auch die Kapitel 4 und 5). Sicherlich wurden dabei seitens der Vertreter dieser Forschungsbemühungen auch schon immer Implikationen sensorischer Veränderungen für ausgewählte Alltagsleistungen des älterwerdenden Menschen thematisiert und empirisch untersucht; das prototypische Beispiel ist hier im Bereich der visuellen Wahrnehmung die Fähigkeit zum Führen eines Fahrzeugs, im Bereich der auditiven Wahrnehmung das Verstehen normal gesprochener Sprache.

Allerdings erschwert die fast ausschließlich experimentelle Vorgehensweise in diesem Forschungsfeld in erheblichem Ausmaß, daß „ökologisch valide" Ergebnisse über alltägliche Situationen gewonnen werden. Selbst John F. Corso, einer der prototypischen Vertreter dieser Forschungstradition, hat 1987 in seinem vielbeachteten Sammelreferat betont, daß letztlich nicht das Verhalten einer älteren Person in einem isolierten Testlabor entscheidend ist, sondern vielmehr das konkrete Verhalten eines Individuums bei alltäglichen Aktivitäten, das letztlich erst über die Wichtigkeit und Unwichtigkeit einer sensorischen Einschränkung entscheidet.

Interessanterweise ist in neuerer Zeit ein Trend in gerontologischen Arbeiten zu beobachten, zur Erklärung altersbezogener Variabilität in zentralen Funktionsbereichen auch Veränderungen in der Sensorik in differenzierter Weise mit heranzuziehen (z.B. 38, 39, 47, 49, 12). Könnte es nicht sein, so eine zentrale Frage dieser Studien, daß viele Veränderungen, die bislang als typische Merkmale des „Alters" angesehen wurden, in Wirklichkeit sehr viel stärker mit Veränderungen in der Sensorik zusammenhängen? Die Frage nach der Bedeutung sensorischer Einbußen im Alter läßt sich also als ein bedeutsames Thema gegenwärtiger gerontologischer Forschung und – in geringerem Maß – gerontologischer Theoriebildung werten.

Angesichts dieser Ausgangslage sollen im vorliegenden Kapitel empirische Befunde zur Rolle von Seh- und Höreinbußen für verschiedene Erlebens- und Verhaltensbereiche des älterwerdenden Menschen dargestellt werden. Es soll bei der Betrachtung der empirischen Literatur schwerpunktmäßig auf zwei molare Leistungsbereiche des älteren Menschen, seine Alltagskompetenz und seine kognitive Leistungsfähigkeit, fokussiert werden. Wichtige Teilleistungen dieser Bereiche unterliegen einem vielfach bestätigten alterskorrelierten Rückgang (z.B. Leistungsabnahmen im Bereich der „instrumentellen" Aktivitäten des täglichen Lebens, 53, 65; Leistungsabnahmen in der fluiden Intelligenz; 38, 48). Ergänzend wird auf Persönlichkeits- und Erlebensaspekte eingegangen, die bislang auch im Kontext der Veränderung der sensorischen Systeme Hören und Sehen thematisiert worden sind. Nach der Darstellung empirischer Befunde werden konzeptuelle Überlegungen zum Zusammenspiel zwischen Sensorik und psychischen Funktionsbereichen angestellt. Eine Diskussion der noch offenen Fragen beschließt das Kapitel.

Untersuchungen zur Rolle der Sensorik für das Erleben und Verhalten älterer Menschen

Sehen, Hören und Alltagskompetenz

Wir gebrauchen im Folgenden den Begriff der Alltagskompetenz als Sammelbezeichnung für eine Vielzahl von Einzelleistungen, die zum einen charakteristisch für eine selbständige Lebensführung sind (basale und „instrumentelle" Aktivitäten des täglichen Lebens; 64). Zum anderen geht es um die soziale und nicht-soziale Gestaltung der „freien" Zeit im Alter, beispielsweise in Gestalt von kulturellen oder sportlichen Aktivitäten (5). Auch die Ausübung zentraler Rollen (z.B. jener des Großvaters oder der Großmutter) sowie die Bewältigung von Kommunikationssituationen des Alltagslebens möchten wir hier im weitesten Sinne unter dem Begriff der Alltagskompetenz subsumieren.

Rolle des Sehens und Hörens für basale Aktivitäten des täglichen Lebens
Da diese alltäglichen Fertigkeiten über Jahrzehnte hinweg geübt werden und eine Vielzahl von Kompensationen möglich sind, sollte ein eigenständiger (nach Kontrolle anderer, insbesondere gesundheitsbezogener Variablen) und praktisch signifikanter Effekt der Sensorik in diesem Bereich erst bei sehr schweren sensorischen Einbußen in Erscheinung treten (74). Ferner erscheint es plausibel, dabei einen stärkeren Effekt des visuellen Systems und keinen bedeutsamen des auditiven Systems zu erwarten, da diese grundlegenden Aktivitäten vor allem von der visuellen Kompetenz abhängen (z.B. die selbständige Einnahme von Mahlzeiten, das Baden).

Die verfügbaren empirischen Daten bestätigen im wesentlichen diese Annahme. Wahl (63) fand in einer Repräsentativstichprobe über 65jähriger Menschen in Privathaushalten zwar einen sehr signifikanten Effekt der Beweglichkeit für Alltagsfertigkeiten, jedoch nur schwache Einflüsse der Variablen Sehen und Hören. Auch im Rahmen der Berliner Altersstudie (Baltes, Mayer, Helmchen & Steinhagen-Thiessen, in Druck), in der eine heterogene Stichprobe von 516 alten und sehr alten Menschen (70 bis 104 Jahre) mit einem sehr umfangreichen Meßinstrumentarium untersucht wurde, fallen die Effekte der Variablen Sehen und Hören deutlich hinter jenen des Gleichgewichtssinns, der mit der Bewegungsfähigkeit eng zusammenhängen dürfte, zurück, wobei der Effekt des Sehens relativ stärker als jener des Hörens ist (39, 12). Rudberg, Furner, Dunn und Cassel (50) prüften den Einfluß schwererer Formen von Seh- und Hörbeeinträchtigung auf die basale Alltagskompetenz und fanden nach Kontrolle relevanter anderer Variablen nur noch einen signifikanten Effekt des Sehens. Ebenso konnten Häkkinen (29) auf der Basis einer ophthalmologischen Breitbanddiagnostik bei 544 über 65jährigen Finnen und Horowitz (32) mit Heimbewohnern empirisch belegen, daß insbesondere eine Verringerung der Sehleistung mit der Reduktion von Alltagskompetenz einhergeht.

Rolle des Sehens und Hörens für „instrumentelle" Aktivitäten des täglichen Lebens
Bei den höher komplexen alltäglichen Aktivitäten, den sogenannten „instrumentellen" Aktivitäten des täglichen Lebens, erscheint es plausibel, die Rolle der visuellen Sensorik im Vergleich zu den basalen Aktivitäten höher anzusetzen; auch der Einfluß des Hörens sollte nun ansteigen. Ersteres ist allein schon deshalb zu erwarten, weil viele dieser instrumentellen Aktivitäten und Freizeitaktivitäten außerhalb der Wohnung stattfinden und deshalb die visuelle Orientierung essentiell ist (z.B. Ein-

kaufen, Besuche machen); Hören spielt ebenfalls beim Einkaufen sowie beim Telefonieren oder der Erledigung von Bankangelegenheiten eine Rolle.

Empirische Studien, die auch instrumentelle Aktivitäten des täglichen Lebens als abhängige Variable einbezogen haben, bestätigen diese Annahmen recht konsistent. So hat beispielsweise Ott-Tobler (43) in einer Schweizer Untersuchung die Bedeutung von Seheinbußen für die selbständige Erledigung des Einkaufs und die Zubereitung von Mahlzeiten nachweisen können. Durchgängig ist der Einfluß des Sehens in Studien, die sowohl basale als auch instrumentelle Aktivitäten des täglichen Lebens eingeschlossen haben, bei letzteren deutlich höher (z.B. 13, 29, 49), ein Ergebnis, das sich im übrigen bei sehr schweren Sehbeeinträchtigungen ebenso bestätigt hat (66). Auch eingeschränkte Hörfähigkeit ist ein Risikofaktor für instrumentelle Aktivitäten des täglichen Lebens. So zeigen Carabellese et al. (17) in einer italienischen Studie, daß Höreinbußen ein Risikofaktor für Einbußen in instrumentellen Alltagsaktivitäten sind, selbst wenn wichtige Kontrollvariablen (wie etwa Depression, soziale Isolation und Demenzgefährung) berücksichtigt werden. In einer klinischen Studie untersuchten Bess et al. (9), ob sich Höreinbußen in physischen und psychosozialen Aspekten niederschlagen. Die Werte von „Sickness Impact" Skalen steigen bei erhöhtem Hörverlust an; auch in dieser Studie wurden soziodemographische Variablen und körperlicher Gesundheitszustand statistisch kontrolliert. Auch im Rahmen der Auswertungen der Berliner Altersstudie wächst der Einfluß des Sehens, aber auch jener des Hörens bei Betrachtung der „erweiterten" Alltagskompetenz (5, 39).

Nur erinnert sei schließlich noch an die komplexe alltägliche Aktivität des Autofahrens, die insbesondere für amerikanische Senioren/innen hohe Relevanz im Hinblick auf den Erhalt von Selbständigkeit besitzt, da aufgrund des ungenügend ausgebauten öffentlichen Verkehrssystems größere Entfernungen ohne Automobil schlicht nicht mehr zu überwinden sind. Es ist unmittelbar evident, daß auch hierbei der Sensorik, insbesondere der visuellen Wahrnehmung, eine kritische Bedeutung zukommt. Kline et al. (34) identifizierten fünf Dimensionen, die im besonderen das visuelle Vermögen von Kraftfahrern charakterisierten: Unerwartete Fahrzeuge, Fahrzeuggeschwindigkeit, Ablesen der Armaturen, Sehprobleme im Zusammenhang mit der Windschutzscheibe und das Erkennen von Verkehrsschildern. Jede dieser für das Führen eines Kraftfahrzeugs wichtigen visuellen Leistungen zeigte einen alterskorrelierten Abfall. Owsley et al. (44) fanden in einer Stichprobe Älterer signifikante Zusammenhänge zwischen verschiedenen Parametern der Sehleistung und der Unfallhäufigkeit.

Rolle des Sehens und Hörens für Freizeitaktivitäten, soziale Rollenausübung und Alltagskommunikation
Auch in diesen Funktionsbereichen ist im Vergleich zu den basalen Aktivitäten des täglichen Lebens ein relativ höherer Einfluß des Sehens zu erwarten. Auch die Bedeutung des Hörens dürfte weiter ansteigen. Man denke nur an den Besuch von Konzerten, die Unterhaltung mit dem Enkelkind oder sonstige alltägliche Gesprächssituationen. Negative Auswirkungen von Seheinbußen unterschiedlichen Schweregrades auf das Freizeitverhalten sind in mehreren empirischen Studien nachgewiesen worden (z.B. 30, 66). In Querschnittsuntersuchungen zeigte es sich, daß eingeschränktes Hörvermögen zwar ein Risikofaktor für Gefühle der Einsamkeit darstellt, daß aber eine Verringerung sozialer Aktivitäten bzw. eine Verstärkung sozialer Isolation – im Sinne tatsächlichen Rollenverlusts – nicht nachgewiesen werden kann (41, 71).

Ergebnisse von Längsschnittstudien deuten allerdings auch auf die Notwendigkeit einer differenzierten Sicht hin. So ergaben sich im Rahmen von Auswertungen der Bonner Längsschnittstudie über das Altern (BOLSA, 37, 58) insbesondere bei den Freizeitaktivitäten statistisch bedeutsame Wirkungen, deren Ausführung sehr eng mit sensorischer Kompetenz verknüpft ist: Bücher und Tageszeitung lesen sowie Kinobesuch beim Sehen, Radio hören beim Hören; bei anderen Freizeitaktivitäten zeigten sich keine Zusammenhänge (47). Anderson und Palmore (1) berichten über einen im Zuge der Duke-Längsschnittstudien (15, 16) beobachteten Rückgang sozialer Aktivitäten als Folge einer sich entwickelnden Sehbeeinträchtigung. Rott und Wahl (49) fanden im Rahmen ihrer BOLSA-Datenauswertung signifikante Effekte der Sensorik im Hinblick auf die Ausübung diverser sozialer Rollen, insbesondere der Elternrolle, der Großelternrolle, der Freundrolle sowie generell hinsichtlich sozialer Interaktionen mit Verwandten. Weitere Analysen ergaben, daß bei innerfamiliären Rollen stärker das Hörvermögen, bei außerfamiliären stärker das Sehvermögen zum Tragen kommt (47). Ein globales Rating für soziale Aktivität korrelierte hingegen stärker mit der objektiven Gesundheit und nicht statistisch bedeutsam mit Veränderungen in sensorischen Leistungen.

Sehen, Hören und geistige Leistungsfähigkeit

Es herrscht heute weitgehend Einigkeit darüber, daß die Intelligenz – auch im Alter – aus einem ganzen Bündel von Fähigkeiten besteht. Daher sind vor allem jene Bereiche von Interesse, in denen deutliche Altersunterschiede (in Querschnittuntersuchungen) und Alternsveränderungen (in Längsschnittstudien) zutage treten. Dies ist vor allem die fluide Intelligenz (31), die auch als Mechanik der Intelligenz bezeichnet wird. Rott (46) hat ein Drei-Komponenten-Modell der Intelligenzentwicklung im Alter vorgeschlagen, dessen fluide Anteile aus einer visuellen Komponente und einer Gedächtniskomponente bestehen. Letztere ist mit dem vergleichbar, was als Mechanik der Intelligenz bezeichnet wird, und beschreibt zentrale Prozesse der Informationsverarbeitung. Es soll nun der Frage nachgegangen werden, ob und in welchem Ausmaß Seh- und Hörfunktionen und Intelligenz im Alter in Verbindung stehen.

Seheinbußen

Als eine der ersten haben Snyder, Pyrek und Smith (56) die Hypothese eines Zusammenhangs von Sehfähigkeit und geistiger Leistungsfähigkeit empirisch überprüft. Anhand von 213 Bewohnern eines Seniorenheims konnte nachgewiesen werden, daß diese Verbindung tatsächlich besteht. Personen mit einer Visusleistung von 20/70 oder besser übertrafen in einem Screening Test signifikant jene mit einer Sehschärfe von 20/70 bis 20/100. Diese wiederum erzielten bessere Leistungen als Personen mit Werten von 20/200 oder schlechter. Ebenfalls mit einem Globalmaß, das in erster Linie dementielle Symptome erfaßt, fanden Owsley et al. (44) bei 53 älteren Kraftfahrern (im Durchschnitt 70 Jahre alt) eine Beziehung zwischen kognitiver Funktionstüchtigkeit und verschiedenen Maßen der Sehfähigkeit. Der höchste Zusammenhang ergab sich zwischen mentalem Status und verschiedenen Gesichtsfeldmaßen ($r=0,32$ bis $r=0,47$). Die multiple Korrelation zwischen visueller Funktionstüchtigkeit und mentalem Zustand war jedoch nicht signifikant. Dies könnte daran gelegen haben, daß sich sechs Teilnehmer dieser Studie in ihren dementiellen Symptomen deutlich von den anderen abhoben und somit zwei unterschiedliche Populationen in der Stichprobe vertreten waren.

Höreinbußen
Die ersten Autoren, die einen Zusammenhang zwischen Hörschwellen und geistiger Leistungsfähigkeit überprüft haben, waren Birren, Botwinick, Weiss und Morrison (11). Sie untersuchten gesunde ältere Männer und erhielten signifikante Korrelationen zwischen Hörgenauigkeit (bei 2000 Hz) und verschiedenen Untertests der „Wechsler Adult Intelligence Scale" (WAIS, 70), die sowohl dem Verbal-, als auch dem Handlungsteil entstammten. Granick et al. (28) wählten aus der Stichprobe von Birren et al. (11) 47 besonders gesunde Männer aus, die zwar ein reduziertes Hörvermögen, aber sonst keine bedeutsamen körperlichen und geistigen Einschränkungen aufwiesen, und analysierten die Beziehung zwischen Hörfähigkeit und Intelligenz erneut. Entgegen der Vermutung, daß ein Zusammenhang eher in alterssensiblen Bereichen zu erwarten ist, ergaben sich die größten Korrelationen bei den Untertest Allgemeines Wissen und Wortschatz, beides Tests aus dem Verbalteil des WAIS. Bei einigen Tests des Handlungsteils (insbesondere beim Zahlen-Symbol-Test) zeigten sich signifikante, aber deutliche geringere Beziehungen. Interessanterweise verschwanden diese Relationen, wenn das Alter aus beiden Maßen auspartialisiert wurde.

Eher geringe Zusammenhänge mit einer durchschnittlichen Korrelation von $r=0,13$ zwischen Hörschwellenwerten und drei Untertests des WAIS traten in einer groß angelegten finnischen Studie zutage (23). Es wurden Männer der Altersgruppen 31-35 Jahre, 51-55 Jahre und 71-75 Jahre untersucht. Es gab keine Anzeichen dafür, daß sich die Zusammenhänge mit zunehmendem Alter erhöhten. Falls überhaupt, so ist danach eine stärkere Beziehung zwischen Sensorik und intellektuellen Funktionen erst jenseits von 75 Jahren zu erwarten.

Thomas et al. (59) fanden bei 239 Männern und Frauen im Alter zwischen 60 und 89 Jahren (Durchschnitt 72 Jahre) einen Zusammenhang zwischen Hörgenauigkeit und kognitiven Maßen. Die um das Alter bereinigte Partialkorrelation zwischen Hörfähigkeit und einem Screeningverfahren zur Überprüfung des kognitiven Status' betrug $r=-0,19$. Interessant in dieser Studie ist ein Detailergebnis. Die Korrelation zwischen Hörgenauigkeit und dem Ergebnis einer Subtraktionsaufgabe (von 100 immer wieder 7 abziehen), war mit $r=0,24$ signifikant, obwohl diese Aufgabe, außer dem Verstehen der Instruktion, keine Anforderung an das periphere auditive System beinhaltet.

Von hohem Interesse sind die Ergebnisse von Längsschnittstudien zum Zusammenhang von Hörfähigkeit und kognitiver Leistungsfähigkeit. In einer 5-Jahres-Längsschnittstudie ($N=112$) fanden Gennis et al. (26) zum ersten Meßzeitpunkt einen querschnittlichen Zusammenhang zwischen Hörfähigkeit und Leistungen in den Gedächtnisaufgaben des Wechsler-Intelligenztests, der allerdings nach Auspartialisierung von Alter und Geschlecht unbedeutend wurde. Die längsschnittlichen Veränderungen in den Gedächtnisleistungen konnten jedoch nicht durch die Hörfähigkeit zum ersten Meßzeitpunkt vorhergesagt werden: Hörverlust erwies sich nicht als ein signifikanter Prädiktor für kognitiven Veränderungen. Dies scheint aber nur für normale kognitive Altersveränderungen, nicht jedoch für dementielle Prozesse zu gelten. In zwei Längsschnittstudien an dementen älteren Menschen zeigte es sich, daß kognitive Veränderungen bei jenen Personen stärker ausgeprägt waren, die unter Höreinbußen litten, als bei Personen mit normaler Hörfähigkeit (45,61).

Studien mit Einbezug beider Sinnesmodalitäten (Hören und Sehen)
Im Rahmen der Berliner Altersstudie wurde der Beziehung von Sensorik und Intelligenz im Rahmen einer Querschnittsstudie nachgegangen (38, 39). Die Berliner Altersstudie zeichnet sich dadurch aus, daß sie sich auf das hohe und sehr hohe Alter

tuelle Maße mit Standardverfahren erhoben wurden. In dieser Studie korrelierte allgemeine Intelligenz mit jeweils r=0,53 mit dem Seh- und Hörvermögen. Die sensorischen Maße zeigten Korrelationen mit dem Alter von r=-0,61 (Sehen) und r= -0,50 (Hören); allgemeine Intelligenz korrelierte ebenfalls hoch mit dem Alter (r= -0,61). Der zentrale Befund der statistischen Analyse besteht in einem Struktur-Gleichungs-Modell, wie es Abbildung 1 zeigt (nach 6). Dieses Modell besagt im Kern, daß sich altersbedingte Unterschiede in den erfaßten Intelligenzbereichen im hohen Alter fast vollständig auf das Nachlassen der Sehschärfe und des Hörvermögens zurückführen lassen. In dem gemeinsamen Modell von Alter, Sensorik und Intelligenz läßt sich mit der Qualität von Seh- und Hörfähigkeit der größte Teil der individuellen Unterschiede in den Intelligenzleistungen voraussagen.

Lindenberger und Baltes (38) gingen auch der methodischen Frage nach, ob sensorische Anforderungen der Intelligenztests für dieses Ergebnis verantwortlich waren. Dies scheint nicht der Fall zu sein, da Intelligenztests mit hohen sensorischen Anforderungen ähnlich hoch mit dem Seh- und Hörvermögen korrelieren, wie Tests, die dies nur in geringem Ausmaß erfordern. Dieser methodische interessante Befund wird durch die Ergebnisse einer anderen Studie bestätigt, in der ein Screening-Verfahren zum kognitiven Status auditiv oder visuell dargeboten wurde und sich bezüglich des Zusammenhang von Hörfähigkeit und kognitivem Status kein Unterschied in der Modalität der Darbietung zeigte (62).

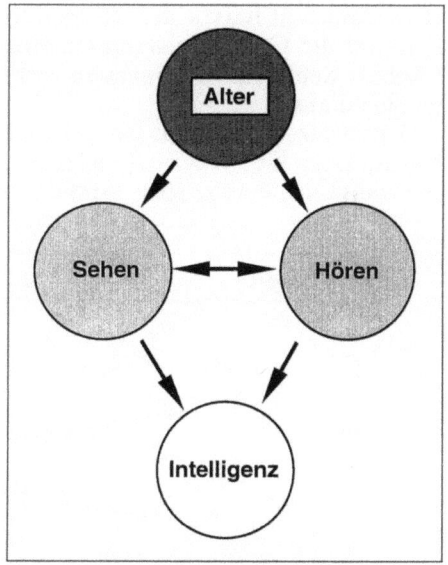

Abb. 1. Strukturmodell zum Verhältnis von Alter, Sehen, Hören und Intelligenz (stark vereinfacht nach 6, S. 57)

Rott (48) ging auf der Basis des Datensatzes der Bonner Längsschnittstudie der Frage nach, ob sensorische und intellektuelle Einbußen im Alter zur gleichen Zeit oder mit zeitlichen Verzögerungen auftreten. Zu diesem Zweck wurden die Daten von 156 Teilnehmern (83 Männer und 73 Frauen) der Bonner Längsschnittstudie, von denen Daten über einen Zeitraum von mindestens vier Jahren vorliegen, nach dem erstmaligen Auftreten von Seh- und/oder Hörbeeinträchtigungen angeordnet. Sensorische Funktionstüchtigkeit wurde anhand ärztlicher Ratings nach drei Graden klassifiziert: „keine oder geringe Einschränkungen", „leichte Einschränkungen" und „erhebliche Einschränkungen". Von den Teilnehmern erlitten 66% im Beobachtungszeitraum leichte oder erhebliche Sehbeeinträchtigungen, 42% leichte obachtungszeitraum leichte oder erhebliche Sehbeeinträchtigungen, 42% leichte oder erhebliche Höreinbußen. Bei einem Drittel der Teilnehmer ließen beide sensorischen Funktionen nach. Veränderungen des Seh- und Hörvermögens traten aber nicht gleichzeitig auf. So wurden leichte Sehbeeinträchtigungen im Durchschnitt im Alter von 71,2 Jahren festgestellt, erhebliches Nachlassen mit 74,3 Jahren. Die entsprechenden Angaben für das Hören lagen genau zwei Jahre darüber (73,2 bzw. 76, 3 Jahre). Da die geistige Leistungsfähigkeit im Alter nicht nur durch die Seh- und Hörfähigkeit beeinflußt wird, wurden aus den Intelligenzwerten Anteile herauspartialisiert, die auf andere Varianzquellen zurückgeführt werden können (unter anderem Schulbildung, Geschlecht, sozio-ökonomischer Status, Gesundheitszustand, Alter sowie die jeweils alternative sensorische Funktionsgüte).

In den Abbildungen 2 und 3 sind die Verläufe der kognitiven Komponenten „visuelle Intelligenz" (Abb. 2) und „Gedächtnis" (Abb. 3) in Abhängigkeit vom Grad der sensorischen Einbußen graphisch dargestellt. Die deskriptiven Analysen zeigen dreierlei:

Erstens sind die Veränderungen in den kognitiven Leistungen bei erheblichen sensorischen Einbußen stärker als bei leichteren sensorischen Einbußen. So haben leichte Sehbeeinträchtigungen keinen starken Effekt auf Veränderungen der visuellen Intelligenzkomponente, während das erstmalige Auftreten von erheblichen Seheinbußen mit einem Nachlassen der Leistungen in dieser Intelligenzkomponente zusammenfällt (Abb. 2).

Zweitens rufen Hörverschlechterungen stärkere Veränderungen kognitiver Leistungsfähigkeit hervor als Sehbeeinträchtigungen. So zeigen erhebliche Höreinbußen und die Gedächtniskomponente die größten beobachteten Zusammenhänge (Abb. 3). Sehbeeinträchtigungen wirkten sich auf die Gedächtniskomponente dagegen nicht aus.

Drittens treten Effekte sensorischer Veränderungen nicht nur zeitgleich, sondern sowohl zeitlich verzögert als auch zeitlich vorausgehend auf. In der visuellen Intelligenz zeigt sich eine zeitlich parallele Veränderung zu Seheinbußen, während Verän-

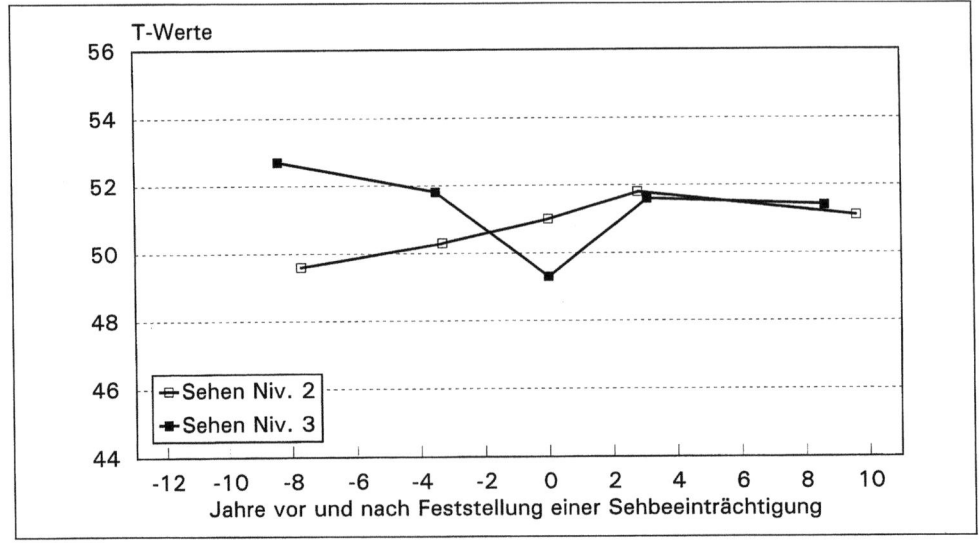

Abb. 2. Verlauf der Visuellen Komponente der geistigen Leistungsfähigkeit in Relation zum Einsetzen von Sehbeeinträchtigungen (48, S. 224)

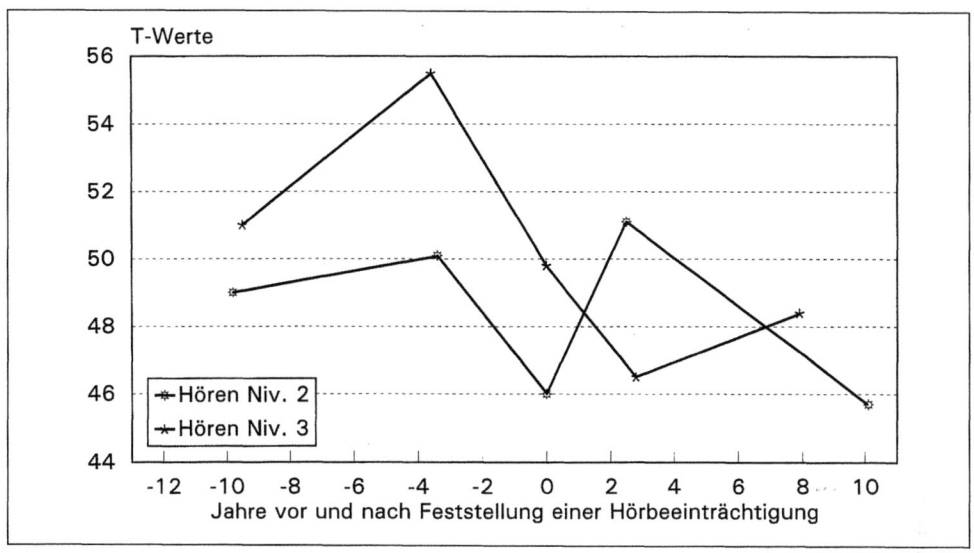

Abb. 3. Verlauf der Gedächtniskomponente der geistigen Leistungsfähigkeit in Relation zum Einsetzen von Hörbeeinträchtigungen (48, S. 227)

derungen der Gedächtniskomponente Einbußen der Hörfähigkeit vorhergehen und sich zudem später fortsetzen.

Daß eine Beziehung zwischen Sensorik und Intelligenz nicht nur modalitätsspezifisch betrachtet werden darf (Sehen wirke sich primär auf visuelle, Hören auf auditive kognitive Anforderungen aus), zeigt schließlich die Untersuchung von Diehl et al. (22) zur alltäglichen Problemlösefähigkeit älterer Menschen. Diese Arbeit ist deshalb besonders erwähnenswert, weil alltägliches Problemlösen in einer aufwendigen und reliablen Weise unter Zuhilfenahme von Beobachtungsmethoden gemessen wurde. Die empirische Prüfung von Zusammenhängen mit Hilfe von Strukturgleichungsansätzen erbrachte, daß hier dem Sehen keine statistisch signifikante Bedeutung zukam. Hören hingegen zeigte insbesondere vermittelt über die Variable „Wahrnehmungsgeschwindigkeit" einen indirekten Einfluß auf alltägliches Problemlösen.

Seh- und Höreinbußen, Erleben und Persönlichkeitsaspekte

Die bislang diskutierten Bereiche Alltagskompetenz und Intelligenz sind Leistungsbereiche. Hier kann man davon ausgehen, daß sensorische Fähigkeiten eine Voraussetzung dafür darstellen, daß diese Leistungen bewältigt werden. Etwas anders stellt sich die Frage nach dem Erleben von sensorischen Einbußen. Was bedeutet älteren Menschen das Abnehmen ihrer Sehkraft, das allmähliche Schwinden ihrer Hörfähigkeit? Wie erleben ältere Menschen Seh- und Höreinbußen? Führt man sich vor Augen, welche Funktionen Seh- und Hörfähigkeit für den Menschen haben, und was der Verlust dieser Fähigkeiten bedeutet (siehe Kapitel 1), so müßte man annehmen, daß schwere sensorische Verluste von Niedergeschlagenheit und Einsamkeit begleitet werden. Die empirische Befundlage zu altersbezogenen sensorischen Veränderungen zeigt jedoch, daß man auf diese Frage differenzierte Antworten geben muß.

Seheinbußen

Zunächst sei auf die bereits erwähnte Arbeit von Anderson und Palmore (1) im Rahmen der Duke Längsschnittstudien eingegangen (das Alter der Teilnehmer/innen beim ersten Meßzeitpunkt war mindestens 60 Jahre). Als sehbeeinträchtigt wurden jene Teilnehmer/innen bezeichnet, die zu einem Meßzeitpunkt zehn Jahre zuvor einen Visuswert von 20/50 oder schlechter aufwiesen (Lesen erheblich beeinträchtigt, Fähigkeit zum Autofahren gefährdet). Gefunden wurde, daß sehbeeinträchtigte ältere Menschen eine gegenüber der Restgruppe verringerte emotionale Sicherheit und eine reduzierte Selbstwertschätzung aufwiesen. In einer 5-Jahres-Längsschnittstudie (13) zeigten jene Personen, deren Sehvermögen sich im Laufe des Untersuchungszeitraums verschlechtert hatte, zum zweiten Meßzeitpunkt eine gegenüber der Restgruppe verringerte Lebenszufriedenheit sowie eine erhöhte Depressivität.

Höreinbußen

In einer Reihe von Studien wurde ein Zusammenhang zwischen Höreinbußen und subjektiver Kommunikationsbeeinträchtigung festgestellt. Ältere hörbehinderte Menschen erleben in verstärktem Maß Probleme in der alltäglichen Kommunikation mit anderen Menschen (25, 40, 72). Darüber hinaus wurde ein Zusammenhang zwischen Höreinbußen und Gefühlen der Einsamkeit gefunden (27, 71). Widersprüchliche Ergebnisse fanden sich dagegen hinsichtlich Niedergeschlagenheit und Depressivität. Während Gilhome-Herbst (27) und Carabellese et al. (17) Zusammenhänge zwischen Hörfähigkeit und Depressivität berichten, fanden sich in den Studien von Jones et al. (33), Mulrow et al. (40) sowie Thomas et al. (59) keine signifikanten Zusammenhänge. In allen Studien wurden relevante soziodemographische und gesundheitsbezogene Personmerkmale statistisch kontrolliert.

Studien mit Einbezug beider Sinnesmodalitäten (Hören und Sehen)

Rott (47) fand anhand von Daten der Bonner Längsschnittstudie, daß bestimmte Formen der Auseinandersetzung mit gesundheitlichen Belastungen nicht nur von dem subjektiven Gesundheitszustand, sondern auch von sensorischen Einschränkungen beeinflußt werden. Insbesondere waren die Reaktionsformen „Sachliche Leistung" und „Aufgreifen von Chancen" mit Hörleistungen, die Reaktionsform „Positive Deutung" hingegen mit der Sehleistung verbunden. Es scheint demnach so zu sein, daß in normalen Veränderungen des Sehens auch etwas Positives gesehen werden kann, während dies bei Höreinbußen möglicherweise weniger gut gelingt. Auch im Rahmen der Berliner Altersstudie wurden Zusammenhänge zwischen Sehen, Hören und Persönlichkeitsmerkmalen wie Offenheit, Ängstlichkeit/Einsamkeit und Wohlbefinden untersucht (Marsiske et al., in Druck). Bei den Persönlichkeits- und Erlebensaspekten war die Varianzerklärung durch sensorische Variablen geringer als im Falle leistungsbezogener Bereiche wie Alltagskompetenz und kognitive Leistungsfähigkeit. Dennoch ist bemerkenswert, daß bei der Variable Offenheit der relative Anteil des Hörens im Vergleich zu den anderen untersuchten abhängigen Variablen der höchste war. Gleiches galt beim Sehen für die abhängige Variable Ängstlichkeit/Einsamkeit.

Theoretische Konzeptionen zur Bedeutung sensorischer Veränderungen für den Alternsprozeß

Wie lassen sich die Zusammenhänge zwischen Seh- und Höreinbußen und den hier diskutierten psychologischen Funktionsbereichen (Alltagskompetenz, Intelligenz und Erleben/Persönlichkeit) theoretisch erklären? Im folgenden sollen zwei theoretische Modelle diskutiert werden, die diese Relationen zu erklären versuchen. Hierbei soll die empirisch besonders gut untersuchte Beziehung zwischen sensorischen Verlusten und kognitiven Einbußen im Mittelpunkt stehen. Abbildung 4 stellt die beiden theoretischen Modelle schematisch dar.

Das erste Modell bezieht sich auf die Überlegungen von Birren (10), speziell auf die dort formulierte *„Kaskaden"-Hypothese*. Danach wäre zu erwarten, daß der Rückgang in der sensorischen Leistung – als einem für die allgemeine Adaptation

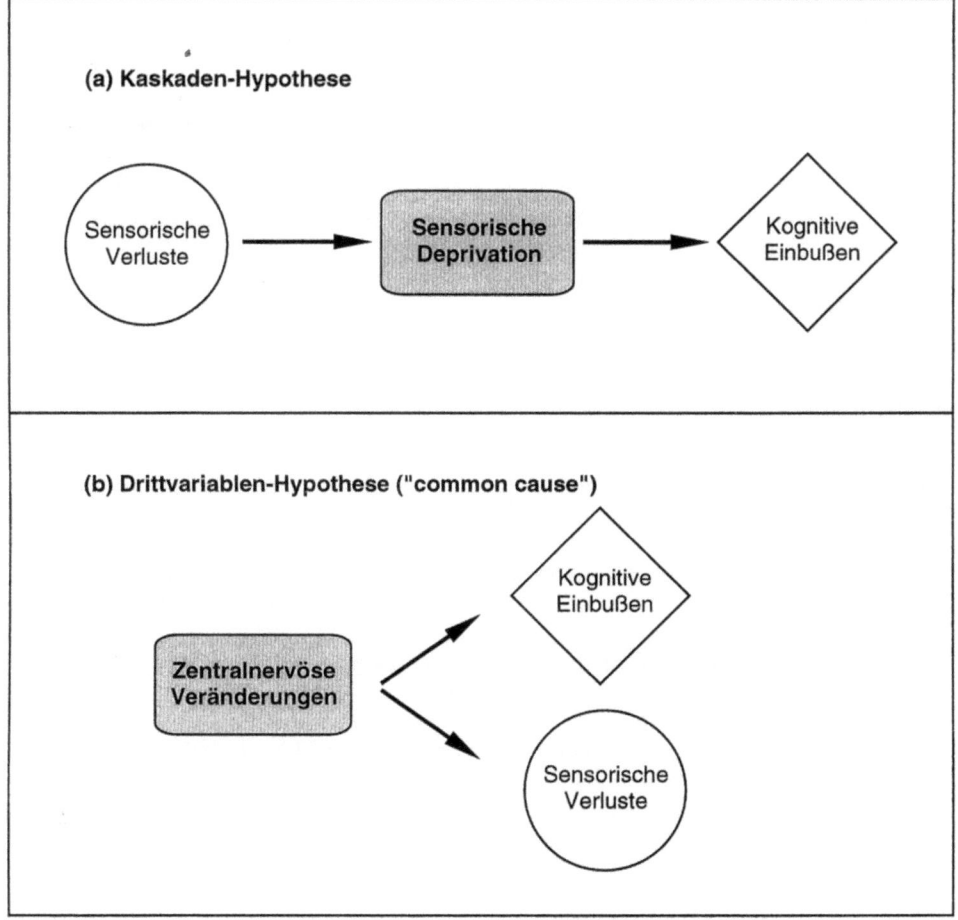

Abb. 4. Zusammenhang zwischen geistiger Leistungsfähigkeit und sensorischen Verlusten: Kaskaden-Hypothese versus Drittvariablen-Hypothese

sehr wichtigen System – „dominosteinartig" zur Beeinträchtigung in anderen Funktionen führen kann. Bezüglich der kognitiven Leistungsfähigkeit könnte man dabei den kausalen Mechanismus als „sensorische Deprivation" bezeichnen (55). Die seltener oder fehlerhaft in den älterwerdenden Organismus einfließenden Informationen führen zu einer „Unterstimulierung" bzw. einer „Fehlstimulierung", die wiederum Auswirkungen auf die kognitive Leistungsfähigkeit haben könnte. Im Gegensatz zur Kaskadenhypothese besagt die *Drittvariablenhypothese*, daß die Korrelation zwischen sensorischer Leistungsfähigkeit und Intelligenz auf eine zugrundeliegende gemeinsame Ursache („common cause") zurückzuführen sei, beispielsweise auf altersbedingte zentralnervöse Veränderungen (26, 38). Eine alternative Fassung der Drittvariablen-Hypothese ist die „Aufmerksamkeits-Belastungs"-Hypothese (6). Diese These besagt, daß zahlreiche sensorische und motorische Aktivitäten, die sich im frühen und mittleren Erwachsenenalter fast oder völlig automatisch ausführen lassen, im Alter einer bewußten Steuerung bedürfen. Ältere Menschen müssen stärker als jüngere einen Teil ihrer Aufmerksamkeit und geistigen Kapazität in die Koordination sensorischer und sensomotorischer Prozesse investieren. Dadurch bleibt immer weniger Kapazität für spezifische Intelligenzaufgaben übrig.

Kaskaden- und Drittvariablen-Modell machen sehr unterschiedliche Aussagen über die zugrundeliegenden kausalen Mechanismen, die den Zusammenhang zwischen sensorischen Fähigkeiten und Intelligenz erklären. Während die Kaskadenhypothese die Unterstimulierung (sensorische Deprivation) des kognitiven Systems als kausalen Mechanismus angibt, sind es bei der Drittvariablenhypothese zentralnervöse Prozesse, die einem altersbedingten Abbau unterliegen und als Konsequenz sowohl sensorische als auch kognitive Leistungen negativ beeinflussen. Zudem lassen sich ganz unterschiedliche Erwartungen und Hoffnung an mögliche Erfolge rehabilitativer Maßnahmen knüpfen. Das Kaskaden-Modell ermutigt eine optimistische Sicht auf rehabilitative Maßnahmen, da technische Kompensationen den Einfluß sensorischer Verluste wettmachen könnten. Dagegen läßt sich aus dem Drittvariablen-Modell folgern, daß Kompensationsmaßnahmen nur geringe Erfolgsaussichten haben, da durch die Rehabilitation nicht die zugrundeliegenden Veränderungsprozesse beeinflußt werden können.

Für welche dieser beiden Modelle sprechen die vorliegenden Daten? Insgesamt sprechen die bislang vorliegenden Befunde eher für die Geltung des Drittvariablen-Modells. Besondere Bedeutung erhält das Drittvariablen-Modell durch physiologische Befunde, die besagen, daß ein nicht zu unterschätzender Teil der mit dem Alter zusammenhängenden Veränderungen der sensorischen Funktionen ihrem Wesen nach neuronaler Natur ist und nicht nur Auge und Ohr betrifft. Mehrere Studien haben gezeigt, daß Einbußen der Sehschärfe zu einem gewissen Anteil auch auf neuronale Verschlechterungen jenseits des Auges zurückgeführt werden können (3, 21, 69). Gleiches gilt für das Hören (8, 54, 75). Zusammenfassend kommt daher Fozard (24) zu dem Schluß, daß die Erkenntnis gegenwärtiger Forschung zu visuellen und auditiven Leistungen im Alter darin zu sehen ist, daß auch das zentrale Nervensystem an Altersunterschieden im Sehen und Hören entscheidend beteiligt ist. Sensorische Veränderungen beinhalten also immer periphere und zentrale Prozesse. Sollten die Seh- und Hörleistungen im Alter tatsächlich über die Beschaffenheit des zentralnervösen Systems mit der intellektuellen Leistungsfähigkeit verbunden sein, so hätte dies auch Konsequenzen hinsichtlich der Intelligenzentwicklung unterschiedlicher Funktionsbereiche. Sind zentralnervöse Prozesse von großer Bedeutung, so müßten die negativen Altersunterschiede in zentralen Aspekten der Informationsverarbeitung stärker ausfallen als in peripheren. Befunde von Cerella (18) und Salthouse (51) unterstützen diese Perspektive. Schließlich ist auch darauf hinzuweisen, daß die bisher vorliegenden längsschnittlichen Befunde eher im Rahmen der Drittvariablen-Hypothese erklärt werden können. Würde die Kaskaden-Hypothese zutreffen, so müßten sensorische Einbußen zeitlich vor kognitiven Veränderungen stattfinden; dies ist jedoch nicht konsistent der Fall (26, 47).

Im Unterschied zur kognitiven Leistungsfähigkeit finden sich im Bereich des Erlebens und der Persönlichkeit – wie weiter oben berichtet – widersprüchliche Befunde zum Einfluß sensorischer Veränderungen. Dies hat möglicherweise mit der Art des Zusammenhangs zu tun. In Abbildung 5 sind drei mögliche Zusammenhänge zwischen Sensorik und Erleben/Persönlichkeitsaspekten schematisch dargestellt, die allerdings grundsätzlich auch für andere Bereiche relevant sein könnten.

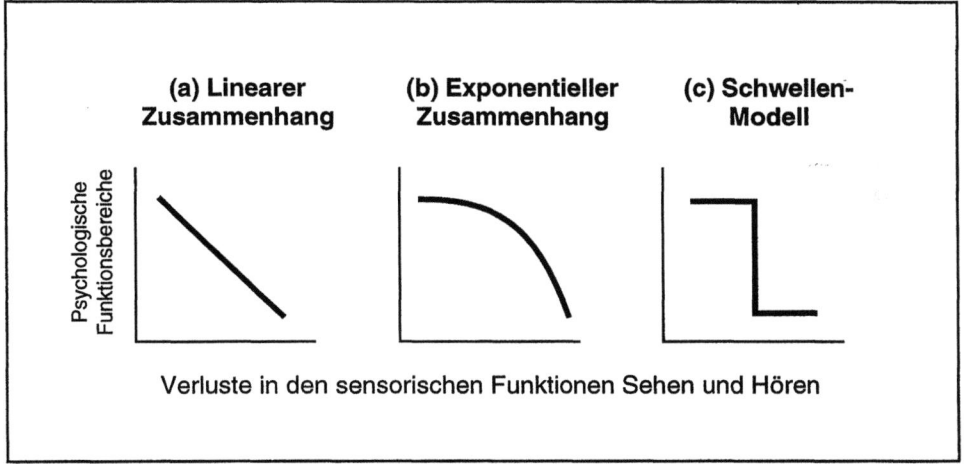

Abb. 5. Drei mögliche Zusammenhänge zwischen psychologischen Funktionsbereichen und sensorischen Verlusten

Liegt ein linearer Zusammenhang vor (Abb. 5a), so ist mit einer gleichförmigen Abnahme in psychologischen Funktionsbereichen in Abhängigkeit von sensorischen Veränderungen zu rechnen. Ein Beispiel hierfür ist die bereits erwähnte Korrelation zwischen Sensorik und Intelligenz. Eine zweite Möglichkeit ist ein exponentieller Zusammenhang (Abb. 5b): Hier würde mit zunehmenden sensorischen Veränderungen immer stärkere Verluste in psychologischen Funktionsbereichen zu beobachten sein. Ein Beispiel hierfür ist der Zusammenhang zwischen Hörverlust und erfahrener Kommunikationsbehinderung (57). Schließlich könnten sich sensorische Verluste auch erst nach einem gewissen Schwellenwert auf psychologische Funktionsbereiche auswirken (Abb. 5c). Erst wenn sensorische Verluste erheblich und gravierend sind, könnte beispielsweise das Wohlbefinden der Person beeinträchtigt sein, während es bei leichteren Einbußen genügend Möglichkeiten der Kompensation gibt (13, 66). Damit klären sich möglicherweise widersprüchliche Ergebnisse empirischer Untersuchungen zum Zusammenhang zwischen sensorischen Einbußen und dem Erleben der betroffenen älteren Menschen. Sollte nämlich beispielsweise für den Bereich der Depressivität ein Schwellen-Modell gelten, so würden Studien, in denen nur Personen mit leichten bis mittleren sensorischen Einbußen untersucht würden, keine signifikanten Korrelationen aufweisen. Erst bei der Berücksichtigung erheblicher und schwerster sensorischer Einbußen würden sich Veränderungen bei den betroffenen Personen zeigen. Ein solches Schwellen-Modell scheint uns im übrigen auch im Hinblick auf die Alltagskompetenz, einem Bereich, in dem ebenfalls vielfältige Kompensationsmöglichkeiten zur Verfügung stehen, die wahrscheinlichste Erklärungsmöglichkeit für den Einfluß der Sensorik zu sein.

Zusammenfassung und Diskussion

Am Ende dieses Kapitels seien die bislang vorliegenden Ergebnisse noch einmal zusammengefaßt und diskutiert. Obgleich die Forschungslage im Bereich der *Alltagskompetenz* noch alles andere als befriedigend ist, beginnt sich in dem vorliegenden empirischen Material ein differenziertes Bild abzuzeichnen. Generell scheint es so zu sein, daß normale Veränderungen des Sehens und Hörens im Hinblick auf die Selbständigkeit in basalen Alltagsfertigkeiten eher geringen Einfluß ausüben. Stärker ist der Einfluß hingegen bei den schwierigeren instrumentellen Aktivitäten und Freizeitaktivitäten. Bei diesen gewinnt insbesondere auch der Einfluß des Hörvermögens an Bedeutung. Ebenso ist das Hören bei der Ausübung typischer Rollen wie der Eltern- oder Großelternrolle relevant, und zwar insbesondere bei den innerfamiliären Rollen.

Zu wenig wissen wir bislang allerdings noch über die spezifische Rolle der Sensorik bei einzelnen Teilleistungen der Alltagskompetenz und des Freizeitverhaltens im Ensemble anderer zentraler Variablen wie beispielsweise der objektiven und subjektiven Gesundheit. Gefragt sind hier im besonderen die Ergebnisse von Längsschnittstudien, die Aufschluß darüber geben könnten, in welchen Person-/Umweltkonstellationen der Eintritt sensorischer Einbußen zu einem „Umkippen" des Systems führt, was sich dann in möglicherweise dramatischen Veränderungen in der Selbständigkeit oder in der Gestaltung der Freizeit ausdrücken kann. Wir wissen aber auch noch zu wenig über die vielfältigen Kompensationsleistungen älterer Menschen im Alltag, die wiederum zu großen interindividuellen Unterschieden im Hinblick auf weitere Stabilität oder Destabilisierung des Gesamtsystems führen könnten (dazu auch 2, 67). In diesem Zusammenhang ist auch auf die generelle Notwendigkeit hinzuweisen, Personvariablen und Variablen der sozialen, aber auch der räumlich-dinglichen und technischen Umwelt in den entsprechenden Forschungsbestrebungen zu berücksichtigen (36, 68).

Hinsichtlich der *geistigen Leistungsfähigkeit* scheint zuzutreffen, daß es bei gesunden alten Menschen eine Beziehung zwischen sensorischen und intellektuellen Leistungen gibt, die vermutlich mit zunehmendem Alter immer bedeutsamer wird. Zur Erklärung dieses Zusammenhangs stehen verschiedene Modelle zur Verfügung. Es kann aber bis heute nicht mit Sicherheit entschieden werden, welcher der verschiedenen Erklärungsansätze am ehesten zutrifft – auch wenn die Analysen von Lindenberger und Baltes (38) eher für die Drittvariablen-Hypothese zu sprechen scheinen. Ob diese Sichtweise letztendlich zutrifft, hängt entscheidend davon ab, ob sich die postulierten neuronalen Verschlechterungen auch physiologisch zuverlässig nachweisen lassen.

Weiterhin ist die Frage aufzuwerfen, ob eine angemessene Beschreibung und Interpretation der Beziehung von Sensorik und geistiger Leistungsfähigkeit überhaupt gelingen kann, wenn lediglich sensorische Funktionswerte und kognitive Leistungsmaße berücksichtigt werden. Gehen die sensorischen Maße vielleicht doch eher als Indikatoren für allgemeine Gesundheit in die statistische Analyse ein? Bleiben die Zusammenhänge bestehen, wenn Informationen über die körperliche Befindlichkeit mitberücksichtigt werden? Der Mensch altert nicht nur sensorisch und intellektuell. Insbesondere das Zusammenwirken von allgemeiner körperlicher Gesundheit, Motivation, Persönlichkeitseigenschaften und Anregungsgehalt der Umwelt muß systematisch untersucht werden.

Die Forschung konzentriert sich heute vielleicht aber auch noch zu stark auf die Suche nach einem direkten Zusammenhang. Unter Umständen lassen sich die Veränderungen der geistigen Leistungsfähigkeit alternder Menschen wesentlich angemessener beschreiben und erklären, wenn die vielfältigen Effekte sensorischer Einschränkungen – auch wenn sie im Einzelfall gering sein mögen – in systematischer Weise erfaßt und in einem Modell mit anderen Funktionsbereichen analysiert werden. Als Hinweis für solche indirekten Effekte kann der statistisch bedeutsame Zusammenhang zwischen Alltagskompetenz und fluider Intelligenz angesehen werden (22, 73, 42), die beide wiederum mit der Sensorik verknüpft sind.

Schließlich existieren zwar signifikante Beziehungen zwischen normalen Veränderungen der Sensorik und *Persönlichkeits-* und *Erlebensaspekten*, jedoch lassen sich Variationen in diesen Variablen insgesamt deutlich schlechter mit Variationen in der visuellen und auditiven Sensorik erklären als im Falle leistungsbezogener Bereiche. Zudem sind die Befunde teilweise widersprüchlich. Auch in diesem Bereich ist allerdings ein eklatanter Mangel an einschlägigen, im besonderen längsschnittlich angelegten Forschungsarbeiten unter Einbezug besonders relevanter Persönlichkeitsaspekte zu konstatieren. Wir wissen beispielsweise bislang wenig darüber, welche Einflüsse Veränderungen der Sensorik auf so zentrale Variablen wie Kontrollüberzeugungen (z.B. 4) oder die Bewältigungskompetenz in Krisensituationen (z.B. 35) besitzen.

Insgesamt ist festzuhalten, daß es sich bei der in diesem Kapitel bearbeiteten Thematik der Bedeutung der Sensorik im Zuge des normalen Alternsprozesses um eine wichtige und noch weitgehend unbearbeitete Forschungsfragestellung der Psychologie des höheren Lebensalters und der Gerontologie ganz allgemein handelt. Es ist dabei durchaus wahrscheinlich, daß „Standardergebnisse" der bisherigen Forschung teilweise überdacht oder gar revidiert werden müssen. Gerade die Frage nach „gemeinsamen Ursachen" läßt es ferner notwendig erscheinen, diesen Problemkreis in noch viel stärkerer Weise interdisziplinär zu erforschen, wobei insbesondere die Disziplinen Medizin, Biologie und Psychologie gefordert sind.

Literatur

1. Anderson B, Palmore E (1974) Longitudinal evaluation of ocular function. In: Palmore E (ed) Normal aging II (pp 24-32). Duke University Press, Durham, NC
2. Bäckman L, Dixon RA (1992) Psychological compensation: A theoretical framework. Psychological Bulletin, 112:259-283
3. Balazsi AG, Rootman J, Drance SM, Schulze M, Douglas GR (1984) The effect of age on the nerve fiber population of the human optic nerve. American Journal of Ophthalmology, 97:760-766
4. Baltes MM, Baltes PB (eds) (1986) The psychology of control and aging. Erlbaum, Hillsdale, NJ
5. Baltes MM, Mayr U, Borchelt M, Maas I, Wilms U (1993) Everyday competence in old and very old age: An interdisciplinary perspective. Ageing and Society, 13:657-680
6. Baltes PB, Lindenberger U, Staudinger UM (1995) Die zwei Gesichter der Intelligenz. Spektrum der Wissenschaft, 52-61
7. Baltes PB, Mayer KU, Helmchen H, Steinhagen-Thiessen E (in Druck). Die Berliner Altersstudie (BASE): Überblick und Einführung. In: Mayer KU, Baltes PB (Hrsg) Die Berliner Altersstudie. Akademie Verlag, Berlin
8. Bergman M (1983) Central disorders of hearing in the elderly. In: Hinchcliffe R (ed) Hearing and balance in the elderly (pp 145-158). Churchill Livingstone, Edinburgh

9. Bess FH, Lichtenstein MJ, Logan SA, Burger MC, Nelson E (1989) Hearing impairment as a determinant of function in the elderly. Journal of the American Geriatrics Society, 37:123-128
10. Birren JE (ed) (1964) The psychology of aging. Prentice Hall, Englewood Cliffs, NJ
11. Birren JE, Botwinick J, Weiss AD, Morrison DF (1963) Interrelations of mental and perceptual tests given to healthy elderly men. In: Birren JE, Butler RN, Greenhouse SW, Yarrow MR (eds), Human aging: A biological and behavioral study (pp 143-156). Government Printing Office, Washington
12. Borchelt M, Steinhagen-Thiessen E (1992) Physical performance and sensory functions as determinants of independence in activities of daily living in the old and very old. In: Fabris N, Harman D, Knook D, Steinhagen-Thiessen E, Nagy I (eds) Annals of the New York Academy of Sciences, Volume 673, Physiological processes of aging. Toward a multicausal interpretation (pp 350-361) New York
13. Branch LG, Horowitz A, Carr C (1989) The implications for everyday life of incident self-reported visual decline among people over age 65 living in the community. The Gerontologist, 29:359-365
14. Braun HW (1959) Perceptual processes. In: Birren JE (ed) Handbook of aging and the individual (pp 543-561). University of Chicago Press, Chicago
15. Busse EW (1993) Duke University Longitudinal Studies of Aging. Zeitschrift für Gerontologie, 26:123-128
16. Busse EW, Maddox GL (1985) The Duke Longitudinal Studies of normal aging, 1955-1980. Springer, New York
17. Carabellese C, Appolonio I, Rozzini R, Bianchetti A, Frisoni GB, Frattola L, Trabucchi M (1993) Sensory impairment and quality of life in a community elderly population. Journal of the American Geriatrics Society, 41:401-407
18. Cerella J (1990) Aging and information-processing rate. In: Birren JE, Schaie KW (eds) Handbook of the psychology of aging (3. ed., pp 201-221). Academic Press, New York
19. Corso JF (1987) Sensory-perceptual processes and aging. Annual Review of Gerontology and Geriatrics, 7:29-55
20. Corso JF (1992) The functionality of aging sensory systems. In: Bouma H, Graafs JAM (eds), Gerontechnology (pp 51-78) IOS Press, Amsterdam
21. Devaney KO, Johnson HA (1980) Neuron loss in the aging visual cortex of man. Journal of Gerontology, 35:836-841
22. Diehl M, Willis S, Schaie KW (1995) Everyday problem solving in older adults: Observational assessment and cognitive correlates. Psychology and Aging, 10: 478-491
23. Era P, Jokela J, Qvarnberg Y, Heikkinen E. (1986) Pure-tone thresholds, speech understanding, and their correlates in samples of men of different ages. Audiology, 25:338-352
24. Fozard JL (1990) Vision and hearing in aging. In: Birren JE, Schaie KW (eds) Handbook of the psychology of aging (3. Auflage, pp 150-171) Academic Press, New York
25. Garstecki DC (1987) Self-perceived hearing difficulty in aging adults with aquired hearing loss. Journal of the Academy of Rehabilitative Audiology, 20:49-60
26. Gennis V, Garry PJ, Haaland KY, Yeo RA, Goodwin JS (1991) Hearing and cognition in the elderly. Archives of Internal Medicine, 151:2259-2264
27. Gilhome Herbst K (1983) Psycho-social consequences of disorders of hearing in the elderly. In: Hinchcliffe R (ed) Hearing and balance in the elderly (pp 174-200) Churchill Livingstone, Edinburgh
28. Granick S, Kleban MH, Weiss AD (1976) Relationships between hearing loss and cognition in normally hearing aged persons Journal of Gerontoloy, 31:434-440
29. Häkkinen L (1984) Vision in the elderly and its use in the social environment. Scandinavian Journal of Social Medicine, Supplementum 35:5-60
30. Heinemann AW, Colorez A, Frank S, Taylor D (1988) Leisure activity participation of elderly individuals with low vision. The Gerontologist, 28:181-184
31. Horn JL (1982) The theory of fluid and crystallized intelligence in relation to concepts of cognitive psychology and aging in adulthood. In: Craik FIM, Trehub S (eds) Aging and cognitive processes (pp 237-278) Plenum Press, New York
32. Horowitz A (1994) Vision impairment and functional disability among nursing home residents. The Gerontologist, 34:316-323
33. Jones DA, Victor CR, Vetter NJ (1984) Hearing difficulty and its psychological implications for the elderly. Journal of Epidemiology and Community Health, 38:75-78
34. Kline DW, Kline TJB, Fozard JL, Kosnik W, Schieber F, Sekuler R (1992) Vision, aging, and driving: The problems of older drivers. Journal of Gerontology, 47:P27-34

35. Kruse A (1990) Kompetenz im Alter in ihren Bezügen zur objektiven und subjektiven Lebenssituation. Habilitationsschrift. Universität Heidelberg
36. Lawton MP, Nahemow L (1973) Ecology and the aging process. In: Eisdorfer C, Lawton MP (eds) Psychology of adult development and aging (pp 619-674) American Psychological Association, Washington, DC
37. Lehr UM, Thomae H (Hrsg) (1987) Formen seelischen Alterns. Enke, Stuttgart
38. Lindenberger U, Baltes PB (1994) Sensory functioning and intelligence in old age: A strong connection. Psychology and Aging, 9:339-355
39. Marsiske M, Delius J, Maas I, Lindenberger U, Scherer H, Tesch-Römer C (1996) Sensorische Systeme im Alter. In: Mayer KU, Baltes PB (Hrsg) Die Berliner Altersstudie. Akademie Verlag, Berlin, S. 379-403
40. Mulrow CD, Aguilar C, Endicott JE, Velez R, Tuley MR, Charlip, WS, Hill JA (1990) Association between hearing impairment and the quality of life of elderly individuals. Journal of the American Geriatrics Society, 38:45-50
41. Norris ML, Cunningham DR (1981) Social impact of hearing loss in the aged. Journal of Gerontology, 36:727-729
42. Oswald WD (1982) Alltagsaktivitäten (ADL) und die Speed-/Power-Komponenten von Testleistungen. Zeitschrift für Gerontologie, 15:11-14
43. Ott-Tobler R (1988) Erkrankungen von Sinnesorganen im Alter und ihre Auswirkungen auf das Sozialleben. Dissertation im Fach Medizin an der Universität Bern
44. Owsley C, Ball K, Sloane ME, Roenker DL, Bruni JR (1991) Visual/cognitive correlates of vehicle accidents in older drivers. Psychology and Aging, 6:403-415
45. Peters CA, Potter JF, Scholer SG (1988) Hearing impairment as a predictor of cognitive decline in dementia. Journals of the American Geriatrics Society, 36:981-986
46. Rott C (1993) Ein Drei-Komponenten-Modell der Intelligenzentwicklung im Alter. Zeitschrift für Gerontologie, 26:184-190
47. Rott C (1994) Formen sensorischer Veränderungen im Alter und deren Auswirkungen auf Erleben und Verhalten im Alltag: Ergebnisse der Bonner Longitudinalstudie. Vortrag auf der 2. Jahrestagung der Deutschen Gesellschaft für Gerontologie und Geriatrie, Freiburg
48. Rott C (1995) Sensorische und intellektuelle Entwicklung im Alter: Ergebnisse der Bonner Längsschnittstudie des Alterns (BOLSA). In: Kruse A, Schmitz-Scherzer R (Hrsg.) Psychologie der Lebensalter (S. 217-229) Steinkopff, Darmstadt
49. Rott C, Wahl HW (1993). Relationships between sensory aging, cognitive functioning, coping style, and social activity: Data from the Bonn Longitudinal Study of Aging. Vortrag auf dem 46th Annual Scientific Meeting der Gerontological Society of America, New Orleans
50. Rudberg MA, Furner SE, Dunn JE, Cassel CK (1993) The relationship of visual and hearing impairments to disability: An analysis using the Longitudinal Study of Aging. Journal of Gerontology: Medical Sciences, 48:M261-M265
51. Salthouse TA (1985) A theory of cognitive aging. North-Holland, Amsterdam
52. Schieber F (1992) Aging and the senses. In: Birren JE Sloane RB (Hrsg) Handbook of mental health and aging (S. 251-306). Academic Press, New York
53. Schneekloth U, Potthoff P (1993) Hilfe- und Pflegebedürftige in privaten Haushalten. Bericht zur Repräsentativerhebung im Forschungsprojekt „Möglichkeiten und Grenzen selbständiger Lebensführung", im Auftrag des Bundesministeriums für Familie und Senioren. Kohlhammer, Stuttgart
54. Schuknecht HF (1974) Pathology of the ear. Harvard University Press, Cambridge
55. Sekuler R, Blake R (1987). Sensory underload. Psychology Today, 21:48-51
56. Snyder LH, Pyrek J, Smith KC (1976) Vision and mental functioning of the elderly. The Gerontologist, 16:491-495
57. Tesch-Römer C (in Druck) Schwerhörigkeit im Alter: Ist die Bewältigung von Kommunikationsbehinderung möglich? In: Kruse A (Hrsg) Psychosoziale Gerontologie (Band II: Intervention). 12. Jahrbuch der Medizinischen Psychologie. Hogrefe, Göttingen
58. Thomae H (1993) Die Bonner Gerontologische Längsschnittstudie (BOLSA). Zeitschrift für Gerontologie, 26:142-150
59. Thomas PD, Hunt WC, Garry PJ, Hood RB, Goodwin JM, Goodwin JS (1983) Hearing acuity in a healthy elderly population: Effects on emotional, cognitive, and social status. Journal of Gerontology, 38:321-325
60. U.S. Congress, Office of Technology Assessment (1986). Hearing impairment and elderly people – A background paper (OTA-BP-BA-30). U.S. Government Printing Office, Washington, DC

61. Uhlmann RF, Larson EB, Koepsell TD (1986) Hearing impairment and cognitive decline in senile dementia of the Alzheimers type. Journal of the American Geriatrics Society, 34:207-210
62. Uhlmann RF, Teri L, Rees TS, Mozlowski KJ, Larson EB (1989) Impact of mild to moderate hearing loss on mental status testing: Comparability of standard and written Mini-Mental State Examinations. Journal of the American Geriatrics Society, 37:223-228
63. Wahl HW (1987) Behinderung in der Altersbevölkerung: Ergebnisse einer Feldstudie. Zeitschrift für Gerontologie, 20:66-73
64. Wahl HW (1988) Alltägliche Aktivitäten bei alten Menschen: Konzeptuelle und methodische Überlegungen. Zeitschrift für Gerontopsychologie und Gerontopsychiatrie, 1:75-81
65. Wahl HW (1993) Kompetenzeinbußen im Alter: Eine Auswertung der Literatur zu „Activities of Daily Living" und Pflegebedürftigkeit. Zeitschrift für Gerontologie, 26:366-377
66. Wahl HW (1995) Ältere Menschen mit Sehbeeinträchtigung: Eine empirische Untersuchung zur Person-Umwelt-Transaktion. Habilitationsschrift an der Fakultät für Sozial- und Verhaltenswissenschaften der Universität Heidelberg
67. Wahl HW, Oswald F, Zimprich D (1995) Person-environment transaction approaches to everyday competence in later life: Empirical findings with visually impaired elderly. Vortrag auf dem 48th Annual Scientific Meeting der Gerontological Society of America, Los Angeles, USA
68. Wahl HW, Saup W (1994). Ökologische Gerontologie: mehr als die Docility-Hypothese? Zeitschrift für Gerontologie, 27, 347-454
69. Weale RA (1987) Senescent vision: Is it all the fault of the lens? Eye, 1:217-221
70. Wechsler D (1955) Wechsler Adult Intelligence Scale (7th ed.). The Psychological Corporation, New York
71. Weinstein BE, Ventry IM (1982) Hearing impairment and social isolation in the elderly. Journal of Speech and Hearing Research, 25:593-599
72. Weinstein BE, Ventry IM (1983) Audiometric correlates of the Hearing Handicap Inventory for the Elderly. Journal of Speech and Hearing Disorders, 48:379-384
73. Willis S, Schaie KW (1986) Practical intelligence in later adulthood. In: Sternberg RS, Wagner RK (Hrsg) Practical intelligence – Nature and origins of competence in the everyday world (pp 236-268) Cambridge University Press, New York
74. Willis S (1991) Cognition and everyday competence. Annual Review of Gerontology and Geriatrics, 11:80-109
75. Willott JF (1991) Aging and the auditory system: Anatomy, physiology, and psycho-physics. Singular Publishers, San Diego, CA

7 Höreinbußen im Alter: Belastung und Bewältigungsmöglichkeiten

C. TESCH-RÖMER UND M. NOWAK

Höreinbußen sind eine typische Belastung, die mit fortschreitendem Alter auftritt. Mindestens 30% aller über 65jährigen sind so stark von Höreinbußen betroffen, daß sie als schwerhörig zu bezeichnen sind und mit Hörgeräten versorgt werden müßten (4, 5, 17). Aus medizinischer Sicht läßt sich Schwerhörigkeit im Alter als eine Einschränkung bezeichnen, für die keine eindeutigen Risikofaktoren bekannt sind (siehe auch Kapitel 2; 16). Dies bedeutet, daß es bislang nicht möglich ist, das Auftreten von Altersschwerhörigkeit durch präventive Maßnahmen zu verhindern, obwohl es sicher sinnvoll ist, sich durch geeignete Vorkehrungen gegen übermäßige Beschallung zu schützen, um das Eintreten von Lärmschwerhörigkeit zu vermeiden. Auch eine kurative Behandlung der Alters- schwerhörigkeit ist (noch) nicht möglich, so daß rehabilitative Maßnahmen angewendet werden müssen. Die Methode der Wahl ist die Anpassung von Hörgeräten. Allerdings sind Hörgeräte problematische Prothesen, da sie den altersbedingten Hörverlust nur zum Teil auszugleichen in der Lage sind; ein „normales" Hören ist mit Hörgeräten nicht möglich.

Altersschwerhörigkeit kann somit – etwas überspitzt – als ein mit recht hoher Wahrscheinlichkeit eintretender, irreversibler und nur bedingt kompensierbarer alterskorrelierter Verlust bezeichnet werden, der mit äußerst unangenehmen Folgewirkungen verbunden ist: Obgleich es sich bei Schwerhörigkeit im Alter meistens um mittelgradige Schwerhörigkeit handelt, sind die Alarmierungs-, Orientierungs- und Kommunikationsfunktion des Gehörs behindert (44). Ältere schwerhörige Menschen hören bestimmte Signale nicht oder nicht rechtzeitig, es fällt ihnen schwerer, die räumliche Lage einer Geräuschquelle zu orten, und die lautsprachliche Kommunikation mit anderen Menschen – vor allem in Gruppen und bei Vorhandensein von Nebengeräuschen – wird schwieriger. Gerade die Einschränkung der Kommunikationsfunktion kann dazu führen, daß sich ältere Menschen aus sozialen Situationen zurückziehen, sich depressiv und einsam fühlen (Kapitel 1 u. 6). Im Zusammenhang mit sensorischen Verlusten, insbesondere der Hör- und Sehfähigkeit, wird auch eine Abnahme der kognitiven Leistungsfähigkeit im Alter diskutiert (32). Es erscheint daher sinnvoll, nach der *subjektiven Belastung* durch Höreinbußen im Alter sowie nach *psychologischen Bewältigungsprozessen* zu fragen. Wie bewerten ältere schwerhörige Menschen die mit abnehmender Hörfähigkeit verbundenen Belastungen? Wie gehen altersschwerhörige Menschen mit Kommunikationssituationen um, in denen sie hörbedingte Verständigungsprobleme haben? Welche psychologischen Anpassungsleistungen erfordert das Tragen von Hörgeräten? Welchen Beitrag kann des soziale Umfeld einer schwerhörigen Person bei der Bewältigung des Hörverlusts leisten?

Diesen Fragen wird im vorliegenden Kapitel nachgegangen. Im ersten Abschnitt wird ein psychologisches Modell der Bewältigung vorgestellt. Im zweiten Abschnitt wird die subjektive Belastung durch altersbedingte Höreinbußen diskutiert. Im dritten Abschnitt werden Bewältigungsprozesse bei Schwerhörigkeit im Alter sowie bei der Gewöhnung an Hörgeräte beschrieben. Abschließend soll im vierten Abschnitt versucht werden, die Grenzen und Möglichkeiten der Bewältigung von Höreinbußen im Alter sowie praktische Schlußfolgerungen zu skizzieren.

Ein psychologisches Modell der Bewältigung von Belastungen

Das Bewältigungsmodell der Arbeitsgruppe um Richard Lazarus hat sich in der psychologischen Bewältigungsliteratur als grundlegendes Rahmenmodell etabliert (29, 66). Auch in der Literatur zur Krankheitsbewältigung ist dieses Modell Grundlage für die theoretische Analyse krankheitsspezifischer Bewältigungsprozesse (7, 23, 37). Eine vereinfachte Darstellung des Modells findet sich in Abbildung 1. Ausgangspunkt des Modells ist eine Belastung, die als objektive Anforderung einer Situation verstanden werden kann, mit der eine Person umgehen muß. In einem ersten Schritt bewertet die Person die Belastung hinsichtlich ihrer Valenz („primäre Bewertung"). Dabei lassen sich vier Bewertungskategorien unterscheiden: Verlust und Bedrohung als negative, Herausforderung und Gewinn als positive Bewertungen eines Ereignisses. In einem zweiten Bewertungsschritt („sekundäre Bewertung") fragt die Person nach ihren Handlungsmöglichkeiten. Zusammen bestimmen primäre und sekundäre Bewertung das Bewältigungsverhalten einer Person (8, 11).

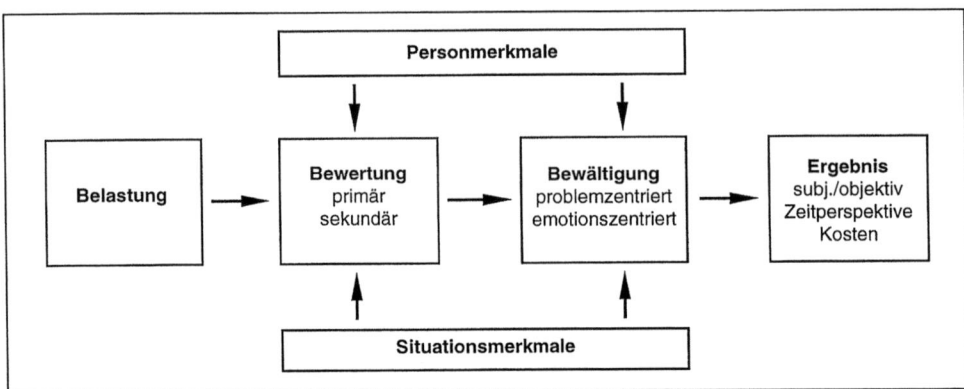

Abb. 1. Modell der Streßbewältigung

Mit Bewältigung sind die Bemühungen einer Person gemeint, sich mit jenen Anforderungen auseinanderzusetzen, die ihre adaptiven Ressourcen stark beanspruchen oder übersteigen (28). Dabei werden zwei Formen von Bewältigung diskutiert: problemorientierte oder assimilative sowie emotionsorientierte oder akkommodative Bewältigung (2, 10). Problemorientierte Bewältigung zielt auf die Veränderung der Situation. Hier geht es darum, die Situation an die Bedürfnisse der Person anzupassen. Beispiele für problemorientierte Bewältigung sind Informationssuche, Problemanalyse und planvolles Handeln. Im Gegensatz dazu zielt emotionsorientierte Bewältigung darauf, die Gefühle der Person so zu verändern, daß die Situation subjektiv als weniger belastend erlebt wird. Man kann also davon sprechen, daß sich die

Person an die Situation anpaßt anstatt aktiv in den Ablauf der Situation einzugreifen. Beispiele für emotionsbezogene, akkommodative Bewältigungsprozesse sind Wahrnehmungsabwehr, Ablenkung, Akzeptieren, Sinngebung und Anspruchsniveausenkung.

Bewertung und Bewältigung einer Belastung werden von Person- und Situationsmerkmalen beeinflußt. Relevante Personmerkmale sind unter anderem Alter, Geschlecht, Statusvariablen und Kontrollüberzeugungen, bei situativen Merkmalen kann neben spezifischen Gegebenheiten einer Situation vor allem an das soziale Netzwerk einer Person im Sinne einer Kontextressource gedacht werden. Ob und inwiefern sich Bewältigungsmuster beispielsweise mit fortschreitendem Alter verändern, ist nicht eindeutig zu beantworten. Allerdings scheint es ein Muster zu geben, wonach ältere Personen eher intrapersonale und jüngere eher interaktive Bewältigungsstrategien präferieren (9) und zwar unabhängig von der Art der zu bewältigenden Situation (12). Schließlich ist hier auch auf die Auseinandersetzung mit Grenzsituationen zu verweisen, mit denen ältere Menschen in besonderem Maße konfrontiert sind (25, 26). Auf die ausführliche Darstellung der Befundlage in der umfangreichen und sehr heterogenen Forschungsliteratur soll an dieser Stelle verzichtet werden (28, 66).

Die Frage nach der Form von Bewältigungsprozessen impliziert die Frage nach der Wirksamkeit von Bewältigung: Welche Bewältigungsstrategien helfen bei der Auseinandersetzung mit belastenden Ereignissen? Hier muß betont werden, daß mit dem alltagssprachlichen Begriff „Bewältigung" in der Regel die erfolgreiche Auseinandersetzung mit Belastungen gemeint ist (im Sinne von „das habe ich bewältigt"), während in der psychologischen Analyse zwischen Bewältigungsprozessen (Verhalten einer Person) und Bewältigungsergebnissen (Konsequenzen des Verhaltens) unterschieden wird. Es kann durchaus möglich sein, daß Bewältigungsbemühungen nicht zum erwünschten Erfolg führen. Obgleich problemorientiertes Bewältigungsverhalten häufig als besonders effizient angesehen wird, sollte an dieser Stelle angemerkt werden, daß im Verlauf der Ereignisbewältigung in der Regel sowohl problem- als auch emotionsfokussierte Strategien angewendet werden (3, 10). Die Beurteilung des Bewältigungserfolgs ist aus drei Gründen nicht einfach (59, 60). In erster Linie ist die Frage des Kriteriums von Bedeutung. Zum einen kann man Bewältigungseffekte nach subjektiven Kriterien (Zufriedenheit, Wohlbefinden) beurteilen. Zieht man objektive oder objektivierbare Kriterien heran (Leistungsfähigkeit, psychophysiologische Parameter), so wird man möglicherweise zu diskrepanten Ergebnissen kommen. Eine zweite Frage bei der Beurteilung der Bewältigungseffektivität betrifft die Zeitperspektive. Es ist möglich, daß sich bestimmte Bewältigungsbemühungen kurzfristig positiv auf ein gewähltes Kriterium auswirken, daß sich langfristig jedoch ein anderes Bild ergibt. Ein drittes Problem bei der Beurteilung von Bewältigungseffektivität betrifft die „Kosten" der Bewältigung. Es ist denkbar, daß Bewältigungsbemühungen zu Ergebnissen führen, die für die belastete Person selbst positiv einzuschätzen sind, daß aber hohe „Bewältigungskosten" für die sozialen Beziehungspartner der Person entstehen.

Im folgenden soll die Bewältigung von Hörproblemen im Alter im Rahmen dieses theoretischen Modells diskutiert werden. Dabei ist es wichtig, die unterschiedlichen Ebenen der Belastung zu unterscheiden, die sich durch Hörprobleme im Alter ergeben. Hörprobleme stellen eine chronisch progrediente Belastung dar, die nicht selten schon im mittleren Erwachsenenalter einsetzt, ohne daß die Person selbst bemerkt, Einbußen in ihrer Hörfähigkeit zu erleiden. Zur Belastung wird die Hörstörung vor allem durch Probleme in der alltäglichen Kommunikation: Die schwerhörige Person hört zwar, aber sie versteht häufig nicht; sie bemerkt nicht, wenn sie von hinten angesprochen wird; sie muß im Gespräch häufig nachfragen und gibt möglicherweise unpassende Antworten, weil sie etwas falsch verstanden hat. Eine weitere Belastung kann auch die ärztliche Diagnose darstellen: Die Person ist medizinisch als „schwerhörig" eingestuft und muß diese Information mit ihrem Selbstbild und ihrer Identität vereinbaren. Schließlich stellt sich ein Hörgerät, an das ältere schwerhörige Menschen und ihre Angehörigen sehr hohe Erwartungen haben, häufig als eine zusätzliche Belastung heraus: Auch mit dem Hörgerät kann die schwerhörige Person nicht mehr „wie früher" hören. Angesichts dieser vielfältigen Belastungsaspekte ist eine Analyse der Bewältigung von Hörproblemen im Alter unabdingbar. Im folgenden soll auf vier Aspekte der Bewertung und Bewältigung von Hörproblemen im Alter eingegangen werden:

- *Bewertung:* Welche subjektive Bedeutung hat der Hörverlust im Alter?
- *Bewältigung von Kommunikationsproblemen:* Welche Bewältigungsstrategien wenden ältere schwerhörige Menschen in problematischen Kommunikationssituationen an – und wie erfolgreich sind diese?
- *Bewältigungsleistungen bei der Gewöhnung an ein Hörgerät:* Welche Bewältigungsstrategien helfen der Person bei der Anpassung an die Erfordernisse eines Hörgeräts?
- *Kontextressourcen:* Bei dieser letzten Frage wurde das soziale Netzwerk älterer Menschen als ein wichtiges Kontextmerkmal im Bewältigungsprozeß herausgegriffen: Sind die Beziehungen zu anderen Menschen im Hinblick auf die Bewältigung von Höreinbußen eine Unterstützung oder eine Last?

Da sich die psychologische Forschung bislang nur am Rande mit dem Thema der Bewältigung von Altersschwerhörigkeit beschäftigt hat, sollen auch Daten aus eigenen Untersuchungen herangezogen werden, um diese Fragen zu beantworten.

Belastung durch Höreinbußen im Alter

Angesichts der Kennzeichnung der Altersschwerhörigkeit als irreversibler und nur bedingt kompensierbarer alterskorrelierter Verlust mit unangenehmen Folgewirkungen läßt sich vermuten, daß ältere schwerhörige Personen eigentlich keinen Spielraum für die Bewertung dieser Belastung haben. Die schwerhörige ältere Person ist in ihrem Alltag ständig gezwungen, sich mit den Ärgernissen des Nicht-Hörens und des Nicht-Verstehens auseinanderzusetzen. Es kann also angenommen werden, daß ältere schwerhörige Menschen den objektiven Hörverlust auch subjektiv negativ bewerten. Eine Analyse der Literatur zeigt, daß die subjektive Bewertung der Höreinbußen im Alter differenziert betrachtet werden muß.

Bei der Messung von Höreinbußen lassen sich drei Beschreibungsebenen unterscheiden:
- Physiologische Schädigung des auditiven Systems („impairment"),
- Einbußen psychophysischer Leistungen („disability") sowie
- Behinderung des täglichen Lebens aufgrund hörbedingter Kommunikationsprobleme („handicap").

In der klinischen Praxis wird in der Regel die psychophysische Leistungsfähigkeit des auditiven Systems mit Hilfe von audiometrischen Messungen erfaßt (Ton- und Sprachaudiometrie); die Diagnostik auf der physiologischen Ebene findet als Regeluntersuchung nicht statt. Die subjektive Hörbehinderung kann durch Explorationen und Fragebogenverfahren erhoben werden, in denen die schwerhörige Person angibt, ob und wie stark Hörprobleme zu Kommunikationsschwierigkeiten oder Beeinträchtigungen im sozialen oder emotionalen Bereich führen (6, 57, 62). Im folgenden soll der Zusammenhang zwischen audiometrisch gemessenem Hörverlust („disability") und der subjektiven Hör- und Kommunikationsbehinderung („handicap") dargestellt werden.

Grundsätzlich läßt sich sagen, daß der Zusammenhang zwischen der subjektiven Kommunikationsbehinderung und dem durch audiometrische Verfahren gemessenen Hörverlust recht hoch ist: Je stärker eine ältere Person nach audiometrischen Kriterien als schwerhörig zu bezeichnen ist, desto stärker äußert sie auch subjektiv eine soziale und emotionale Beeinträchtigung aufgrund von Hör- und Kommunikationsproblemen (14, 30, 42, 49, 63). Dies bedeutet, daß der objektiv gemessene Hörverlust von den betroffenen Personen auch als Belastung, d.h. negativ bewertet wird. Allerdings ist dieser Zusammenhang nicht perfekt: Es muß eine beachtliche interindividuelle Variabilität im Erleben von Höreinbußen konstatiert werden.

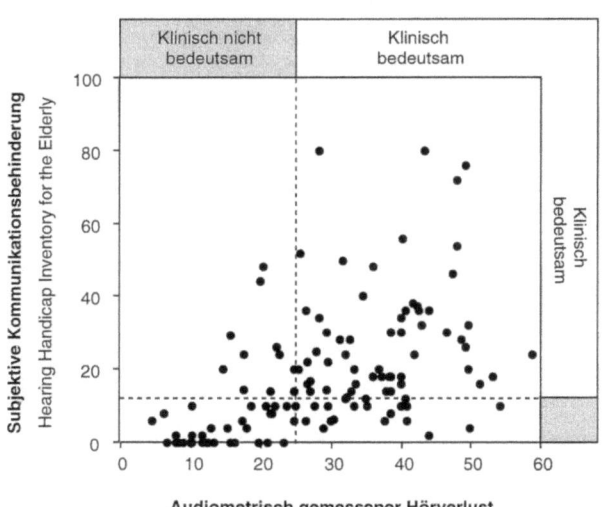

Abb. 2. Graphischer Zusammenhang zwischen audiometrisch gemessenem Hörverlust (durchschnittlicher Hörverlust in den Frequenzen 500, 1000 und 2000 Hz auf dem besser hörenden Ohr in dB) und subjektiver Hörbehinderung (Skala „Hearing Handicap Inventory for the Elderly HHIE"; die Werte können zwischen 0 – keine subjektiven Probleme – und 100 – höchste subjektive Probleme – variieren).

In Abbildung 2 ist der Zusammenhang zwischen audiometrisch gemessenem Hörverlust und subjektiv empfundener Kommunikationsbehinderung anhand eigener Daten (N=140 ältere Menschen) graphisch dargestellt (51, 52). Auf der x-Achse ist der audiometrisch gemessene Hörverlust für die Frequenzen 500, 1000 und 2000 Hz in dB für das besser hörende Ohr abgetragen (anstelle dieses Indikators könnten auch andere Variablen, wie etwa der Hörverlust für Sprache oder das Gesamtwortverstehen, herangezogen werden). Auf der y-Achse findet sich die subjektiv empfundene Hörbehinderung, gemessen mit dem Verfahren „Hearing Handicap Inventory for the Elderly HHIE" (57). Wie in der Abbildung zu erkennen ist, besteht ein hoher, aber nicht perfekter Zusammenhang zwischen der „objektiven" Belastung und der subjektiven Bewertung (Korrelationskoeffizient $r = 0{,}49$, $p < 0{,}01$). Die im Diagramm eingezeichneten Linien markieren die Subgruppen der klinisch bedeutsam hörbeeinträchtigten Personen. Hinsichtlich des audiometrisch gemessenen Hörverlusts (vertikale Linie) wurde das Kriterium eines Hörverlusts von durchschnittlich 25 dB ausgewählt. Dies entspricht in etwa dem Kriterium der Heil- und Hilfsmittel-Richtlinien der Krankenkassen für die Verordnung von Hörgeräten. Für die subjektive Kommunikationsbehinderung (horizontale Linie) wurde ein Skalenwert größer 16 gewählt (nach 63). Berechnet man für die Substichprobe der audiometrisch auffälligen Personen den Zusammenhang zwischen audiometrisch gemessenem Hörverlust und subjektiver Hörbehinderung, so ergibt sich nur noch ein mäßiger Zusammenhang (Korrelationskoeffizient r = 0,34, p < 0,01). Betrachtet man schließlich nur jene Personen, die sowohl nach objektiven als auch nach subjektiven Kriterien bedeutsame Beeinträchtigungen aufweisen, verringert sich der Zusammenhang noch einmal erheblich (Korrelationskoeffizient r = 0,16, n.s.).

Es läßt sich also anhand dieser graphischen Repräsentation zeigen, daß mit der Zunahme der audiometrisch gemessenen Höreinbußen die subjektive Belastung zunimmt, aber es gibt auch Personen, für die dieser Trend nicht zutrifft. Offensichtlich ist der audiometrisch meßbare Hörverlust nicht der einzige Faktor bei der Bewertung der subjektiven Behinderung. Es ist zu vermuten, daß das Ausmaß der Beeinträchtigung von der Lebenssituation einer Person und von ihrem Bewältigungsverhalten abhängig ist. Führt man sich noch einmal das eingangs dargestellte Bewältigungsmodell vor Augen, dann wird die Bewertung einer Belastung auch von Person- und Situationsmerkmalen beeinflußt. Geht man diesen Einflußgrößen nach, so erweist sich in der abgebildeten Stichprobe insbesondere die Komorbidität (Zahl anderer Krankheiten) zusätzlich als ein wichtiger Faktor für die subjektive Bewertung der Belastung durch Hörprobleme: Je schlechter der Gesundheitszustand einer schwerhörigen älteren Person, desto stärker fühlt sie sich subjektiv durch ihre Hörprobleme beeinträchtigt.

Tabelle 1. Zusammenhang zwischen audiometrisch gemessenem Hörverlust, und subjektiver Kommunikationsbehinderung. Grenzwert für die Tonaudiometrie: Durchschnittlicher Hörverlust von mindestens 25 dB in den drei Frequenzen 500, 1000 und 2000 Hz im besser hörenden Ohr. Grenzwert für HHIE: Mindestens 16 Punkte

Tonaudiometrie	Subjektive Kommunikationsbehinderung	
	Unauffällige Werte	Auffällige Werte (Subjektive Hörbehinderung)
Unauffällige Werte	19 %	**5 %**
Auffällige Werte (Hörgeräte angezeigt)	**24 %**	52 %

Ein zweites Beispiel für die interindividuelle Variabilität bei der Bewertung von Höreinbußen im Alter orientiert sich an der Erfordernis der (Früh)Erkennung von Schwerhörigkeit. Zu fragen ist, ob für Hörfähigkeit-Screenings – etwa in Praxen niedergelassener Allgemeinmediziner oder Internisten – audiometrische Verfahren oder subjektive Einschätzungen der Hörfähigkeit Verwendung finden sollten. Praktische Konsequenz solcher Screenings sind vertiefte Hörtests durch HNO-Spezialisten, die gegebenenfalls in eine Hörgerät-Versorgung münden sollten. In Tabelle 1 sind audiometrisch gemessene Hörfähigkeit und subjektiver Kommunikationsbehinderung einer Stichprobe von 100 älteren Personen gegenübergestellt (Daten nach 63). Wiederum wurden aufgrund klinischer Erfordernisse sowohl für die audiometrischen Kennwerte als auch für die subjektive Hörbehinderung Grenzwerte definiert (s.o.). Wie sich aus der Tabelle ergibt, ist die Übereinstimmung der audiometrisch fundierten Diagnosen nicht deckungsgleich mit der Selbsteinschätzung der Personen. Die diskrepanten Fälle sind fett gedruckt: Ein kleiner Teil der Personen (5%) zeigt kein auffälliges Audiogramm, leidet aber dennoch unter Hörbeschwerden. Für einen erheblichen Teil der untersuchten älteren Menschen (etwa ein Viertel) gilt das umgekehrte: Obwohl das Tonaudiogramm dieser Personen einen auffälligen Hörverlust aufweist, schätzen sich diese Person subjektiv als kaum hörbehindert ein. Die Notwendigkeit, sowohl objektive als auch subjektive Verfahren zu Screening-Zwecken heranzuziehen, läßt sich an diesem Beispiel deutlich erkennen.

Abschließend erscheint es sinnvoll, betroffene ältere Menschen selbst zu Wort kommen zu lassen. In eigenen Explorationen wurden ältere schwerhörige Menschen gefragt, welche Bedeutung ihre Hörprobleme für sie selbst und ihr tägliches Lebens besitzen. Von den befragten Schwerhörigen beurteilten etwa zwei Drittel ihre Schwerhörigkeit als negativ, während ein Drittel der Befragten die Schwerhörigkeit akzeptierten oder ihr sogar positive Aspekte abgewinnen konnten. Im folgenden sollen drei Beispiele für die subjektive Einschätzung der Schwerhörigkeit gegeben werden. Ein 67jähriger Mann, der nach tonaudiometrischen Kriterien als „geringgradig" schwerhörig einzustufen ist, beschreibt die Einsamkeit in sozialen Situationen, die durch Schwerhörigkeit hervorgerufen werden kann:

„Ja, ich bin nicht mehr da, faktisch gesehen. Jetzt nicht in der Zweisamkeit, aber wenns viele sind, bin ich aus. Da kann neben mir einer was zu mir sagen und da ist irgendwie laute Musik und sowas, und dann muß ich ihn fragen: ‚Sag mal, hast du was zu mir gesagt? Ich habe dich nicht verstanden. Ich habe zwar gesehen, Mund bewegt und nen Laut, aber ich hab nicht verstanden'".

Auch eine 64jährige Frau mit starken Höreinbußen (nach tonaudiometrischen Kriterien ist diese Befragte „hochgradig" schwerhörig) verweist auf die Probleme in Gruppen sowie auf den Rückzug aus sozialen Interaktionen aufgrund ständiger Kommunikationsprobleme:

„Man kapselt sich immer mehr ab. Man geht nicht mehr so in Gesellschaft, weil man ja das alles nicht so mitkriegt. Und immer fragen: ‚Sag noch mal und so'. Wie soll ich mich da ausdrücken? Man kapselt sich immer mehr ab. Viele Einladungen, die wir schon absagen".

Akzeptierend klingt dagegen die Beschreibung eines 77jährigen Mannes, der trotz einer – nach tonaudiometrischen Kriterien „mittelgradigen" – Schwerhörigkeit seine Hörprobleme als Teil des Alterns anzunehmen scheint:

„Das berührt mich nicht sehr. Das nehme ich als Ergebnis der menschlichen Entwicklung hin und tröste mich damit, daß es wahrscheinlich anderen ebenso geht. Oder wenn sie dann eben nicht schlecht hören, dann können sie schlecht laufen. Also, irgendwelche Beeinträchtigungen der menschlichen Natur bedingt durch das Alter, zu der man eben stehen muß. Das ist unsinnig, das etwa bedauern zu wollen. Man kann es ja doch nicht ändern".

Insbesondere das letzte Beispiel läßt allerdings erahnen, daß die subjektive Einschätzung der Schwerhörigkeit auch das Ergebnis von Bewältigungsbemühungen sein kann. Die beiden Schlußsätze verweisen auf eine Rationalisierung der Belastung: Es sei unsinnig, den Hörverlust zu bedauern, da eine Veränderung der Situation nicht mehr möglich sei. Insgesamt zeigen sich schon an diesen drei „Innensichten" sehr deutlich die Schwierigkeiten und Probleme schwerhöriger älterer Menschen.

Welche Schlüsse lassen sich aus den dargestellten Befunden ziehen? Erstens sollte festgehalten werden, daß audiometrisch gemessene Hörfähigkeit und subjektive Kommunikationshinderung positiv miteinander korrelieren. Dies muß umso mehr betont werden, als es sich bei Schwerhörigkeit im Alter vor allem um mittelgradige Schwerhörigkeit handelt; hochgradige Schwerhörigkeit und Ertaubung sind auch bei älteren Menschen eher die Ausnahme. Allerdings ist zu konstatieren, daß der audiometrisch gemessene Hörverlust keinen eindeutigen Schluß auf die soziale und emotionale Belastung einer Person erlaubt. Dabei sind zwei verschiedene Fälle zu unterscheiden: Zum einen gibt es Personen, die über Hörprobleme klagen, obwohl ihr audiometrischer Befund unauffällig ist. Hier sollte keinesfalls bagatellisiert werden: Mit dem Alter verändert sich nicht allein die Tonschwelle (und nur diese wird bei der Tonaudiometrie gemessen), sondern auch eine Reihe anderer kognitiver Verarbeitungsparameter (siehe Kapitel 4). Es ist durchaus möglich, daß andere altersbedingte Veränderungen des auditiven Apparats zu Hörproblemen führen, die Kommunikationsprobleme mit sich bringen und einer rehabilitativen Betreuung bedürfen. Der zweite Fall ist für die Betreuung und Versorgung älterer Menschen beinahe noch gravierender: Ein großer Teil älterer Menschen „unterschätzt" den eigenen Hörverlust. Womit ist dies zu erklären? Zum einen mag hierbei der schleichende Verlauf von Schwerhörigkeit eine Rolle spielen. Dieser ermöglicht es einer Person, sich schrittweise an das nachlassende Hörvermögen zu gewöhnen und an die veränderte Hörumwelt anzupassen. Bestimmte Dinge, wie beispielsweise das Singen von Vögeln oder die höhen Töne in einem Musikstück, werden einfach nicht mehr gehört, ohne daß es der Person bewußt wird. Zum anderen ist an die paradoxe Wirkung des Altersstereotyps zu denken (18). Das Altersstereotyp besagt ja, daß die Leistungsfähigkeit verschiedener Funktionen mit zunehmenden Jahren nachläßt. Es ist durchaus möglich, daß ältere Menschen sich selbst mit diesem Altersstereotyp vergleichen und zum Schluß kommen, selbst „gar nicht so schlimm dran zu sein". Dies könnte zur Folge haben, daß ältere (objektiv) schwerhörige Menschen (subjektiv) keine oder nur geringe Hör- und Kommunikationsprobleme haben. Beide Erklärungsansätze haben erhebliche praktische Konsequenzen: Wer der Meinung ist, keiner Hilfe zu bedürfen, sucht auch nicht danach. Dies könnte eine Erklärung dafür sein, daß ein nicht geringer Teil älterer Menschen (obwohl schwerhörig) keinen Hals-Nasen-Ohren-Spezialisten aufsucht und nicht mit Hörgeräten versorgt ist. Aber selbst wenn eine schwerhörige Person, die nicht unter ihrer Hörbehinderung leidet, mit Hörgeräten versorgt würde, wäre ein Erfolg unwahrscheinlich: Es wäre zu erwarten, daß diese Person ihr Hörgerät wenig oder gar nicht trägt.

Bewältigungsmöglichkeiten

Bewältigung von problematischen Kommunikationssituationen

Höreinbußen im Alter führen zu Kommunikationsproblemen. Eine schwerhörige Person, die nicht mit Hörgeräten versorgt ist, erlebt vergleichsweise häufig Hör- und Verständnisprobleme, wenn sie sich mit anderen Menschen unterhält. Dabei steht sie vor einem Dilemma. Bei Hörproblemen hat sie grundsätzlich zwei Möglichkeiten zu reagieren, die allerdings beide zu Störungen der Kommunikation führen können. Ist sich die Person unsicher, ob sie verstanden hat, was gesagt wurde, so kann sie nachfragen und um Wiederholung oder Erklärung bitten. Damit paßt sie die Kommunikationssituation an ihre Bedürfnisse an (assimilative Bewältigung). Allerdings bedeutet dies, daß der Kommunikationspartner sich wiederholen muß. Wird ein Gespräch allzu häufig durch Nachfragen unterbrochen, so kann dies dazu führen, daß der Kommunikationspartner gereizt oder verärgert reagiert. Daher kann sich die schwerhörige Person auch dazu entschließen, den Fluß der Kommunikation nicht zu unterbrechen, sondern aus verstandenen Gesprächsstücken, Gestik, Mimik und Lippenbewegungen zu erschließen versuchen, worum es gerade geht (akkomodative

Bewältigung). Hier lauert allerdings eine andere Gefahr: Versteht die schwerhörige Person nämlich etwas falsch, so besteht die Möglichkeit, daß sie einen unangemessenen Gesprächsbeitrag liefert, der zur Irritation des Kommunikationspartners führen kann. Angesichts dieses Dilemmas ist zu fragen: Wie kann eine schwerhörige Person Kommunikationsprobleme überhaupt bewältigen?

Um diese Frage zu beantworten, ist es sinnvoll, sich zwei Modelle der Kommunikation vor Augen zu führen. Ein erstes Modell ist das klassische Sender-Empfänger-Modell, das die normale Kommunikation zwischen zwei Personen beschreibt. Eine Person, der Sender, äußert eine Mitteilung oder Nachricht, die über ein bestimmtes Medium (Luft, Telefon, Lautsprecher) zum Empfänger gelangt. In der Regel versteht der Empfänger die Nachricht; ist dies aber nicht der Fall, so hat er die Möglichkeit, über Rückkopplungsmechanismen (Unverständnis signalisieren, Nachfragen) das Senden der Mitteilung wiederholen zu lassen. Dieses Modell wird dem Kommunikationsfluß in relativ ungestörten Interaktionssituationen gerecht. Kommunikationsprobleme treten nur selten auf und sind durch den Rückkopplungsmechanismus schnell behebbar.

Anders sieht die Situation für die schwerhörige Person aus: Hier ist die Übertragung der Mitteilung durch Hörprobleme von vornherein so stark gestört, daß Kommunikationsprobleme die Regel sind und die Benutzung von Rückkopplungsmechanismen nicht ausreicht. Aus diesem Grund wird für Hörbehinderte ein Modell der Kommunikation vorgeschlagen (1), das den zeitlichen Aspekt der Kommunikation berücksichtigt (Abb. 3). Grundidee dieses Modells ist die Tatsache, daß Kommunikation als Mitteilungsereignis im Zeitfluß stattfindet: Es gibt eine Zeit „vor", „während" und „nach" einem Kommunikationsereignis. Die schwerhörige Person sollte in den verschiedenen Phasen der Kommunikation unterschiedliche Kommunikationsstrategien heranziehen, um das Verstehen einer Mitteilung zu optimieren.

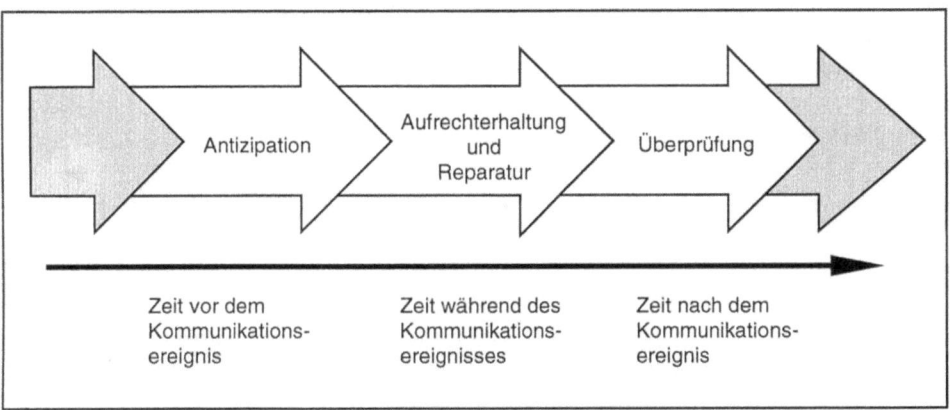

Abb. 3. Kommunikationsstrategien in Abhängigkeit vom zeitlichen Verlauf der Kommunikation

Vor dem Kommunikationsereignis setzen Antizipationsstrategien ein: Die schwerhörige Person kann ihrem Kommunikationspartner mitteilen, schwerhörig zu sein, ihn darüber aufklären, wie ein Guthörender mit einem Schwerhörigen am besten zu sprechen habe. Sie kann sich ferner an einer für sie günstigen Stelle im Raum plazieren und kann dafür sorgen, daß der Ort der Kommunikation keine störenden Hintergrundgeräusche aufweist sowie ausreichend beleuchtet ist. Während des Kommunikationsereignisses sollte die Person Strategien der Aufrechterhaltung und der

"Kommunikationsreparatur" einsetzen. Im Sinne des eingangs geschilderten allgemeinen Bewältigungsmodells kommen hier assimilative und akkommodative Bewältigungsstrategien zum Zuge: Nachfragen und Bitten um Wiederholungen sind dabei Beispiele für aktives, in die Situation eingreifendes Bewältigungsverhalten; aufmerksames Zuhören und Erschließen von nicht Verstandenem bedeuten in diesem Zusammenhang, sich an die Situation anzupassen und eher akkommodatives Bewältigungsverhalten zu zeigen. Schließlich ist es für die Person unumgänglich, in der Zeit nach dem Kommunikationsereignis zu überprüfen, ob sie die Mitteilung ihres Interaktionspartners verstanden hat. Mit einem neuen Kommunikationsereignis beginnt dann ein weiterer Abschnitt der fortlaufenden Kommunikation.

Angesichts dieser Überlegungen ist zu fragen, welche Kommunikationsstrategien oder Hörtaktiken von älteren Menschen eingesetzt werden und wie effektiv diese sind. In einer Untersuchung zu Hörtaktiken, die ältere Menschen in der Regel benutzen, stellte sich heraus, daß „um Wiederholung bitten", „sich konzentrieren", „vom Mund absehen (von den Lippen lesen)" und „Inhalt des Gesagten vermuten" die häufigsten Kommunikationsstrategien waren, während „zu verstehen vorgeben" und „sich aus der Kommunikation zurückziehen" seltener genannt wurden (58). In eigenen Explorationen zeigte sich, daß die überwiegende Mehrheit der befragten Personen angab, assimilative Bewältigungsstrategien wie „nachfragen" und „Schwerhörigkeit ansprechen" zu verwenden (86,3%), während nichtinvasive, akkommodative Bewältigungsstrategien wie „Inhalt des Gesagten erschließen" oder „Rückzug aus der Situation" sehr viel seltener genannt wurden (13,7%). Die Ergebnisse dieser Analysen sind in Tabelle 2 dargestellt. Hier ist allerdings zu fragen, ob diese aktive Innensicht der Außenwahrnehmung entspricht. Aus der Sicht von Beziehungspersonen und Kommunikationspartnern könnte es sein, daß ältere schwerhörige Menschen ihre Hörprobleme seltener ansprechen und evasive Bewältigungstechniken wie Lächeln, Nicken oder „Ja-Sagen" stärker verwenden als die älteren Menschen dies selbst wahrnehmen. In einer weiteren Studie stellte sich heraus, daß Person- und Situationsmerkmalen einen Einfluß auf das Bewältigungsverhalten haben: Ältere Frauen wendeten häufiger als Männer assimilative Bewältigungsstrategien an. Zudem war das Ausmaß an assimilativer Bewältigung dann besonders hoch, wenn Nebengeräusche in der Situation vorhanden waren (53).

Tabelle 2. Bewältigungsstrategien bei Hör- und Kommunikationsschwierigkeiten

Strategie	Verhaltensweise	%
▶ assimilative Strategie	nachfragen	71,3
	Schwerhörigkeit ansprechen	13,8
	akustische Bedingungen verbessern	1,2
Assimilative Strategien		86,3
▶ akkommodative Strategie	Inhalt des Gesagten erschließen	5,7
	Rückzug aus der Situation	3,4
	keine Reaktion	3,4
	Nicken, Lächeln, Ja-Sagen	1,2
Akkommodative Strategien		13,7

Welches sind nun aber effektive Kommunikationsstrategien? In einigen Untersuchungen konnte gezeigt werden, daß Kommunikationsstrategien wie „Rückzug aus der Situation" und „Vorgeben zu Verstehen" eher mit Depressivität und Einsamkeit zusammenhängen (24, 65). Eigene Daten sprechen dafür, daß akkommodative Bewältigungsstrategien, mit denen sich die Person an die Situation anpaßte, negativ mit der Zufriedenheit nach Beendigung der Kommunikationssituation zusammenhängen, während assimilative, die Situation verändernde Kommunikationsstrategien keinen Einfluß auf die Zufriedenheit mit dem Situationsausgang aufweisen (53). Die Ergebnisse deuten auf die hohe Schwierigkeit hin, Kommunikationsprobleme überhaupt in den Griff zu bekommen.

Ein von vielen älteren schwerhörigen Menschen gewähltes Mittel, Hör- und Kommunikationsprobleme zu verringern, ist die Verstärkung des akustischen Signals durch technische Geräte, insbesondere durch Hörgeräte. Im folgenden soll die Benutzung von Hörgeräten unter einer Bewältigungsperspektive genauer betrachtet werden.

Hörgeräte: Belastung, Bewältigungsmöglichkeiten und Nutzen

Dem Thema „Hörgeräte im Alter" ist in diesem Buch ein eigenes Kapitel gewidmet (siehe Kapitel 9). Dort wird der technische Stand von Hörgeräten dadurch gekennzeichnet, daß in den vergangenen Jahren große technische Fortschritte in der Hörgeräte-Technik gemacht wurden, die die Amplifizierung der Signalgeräusche (vor allem Sprache) bei gleichzeitiger Unterdrückung von Störgeräuschen immer besser gewährleisten. Dennoch sind Hörgeräte nach wie vor problematische Prothesen, deren Akzeptanz und Nutzungsgrad bei älteren Menschen (zu) gering ist. Dies läßt sich daran erkennen, daß der Versorgungsgrad älterer schwerhöriger Menschen mit Hörgeräten auf nur etwa 25% geschätzt wird (35). Daher soll in diesem Abschnitt folgenden Fragen nachgegangen werden: In welcher Hinsicht stellen Hörgeräte eine Belastung dar? Welche Bewältigungsaspekte sind bedeutsam bei der Gewöhnung an ein Hörgerät? Schließlich kann man das Hörgerät selbst als eine Bewältigungsmaßnahme interpretieren, mit deren Hilfe ältere Menschen Hörprobleme zu überwinden suchen, und kann fragen: Welchen Effekt hat ein Hörgerät auf das Wohlbefinden älterer schwerhöriger Menschen?

▶ *Hörgeräte als Belastung:* Obgleich Hörgeräte das wichtigste Rehabilitationsmittel im Rahmen der Bewältigung von Schwerhörigkeit darstellen, sollte an dieser Stelle explizit darauf hingewiesen werden, daß das Tragen von Hörgeräten selbst eine Belastung in verschiedener Hinsicht sein kann (13, 43). Die wichtigsten Problembereiche, die ältere Menschen als Belastung angeben, sind in Tabelle 3 zusammengefaßt.

Tabelle 3. Belastende Aspekte von Hörgeräten

Problembereiche	wichtige Aspekte
▶ unzureichender Nutzen	in Gruppensituationen keine Hilfe Nebengeräusche zu laut Stimmen und Töne verzerrt („künstlich") akustische Rückkopplung („Pfeifen")
▶ Probleme der Handhabung	Bedienungselemente zu klein (Ein/Ausstellen, Lautstärkeregulierung) Einsetzen schwierig, Batteriewechsel problematisch
▶ Stigmatisierung	Signalisierung eines Handicaps Zeichen des Altwerdens kosmetische Gründe
▶ Kosten	Zuzahlungen Batteriekosten

In erster Linie wird von älteren Hörgerätebenutzern der unzureichende Nutzen von Hörgeräten insbesondere in Gruppensituationen, in Situationen mit Nebengeräuschen sowie bei der Benutzung des Telefons beklagt (34, 41). Das heißt auch, daß Hörgeräte ausgerechnet in jenen Situationen wenig zu nützen scheinen, in denen schwerhörige ältere Menschen besonders auf Probleme stoßen und auf Abhilfe angewiesen sind. Dagegen zeigte sich, daß bei älteren Menschen der größte Hörgerätenutzen in einer ruhigen Hörumgebung erzielt werden kann (47). Hierbei ist allerdings anzumerken, daß ältere Menschen trotz konkreter Klagen über Einzelaspekte in der Regel eine hohe Gesamtzufriedenheit mit ihrem Gerät angeben. Ein zweiter Problembereich ist die Handhabung von Hörgeräten, insbesondere für jene älteren Menschen mit eingeschränktem Sehvermögen und Problemen der Feinmotorik. Hierbei ist darauf hinzuweisen, daß Im-Ohr-Geräte im Vergleich mit Hinter-dem-Ohr-Geräten besser abschneiden, was selbsteingeschätze Handhabung und Nutzung der Geräte betrifft (19, 34, 54, 55). Über zwei weitere Belastungsapekte durch Hörgeräte besteht Uneinigkeit in der Literatur: Zum einen wird argumentiert, daß Hörgeräte eine geringe Akzeptanz aufweisen, weil sie als Zeichen des Alters interpretiert würden und den Hörgeräte-Träger stigmatisierten – wofür der geringe Versorgungsgrad älterer Menschen mit einem Hörgerät spricht (43). Andererseits geben ältere Hörgerätebesitzer, die ihr Hörgerät nur selten benutzen, als Grund für den geringen Nutzungsgrad nicht kosmetische Probleme an, sondern verweisen auf den unzureichenden Nutzen des Geräts (34). Die oben erwähnte Präferenz von Im-Ohr-Geräten ist jedoch sicherlich auch unter kosmetischen Aspekten zu sehen. Finanzielle Belastungen durch ein Hörgerät werden insbesondere aus den USA berichtet, wo es keine Zuzahlungspflicht der Krankenversicherungen für Hörgeräte gibt (13). Aufgrund der Übernahme der Kosten für Hörgeräte treten diese in Probleme in Deutschland in dieser Schärfe nicht auf, allerdings kann man annehmen, daß auch in Deutschland arme ältere Menschen Probleme bei Zuzahlungen für bestimmte Hörgeräte sowie bei den notwendigen Kosten für den Betrieb des Hörgeräts (Kauf von Batterien) haben.

▶ *Bewältigungsaspekte:* In der psychologischen Literatur finden sich leider nur wenig Informationen darüber, welche Faktoren bei der Gewöhnung an ein Hörgerät hilfreich sind (36). Festzuhalten ist, daß sich das Trageverhalten nach etwa sechs Monaten stabilisiert hat (19). Jene älteren Personen, die ihre Hörgeräte am meisten benutzten (wöchentliche Tragedauer), profitierten auch am meisten davon und kamen in verschiedenen Kommunikationssituationen immer besser mit ihren Hörgeräten zurecht (47). In einer eigenen Studie wurden zwei Aspekte der „erfolgreichen" Hörgerätenutzung unterschieden: Tägliche Tragedauer sowie Zufriedenheit mit dem Hörgerät (52). Aufgrund des längsschnittlichen Designs der Studie konnten diese Aspekte der Hörgerätenutzung prospektiv sechs Monate nach Anpassung und Auslieferung des Hörgeräts bei Personen, die bei Beginn der Studie keinerlei Erfahrungen mit Hörgeräten hatten, untersucht werden. Die *Tragedauer des Hörgeräts* wird durch die Tendenz, Belastungen durch problemorientiertes Handeln zu bewältigen, positiv beeinflußt. Daneben kristallisierte sich noch ein anderes wichtiges Merkmal für die Vorhersage der Tragedauer heraus: Die Tragedauer nach sechs Monaten wird vor allem durch die Absicht zur Hörgerätenutzung beeinflußt. Mit anderen Worten: Wenn sich eine Person vor der Auslieferung des Hörgeräts vornimmt, ihr Hörgerät täglich mehrere Stunden zu tragen, so setzt sie diese Intention später auch in Handeln um. Schließlich stellt auch die Ermutigung durch das soziale Umfeld eine wichtige Einflußgröße auf die Tragedauer dar (64). Die *Zufriedenheit mit dem Hörgerät* wird dagegen weniger vom sozialen Umfeld als von Personmerkmalen sowie von anfänglichen (technischen) Problemen mit dem Hörgerät beeinflußt: Je intelligenter eine Person ist und je mehr Probleme sie mit ihrem Hörgerät gleich zu Beginn erlebt, desto unzufriedener ist sie mit dem Hörgerät. Zur erfolgreichen Anpassung an ein Hörgerät gehört aber sicherlich auch das Erlernen und der Gebrauch von Hörtaktiken sowie eine geduldige Einweisung in die Möglichkeiten und Grenzen von Hörgeräten. Im vorigen Abschnitt wurde geschildert, daß ältere Menschen in bestimmten Hörsituationen Probleme mit ihren Hörgeräten haben. Ein individuell abgestimmtes Training kann älteren Menschen den Gebrauch eines Hörgerätes in schwierigen akustischen Situationen erleichtern, z.B. in Gruppen oder beim Telefonieren (31).

▶ *Effekte von Hörgeräten:* Wie oben angedeutet, soll nun die Perspektive bezüglich der Hörgeräte gewechselt werden. Hörgeräte sind ja nicht als Belastung, sondern als Entlastung der schwerhörigen Person gedacht; ihre Benutzung kann somit als Bewältigungsstrategie interpretiert werden. Welchen Nutzen hat es nun für die Person, Hörgeräte zu tragen? Die bislang durchgeführten Studien lassen den Schluß zu, daß sich Hörgeräte positiv auf die selbsteingeschätzten Kommunikationsprobleme und das Wohlbefinden älterer schwerhöriger Personen auswirken (35, 52, 61). Dabei waren starke positive Effekte drei Wochen nach Auslieferung des Hörgeräts zu beobachten, die im Verlauf eines Jahres zwar wieder leicht zurückgingen, sich jedoch dann auf einem Niveau einpendelten, das immer noch eine deutliche Verbesserung gegenüber der Nicht-Versorgung darstellte (33, 50). Interessanterweise verringerte sich das Gefühl der Beeinträchtigung durch Hörprobleme nicht nur aus der Sicht der hörbehinderten Person selbst, sondern auch aus der Sicht des Ehepartners (39). Darüberhinaus konnte festgestellt werden, daß bei Personen, die monaural versorgt wurden, das nicht-versorgte Ohr im Verlauf der Zeit in der Spracherkennungsleistung absank, was auf eine Deprivation des nicht-versorgten Ohrs hinweist (15).

▶ *Zusammenfassend* lassen sich die Befunde folgendermaßen charakterisieren: Es ist ein Prozeß der Anpassung an ein Hörgerät notwendig, da Hörgeräte eine Reihe von problematischen Eigenschaften aufweisen, von denen unzureichender Nutzen und schwierige Handhabung die wichtigsten sind. Für die erfolgreiche Gewöhnung an ein Hörgerät scheinen die Intention, das Hörgerät zu tragen, problembezogene Bewältigungsstrategien, sowie eine Auseinandersetzung mit den Eigenschaften von Hörgeräten entscheidend zu sein. Und schließlich: Hörgeräte haben auch bei älteren Menschen einen positiven Effekt auf das Kommunikationsverhalten und das Wohlbefinden. Die Rolle, die das soziale Netzwerk bei der Bewältigung von Hörproblemen und der Anpassung an ein Hörgerät spielt, soll im nächsten Abschnitt ausführlicher thematisiert werden.

Das soziale Netzwerk: Unterstützung oder Last?

Das soziale Netzwerk einer Person kann eine Hilfe bei der Bewältigung von Problemen darstellen oder selbst eine Quelle von Belastungen sein. Vertraute Bezugspersonen können zum einen Unterstützung zur Verfügung stellen mit dem Ziel, einen Problemzustand zu beseitigen oder ihn erträglich zu machen (48) und stellen somit eine wichtige Bewältigungsressource dar (56). Allerdings kann vermeintlich unterstützendes Verhalten der Umwelt auch als Belastung wahrgenommen werden, wenn es die Bedürfnisse der unterstützungsbedürftigen Person nicht trifft. Fehlgeschlagene Unterstützung hat dabei besonders negative Folgen für das Wohlbefinden einer Person (27, 46). Wie sieht dieser Sachverhalt übertragen auf Hörprobleme aus?

Hörprobleme werden vor allem in Kommunikationssituationen mit anderen Menschen deutlich. Dabei scheint es Betroffenen anfänglich häufig schwerzufallen, ihre Hörprobleme zu akzeptieren. Die Tendenz, Höreinbußen zu minimieren oder zu verleugnen (und statt dessen dem Gesprächspartner z.B. eine schlechte Aussprache vorzuwerfen), wurde in kanadischen Studien an lärmschwerhörigen Arbeitern und ihren Ehefrauen untersucht (22). Höreinbußen stellen demnach eine Bedrohung für das Selbstwertgefühl dar, die für die betroffene Person nicht leicht zu bewältigen ist. Wie erfolgreich Hörprobleme bewältigt werden, hängt erheblich davon ab, wie das soziale Umfeld auf diese reagiert. Wehrt eine Person ihre Hörprobleme ständig ab, so kann dies bei Freunden und Angehörigen – neben den bestehenden Kommunikationsproblemen – Ärger und Frustration auslösen. Häufig reagiert das soziale Umfeld auch mit Unverständnis auf die Hörprobleme. Negative Stereotype über Schwerhörigkeit („alt sein", „behindert sein") werden geweckt oder der hörbeeinträchtigten Person wird sogar vorgeworfen, nicht hören zu wollen (20). Dies wiederum wird von der schwerhörigen Person als Belastung erlebt. Daraus folgt für die Bewältigung, daß sich grundsätzlich beide, die hörbeeinträchtigte Person und das soziale Umfeld, auf die Hörprobleme einstellen müssen (21). Was gemeint ist, soll kurz an einem alltäglichen Beispiel erläutert werden: Für einen schwerhörigen Menschen ist der Aufmerksamkeits- und Konzentrationsaufwand, um einem Gespräch – insbesondere in einer Gruppe – zu folgen, besonders hoch. Eine angemessene Sprechweise der beteiligten Personen sowie Hilfestellungen wie etwa das Zusammenfassen des Gesagten stellen eine Erleichterung für die schwerhörige Person dar. Aus der Sicht des normalhörigen Gesprächspartners bedeutet das, die eigene Sprechweise den Bedürfnissen der hörbeeinträchtigten Person anzupassen (vgl. auch Kapitel 11). Beherzigt ein normalhörender Kommunikationspartner diese Verhaltensweisen, so kann man von sozialer Unterstützung sprechen. Ob diese Unterstützung allerdings als solche wahrgenommen wird, ist nicht sicher. Fehlgeschlagene Unterstützung kann aus mehreren Gründen entstehen. Zum einen kann es sein, daß normalhörige Gesprächspartner sich zwar bemühen, ihre Sprechweise zu verändern, daß es ihnen aber nicht oder nur unbefriedigend gelingt. Ehepartner tendieren dazu, die sozialen und emotionalen Beeinträchtigungen, die mit einer Verschlechterung des Hörvermögens einhergehen, zu unterschätzen (38). Weiterhin kann es sein, daß eine hörbehinderte Person Unterstützung bei der Bewältigung einer Situation (z.B. beim Gang zu einer Behörde) wünscht, sich dabei aber in ihrer Autonomie bedroht oder eingeschränkt fühlt. Unterstützung ist in diesem Fall eine „Gratwanderung zwischen Stützung und Kränkung" (45). Dabei gilt: Je enger die Beziehung, umso größer ist der Einfluß der Hörprobleme auf die Beziehung. Eigene Ergebnisse zeigen, daß sich die Ehepartner von schwerhörigen Personen durch häufiges Gewähren von Unterstützung belastet fühlen (40). In Tabelle 4 sind daher einige Interaktionsschwierigkeiten aus der Sicht beider Partner gegenübergestellt. Nicht selten ziehen sich schwerhörige Personen aus sozialen Situationen zurück, weil sie den Gesprächspartnern nicht zur Last fallen wollen oder um sich von vornherein Frustrationen zu ersparen. Demgegenüber versuchen Bezugspersonen häufig darauf einzuwirken, daß rehabilitative Maßnahmen ergriffen werden, d.h. sie drängen auf die Anschaffung von Hörgeräten. Eigene Daten zeigen, daß knapp ein Drittel der Befragten nicht aus eigenem Antrieb, sondern auf Verlangen anderer Personen – vornehmlich des Ehepartners – erstmals einen Hals-Nasen-Ohrenarzt aufsuchten.

Tabelle 4. Mögliche Effekte von Schwerhörigkeit in der Interaktion zwischen normal- und schwerhörigen Kommunikationspartnern

Emotionale Reaktion der schwerhörigen Person	Emotionale Reaktion des normalhörigen Kommunikationspartners
▶ *Anstrengung und Müdigkeit verursacht durch*	▶ *Anstrengung und Müdigkeit verursacht durch*
häufiges Nachfragen Bitten um angemessene Sprechweise hohen Konzentrationsaufwand	häufiges Wiederholen lautes Sprechen „Dolmetschen" in sozialen Situationen
▶ *Frustration und Ärger verursacht durch*	▶ *Frustration und Ärger verursacht durch*
geringes Verständnis von Nicht-Betroffenen Nicht-Verstehen Gefühle des Ausgeschlossen-Seins	Einschränkungen der eigenen Freiheit aufgrund von Unterstützungsleistungen Mißverständnisse und falsche Antworten

Kommt es zur Anschaffung von Hörgeräten, so nehmen die Bezugspersonen eine wichtige Rolle hinsichtlich der Gewöhnung an die Hörgeräte ein. Wie in vorhergehenden Abschnitten bereits beschrieben, ist auch mit Hörgeräten kein „normales" Hören möglich. Dieser Sachverhalt ist Angehörigen häufig nicht bekannt, so daß eine hohe Erwartung an die Hörgeräte besteht, die sich dann nicht aufrecht erhalten läßt. Empirischen Ergebnissen zufolge haben wichtige Bezugspersonen zwar keinen Einfluß auf die Einstellung, die eine schwerhörige Person zu Hörgeräten entwickelt, üben jedoch nach Anschaffung von Hörgeräten einen bedeutsamen Einfluß auf das tatsächliche Trageverhalten aus (64). Es scheint daher sinnvoll, Ehepartner und andere enge Bezugspersonen aktiv in den Prozeß der Hörgeräte-Verordnung und -Anpassung einzubeziehen, so daß eine gemeinsame Gewöhnung an die veränderte Hörsituation stattfinden kann (21).

Das soziale Umfeld einer hörbeeinträchtigten Person kann sowohl eine Unterstützung als auch eine Last bedeuten. Hörprobleme behindern die alltägliche Kommunikation. Durch adäquate Unterstützung im Sinne einer der schwerhörigen Person angemessenen Sprechweise kann die Kommunikation jedoch erleichtert werden. Langsam, artikuliert und zugewandt zu sprechen, sowie Verständnis und Geduld aufzubringen, erfordert von den normalhörigen Gesprächspartnern, sich mit den Hörbedürfnissen einer hörbeeinträchtigten Person vertraut zu machen. Sicherlich ist es aber auch günstig, wenn Schwerhörige gleichermaßen Verständnis für die Belastungen aufbringen, die das Unterstützungsverhalten für ihre Beziehungs- und Kommunikationspartner mit sich bringt.

Grenzen und Möglichkeiten der Bewältigung von Höreinbußen im Alter

Die Antworten auf die Frage „Wie ist die Bewältigung von Höreinbußen möglich?" soll anhand einer Modifikation des allgemeinen Streßbewältigungsmodells zusammengefaßt werden, das am Beginn dieses Kapitels vorgestellt wurde. Das modifizierte Modell ist in Abbildung 4 dargestellt. Schwerhörigkeit im Alter ist eine progredient verlaufende, chronische Beeinträchtigung. Hörprobleme bedeuten für den älteren Menschen eine *Belastung* in verschiedener Hinsicht: In erster Linie sind in diesem Zusammenhang die alltäglichen, immer wiederkehrenden Kommunikationsprobleme zu nennen. Hörgeräte dienen der Verbesserung der Hörfähigkeit, stellen aber (zumindest in der Anfangsphase) ebenfalls eine Belastung dar. Wie nicht anders zu erwarten, ist die *Bewertung* von Höreinbußen durch ältere Menschen negativ, dabei ist jedoch eine Tendenz zur Unterschätzung des Hörverlustes auszumachen. Häufig tendieren schwerhörige ältere Menschen dazu, ihren Hörverlust subjektiv als gering einzuschätzen. Für die *Bewältigung* der durch Schwerhörigkeit entstehenden Probleme läßt sich sagen, daß sich problemorientierte, assimilative Bewältigungsstrategien gegenüber emotionsbezogenen, akkommodativen Bewältigungsstrategien als überlegen erweisen: Bei Kommunikationsstörungen scheint es sinnvoll zu sein, aktiv auf die Gesprächspartner einzuwirken, die besonderen Belange des Schwerhörigen zu berücksichtigen; für die Gewöhnung an ein Hörgerät sind problemorientierte Handlungsstrategien ebenfalls hilfreich. Bewertung und Bewältigung ist abhängig von *Personmerkmalen*, wobei u.a. die Gesundheit einer Person eine Rolle bei der Bewertung von Schwerhörigkeit spielt und der Intention, ein Hörgerät zu tragen, eine besondere Bedeutung bei der Anpassung an ein Hörgerät zukommt. Bei den *Situationsmerkmalen* zeigt das soziale Netz ein Doppelgesicht: Die Beziehungspartner der schwerhörigen Person können sowohl unterstützend als auch belastend wirken.

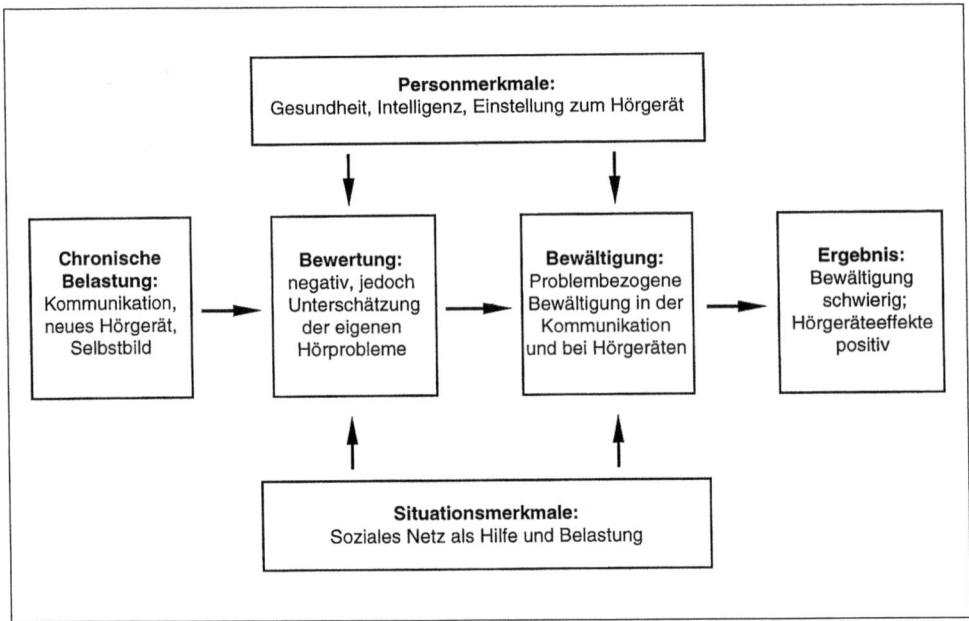

Abb. 4. Bewältigung von Höreinbußen im Alter – eine Zusammenfassung im Rahmen des allgemeinen Modells der Streßbewältigung (Erläuterung im Text)

Kann man nun sagen, daß Hörprobleme im Alter „erfolgreich" bewältigt werden können? Die Antwort auf diese Frage muß lauten: Die Belastung durch Hörprobleme im Alter kann durch vielfältige Bewältigungsprozesse und Unterstützungsleistungen gemildert werden, so daß Hörprobleme nicht zwangsläufig zu Niedergeschlagenheit und sozialem Rückzug führen müssen. Eine Bewältigung der Altersschwerhörigkeit im Sinne eines völligen Aufhebens von Hörproblemen ist aber sicherlich nicht möglich. Vielmehr ist es so, daß viele ältere schwerhörige Menschen ihre Hörprobleme akzeptieren, weil diese im Proze des Älterwerdens erwartbar sind. Schließlich ist zu betonen, daß Hörgeräte (trotz des Moments der anfänglichen zusätzlichen Belastung) durchaus als sinnvolle Maßnahme zur Bewältigung von Hörproblemen im Alter gesehen werden sollten: Die Effekte von Hörgeräten bezüglich der Kommunikationsfähigkeit und des Wohlbefindens älterer Menschen sind als positiv einzuschätzen. Schließlich ist festzuhalten, daß es notwendig ist, die Behinderung älterer Menschen durch Hör- und Kommunikationsprobleme so gering wie möglich zu halten, damit die „Potentiale des Alters" verwirklicht werden können (26).

Welche Ratschläge für praktische Maßnahmen lassen sich aus diesen Befunden ableiten? Drei Schwerpunkte praktischer Maßnahmen scheinen besonders wichtig zu sein. An dieser Stelle sollen praktische Maßnahmen jedoch nur angedeutet werden, da sie ausführlich an anderer Stelle in diesem Band besprochen werden (siehe Kapitel 11).

▶ Es erscheint notwendig, die Selbsteinschätzungen älterer Menschen ernst zu nehmen. Zum einen ist es durchaus möglich, daß ältere Menschen, die aufgrund audiometrischer Messungen keinen auffälligen Hörverlust aufweisen, dennoch mit gutem Grund über Hör- und Kommunikationsprobleme klagen. Zum anderen ist es wichtig, bei jenen Menschen, die ihre Hörprobleme für nur gering halten, obwohl sie einen audiometrisch erheblichen Hörverlust aufweisen, die subjektive Selbsteinschätzung der Hörprobleme zu berücksichtigen, um die Erfolgschancen einer Rehabilitation zu erhöhen.

▶ Die Kommunikationsstrategien und Hörtaktiken älterer Menschen können verbessert werden. Dies gilt sowohl für ältere Menschen, die nicht mit Hörgeräten versorgt sind und lernen sollten, in Kommunikationssituationen aktiv ihre Bedürfnisse einzufordern, als auch für Hörgeräteträger, die in bestimmten Situationen Probleme mit ihren Hörgeräten haben. Für beide Gruppen wäre es sinnvoll, Trainings in Kommunikationsstrategien anzubieten. Diese könnten in Volkshochschulen oder Seniorenzentren angeboten werden.

▶ Es ist wichtig, (Ehe)Partner und Familienangehörige in etwaige Rehabilitationsmaßnahmen einzubeziehen. Hörprobleme können zu Problemen in der Partnerschaft und den Familienbeziehungen führen. Angehörige tendieren dazu, die Hörprobleme der schwerhörigen Person zu unterschätzen. Mehr Verständnis für den Schwerhörigen und angemessene Kommunikationsstrategien zu entwickeln, könnte zu einer Unterstützung der schwerhörigen älteren Menschen erheblich beitragen.

Literatur

1. Bally SJ, Kaplan H (1988) The Gallaudet University Aural Rehabilitation Elderhostels. Journal of the Academy of Rehabilitative Audiology 21: 99-112
2. Brandtstädter J, Renner G (1990) Tenacious goal pursuit and flexible goal adjustment: Explication and age-related analysis of assimilative and accommodative strategies of coping. Psychology and Aging 5: 58-67
3. Carver CS, Scheier MF (1994) Situational coping and coping dispositions in a stressful transaction. Journal of Personality and Social Psychology 66: 184-195
4. Davis A (1983) The epidemiology of hearing disorders. In R Hinchcliffe (Ed) Hearing and balance in the elderly, Churchill Livingstone, Edinburgh, 1-43
5. Davis AC (1989) The prevalence of hearing impairment and reported hearing disability among adults in Great Britain. International Journal of Epidemiology 18: 911-917
6. Demorest ME, Erdman SA (1986) Scale composition and item analysis of the communication profile for the hearing impaired. Journal of Speech and Hearing Research 29: 515-535
7. Filipp SH (1990) Bewältigung schwerer körperlicher Erkrankungen: Möglichkeiten der theoretischen Rekonstruktion und Konzeptualisierungen. In: Muthny FA (Hrsg) Krankheitsverarbeitung, Springer, Berlin, 24-40

8. Folkman S (1984) Personal control and stress and coping processes: A theoretical analysis. Journal of Personality and Social Psychology 46: 839-852
9. Folkman S (1991) Coping across the life span. In: Cummings EM, Greene AL, Karraker KH (Eds) Life-span developmental psychology: Perspectives on stress and coping, Erlbaum, Hillsdale NJ, 3-19
10. Folkman S, Lazarus RS (1980) An analysis of coping in a middle-aged community sample. Journal of Health and Social Behavior 21: 219-239
11. Folkman S, Lazarus RS, Dunkel-Schetter C, DeLongis A, Gruen RJ (1986) Dynamics of a stressful encounter: Cognitive appraisal coping and encounter outcomes. Journal of Personality and Social Psychology 50: 992-1003
12. Folkman S, Lazarus RS, Pimley S, Novacek J (1987) Age differences in stress and coping processes. Psychology and Aging 2: 171-184
13. Franks JR, Beckmann NJ (1985) Rejection of hearing aids: Attitudes of a geriatric sample. Ear and Hearing 6: 161-166
14. Garstecki DC (1987) Self-perceived hearing difficulty in aging adults with aquired hearing loss. Journal of the Academy of Rehabilitative Audiology 20: 49-60
15. Gelfand SA Silman S, Ross L (1987) Long-term effects of monaural binaural and no amplification in subjects with bilateral hearing loss. Scandinavian Audiology 16: 201-207
16. Gerok W, Brandtstädter J (1992) Normales, krankhaftes, optimales Altern: Variations- und Änderungsspielräume. In: Baltes PB, Mittelstraß J (Hrsg) Zukunft des Alterns und gesellschaftliche Entwicklung, de Gruyter, Berlin, 356-385
17. Grünes Kreuz (1985). Hörtest 1985. Infratest Gesundheitsforschung, München
18. Heckhausen J (1990) Erwerb und Funktion normativer Vorstellungen über den Lebenslauf. Ein entwicklungspsychologischer Beitrag zur sozio-psychischen Konstruktion von Biographien. In: Mayer KU (Hrsg) Lebensläufe und sozialer Wandel, Opladen, Westdeutscher Verlag, 351-373
19. Henrichsen J, Noring E, Lindemann L, Christensen B, Parving A (1991) The use and benefit of in-the-ear hearing-aids. Scandinavian Audiology 20: 55-59
20. Herbst KG (1983) Psycho-social consequences of disorders of hearing in the elderly. In: Hinchcliffe R (Ed) Hearing and balance in the elderly, Edinburgh, Churchill Livingstone, 174-200
21. Hétu R, Jones L, Getty L (1993) The impact of acquired hearing impairment in intimate relationships: implications for rehabilitation. Audiology 32: 363-381
22. Hétu R, Riverin L, Getty L, Lalande NM, St-Cyr C (1990) The reluctance to acknowledge hearing difficulties among hearing-impaired workers. British Journal of Audiology 24: 265-276
23. Klauer T, Ferring D, Filipp S-H (1989) Zur Spezifität der Bewältigung schwerer körperlicher Erkrankungen: Eine vergleichende Analyse dreier diagnostischer Gruppen. Zeitschrift für Klinische Psychologie 18: 144-158
24. Knutson JF, Lansing CR (1990) The relationship between communication problems and psychological difficulties in persons with profound acquired hearing loss. Journal of Speech and Hearing Disorders 55: 656-664
25. Kruse A (1987) Coping with chronic disease, dying and death - a contribution to competence in old age. Comprehensive Gerontology 1: 1-11
26. Kruse A (1990) Potentiale im Alter. Zeitschrift für Gerontologie 23: 235-245
27. Laireiter A, Lettner K (1993) Belastende Aspekte sozialer Netzwerke sozialer Unterstützung: Ein Überblick über den Phänomenbereich und die Methodik. In: Laireiter A (Hrsg) Soziales Netzwerk und soziale Unterstützung, Bern, Huber, 101-111
28. Lazarus RS (1994) Coping. In: Corsini RJ (Ed) Encyclopedia of psychology: Vol. I. (2nd ed), Wiley, New York, 326-329
29. Lazarus RS, Folkman S (1984) Stress, appraisal, and coping. New York, Springer
30. Lichtenstein MJ, Bess FH, Logan SA (1988) Validation of screening tools for identifying hearing-impaired elderly in primary care. Journal of the American Medical Association 259: 2875-2878
31. Lindberg P, Scott B, Andersson G, Melin L (1993) A behavioural approach to individually designed hearing tactics training. British Journal of Audiology 27: 299-301
32. Lindenberger U, Baltes PB (1994) Sensory acuity and intelligence in old age: A strong connection. Psychology and Aging 9: 339-355
33. Malinoff RL, Weinstein BE (1989) Changes in self-assessment of hearing handicap over the first year of hearing aid use by older adults. Journal of the Academy of Rehabilitative Audiology 22: 54-60.
34. May AE, Upfold LJ, Battaglia JA (1990) The advantages and disadvantages of ITC, ITE and BTE hearing aids: Diary and interview reports from elderly users. British Journal of Audiology 24: 301-309
35. Mulrow CD, Aguilar C, Endicott JE, Tuley MR, Velez R, Charlip WS, Rhodes MC, Hill JA, DeNino LA (1990) Quality-of-life changes and hearing impairment. Annals of Internal Medicine 113: 188-194

36. Mulrow CD, Tuley MR (1992) Correlates of successful hearing aid use in older adults. Ear and Hearing 13: 108-113
37. Muthny FA (1994) Krankheitsverarbeitung bei Kranken und Gesunden. In: Schüßler G, Leibing E (Hrsg) Coping. Verlaufs- und Therapiestudien chronischer Krankheit, Hogrefe, Göttingen, 17-34.
38. Newman CW, Weinstein BE (1986) Judgments of perceived hearing handicap by hearing-impaired elderly men and their spouses. Journal of the Academy of Rehabilitative Audiology 19: 109-115
39. Newman CW, Weinstein BE (1988) The Hearing Handicap Inventory for the Elderly as a measure of hearing aid benefit. Ear and Hearing 9: 81-85
40. Nowak M, Tesch-Römer C (1994) Soziale Unterstützung bei der Bewältigung von Schwerhörigkeit im Alter. Poster präsentiert auf dem 39. Kongreß der Deutschen Gesellschaft für Psychologie in Hamburg
41. Parving A, Philip B (1991) Use and benefit of hearing aids in the tenth decade and beyond. Audiology 30: 61-69
42. Pedersen K, Rosenhall U (1991) Correlations between self-assessed hearing handicap and standard audiometric tests in elderly persons. Scandinavian Audiology 20: 109-116
43. Plath P (1991) Problems in fitting hearing aids in the elderly. Acta Otolaryngologica Supplement 476: 278-280
44. Richtberg W (1990) Was schwerhörig sein bedeutet. Kind, Großburgwedel
45. Richtberg W (1991) Patient Familie. Hörakustik 2: 43-46
46. Rook KS (1984) The negative side of social interaction: impact on psychological well-being. Journal of Personality and Social Psychology 46: 1097-1108
47. Schum DJ (1992) Responses of elderly hearing aid users on the hearing aid performance inventory. Journal of the American Academy of Audiology 3: 308-314
48. Schwarzer R (1992) Psychologie des Gesundheitsverhaltens. Hogrefe, Göttingen
49. Sever JC, Harry DA, Rittenhouse TS (1989) Using a self-assessment questionnaire to identify probable hearing loss among older adults. Perceptual and Motor Skills 69: 511-514
50. Taylor KS (1993) Self-perceived and audiometric evaluations of hearing aid benefit in the elderly. Ear and Hearing 14: 390-394
51. Tesch-Römer C (1996) The intervention effect of an hearing aid. In: H Mollenkopf (Ed) Elderly people in industrialised societies. Social integration in old age by or despite technology? Berlin, Edition Sigma, 175-184
52. Tesch-Römer C, Frogosa-Steudel A, Nitze HR (1994) Altersschwerhörigkeit, Kommunikationsprobleme und Depressivität. Otorhinolaryngologia Nova 4: 258-260
53. Tesch-Römer C, Nowak M (1995) Bewältigung von Hör- und Verständnisproblemen bei Schwerhörigkeit. Zeitschrift für Klinische Psychologie 24: 35-45
54. Tonning F Warland A, Tonning K (1991) Hearing instruments for the elderly hearing impaired. Scandinavian Audiology 20: 69-74
55. Upfold LJ, May AE, Battaglia JA (1990) Hearing aid manipulation skills in an elderly population: A comparison of ITE, BTE and ITC aids. British Journal of Audiology 24: 311-318
56. Veiel HOF, Ihle W (1993) Das Copingkonzept und das Unterstützungskonzept: Ein Strukturvergleich. In: Laireiter A (Hrsg) Soziales Netzwerk und soziale Unterstützung. Huber, Bern, 55-63
57. Ventry I, Weinstein B (1982) The hearing handicap inventory for the elderly: A new tool. Ear and Hearing 3: 128-134
58. Vesterager V, Salomon G (1991) Psychosocial aspects of hearing impairment in the elderly. Acta Otolaryngologica Supplement 476: 215-220
59. Weber H (1992) Belastungsverarbeitung. Zeitschrift für Klinische Psychologie 21: 17-27
60. Weber H (1994) Effektivität von Bewältigung: Kriterien, Methoden, Urteile. In: Heim E, Perrez M (Hrsg) Krankheitsverarbeitung, Hogrefe, Göttingen, 49-62
61. Weinstein BE (1991) The quantification of hearing aid benefit in the elderly: The role of self-assessment measures. Acta Otolaryngologica Supplement 476: 257-261
62. Weinstein BE, Spitzer JB, Ventry IM (1986) Test-retest reliability of the Hearing Handicap Inventory for the Elderly. Ear and Hearing 6: 295-299
63. Weinstein BE, Ventry IM (1983) Audiometric correlates of the Hearing Handicap Inventory for the Elderly. Journal of Speech and Hearing Disorders 48: 379-384
64. Wiesner M (1994) Einflußfaktoren der Intention zur Hörgerätebenutzung im Alter: Einstellungen, Verhaltenskontrolle und subjektive Normen. Freie Universität Berlin, Diplomarbeit.
65. Wisotzki KH (1993) Kommunikationsbelastung und Kommunikationsstrategien Schwerhöriger. Geers-Hörbericht 50
66. Zamble E, Gekoski WL (1994) Coping. In VS Ramachandran (Ed) Encyclopedia of human behavior: Vol. II, San Diego, Academic Press, 1-10

8 Schwere Seheinbußen im Alter aus psychologischer Sicht: Belastung und Bewältigungsmöglichkeiten

H.-W. WAHL UND F. OSWALD

Einführung

Seheinbußen älterer Menschen sind nicht nur zu kennzeichnen als anatomische Veränderung, als physiologisches Geschehen oder als objektive Beschreibung eines Rückgangs in der Sehschärfe oder im verfügbaren Gesichtsfeld; sie ragen auch unmittelbar in den Alltag der Betroffenen hinein, stellen bislang nicht reflektierte Abläufe des Alltagsgeschehens in Frage, erschweren oder verhindern gar völlig die Pflege von Interessen und Hobbys, machen möglicherweise Zukunftspläne und -wünsche zunichte. Derart massive Konsequenzen können nun aber in der Regel nicht einfach routinemäßig hingenommen, akzeptiert oder in eine neue Lebensgestalt umgeformt werden; vielmehr führen sie nicht selten zu solch ausgeprägten Veränderungen in der bisherigen Lebensbalance, daß eine intensive Auseinandersetzung mit dem eigenen vergangenen, gegenwärtigen und zukünftigen Leben unumgänglich wird. Mit diesen Überlegungen sind wir bereits mitten in einem psychologischen Forschungsfeld angelangt, in dem auf der einen Seite die Belastungen und krisenhaften Aspekte schwerwiegender und negativ getönter Lebenserfahrungen, auf der anderen Seite die von der Person und ihrer Umwelt in Angriff genommenen Versuche der Bewältigung und Verarbeitung (sog. Coping) dieser Erfahrungen, und die dabei erzielten Erfolge (oder Mißerfolge) näher untersucht werden. Doch bevor wir Seheinbußen im höheren Lebensalter unter dem Blickwinkel dieser Forschungstradition näher betrachten, soll noch für einen Moment innegehalten und nicht der Sehverlust, sondern das „normale" Sehen thematisiert werden. Auch sind in dieser Einführung noch einige Eingrenzungen vorzunehmen.

Unsere Gesellschaft wird vielfach auch als eine Kultur beschrieben, in der das Sehen höchste Priorität hat (z.B. Fernsehen, Video), und die anderen Sinne zunehmend stärker zurückstehen müssen. Auch wenn man sich über diesen allgemeinen Gesichtspunkt streiten mag, so ist doch zumindest klar, daß Sehen im Alltag, in unserer eigenen Lebens- und Handlungsorganisation, einen hohen Stellenwert einnimmt. Einige wenige Aspekte seien genannt: Wir erleben vor allem auch sehend den täglichen Übergang vom Tag zur Nacht bzw. von der Nacht zum Tag, den Wechsel der Jahreszeiten. Das Sehen gibt uns entscheidende Anstöße in unseren alltäglichen Handlungsplanungen: Die Sonne scheint, also machen wir einen Ausflug ins Grüne, der linke Weg an einer Gabelung verspricht die schönere Landschaft, also gehen wir nach links, der Gesichtsausdruck dieser (aber nicht jener) Person spricht uns unmittelbar an, also wagen wir einen Kontaktversuch. Gesehenes hat aber immer, nicht zu vergessen, auch uns angesehen. Dies gilt im übertragenen Sinne nicht nur für andere Personen, sondern auch für die Dinge, die uns ja auch etwas entgegensetzen, eine leuchtende Farbe, eine ungewöhnliche Form, eine Aufforderung „Nimm' mich in die Hand". Die Aussage „Ich sehe, also bin ich" mag man vor dieser hier nur angedeuteten Allmacht des Sehens als durchaus adäquat empfinden.

Bedeutet der teilweise oder vollständige Verlust des Sehens angesichts dieser Überlegungen nun aber das „Ende", die unausweichliche Sinnlosigkeit und Handlungsunfähigkeit? Wir wissen aus der Alltagsbeobachtung, daß dem nicht so ist. Vielleicht kommen uns hier Bilder von hochkompetenten jüngeren blinden Personen in den Sinn, die offensichtlich höchst zielgerichtet und selbständig ihren Weg auf einem belebten Bahnhof finden. Vielleicht denken wir auch an blinde Musiker wie Stevie Wonder oder Ray Charles, an blinde Richter, Journalisten und Psychotherapeuten. Denken wir auch an ältere Menschen? Wohl weniger. Dabei sind – wie die in Kapitel 1 dieses Buches zitierten epidemiologischen Daten belegen – vor allem ältere Menschen über 60 Jahre betroffen.

Auch in der wissenschaftliche Literatur wurde die Situation älterer Menschen mit Seheinbußen bislang sehr vernachlässigt. Es existiert zwar schon seit längerer Zeit eine immense Literatur zu Sehbehinderung und Blindheit, die insbesondere auf das Kindes- und Jugendalter ausgerichtet ist; jedoch finden sich erst in den letzten 10 bis 15 Jahren, und leider bislang vor allem in den USA, zunehmend auch Forschungsarbeiten zur psychologischen Lebenssituation des älteren Menschen mit Seheinschränkungen, zu Fragen der psychosozialen Bewältigung dieser Erfahrung sowie zu Aspekten einer umfassenden und erfolgreichen Rehabilitation (41, 42).

Um wen soll es nun aber genauer in diesem Beitrag gehen? Folgende weitere Eingrenzungen und Erläuterungen seien hierzu gegeben. Es sei zunächst noch einmal darauf verwiesen, daß es einen „normalen" lebenslangen Verlauf in unterschiedlichen Parametern des Sehvermögens gibt, der sich in prototypischer Weise in dem Phänomen der Altersweitsichtigkeit (Presbyopie) kristallisiert (siehe Kapitel 5). Diese normalen Veränderungen, überwiegend als Rückgang einzelner Aspekte der Sehfähigkeit zu verstehen, sind allerdings vielfach anhand optimal angepaßter Brillen in Kombination mit unaufwendigen Umweltveränderungen (z.B. Großdruckbücher) gut zu kompensieren, wenngleich dies gerade bei älteren Menschen in der Praxis nicht immer in bestmöglicher Weise der Fall ist. Uns geht es im folgenden primär um jene „krankhaften" Veränderungen des Sehvermögens (bis hin zu Blindheit), die auch durch gutangepaßte Brillen der üblichen Art nicht mehr zu korrigieren sind. Dies bedeutet im Umkehrschluß nicht, daß eine absolute Dunkelheit, eine Lichtlosigkeit (Amaurose) vorliegen muß, was ohnehin sehr selten ist, wohl aber massive Einschränkungen der Visusleistung und des Gesichtsfelds. In Abbildung 1 ist der Versuch unternommen, die wichtigsten dieser Einschränkungen aus der Perspektive der Betroffenen zu veranschaulichen (auf die mit diesen Sehausfällen korrelierenden Augenerkrankungen wird im Kapitel 3 ausführlich eingegangen; vgl. auch 25).

Aus den in Abbildung 1 wiedergegebenen Sehausfällen erkennt man zum einen, daß diese sich etwa als extrem reduzierte Visusleistung, als Verlust des zentralen Gesichtsfelds, aber auch als Ausfall des gesamten Gesichtsfelds mit einigen wenigen „Fenstern" (in denen dann auch scharf gesehen werden kann) darstellen können. Im Folgenden werden wir für diese unterschiedlichen Formen von Seheinbußen zusammenfassend den Begriff der „Sehbeeinträchtigung" gebrauchen.

Ferner sei zur weiteren Eingrenzung gesagt, daß es hier vor allem um jene älteren Menschen gehen soll, die erst im fortgeschrittenen Lebensalter, jenseits ihres fünften Lebensjahrzehnts oder später, eine schwere Seheinbuße erfahren haben, also nach einem langen „sehenden" Lebensabschnitt. Diese spätsehbehinderten oder -erblindeten Personen bilden mit schätzungsweise 90% im übrigen die eindeutige

Schwere Seheinbußen im Alter aus psychologischer Sicht 129

a) normales Sehen

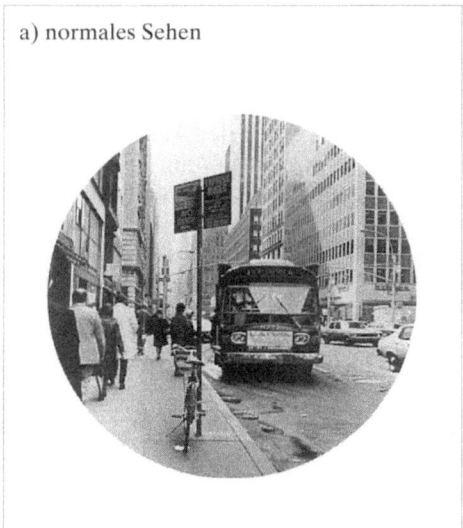

b) Verlust der Sehschärfe (z.B. bei Katarakt)

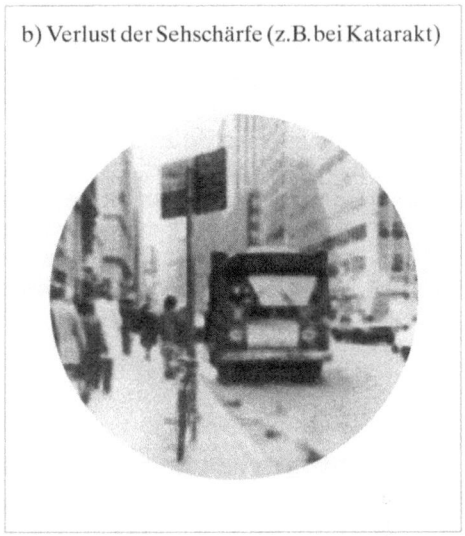

c) Zentralskotom, aber Erhaltung des peripheren Gesichtsfelds (z.B. bei seniler Makuladegeneration)

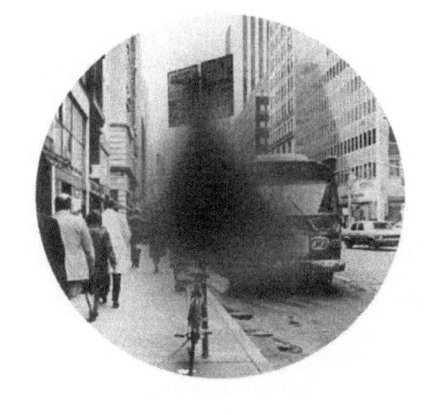

d) weitgehender Verlust des Gesichtsfelds (z.B. bei Glaukom)

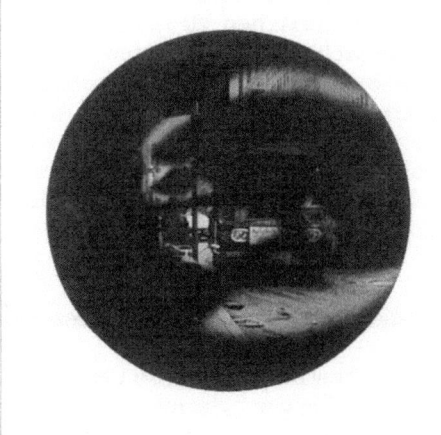

Abb. 1. Versuch einer Veranschaulichung typischer Ausfälle bei Sehbeeinträchtigung im Alter (entnommen aus einer Broschüre von The Lighthouse Inc.; für die Wiedergabeerlaubnis sei an dieser Stelle herzlich gedankt; 25)

Mehrzahl der sehbeeinträchtigten älteren Menschen (36). Und schließlich wollen wir – wohlwissend um die im Alter stark ausgeprägte Multimorbidität – vor allem das Lebensschicksal älterer Menschen betrachten, bei denen die Seheinbuße subjektiv und objektiv im Erlebensmittelpunkt steht, keine (nach dem Stand der ärztlichen Kunst) gegebene große Chance auf Heilung besteht (Irreversibilität) und bei denen der Hörsinn nicht wesentlich beeinträchtigt ist.

Im weiteren Verlauf dieses Kapitels werden – ausgehend vor dieser Grobeingrenzung der Betroffenen, die im Mittelpunkt dieses Beitrags stehen sollen – theoretische Ansätze beschrieben, die hilfreich für das Verstehen der infolge einer Sehbeeinträchtigung entstandenen spezifischen Lebenssituation, der mit ihr verbundenen existentiellen Herausforderungen sowie der gewählten Formen der Auseinandersetzung und Bewältigung sind. Es schließt sich eine Zusammenfassung von entsprechenden empirischen Forschungsergebnissen an, wobei auch die Ergebnisse einer kürzlich abgeschlossen eigenen Studie einbezogen werden. Einige Schlußfolgerungen des Beitrags werden auf Fragen der Praxis und der Rehabilitation überleiten, über die in zwei anderen Kapiteln dieses Buches ausführlich gesprochen wird (siehe Kapitel 3 und 11).

Zur psychologischen Kennzeichnung der Lebenssituation des älteren sehbeeinträchtigten Menschen: Rahmenaspekte und theoretische Zugänge

Stellen wir uns vor, wir lernten während einer längeren Zugfahrt einen sehbeeinträchtigten älteren Menschen kennen und setzten uns zum Ziel, seine uns als Sehenden zunächst sehr fremde Lebenssituation in ihrer grundlegenden psychologischen Dynamik verstehen zu wollen. Eine schwierige Aufgabe. Unser Ausgangspunkt könnte vielleicht darin bestehen, davon auszugehen, daß wir einen Menschen vor uns haben, der sich an einem bestimmten Abschnitt eines ablaufenden Anpassungsprozesses befindet, vielleicht am Anfang, vielleicht in der Mitte, vielleicht am Ende, in einem Anpassungsprozeß, der von allgemeinen Rahmenbedingungen und von konkreten Formen der Auseinandersetzung mit konkreten Resultaten im Erleben und Verhalten bestimmt wird. Bleiben wir zunächst bei den Rahmenaspekten eines solchen Anpassungsprozesses.

Wichtige Rahmenaspekte des Anpassungsprozesses

Zu beachten sind hierbei, so unser Vorschlag, allgemeine und spezifische Aspekte. In der einschlägigen Literatur zu Sehbehinderung und Blindheit werden vielfach Modelle der Auswirkungen und Anpassungsformen an den Sehverlust vorgetragen (12, 13). Zu selten wird hingegen die Frage aufgeworfen, was allgemeine Aspekte sind, die möglicherweise für ganz unterschiedliche Arten von Kompetenzeinbußen gelten, und welche spezifischen Charakteristika der Erfahrung einer Sehbeeinträchtigung zu erwägen sind.

In allgemeiner Hinsicht ist zunächst festzuhalten, daß die Erfahrung einer Sehbeeinträchtigung im höheren Lebensalter eher als „ontime" erlebt werden dürfte, in jüngeren Jahren hingegen eher als „offtime"; d.h. man rechnet als älterer Mensch eher mit gesundheitlichen Einschränkungen, mag sie als „Alterserscheinung" attribuieren und nimmt sie deshalb möglicherweise auch mit größerer Gelassenheit hin als in jungen Jahren. Ferner kann als weiterer allgemeiner Aspekt konstatiert werden, daß konkret erfahrene Kompetenzeinbußen im Alter, so auch Sehbeeinträchtigungen, sehr viel häufiger als in jungen Jahren im Kontext eines multimorbiden Geschehens zu sehen sind. Nicht selten kommt beispielsweise zur Augenerkrankung noch eine Erkrankung des Herz-/Kreislaufsystems oder eine Gehbeeinträchtigung hinzu. Es ist unmittelbar einleuchtend, daß auch dies Implikationen für den Anpassungsprozeß oder -erfolg und für mögliche Rehabilitationsmaßnahmen besitzt. Ähnlich wie bei anderen Kompetenzeinbußen sind Sehbeeinträchtigungen und ihre psychosozialen Auswirkungen schließlich immer vor dem Hintergrund des biographischen Geworden-Seins der Person, ihrer besonderen lebenslangen Entwicklung zu sehen. Da sich diese biographischen Entwicklungen, etwa die lebenslang erlebten Krisen der unterschiedlichsten Art, interindividuell sehr unterschiedlich darstellen können, ist bei solchen Gesundheitseinschränkungen stets davon auszugehen, daß die individuellen Reaktionen darauf sowie die letztlich gefundene Anpassung sehr verschieden sein können. Zu dieser Variabilität tragen ferner die in der aktuellen Lebenssituation in jeweils sehr spezifischer Weise gegebenen oder fehlenden „Ressourcen" bei, die den Bewältigungsprozeß unterstützen oder erschweren können. Diese notwendige Sichtweise der Variabilität ist eingebettet in eine Forschungsperspektive, die vielfach als „Differentielle Gerontologie" bezeichnet wird und damit die interindividuellen Unterschiede hervorhebt, die gerade im Alter auf den unterschiedlichsten Ebenen sehr viel stärker hervortreten als in jungen Jahren (24, 38).

Doch müssen auch spezifische Momente des Anpassungsprozesses an eine Sehbeeinträchtigung in Rechnung gestellt werden. Der Verlust des Sehens, dies sollten ja auch die einführende Bemerkungen in Kapitel 1 dieses Buches bereits verdeutlicht haben, ist ein existentielles Grunderlebnis besonderer Art. Nicht mehr gut oder gar nicht mehr sehen zu können, bedeutet den Verzicht auf einen grundlegenden Modus der Selbst- und Welterfahrung, verlangt nach der Veränderung des „Bezugsrahmens", in dem man gewissermaßen sich selbst, andere Personen und die räumlich-dingliche Umwelt neu verorten kann. Dies leitet über zu einem weiteren Spezifikum der Sehbeeinträchtigung, das darin besteht, daß es sich hier um ein extrem „umweltrelevantes" Phänomen handelt. Sehbeeinträchtigung zieht stets auch Auswirkungen auf die Wechselwirkung des (alten) Menschen mit seiner räumlich-dinglichen Umwelt nach sich, so daß unmittelbare Fehlanpassungen entstehen können, die neu reguliert werden müssen. Wichtig für den Anpassungsprozeß ist ferner das spezifische Moment, daß eine Sehbeeinträchtigung im Alter in aller Regel langsam entsteht (dann allerdings häufig progredient fortschreitet), was den Bewältigungsversuchen und -möglichkeiten mehr Zeit und Raum läßt. Dies etwa ist dann völlig anders, wenn beispielsweise infolge eines Sturzes gewissermaßen von heute auf morgen eine massive Gehbeeinträchtigung eingetreten ist. Auch sei hier erwähnt, daß Sehbeeinträchtigung in der Regel nicht von außen zu erkennen ist (es sei denn, durch entsprechende Hilfsmittelbenutzung), was in sozialpsychologischer Hinsicht nicht unerheblich ist. Nicht wenige sehbeeinträchtigte ältere Menschen verzichten sogar ganz bewußt auf eine äußere Kennzeichnung, weil sie verständlicherweise so normal wie möglich erscheinen wollen. Schließlich sei hier gesagt, daß Sehbeeinträchtigung nicht mit chronischen Schmerzen verbunden ist, und es sich um eine in vielen Fällen zwar progredient fortschreitende Augenerkrankung handelt, die aber selbst eher eine chronische Behinderung denn eine chronische Krankheit darstellt, auf jeden Fall aber in der Regel nicht lebensbedrohend ist.

Nun werfen diese Überlegungen zu Rahmenaspekten des Anpassungsprozesses an eine Sehbeeinträchtigung, so wichtig sie an sich auch sein mögen, vielleicht doch mehr Fragen als Antworten auf. Ist es beispielsweise wirklich ein Vorteil, wenn die Sehbeeinträchtigung „ontime" eintritt und stellt demnach Sehbeeinträchtigung für ältere Menschen überhaupt kein Problem dar? Welche Strategien im Umgang mit der Sehbeeinträchtigung versprechen eher eine erfolgreiche Bewältigung, welche führen eher zu Mißerfolgen? Liegen in der „Umweltrelevanz" nur mögliche Bedrohungen oder Einschränkungen oder liegen nicht vielmehr gerade hierin auch gute Chancen für die Rehabilitation? Diese Fragen werden uns noch beschäftigen müssen. Wir benötigen für ihre Untersuchung aber weitere psychologische Konzepte bzw. Forschungszugänge.

Theoretische Zugänge mit besonderer Relevanz für ein Verständnis von Sehbeeinträchtigung im Alter

Im folgenden werden zwei psychologische Perspektiven herausgestellt, die für das Verständnis von Sehbeeinträchtigung im fortgeschrittenen Lebensalter besonders zentral sind: zum einen ein entwicklungspsychologischer Zugang, zum anderen ein ökopsychologischer Zugang (Abb. 2). Der entwicklungspsychologische Zugang (27) hebt in besonderer Weise auf die Frage ab, was es für die menschliche Entwicklung in unterschiedlichen Lebensabschnitten, in unserem Fall im höheren Lebensalter, bedeutet, mit einer schweren Einschränkung der visuellen Sensorik konfrontiert zu sein. Der ökopsychologische Zugang (40) stellt ergänzend die Wechselwirkungen zwischen dem sehbeeinträchtigten älteren Menschen und seiner Umwelt („Ökologie"), speziell seiner räumlich-dinglichen Umwelt, in den Mittelpunkt. Ausgangspunkt hierfür ist die Beobachtung, daß der Verlust des Sehens vor allem die Auseinandersetzung mit der räumlich-dinglichen Umwelt, der Verlust des Hörens vor allem den Austausch mit der sozialen Umwelt beeinflußt (vgl. auch Kapitel 7). Natürlich hängen die entwicklungspsychologische und ökopsychologische Sichtweise in der Realität sehr eng zusammen. Wenn sie nachfolgend aus analytischen Gründen getrennt abgehandelt werden, dann nur deshalb, um die Aufmerksamkeit des Lesers in besonderer Deutlichkeit auf einzelne Facetten des Anpassungsprozesses zu lenken. Dennoch sollte das Zusammenwirken, die Ganzheitlichkeit des Geschehens nie aus dem Auge verloren werden.

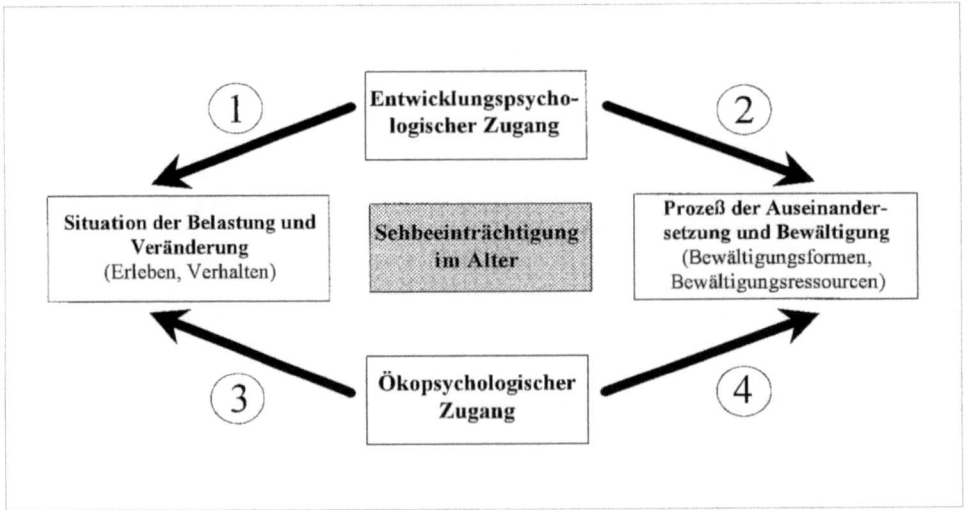

Abb. 2. Ein Schema zur psychologischen Analyse von Sehbeeinträchtigung im Alter

Der entwicklungspsychologische Zugang zu Sehbeeinträchtigung im Alter: Belastung, Veränderung und Bewältigungsprozeß

Der entwicklungspsychologische Zugang geht davon aus, daß Entwicklungsprozesse im Laufe der gesamten Lebensspanne, also auch im höheren Lebensalter, möglich sind (3, 23). Beispiele für solche Entwicklungsprozesse im Alter könnten etwa sein: Die Herausbildung neuer Freizeitaktivitäten und Interessen oder neuer Partnerschaften, aber auch qualitative Veränderungen der geistigen Leistungsfähigkeit, etwa im Sinne einer „Altersweisheit". Wichtig wird in diesem Zusammenhang der von Havighurst (9) in die Literatur eingeführte Begriff von im Lebenslauf sich stellenden Entwicklungsaufgaben, die mehr oder weniger erfolgreich bewältigt werden können. Typische Aufgaben dieser Art im fortgeschrittenen Lebensalter sind beispielsweise der Auszug des jüngsten Kindes aus dem Elternhaus (sog. „empty nest"), die Pensionierung, die Gestaltung der Wohnsituation oder die Konfrontation mit einer chronischen Erkrankung oder Behinderung, wie mit einer Sehbeeinträchtigung. Wichtig sind nun ferner Forschungsergebnisse, die unterstreichen, daß der alte Mensch durchaus solchen Entwicklungsaufgaben, insbesondere auch negativ getönten Verlusterfahrungen, nicht passiv ausgeliefert ist, sondern das Potential besitzt, sich aktiv und konstruktiv mit diesen auseinanderzusetzen, d.h. auch bei chronischer Krankheit bzw. Behinderung Kompetenz zu zeigen und eine relativ hohe Lebensqualität aufrechtzuerhalten (18, 33). Allerdings ist auch davon auszugehen, daß dies keinesfalls immer gelingen wird. Es handelt sich demnach um eine ganz entscheidende Forschungsfrage, jene Bedingungen zu identifizieren, die mit einer eher erfolgreichen versus eher erfolglosen Anpassung, hier an eine spät im Leben erfahrene Sehbeeinträchtigung, einhergehen.

Hilfreich für ein entwicklungspsychologisch orientiertes Verständnis von Sehbeeinträchtigung im Alter ist ferner der Begriff der Krise. Dabei meint Krise zumindest Veränderung, Perioden des Übergangs, in denen routinemäßige und häufig unreflektiert ablaufende Verhaltensweisen durch soziale oder biologische Einschnitte unterbrochen werden. Zu fragen ist wiederum, ob solche Krisen ausschließlich negativ zu sehen sind, oder ob sie auch so etwas wie einen „Entwicklungsmotor" dar stellen können. Wie Olbrich (28) ausführt, gehört auf jeden Fall zu den Erfahrungen in solchen Krisen, daß bisherige Sichtweisen bezüglich der eigenen Person bzw. der Umwelt zu hinterfragen sind und durch neue Sichtweisen ersetzt werden müssen. Krisen sind demnach immer auch ein Zäsur-Erleben des bisherigen Lebensweges, ein zumindest partielles Nicht-mehr-weiter-Wissen (19). Grundsätzlich ist davon auszugehen, daß hierbei sowohl ein „Wachsen" in der Krise, jedoch unter Umständen auch ein Scheitern möglich ist.

Die Auswirkungen solcher Krisen sind stets auf verschiedenen Ebenen zu sehen (Abb. 2; Pfad 1). Im Falle des Eintritts einer Sehbeeinträchtigung (aber wohl auch bei vielen anderen chronischen Erkrankungen oder Behinderungen) sind hierbei zwei Ebenen von besonderem Interesse. Auf der einen Seite geht es um das Erleben des sehbeeinträchtigten älteren Menschen, das sich beispielsweise im Grad der erlebten Belastung, in den subjektiv erlebten Veränderungen in unterschiedlichen Person- und Alltagsbereichen infolge der Behinderung oder in depressiven Entwicklungen widerspiegeln kann. Auf der anderen Seite sind objektive Veränderungen auf der Verhaltensebene angesprochen. Es handelt sich dabei typischerweise um den Grad der Selbständigkeit in Alltagsaktivitäten und um die Gestaltung der Freizeit. Auch hier sollte hervorgehoben werden, daß beide Ebenen eng ineinandergreifen und sich gegenseitig beeinflussen können.

Nun ist es allerdings so, daß es keineswegs eine eineindeutige Relation zwischen der „objektiven" Ausprägung einer Sehbeeinträchtigung und ihren Folgen auf der Erlebens- und Verhaltensebene gibt. Vielmehr ist zu erwarten, daß es höchst individuelle Formen der Auseinandersetzung mit der jeweils erfahrenen Seheinbuße gibt, die zu unterschiedlichen „Ausgängen" des Bewältigungsprozesses führt (vgl. noch einmal die weiter oben beschriebene „differentielle" Sichtweise in der Gerontologie; Abb. 2; Pfad 2). Hier kommt nun eine Forschungstradition ins Spiel, die häufig als Bewältigungs- und Copingforschung bezeichnet wird (32). Grundlegendes Ziel dieser Forschungsrichtung ist die Identifikation und Beschreibung jener kognitiven, emotionalen und verhaltensbezogenen Anstrengungen der Person, die dazu dienen, Anforderungen und Belastungen bei Konfrontation mit einem „Stressor" zu reduzieren oder völlig zu beseitigen (22). Relevant sind in diesem Zusammenhang auch die Arbeiten von Hans Thomae im Sinne der Beachtung von individuellen Formen der Auseinandersetzung, von sogenannten Daseinstechniken (37) bzw. Reaktionsformen (39), die nicht nur in Studien zu Herausforderungen des normalen Alterns, sondern auch in vielfachen Untersuchungen zur Auseinandersetzung mit chronischen körperlichen Erkrankungen Anwendung gefunden haben (18, 39).

Ein schwierigeres Problem dieser Forschungstradition besteht darin, auf der einen Seite dem Anspruch der Wertfreiheit gerecht zu werden, auf der anderen Seite diesen Anspruch aber dennoch oftmals nicht einlösen zu können. Konkret: Gibt es Bewältigungsformen, die gewissermaßen in sich mehr oder weniger geeignet sind, einer Sehbeeinträchtigung im Alter in erfolgreicher Weise zu begegnen? Oder ist es vielmehr so, daß „alles geht" und grundsätzlich nur der letztendlich erzielte Bewältigungserfolg zählt, der allerdings wiederum nicht einfach zu erfassen und differenziert zu sehen ist? Beispielsweise wäre es denkbar, daß aggressives Verhalten gegenüber der sozialen Mitwelt durchaus der eigenen Auseinandersetzung mit einer Sehbeeinträchtigung zuträglich sein kann, jedoch langfristig zu Konflikten mit dem Partner bzw. zu sozialer Ablehnung führt und damit letztlich auch vermeintliche Bewältigungserfolge wieder in Frage stellt. Diese Problematik kann an dieser Stelle nicht gelöst werden. Ein Blick in die einschlägige Literatur zeigt allerdings schon, daß signifikante Zusammenhänge zwischen bestimmten Bewältigungsformen und der damit erzielten Anpassung existieren. So erhöhen leistungsbezogene, auf aktive Auseinandersetzung mit dem Stressor und die Veränderungen der Umwelt gerichtete Bewältigungsversuche die Wahrscheinlichkeit einer erfolgreichen Bewältigung, während eher passive Strategien des Laufen-lassens, der frühzeitigen Resignation und der Abgabe der Verantwortung an andere diese Wahrscheinlichkeit reduzieren (16). Eine schon seit längerem in der Gerontologie geführte Diskussion aufgreifend (26, 32), könnte man im ersten Fall von eher „reifen", psychologisches „Wachstum" fördernden, im zweiten Fall von „regressiven" Bewältigungsformen sprechen. Hierbei ist auch das Forschungsergebnis wichtig, daß es keine Belege dafür gibt, Altern quasi automatisch mit dem zunehmendem Einsatz von „regressiven" Bewältigungsformen gleichzusetzen. Dies sollte auch für ältere Menschen mit Sehbeeinträchtigung Geltung haben. Wichtig für den Bewältigungsprozeß sind vielmehr neben den eingesetzten Bewältigungsstrategien im engeren Sinn auch weitere Bedingungen in der Person und Umwelt, die förderlich oder hinderlich für eine erfolgreiche Bewältigung sein können (7). Genannt seien hier beispielsweise die Bedeutung von vertrauensvollen sozialen Beziehungen sowie die Haushaltssituation (alleinlebend versus nicht alleinlebend), die allgemeine gesundheitliche Situation sowie die sozio-ökonomische Lage.

Der ökopsychologische Zugang zu Sehbeeinträchtigung im Alter: Belastung, Veränderung und Bewältigungsprozeß
Bereits weiter oben ist darauf hingewiesen worden, daß es sich bei Sehbeeinträchtigung um eine höchst umweltrelevante Fähigkeitseinbuße handelt. Insofern ist auch eine Forschungstradition angesprochen, die auf die Untersuchung des Person-Umwelt-Gefüges im Alter abhebt, die sogenannte Ökologische Gerontologie (34, 40).

Eine Grundannahme der Ökologischen Gerontologie besagt, daß der Einfluß von Umweltaspekten auf das Verhalten und Erleben des älteren Menschen insbesondere dann ansteigt, wenn ein signifikanter Fähigkeitsverlust – wie eben prototypischerweise eine Beeinträchtigung des Sehvermögens – eingetreten ist (sog. „Docility"-Hypothese bzw. „Umweltfügsamkeitshypoth ese"; 21). Es darf aber der ältere Mensch mit Seheinbußen nicht einseitig als „Opfer" seiner räumlich-dinglichen Umwelt gesehen werden; vielmehr heben Ökogerontologen auch die Fähigkeit des älteren Menschen zur „Proaktivität" hervor, d.h. zur aktiven und zielgerichteten Neuregulierung von Person-Umwelt-Beziehungen (20). Zu nennen ist in diesem Zusammenhang auch der Begriff der Person-Umwelt-Transaktion, der zum Ausdruck bringen soll, daß ältere Menschen, so auch sehbeeinträchtigte Ältere, sowohl durch ihre Umwelt verändert werden, jedoch immer gleichzeitig auch diese verändern. Es handelt sich also um ein stetiges und dynamisches Ineinandergreifen von „Ertragen" und „Gestalten", bei dem einmal das eine, dann wieder das andere Moment überwiegt.

Auch bezüglich der Person-Umwelt-Transaktionen sehbeeinträchtigter älterer Menschen sind die potentiellen Auswirkungen im Alltagsgeschehen auf einer eher erlebensbezogenen versus einer eher verhaltensbezogenen Ebene zu sehen (Abb. 2; Pfad 3). Erlebensbezogen wären beispielsweise Veränderungen der Raumwahrnehmung infolge der Seheinbuße, des „Hier"-und „Dort"-Gefühls oder auch Veränderungen im Erleben der eigenen Wohnung als einem „Gefühlsraum" (34). So wäre es etwa denkbar, daß ästhetische Momente der Wohneinrichtung, beispielsweise schöne Möbelstücke, nach Eintritt der Sehbeeinträchtigung an Bedeutung verlieren, wohingegen die Wohnung als Rückzugsmöglichkeit und Ort der Geborgenheit an Bedeutung gewinnen könnte. Auf der verhaltensbezogenen Ebene wäre zu untersuchen, wie sich Person-Umwelt-Transaktionen innerhalb der Wohnung verändert haben, etwa in dem Sinne, daß die Nutzung wichtiger Alltagsgegenstände (z.B. Waschmaschine, Telefon) nunmehr eine andere als vor Eintritt der Behinderung ist. Auch die mögliche Schrumpfung von Aktionsradien außerhalb der Wohnung wäre zu solchen verhaltensbezogenen Auswirkungen der Sehbeeinträchtigung auf die Person-Umwelt-Transaktion zu rechnen.

Nun haben wir auch hier bislang primär von Auswirkungen bzw. Belastungen der Sehbeeinträchtigung gesprochen. Zu thematisieren sind aber aus der Sicht der ökologischen Gerontologie auch Bewältigungsprozesse (Abb. 2; Pfad 4). Diese sind zwar grundsätzlich bereits in den weiter oben skizzierten Bewältigungsbestrebungen älterer Sehbeeinträchtigter enthalten, jedoch scheint es uns sinnvoll zu sein, sie aus der Perspektive der Person-Umwelt-Transaktion noch einmal in besonderer Weise hervorzuheben. Zu nennen sind dabei insbesondere die vielfältigen Formen von Kompensationen, die dazu dienen, die „gestörte" Person-Umwelt-Passung neu zu regulieren (4). Dies kann durch die Veränderung von Verhalten (z.B. verstärkte Nutzung des Tast- und Hörsinns, Verlangsamung von Verhalten) oder durch Umweltveränderungen (z.B. „Betonung des Prinzips Ordnung"; alles in der Wohnung hat seinen festen Platz) geschehen.

Mit diesen Gedanken haben wir auch eine Struktur zur Darstellung einschlägiger empirischer Forschungsergebnisse gebildet. Zunächst wird dabei die Perspektive des Erlebens, sodann jene des Verhaltens näher charakterisiert. Ferner soll stets die differentielle Perspektive mitbeachtet werden.

Zu den psychosozialen Folgen der Erfahrung einer Sehbeeinträchtigung im höheren Lebensalter

Auswirkungen von Sehbeeinträchtigung auf Erleben

Primär entwicklungspsychologisch relevante Aspekte
Entwicklungspsychologisch besonders bedeutsam für den Verlauf des weiteren Lebens mit einer Sehbeeinträchtigung im höheren Lebensalter erscheint die Frage, welche „subjektiven" Auswirkungen mit dieser Erfahrung verbunden sind. In Abbildung 3 sind diesbezügliche Befunde einer eigenen Studie enthalten (42). Einbezogen wurden hierbei 42 sehbehinderte (Visusleistung 0,10 bis 0,03) und 42 blinde Senioren/innen (Visusleistung 0,02 und kleiner bzw. schwere Gesichtsfelddefekte), bei denen die Sehbeeinträchtigung erst jenseits ihres 55. Lebensjahres eingetreten war.

Gefragt wurde im Rahmen dieser Studie auch explizit nach den tatsächlich erlebten Veränderungen infolge der erfahrenen Sehbeeinträchtigung. Inhaltlich wurden die in halbstandardisierten Explorationen berichteten Veränderungen den Kategorien Persönlichkeit und Selbstbild, Alltagskompetenz, Freizeit und Interessen, soziale Interaktion familiär und soziale Interaktion außerfamiliär zugeordnet und jeweils auf einer 5-Punkte-Skala eingeschätzt, die von 1 (stark negativ) bis 5 (stark positiv) reichte.

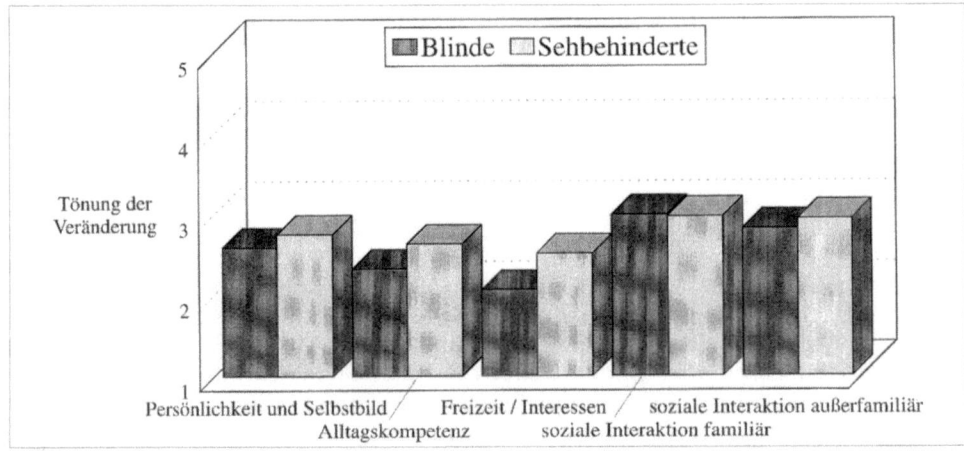

Abb. 3. Tönung der infolge der Sehbeeinträchtigung erlebten Veränderungen: Sehbehinderte versus blinde ältere Menschen

Anmerkung: Das Rating „Tönung der Veränderung infolge der Sehbeeinträchtigung" basiert auf den folgenden Skalenstufen: (1) stark negativ; (2) schwach negativ; (3) ambivalent/ neutral; (4) schwach positiv; (5) stark positiv

Dabei zeigte sich, daß in beiden einbezogenen Gruppen die relativ am stärksten negativ getönten Veränderungen in den Bereichen Alltagskompetenz, Freizeit/Interessen und Persönlichkeit und Selbstbild erlebt werden, wobei die negativen Tönungen bei den erblindeten älteren Mensch noch einmal prononcierter auftraten. Mit der „objektiven" Einschränkung korrelierten diese subjektiven Bewertungen im übrigen zwar statistisch signifikant, jedoch nur mäßig hoch. So lag beispielsweise die Korrelation zwischen der erlebten Veränderung im Bereich der Alltagskompetenz und dem entsprechenden Score einer vergleichsweise objektiven Einschätzung mit Hilfe eines Fragebogens nur bei 0.30.

Allerdings ist – aus differentieller Perspektive – zu erwähnen, daß durchaus nicht nur negativ getönte, sondern bisweilen auch positiv erlebte Veränderungen berichtet wurden, wobei dies bei den Sehbehinderten deutlich häufiger zu beobachten war als bei den Blinden. Es scheint demnach einem Teil der älteren Sehbeeinträchtigten doch zu gelingen, der erfahrenen Behinderung etwas Positives abzuringen, Veränderungen subjektiv so zu deuten, daß sie als „Lebensgewinn" erlebt werden. Beispielhaft hierfür mag das folgende Zitat einer blinden Studienteilnehmerin nach einer erlebnisreichen Reise nach Irland sein: „Und das war wunderschön. Und da habe ich gelernt, mit den Händen zu sehen".

Wie steht es nun aber mit einem „klassischen" Bereich des Erlebens, der auch in der klinischen und angewandten Literatur immer wieder als Folge einer Sehbeeinträchtigung angeführt wird, dem Ausmaß der Depressivität? Mit gewisser Eindeutigkeit läßt sich belegen, daß Sehbeeinträchtigung keinesfalls immer mit einem klinisch relevanten Schweregrad an Depressivität (hier könnte man dann auch von Depression sprechen) einhergeht, jedoch die Wahrscheinlichkeit des Auftretens einer solchen Entwicklung bei sehbeeinträchtigten älteren Menschen erhöht ist. Die Rate solcher schweren depressiven Erkrankungen dürfte bei sehbeeinträchtigten älteren Menschen deutlich über 30% liegen (in der älteren Allgemeinbevölkerung rechnet man mit Raten zwischen 14% und 24%), wobei ferner darauf hinzuweisen ist, daß sich keine konsistenten Zusammenhänge zwischen dem Grad der Seheinschränkung und dem Ausmaß an Depressivität finden ließen (4). Offensichtlich spielt hier die Kombination einer Reihe von Faktoren eine Rolle, die auch dann „wirken" können, wenn die „objektive" Seheinbuße selbst nur mäßig hoch ist. Darauf wird im folgenden Abschnitt zu Fragen der Bewältigung noch einmal zurückzukommen sein.

Leider werden in der einschlägigen Literatur zu selten auch die Schwankungsbreiten der gefundenen Resultate zum Erleben Sehbeeinträchtigter, also wiederum die interindividuellen Unterschiede, mitgeteilt. Deshalb sei hier noch einmal auf die entsprechenden Ergebnisse der eigenen Studie Bezug genommen, die wiederum auf der Applikation eines vielfach bewährten Forschungsinstruments, der „Center for Epidemiological Studies of the Elderly Depression Scale" (CES-D; 30), beruhen. Hierbei werden zusätzlich auch die entsprechenden Werte einer ebenfalls untersuchten Kontrollgruppe von gesunden bzw. sehenden Senioren/innen herangezogen.

Wenngleich die Werte der sehbeeinträchtigten älteren Menschen offensichtlich höher als bei den Gesunden lagen, so war doch auch eine erhebliche Streuung zu verzeichnen (Abb. 4). Bei 43% der Blinden, 29% der Sehbehinderten, jedoch nur bei 7% der Sehenden fanden sich Hinweise auf eine klinische relevante Depressivität, die in Abbildung 4 bei einem Punktwert von 20 festgelegt wurde (Mittelwert zwischen unterschiedlichen Cut-off-Punkten in der Literatur; 8, 30).

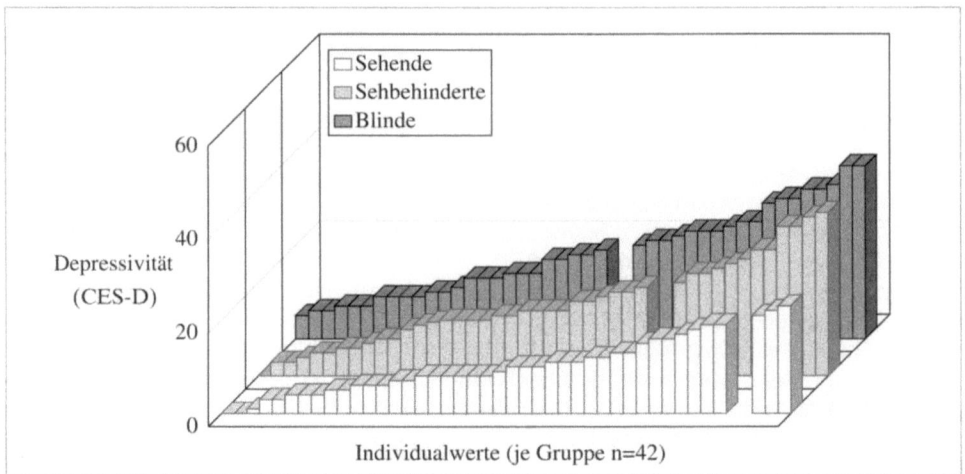

Abb. 4. Verteilung der Individualwerte zur Depressivität bei sehbehinderten und blinden älteren Menschen im Vergleich mit sehenden älteren Menschen

Anmerkung: Messung der Depressivität basierend auf Skala CES-D (Hautzinger & Bailer, 1993; Radloff, 1977), höhere Werte indizieren eine höhere Depressivität

Primär ökopsychologisch relevante Aspekte
Ainlay (1) hat in seiner qualitativen Studie mit 20 über 55jährigen blinden älteren Personen signifikante Veränderungen des „Hier"-Erlebens gefunden. Dabei ist daran zu erinnern, daß bei Sehenden ein solches „Hier"-Gefühl, das Erleben, an einem ganz bestimmten Ort zu sein, von einer Vielzahl visueller Einzeleindrücke bestimmt wird, wobei dies insbesondere dann bedeutsam wird, wenn man einen bislang unbekannten Ort aufsucht: Relevant sind z.B. die mit dem zurückgelegten Weg zu einem bestimmten Gebäude verknüpften visuellen Eindrücke, der Blick nach draußen nach Betreten des Gebäudes, das Eintreten in einen ganz bestimmten Raum mit einer ganz bestimmten Größe und mit einer ganz bestimmten Atmosphäre usw. Dieses Hier-Gefühl kann der blinde Mensch nur durch entsprechende Kompensationen, insbesondere mit Hilfe des Tast- und Hörsinns, und sicherlich auch nur annäherungsweise herstellen. Hier sei auch darauf hingewiesen, daß die Umwelt für den blinden älteren Menschen eben nicht mehr „auf einen Blick", sondern nur noch sequentiell erfahrbar ist.

In der eigenen Studie haben wir ferner die Frage aufgeworfen, ob sich durch den Eintritt der Sehbeeinträchtigung das Erleben der „eigenen vier Wände", also der eigenen Wohnung, verändert. Dabei ergab sich, daß die Vertrautheit und Gewöhnung an die eigene Wohnung im Falle der Sehbeeinträchtigung einen deutlich höheren Stellenwert gewinnt, während etwa die Ausstattung und Ästhetik der Wohnung, sei es der schöne Bauernschrank oder der Blick aus dem Fenster, eher in den Hintergrund treten (42, 43).

Es sei am Rande darauf verwiesen, daß auch in diesen Erlebensmomenten eine hohe Variabilität zwischen einzelnen Personen zu erwarten ist. So fanden sich in der eigenen Untersuchung mit älteren Sehbeeinträchtigten im Einzelfall durchaus Ansammlungen von persönlich wichtigen „Lieblingsdingen" in der Wohnung, die betastet, berochen oder auch mit Hilfe von Lupen in Augenschein genommen, regelrecht als Teil eines „Gefühlsraums" in der Wohnung „inszeniert" wurden, auch wenn sie nicht mehr normal gesehen werden konnten.

Auswirkungen von Sehbeeinträchtigung auf Verhalten

Primär entwicklungspsychologisch relevante Aspekte

Die Aufrechterhaltung einer selbständigen Lebensführung im Alter dürfte für die weitere Entwicklung im höheren Lebensalter von entscheidender Bedeutung sein. Sie hängt insbesondere davon ab, inwieweit es gelingt, die sogenannten Aktivitäten des täglichen Lebens möglichst ohne fremde Hilfe zu erledigen. Gemeint sind hier grundlegende Tätigkeiten wie die Körperpflege und Nahrungsaufnahme, aber auch sogenannte „instrumentelle" Aktivitäten wie das Einkaufen, das Telefonieren oder die Erledigung von Bankangelegenheiten. Hier zeigen nun entsprechende Forschungsarbeiten, daß sich Sehbeeinträchtigung auf die Selbständigkeit in diesen Alltagsaktivitäten auswirken kann. Insbesondere sind negative Folgen für die eigenständige Durchführung der schwierigeren instrumentellen Aktivitäten zu erwarten (5, 10, 31), wobei dies noch einmal in stärkerem Maße dann gilt, wenn es um instrumentelle Handlungen außerhalb der Wohnung geht (z.B. das Einkaufen).

Wichtig ist es aber, dabei stets auch die Variabilität der zu beobachtenden Selbständigkeit bzw. Unselbständigkeit im Auge zu behalten. In Abbildung 5 sind diesbezüglich die Ergebnisse der eigenen Studie dargestellt.

Zwar ist auch aus Abbildung 5 klar ersichtlich, daß die Kompetenz in Alltagsfertigkeiten bei den Blinden am stärksten und auch bei den Sehbehinderten noch deutlich stärker als bei den Sehenden eingeschränkt war. Es fanden sich aber auch quantitativ nicht unerhebliche Gruppen von sehbeeinträchtigten Personen, die in der Spannbreite des Wertebereichs der Sehenden lagen, nämlich immerhin 53% bei den Sehbehinderten und 19% bei den Blinden. Mit anderen Worten: Trotz der schweren Behinderung schafften es 22 von 42 sehbehinderten und 8 von 42 blinden Personen, eine recht hohe Selbständigkeit im Alltag zu bewahren.

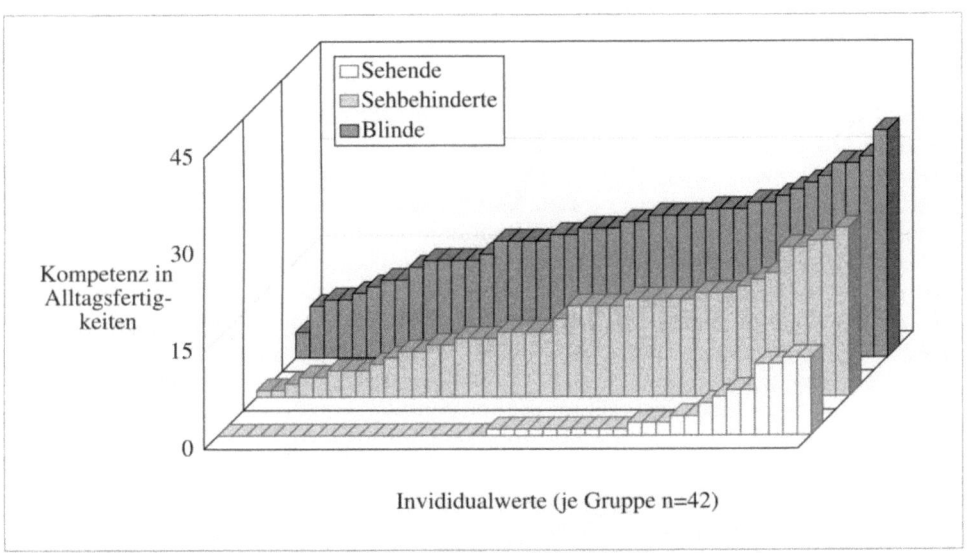

Abb. 5. Verteilung der Individualwerte zur Kompetenz in Alltagsfertigkeiten bei sehbehinderten und blinden älteren Menschen im Vergleich mit sehenden älteren Menschen

Anmerkung: Messung der Kompetenz in Alltagsfertigkeiten basierend auf Schneekloth und Potthoff (1993); höhere Werte indizieren eine höhere Beeinträchtigung

Ferner haben empirische Untersuchungen gezeigt, daß negative Auswirkungen einer Sehbeeinträchtigung hinsichtlich der Gestaltung der „freien" Zeit und in der Verfolgung von Interessen und Hobbys wahrscheinlich sind (2, 11). Hier sei die allgemeine Bemerkung angefügt, daß ältere Menschen, auch wenn die Berufstätigkeit oder die Hausfrau- und Erziehungsrolle entfallen sind, sehr wohl zwischen eher als verpflichtend erlebten Tätigkeiten (z.B. Hausputz) und in der Ausgestaltung mit größeren Freiheitsgraden versehenen Freizeitbeschäftigungen unterscheiden und letztere in nicht unerheblicher Weise zu so etwas wie einem „Lebenssinn" beitragen.

Aber auch – und vielleicht gerade – hier sind ausgeprägte interindividuelle Unterschiede durch unterschiedliche Einflußgrößen zu erwarten. So haben Heinemann et al. (11) nachweisen können, daß das vor Eintritt der Sehbeeinträchtigung gegebene Aktivitätsniveau Auswirkungen darauf hat, wie stark die Seheinbuße zu Buche schlägt: Waren beispielsweise sozial orientierte Freizeitaktivitäten bereits früher stark ausgeprägt, so blieben sie dies auch nach Eintritt der Behinderung; war das soziale Aktivitätsniveau hingegen früher eher niedrig, so bestand nach Eintritt der Behinderung in viel stärkerem Maße die Gefahr der sozialen Isolierung. Diese Befunde unterstreichen die Bedeutung der lebenslangen Entwicklung bzw. des biographischen Geworden-Seins für die von einer Sehbeeinträchtigung ausgelösten Konsequenzen im Alltag.

Primär ökopsychologisch relevante Aspekte
Recht bekannt geworden sind in diesem Zusammenhang die Studien aus dem Arbeitskreis des amerikanischen Ökopsychologen Pastalan, die auf der Simulation typischer Seheinbußen mittels entsprechend konstruierter Brillen beruhen (29). Mit solchen Studien kann gewissermaßen indirekt, durch „Einfühlung" in die Lebenswelt älterer Sehbeeinträchtigter (deshalb auch „empathisches Modell"), erfaßt werden, wie stark Umweltgegebenheiten in die Handlungsgestaltung eingreifen, so zum Beispiel kleingeschriebene Preisschilder oder spiegelnde Böden in einem Supermarkt. Jedoch hat die direkte Analyse der Wechselwirkungen des sehbeeinträchtigten älteren Menschen mit seiner räumlich-dinglichen Umwelt bislang nur wenig Forschungsaufmerksamkeit gefunden. Ableiten läßt sich aus experimentell orientierten Arbeiten, daß die Orientierungsfähigkeit im Raum weniger mit dem Grad der Visuseinschränkung, sondern mehr mit der verbliebenen Kontrastempfindlichkeit und dem noch erhaltenen Gesichtsfeld zusammenhängt (vgl. dazu auch das Kapitel von Hilz und Cavonius in diesem Buch). Ferner kann davon ausgegangen werden, daß die Sehbeeinträchtigung zu einer Reduktion des früher möglichen Aktionsradius führt, wobei diese Reduktion im Falle einer Blindheit noch einmal stärker als im Falle minderschwerer Seheinbußen ausgeprägt ist (5). In der eigenen Studie konnte des weiteren – ausgehend von der bereits erwähnten „Umweltfügsamkeitshypothese" – bestätigt werden, daß sehbeeinträchtigte ältere Menschen ungünstigen Umweltgegebenheiten in der Wohnung (z.B. altes Telefon mit Drehscheibe statt einem behindertengerechten Apparat mit großen Tasten und Wahlwiederholung) in stärkerem Maße „ausgeliefert" sind als sehende Ältere (43).

Jedoch spielt auch hier die interindividuelle Variabilität eine große Rolle, wie dies in Abbildung 6 anhand der Erfassung des maximalen Aktionsradius beispielhaft demonstriert wird, der im Laufe einer telefonischen Befragung an sieben nach Zufall ausgewählten Tagen innerhalb einer Erhebungsperioden von 3–4 Wochen beobachtet werden konnte.

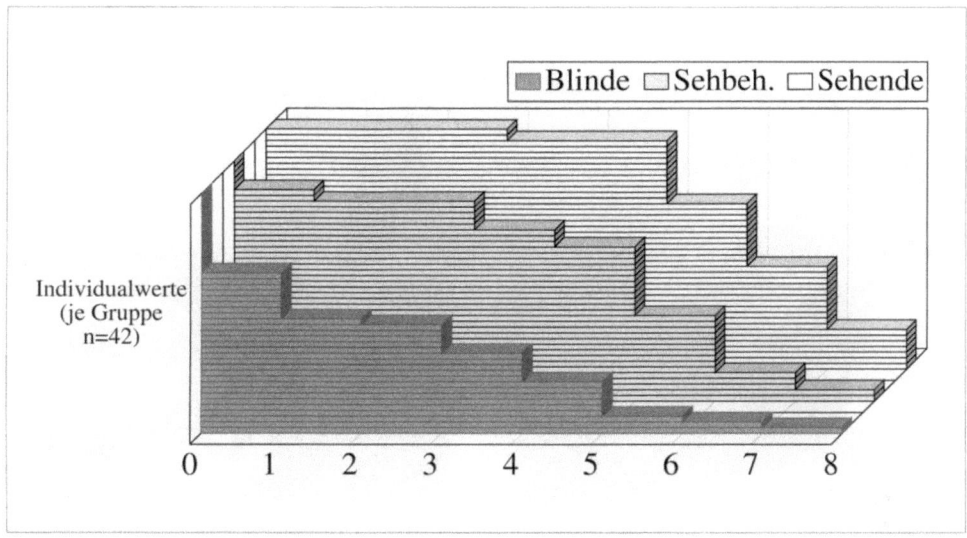

Abb. 6. Verteilung der Individualwerte zum Aktionsradius außer Haus bei sehbehinderten und blinden älteren Menschen im Vergleich mit sehenden älteren Menschen

Anmerkungen: Ausgewählt wurde pro Person der weiteste Aktionsradius, der lt. Befragung an insgesamt sieben nach Zufall ausgewählten Tagen in einem Zeitraum von ca. 3-4 Wochen erzielt worden war; berücksichtigt wurde dabei jede Art der Fortbewegung *ohne* fremde Hilfe
Entfernungskodierung: 0 = nicht außer Haus unterwegs gewesen; 1 = bis 50 m; 2 = 50+ bis 100 m; 3 = 100+ bis 500 m; 4 = 500+ bis 1 km; 5 = 1+ km bis 5 km; 6 = 5+ km bis 10 km; 7 = 10+ km bis 50 km; 8 = 50+ km

Zwar ließ sich von den Sehenden über die Sehbehinderten zu den Blinden insgesamt eine deutliche Schrumpfung des Aktionsradius konstatieren, jedoch bedürfen wiederum auch die interindividuellen Unterschiede der besonderen Beachtung. So gelang es beispielsweise sogar einer älteren blinden Person, ohne fremde Hilfe eine Entfernung von mehr als 50 km mit Hilfe von Bus, Bahn und Taxi zu überwinden. Solche Beobachtungen führen uns sehr schnell zur Frage der optimalen Bewältigung der Seheinbußen und zur Bedeutung von Rehabilitationsmaßnahmen, einem Aspekt, dem weiter unten bzw. im Kapitel 11 weiter nachzugehen sein wird.

Zur Auseinandersetzung mit einer Sehbeeinträchtigung im höheren Lebensalter

„Wachstum" oder „Regression" in der Auseinandersetzung mit einer spät im Leben erfahrenen Sehbeeinträchtigung?

Es wird in gerontologischen Texten immer wieder behauptet, ältere Menschen (und erst recht jene mit signifikanten Kompetenzeinbußen) zeigten eine Tendenz zu „regressiven" Bewältigungsformen wie die Verantwortung abzugeben, die Dinge laufen zu lassen, nichts in der Umwelt oder im Person-Umwelt-Gefüge zu verändern.

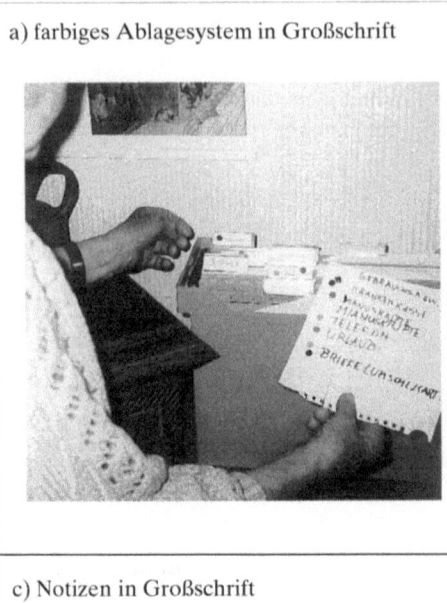
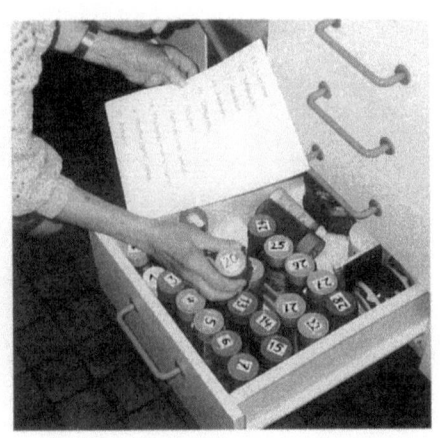
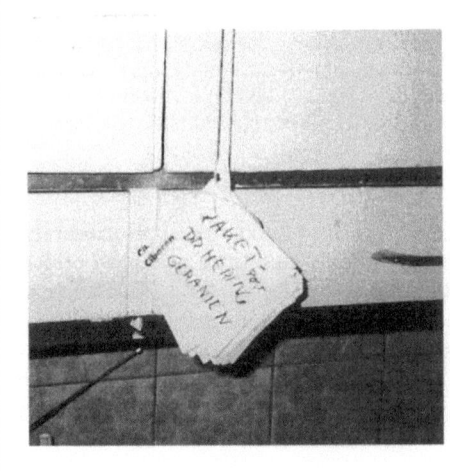
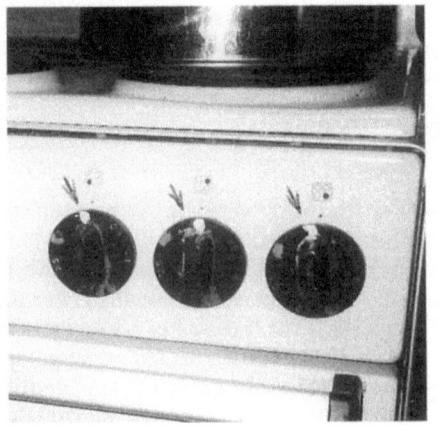

Abb. 7. Beispiele für gelungene Kompensationen (Photos aus der eigenen Forschungsarbeit)

Fragen wir also, wie sich diesbezüglich die (allerdings spärlichen) empirischen Ergebnisse bezüglich Sehbeeinträchtigung im Alter darstellen.

Hier ist nun zu sagen, daß sowohl erste amerikanische Untersuchungen (15) als auch die Ergebnisse der eigenen Studie dafür sprechen, eine hohe Kompetenz älterer Menschen in der Auseinandersetzung mit der Sehbeeinträchtigung zu erwarten. In der eigenen Studie standen beispielsweise allgemeine Bewältigungsstrategien wie die Suche nach Informationen, der soziale Vergleich mit anderen, der Vergleich mit früheren Lebenssituationen, die man gemeistert hat, sowie eine beharrliche Tendenz, nicht aufzugeben und sich nicht unterkriegen zu lassen, sowohl bei den Sehenden als auch bei den Sehbeeinträchtigten auf den oberen Rangplätzen. Demgegenüber rangierten Tendenzen in Richtung Verantwortungsabgabe und die Dinge laufen lassen in allen Gruppen auf den niedrigsten Rangplätzen. Ein ähnliches Bild ergab sich auch bei den direkt auf die Sehbeeinträchtigung bezogenen Bewältigungsformen, die im Sinne der Reaktionsformen nach Thomae (39; vgl. auch weiter oben) empirisch erfaßt wurden. Hierbei traten allerdings auch Unterschiede zwischen den blinden älteren Menschen und den älteren Menschen mit minderschweren Seheinbußen zutage: Während bei ersteren die Korrektur von Erwartungen am stärksten ausgeprägt war („Ich war sehr unterhaltsam. Das hat sich natürlich dann alles erledigt"), stand bei den letzteren die positive Deutung der Situation an vorderster Stelle („Ich muß sagen, ich komm' da unheimlich gut zurecht").

Wir hatten bereits weiter oben darauf hingewiesen, daß der Bewältigungsprozeß sehbeeinträchtigter älterer Menschen stets auch die aktive Neuregulierung von Person-Umwelt-Beziehungen beinhaltet. In der eigenen Studie konnten wir diesbezüglich eine Vielzahl an Kompensationsanstrengungen beobachten. Diese waren primär im Sinne personseitiger Kompensationen zu beobachten, insbesondere im Sinne der vielfältigen Nutzung des Tast- und Hörsinns, aber auch im Sinne umweltseitiger Kompensationen wie der Veränderung der Beleuchtung, der Nutzung von Größe und Kontrast (z.B. Zettel über Telefon mit den zehn wichtigsten Nummern in sehr großer und kontrastreicher Darstellung). Besonders beeindruckend waren die selbst entwickelten Kompensationen, von denen einige der Illustration halber in Abbildung 7 wiedergegeben sind.

Insgesamt läßt sich festhalten, daß ältere Menschen mit Sehbeeinträchtigung durchaus in der Lage sind, sich adäquat mit dieser existentiellen Herausforderung auseinanderzusetzen. Noch nicht beantwortet ist damit allerdings die Frage, warum es dem einen sehbeeinträchtigten älteren Menschen besser als einem anderen zu gelingen scheint, eine gute und befriedigende Anpassung zu finden. Diesem Aspekt sei in einem letzten Schritt anhand von Befunden aus der eigenen Studie nachgegangen.

Warum gelingt der einen sehbeeinträchtigten Person eine erfolgreiche Bewältigung, der anderen nicht? – Die Beispiele Alltagsselbständigkeit und Depressivität

Eigene Datenanalysen mit den einbezogenen 84 älteren Sehbeeinträchtigten, in denen in einem ersten Schritt jeweils der Effekt der Zugehörigkeit zur Untergruppe der Blinden bzw. der Sehbehinderten kontrolliert wurde, ergaben das folgende Bild: Im Falle der Voraussage des Ausmaßes der Depressivität spielte der Grad der Sehbeeinträchtigung praktisch keine Rolle, wohl aber die infolge der Sehbeeinträchtigung erlebten Veränderungen im Bereich von Persönlichkeit und Selbstbild, die Anzahl der zusätzlich berichteten Erkrankungen, die Tönung der Zukunftsperspektive sowie die soziale Situation. Jene älteren Menschen, die im Bereich ihrer Persönlichkeit und ihres Selbstbilds relativ weniger negativ gefärbte Veränderungen als Konsequenz der Seheinbuße erlebten, die eine geringere Ko-Morbidität aufwiesen, die es schafften, trotz der Behinderung eine eher positiv getönte Zukunftsperspektive aufrechtzuerhalten, und die nicht alleine lebten, wiesen auch eine geringere Depressivität auf.

Im Falle der Alltagsselbständigkeit erwies sich hingegen eine andere Ressourcenkonstellation als bedeutsam: Neben der Schwere der Sehbeeinträchtigung (wir wissen ja bereits aus Abbildung 5, daß die blinden älteren Menschen die schlechteren Leistungen aufwiesen) spielten hier zusätzlich die folgenden Ressourcen eine bedeutsame Rolle: die Anzahl der zusätzlich zur Sehbeeinträchtigung berichteten Krankheiten, die soziale Situation (alleinlebend versus nicht alleinlebend) sowie die Bewältigungsstrategien. Jene älteren Menschen, die eine geringere Ko-Morbidität aufwiesen, die eher alleine lebten, und die eher leistungsorientierte Bewältigungsstrategien einsetzten, zeigten auch eine höhere Selbständigkeit im Alltag. In Analysen zu Teilbereichen der Alltagskompetenz, in denen neben Personmerkmalen auch der Einfluß von Charakteristika der Wohnumwelt auf die Selbständigkeit geprüft wurde, fand sich zudem, daß diese insbesondere für instrumentelle Aktivitäten des täglichen Lebens Bedeutung besitzen. Waren relativ gute räumlich-dingliche Wohnbedingungen gegeben, so war auch die Selbständigkeit in den instrumentellen Alltagsbereichen höher.

Auffallend ist an diesen Befunden nicht nur, daß – je nach betrachteter „Outcome"-Variable – mit unterschiedlichen günstigen bzw. ungünstigen Ressourcenkonstellationen zu rechnen ist. Bemerkenswert erscheint auch, daß gewissermaßen gegenteilige Effekte eintreten können. So zeigten die alleine lebenden Sehbeeinträchtigten zwar eine höhere Selbständigkeit in Alltagsaktivitäten, jedoch tendenziell auch eine höhere Depressivität. Verhalten und Erleben müssen demnach keineswegs immer Hand in Hand gehen. Es läßt sich hier vermuten, daß die Situation des Alleinelebens zwar die Ausschöpfung des Selbständigkeitspotentials stimuliert (zumal in diesem Fall auch der Einfluß überfürsorglicher Familienangehöriger geringer sein dürfte), jedoch die Anwesenheit wichtiger Bezugspersonen andererseits auch das Abgleiten in depressive Erlebenszustände verhindern kann.

In weiteren empirischen Analysen haben wir schließlich mit Hilfe der statistischen Methode der Clusteranalyse den Versuch unternommen, Subgruppen von sehbeeinträchtigten älteren Menschen hinsichtlich ihrer Art der Auseinandersetzung und hinsichtlich des jeweils erzielten Anpassungserfolgs voneinander zu unterscheiden. Drei solcher Subgruppen haben wir gefunden: Zu einer ersten Subgruppe gehörten sehbeeinträchtigte ältere Menschen, die sich – trotz der Behinderung – sowohl im Verhalten ein hohes Maß an Selbständigkeit und Aktivität als auch ein durchweg positiv getöntes Erleben bewahren konnten („positiv angepaßte Gruppe"). In einer zweiten Subgruppe kamen sehbeeinträchtige ältere Menschen zusammen, die sowohl deutliche Einbußen in ihrer Verhaltenskompetenz als auch ein stark negativ getöntes Erleben aufwiesen („negativ angepaßte Gruppe"). In einer dritten Gruppe fanden sich schließlich Personen, die zwar ein eher positiv getöntes Erleben zeigten, jedoch auch deutliche Einschränkungen in ihrer selbständigen Lebensführung und in ihren Freizeitaktivitäten („ambivalent angepaßte Gruppe"). Auch diese Befunde unterstreichen noch einmal die Bedeutung und Notwendigkeit einer differentiellen Sichtweise der Auswirkungen und Bewältigungsformen bei Sehbeeinträchtigung im Alter. Drei Fallbeispiele mögen abschließend diese unterschiedlichen Anpassungsformen verdeutlichen:

▶ *Beispiel 1 (für die Gruppe der „positiv Angepaßten"):* Frau A. ist 65 Jahre alt, verwitwet, alleinlebend und erfüllt seit etwa 6 Jahren die sozialrechtlichen Kriterien einer „Blindheit". Frau A. mußte wegen der eingetretenen Sehbeeinträchtigung ihren Beruf als Köchin in einer Großküche vorzeitig aufgeben. Sie wohnt in einer gut an die Straße angebundenen Wohnung in einer größeren Stadt, von der aus sie nahezu jeden notwendigen Weg selbständig erschließen kann. Sehr hilfreich ist dabei ein vor ca. 2 Jahren erhaltenes Mobilitätstraining mit einem Langstock. Frau A. war in der Lage, auch nach Eintritt der Behinderung ihren sozialen Kreis zu erhalten oder gar noch auszubauen, sie kann der erfahrenen Blindheit bisweilen sogar noch etwas Positives abgewinnen („Ich fühle jetzt die Natur, das ist etwas Schönes") und ihr Alltag ist, trotz des Verlusts bestimmter Freizeitaktivitäten (insbesondere des Lesens der Zeitung), in hohem Maße mit befriedigenden Tätigkeiten angefüllt.

▶ *Beispiel 2 (für die Gruppe der „negativ Angepaßten"):* Frau B., 71 Jahre, verwitwet und alleinlebend, ist seit etwa zwei Jahren von einer schweren Seheinbuße betroffen. Frau B. wohnt in einer eher ländlichen Region in einem relativ großen Haus an einer vielbefahrenen Durchgangsstraße. Sie traut sich deswegen kaum nach draußen und ist nur in der Lage, in einem relativ engen Kreis um ihre Wohnung selbständig zu agieren. Frau B. kommt bislang mit den erfahrenen Veränderungen im Alltag, insbesondere dem weitgehenden Verlust der Lesefähigkeit, nicht zurecht und reagiert mit ausgeprägter Depressivität. Zwar hofft sie auf Besserung ihres Augenlichts, jedoch wird die zugrundeliegende progredient fortschreitende Augenerkrankung diese Hoffnung wohl kaum erfüllen. Hinzu kommt noch, daß Frau B. auch unter weiteren Erkrankungen leidet, die sich nachteilig auf die Fortbewegungsfähigkeit auswirken (Arthrose). Schließlich wird Frau B. von in der Nähe wohnenden Verwandten zwar gut in den alltäglichen Dingen versorgt; es mangelt hingegen an sonstigen vertrauten sozialen Beziehungen.

▶ *Beispiel 3 (für die Gruppe der „ambivalent Angepaßten"):* Herr C. ist 73 Jahre alt, verheiratet und seit etwa 3 Jahren „blind". Herr C. zeigt in seiner Kompetenz in alltäglichen Aktivitäten jetzt nach Eintritt der Behinderung eine extreme Unselbständigkeit, die allerdings bereits vor Eintritt des Sehverlusts in Teilbereichen gegeben war. Nach draußen geht Herr C. grundsätzlich nur noch in Begleitung seiner Ehefrau. Auch leidet Herr C. immer wieder sehr darunter, daß er seine bisherige Lieblingsbeschäftigung (Fotografieren, Diavorträge halten) nicht mehr ausüben kann. Er hadert deswegen immer wieder mit dem Schicksal, was sich auch in häufigen Konflikten mit seiner Partnerin entlädt. Auf der anderen Seite ist die allgemeine subjektive Lebenszufriedenheit von Herrn C. durchaus hoch, und es finden sich keine eigentlichen Anzeichen einer Depressivität.

Schlußbemerkung

Die Erfahrung einer Sehbeeinträchtigung im höheren Lebensalter ist sicherlich als krisenhafte Lebenssituation zu kennzeichnen, die die Betroffenen in ihrer ganzen Bewältigungskompetenz fordert. Die kritischen Momente dieser Lebenssituation sind sowohl auf der Ebene von Beeinträchtigungen des Erlebens als auch auf der Ebene von Beeinträchtigungen des Verhaltens, speziell der Selbständigkeit in den Alltagsfertigkeiten und in Freizeitaktivitäten, zu suchen. Jedoch ist im Erleben und Verhalten auch eine hohe interindividuelle Variabilität gegeben. So sind depressive Entwicklungen infolge des Sehverlusts keineswegs die Regel, jedoch ist die Wahrscheinlichkeit ihres Auftretens erhöht. Ebenso verändert der Eintritt der Sehbeeinträchtigung die Person-Umwelt-Transaktionen der Betroffenen, führt etwa zu deutlichen Einschränkungen des Aktionsradius, macht verletzlicher gegenüber hohen Umweltanforderungen (vgl. auch „Umweltfügsamkeitshypothese") und führt zu einem veränderten Wohnerleben.

Festzuhalten ist ferner, daß viele der betroffenen älteren Menschen eine hohe Kompetenz in der Auseinandersetzung mit der durch die Sehbeeinträchtigung ausgelösten Krisensituation zeigen. Als Belege hierfür können sowohl die Verteilung der gewählten Bewältigungsformen im engeren Sinne (Dominanz leistungsorientierter und auf aktive Auseinandersetzung gerichteter Formen) als auch die vielfach zu beobachtenden erfindungsreichen und kreativen Kompensationsformen zur Neuregulierung der Person-Umwelt-Beziehung gelten. Nicht alles hängt jedoch von der Person des älteren Menschen und seinen Bewältigungsversuchen ab; auch die soziale Situation (alleinlebend vs. nicht alleinlebend) sowie die gegebene Ko-Morbidität spielen offensichtlich bei der Bewahrung einer hohen Selbständigkeit im Alltag, wie bei der Verhinderung einer depressiven Entwicklung eine Rolle. In diesem Zusammenhang läßt sich ferner, auch wenn dies in der eigenen Studie nicht systematisch geprüft werden konnte, vermuten, daß jene älteren Menschen, die Seh- *und* Höreinbußen aufweisen, in besonderer Weise in ihrem psychischen Gleichgewicht gefährdet sind. Ferner darf auch die Bedeutung des materiellen Umfelds, die Art der Wohnungseinrichtung und -ausstattung, die Anbindung der Wohnung an die Straße sowie die Lage der Wohnung im Stadtteil, etwa die Entfernungen zu wichtigen Umweltressourcen wie einem Supermarkt oder der Haltestelle des öffentlichen Personennahverkehrs, nicht vernachlässigt werden.

Die praktische Bedeutung der in diesem Beitrag zusammengestellten theoretischen Ansätze und empirischen Forschungsbefunde sei abschließend nur kurz skizziert (vgl. dazu auch das Kapitel von Wahl und Tesch-Römer in diesem Buch). So gilt es, innerhalb der älteren Sehbeeinträchtigten besonders jene Risikogruppen im Auge zu behalten, die einer besonderen Gefährdung im Sinne des Verlusts ihrer Selbständigkeit bzw. ihrer psychischen Stabilität ausgesetzt sind. Es ist unbefriedigend, daß sowohl die Identifikation als auch die rehabilitative und psychosoziale Stützung dieser Personen bislang in der Praxis zu kurz kommt. Es wird höchste Zeit, daß Überlegungen bzw. Forderungen des Deutschen Blindenverbands in Richtung einer Elementarrehabilitation älterer sehbehinderter und blinder Menschen auf breiter Ebene in die Tat umgesetzt werden (6; siehe Kapitel 11). Dies bedarf mit Sicherheit auch einer „zugehenden" Altenarbeit, da kaum zu erwarten ist, daß die Betroffenen selbst initiativ werden. Gefordert ist hier das Zusammenwirken unterschiedlicher Berufsgruppen, insbesondere von niedergelassenen Ophthalmologen, Allgemeinpraktikern, Psychologen, Mobilitätstrainern und Ergotherapeuten. Dabei ist allerdings nicht nur die Person des sehbeeinträchtigten älteren Menschen, sondern auch seine soziale und räumlich-dingliche Umwelt im Auge zu behalten. Familienangehörige etwa können zu mächtigen „Agenten" der Rehabilitation im häuslichen Umfeld werden; sie können aber durch zuviel Hilfe und eine unangebrachte Überfürsorglichkeit erzielte Erfolge teilweise auch wieder zunichte machen.

Lassen wir nun noch am Schluß dieses Beitrags – im Sinne eines hoffnungsvollen Ausblicks – Rainer Maria Rilke mit einem Ausschnitt aus seinem Gedicht „Die Blinde" zu Wort kommen:

> (...) Ich muß nichts mehr entbehren jetzt,
> alle Farben sind übersetzt
> in Geräuschen und Geruch.
> Und sie klingen unendlich schön
> als Töne.
> Was soll mir ein Buch?
> In den Bäumen blättert der Wind;
> und ich weiß, was dorten für Worte sind, (...)

Literatur

1. Ainlay SC (1988). Aging and new vision loss: Disruptions of the Here and Now. Journal of Social Issues, 44, 79-94.
2. Anderson B, Palmore E (1974). Longitudinal evaluation of ocular function. In: Palmore E (Hrsg), Normal aging II (S. 24-32). Duke University Press, Durham, NC
3. Baltes PB (1990). Entwicklungspsychologie der Lebensspanne: Theoretische Leitsätze. Psychologische Rundschau, 41, 1-24
4. Bäckman L, Dixon RA (1992). Psychological compensation: A theoretical framework. Psychological Bulletin, 112, 259-283
5. Branch LG, Horowitz A, Carr C (1989). The implications for everyday life of incident self-reported visual decline among people over age 65 living in the community. The Gerontologist, 29, 359-365
6. Deutscher Blindenverband (Hrsg) (1994). Dokumentation. Elementar-Rehabilitation für neuerblindete ältere Menschen. Zweites Seminar des Deutschen Blindenverbandes v. 17.03.-20.03.1994 in Meinerzhagen
7. Filipp S-H (1981). Ein allgemeines Modell für die Analyse kritischer Lebensereignisse. In: Filipp S-H (Hrsg). Kritische Lebensereignisse (S. 3-52). Urban & Schwarzenberg, München
8. Hautzinger M, Bailer M (1993). Allgemeine Depressions Skala (ADS). Deutsche Form der „Center for Epidemiological Studies of the Elderly Depression Scale" (CES-D). Beltz, Weinheim
9. Havighurst RJ (1972, 3. Auflage). Developmental tasks and education. McKay, New York (orig. 1948)
10. Häkkinen L (1984). Vision in the elderly and its use in the social environment. Scandinavian Journal of Social Medicine, Supplementum 35, 5-60
11. Heinemann AW, Colorez A, Frank S, Taylor D (1988). Leisure activity participation of elderly individuals with low vision. The Gerontologist, 28, 181-184
12. Hicks S (1979a). Psycho-social and rehabilitation aspects of aquired visual handicap – 1. The New Beacon. The Journal of Blind Welfare, 63, 169-174
13. Hicks S (1979b). Psycho-social and rehabilitation aspects of aquired visual handicap – 2. The New Beacon. The Journal of Blind Welfare, 63, 197-202
14. Horowitz A (1995). Aging, vision loss and depression: A review of the research. Aging & Vision News, 7, 1, 6, 7
15. Horowitz, A, Reinhardt J (1992). Assessing adaptation to age-related vision loss. Paper presented at the Annual Scientifc Meeting of the Association for Education and Rehabilitation of the Blind and Visually Impaired, Los Angeles, CA, July 1992
16. Kiyak HS, Borson S (1992). Coping with chronic illness and disability. In: Ory MG, Abeles RG, Lipman PD (Hrsg). Aging, health, and behavior (S. 141-173). Sage, Newbury Park
17. Kruse A (1986). Strukturen des Erlebens und Verhaltens bei chronischer Erkrankung im Alter. Dissertation, Universität Bonn
18. Kruse A (1987). Kompetenz bei chronischer Krankheit im Alter. Zeitschrift für Gerontologie, 20, 355-366
19. Kruse A (1990). Die Endlichkeit der menschlichen Existenz als Thema einer Bildung im Alter. In: Geißler EE (Hrsg). Bildung für das Alter – Bildung im Alter. Expertisensammlung (S. 197-214). Bouvier, Bonn
20. Lawton MP (1989). Behavior-relevant ecological factors. In: Schaie KW, Schooler W (Hrsg). Social structure and aging: Psychological processes (S. 57-93). Erlbaum Hillsdale, NJ
21. Lawton MP, Nahemow L (1973). Ecology and the aging process. In: Eisdorfer C, Lawton MP (Hrsg). Psychology of adult development and aging (S. 619-674). American Psychological Association Washington, DC
22. Lazarus RS, Folkman S (1984). Stress, appraisal, and coping. Springer Publ, New York
23. Lehr UM (1991). Psychologie des Alterns (7. Auflage). Quelle & Meyer, Heidelberg
24. Maddox GL (1987). Aging differently. The Gerontologist, 27, 557-564
25. Marmor MF (1992). Age-related eye diseases and their effects on visual function. In: Faye EE, Stuen CS (Hrsg). The aging eye and low vision. A study guide for physicians (S. 11-21). The Lighthouse, New York
26. McCrae RR (1982). Age differences in the use of coping mechanisms. Journal of Gerontology, 37, 454-460
27. Oerter R, Montada L (Hrsg) (1995). Entwicklungspsychologie (3. Auflage). Beltz, Weinheim
28. Olbrich E (1981). Normative Übergänge im menschlichen Lebenslauf: Entwicklungskrisen oder Herausforderungen? In: Filipp S-H (Hrsg). Kritische Lebensereignisse (S. 123-138). Urban & Schwarzenberg, München

29. Pastalan LA (1979). Sensory change and environmental behavior. In: Byerts TO, Howell SC, Pastalan LA (Hrsg). Environmental context of aging. Life styles, environmental quality, and living arrangements (S. 118-126). STPM Press, New York
30. Radloff, LS (1977). The CES-D Scale: A self-report depression scale for research in the general population. Applied Psychological Measurement, 1, 385-401
31. Rudberg MA, Furner SE, Dunn JE, Cassel CK (1993). The relationship of visual and hearing impairments to disability: An analysis using the Longitudinal Study of Aging. Journal of Gerontology: Medical Sciences, 48, M261-M265
32. Saup W (1990). Formen der Lebensbewältigung im Alter. In: Mayring P, Saup W (Hrsg). Entwicklungsprozesse im Alter (S. 185-200). Kohlhammer, Stuttgart
33. Saup W (1991). Konstruktives Altern. Hogrefe, Göttingen
34. Saup W (1993). Alter und Umwelt. Eine Einführung in die Ökologische Gerontologie. Kohlhammer, Stuttgart
35. Schneekloth U, Potthoff P. (1993). Hilfe- und Pflegebedürftige in privaten Haushalten. Bericht zur Repräsentativerhebung im Forschungsprojekt „Möglichkeiten und Grenzen selbständiger Lebensführung", im Auftrag des Bundesministeriums für Familie und Senioren. Kohlhammer, Stuttgart
36. Statistisches Bundesamt (Hrsg) (1991). Fachserie 13. Sozialleistungen. Reihe 5.1. Schwerbehinderte 1989. Metzler-Poeschel, Stuttgart
37. Thomae H (1968). Das Individuum und seine Welt (1. Auflage). Hogrefe, Göttingen
38. Thomae H (1983). Alternsstile und Altersschicksale. Huber, Bern
39. Thomae H (1988) Das Individuum und seine Welt (2. Auflage). Hogrefe, Göttingen
40. Wahl H-W (1992). Ökologische Perspektiven in der Gerontopsychologie: Ein Blick in die vergangenen drei Jahrzehnte und in die Zukunft. Psychologische Rundschau, 43, 232-248
41. Wahl H-W (1994). Im Dunkeln sehen: Sehbeeinträchtigung im Alter als prototypische „umweltrelevante" Kompetenzbeeinträchtigung. Zeitschrift für Gerontologie, 27, 399-409.
42. Wahl H-W (1995). Ältere Menschen mit Sehbeeinträchtigung: Eine empirische Untersuchung zur Person-Umwelt-Transaktion. Habilitationsschrift. Fakultät für Sozial- und Verhaltenswissenschaften der Universität Heidelberg.
43. Wahl H-W, Oswald F (in Druck). Eine ökopsychologische Analyse der Kompetenz im höheren Lebensalter – das Beispiel Sehbeeinträchtigung. In: Kruse A (Hrsg). Jahrbuch der Medizinischen Psychologie 11. Band II: Intervention. Hogrefe, Göttingen.

9 Audiologische Rehabilitation bei Altersschwerhörigkeit

H. von Wedel

Ziele audiologischer Rehabilitation

Unter den menschlichen Kommunikationssystemen nimmt das Sinnesorgan „Ohr" eine bevorzugte Stellung ein. In der kommunikativen Beziehung zwischen Menschen stellen Hören und Sprechen ein einheitliches System von elementarer Bedeutung dar. Besonders in unserer heutigen modernen Industrie- und Konsumgesellschaft mit seinen ständig wachsenden akustischen Informationsangeboten ist das menschliche Individuum verstärkt auf das Sinnesorgan Ohr angewiesen. Einige wichtige Beispiele mögen belegen, welche Bedeutung das Gehör für die Kommunikation und das Hören im Alter in unserer alltäglichen Umgebung hat:

- Die Wahrnehmung akustischer Warn- und Informationssignale z.B. im Straßenverkehr, am Arbeitsplatz oder im häuslichen Bereich setzt ein weitgehend intaktes Gehör voraus.
- Die Bedeutung des Telefons als Kommunikationsmittel macht auch im privaten Alltag ein intaktes Sinnesorgan „Gehör" notwendig.
- Da die Werbung sich zunehmend mehr akustischer Reize bedient, die durch das Sinnesorgan Gehör vermittelt werden können, ist auch für diese Bereiche das menschliche Sinnesorgan vor allem im Alter von Bedeutung.
- Die Bedeutung der Musik für die Lebensqualität des einzelnen belegt eindrucksvoll, daß ein großes Bedürfnis besteht, die akustische Erlebniswelt der Musik in seiner ganzen Vielfalt zu nutzen.

Beidseitige Hochtonhörstörungen, wie sie im Alter die Regel sind, führen zu erheblichen Einschränkungen der kommunikativen Leistungsfähigkeit. Sie beeinträchtigen insbesondere die Wahrnehmung und Kommunikation in Gesprächen bei gesellschaftlichen oder anderen Anlässen. Die häufig reduzierte Sprachwahrnehmung bedingt Falsch- oder Nicht-Verstehen mit entsprechenden Reaktionen der Umwelt. Als Folge sind soziale Partizipation und Integration nicht selten reduziert. Ein eingeschränktes Hörvermögen führt neben der gestörten räumlichen Orientierung nicht selten auch zur reduzierten kommunikativen Orientierung in der früher so vertrauten alltäglichen Umwelt. Derartige Probleme beeinträchtigen die Sicherheit des einzelnen im Umgang mit seinen Mitmenschen erheblich.

Die hier aufgeführten Aspekte können nur z.T. verdeutlichen, welche große Bedeutung das Gehör für die Aufrechterhaltung von Person-Umwelt-Transaktionen, für die Orientierung und die individuelle Lebensqualität hat. Der Mensch in unserer modernen urbanen Gesellschaft ist in hohem Maße auf sein Hörorgan als das Mittel zur Kommunikation angewiesen. Dies gilt vor allem für die akustische Wahrnehmung von Sprache in all ihren Erscheinungsformen als wichtigstem zwischenmenschlichen Kommunikationsmittel. Neben den wesentlichen das Kommunikationsvermögen beeinflussenden Faktoren, die physikalischer, phonetischer oder physiologischer Art sein können, müssen auch psychologische und soziale Gesichtspunkte vor allem beim älteren Menschen Berücksichtigung finden.

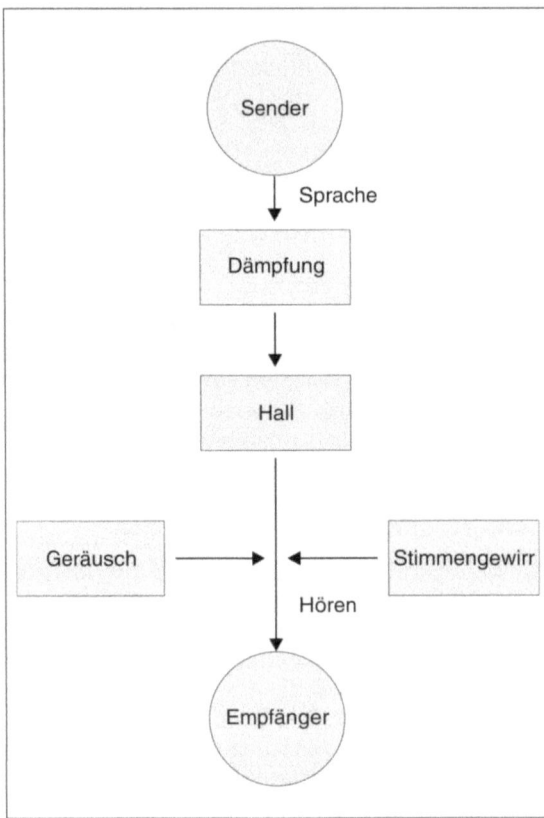

Abb. 1. Akustische Wirkungskette zwischen Sender (Sprecher) und Empfänger (Hörer).

Einen Eindruck über den Ablauf der akustischen Wirkungskette zwischen Sprecher und Hörer im Rahmen der zwischenmenschlichen Kommunikation läßt sich durch Abbildung 1 vermitteln. Ausgehend vom Sender (Sprecher) erfährt die Sprache bereits eine Dämpfung auf dem Übertragungsweg des Schalls zum Empfänger (Hörer). Diese Dämpfung kann bei zu großem Abstand zwischen Sprecher und Hörer zu einer Beeinträchtigung der Kommunikation führen. Häufig treten in großen Sälen, in Bahnhofshallen, in Kirchen etc. Halleffekte auf, die bereits bei Normalhörenden das Verstehen erheblich beeinträchtigen können. In unserer normalen, alltäglichen, beruflichen und privaten Umgebung ist das Verstehen in solchen Situationen beeinträchtigt, in denen fremde Sprachgeräusche oder Störgeräusche wie in Eisenbahnen, Bussen, etc. auftreten. Selbst ein mit einem Hörgerät versehener hörgestörter Empfänger erfährt mit den meisten heute noch üblichen Hörgeräten neben einer Verstärkung der sprachlichen Nachricht auch eine der Störgeräusche. Störungen der akustischen Wirkungskette durch Höreinbußen beim Hörer können die Orientierung im alltäglichen akustischen Umfeld beeinträchtigen und damit die Lebensqualität erheblich mindern.

Hierzu gehört z.B. auch die Wahrnehmung von Warnsignalen, wie Autohupen und Martinshörner, oder kommunikativer Signalformen, wie das Klingeln eines Telefons und einer Türklingel, oder die Wahrnehmung natürlicher Signale wie Vogelgezwitscher, Grillenzirpen, Windgeräusche, Wassergeräusche etc.

Insgesamt kommt jedoch der Sprache selbstverständlich die größte Bedeutung in der akustischen Wahrnehmung zu, da diese als Träger der zwischenmenschlichen Kommunikation in Ergänzung zum optischen Signal die Voraussetzung für intellektuelle und geistige Aktivitäten ermöglicht und damit soziale Partizipation und Integration sicherstellt.

Ausgangspunkt einiger weiterer Überlegungen zur Bedeutung von Sprache sei die Zuordnung einzelner Sprachelemente im Hörfeld (Abb. 2). Dieses von Fletcher (1977) für die englische Sprache erstellte Schema verdeutlicht die unterschiedliche frequenz- und intensitätsabhängige Anordnung der wesentlichen Sprachlaute. Neben der intensitätsmäßigen Dominanz der Vokale wie A, O, U, E, I gegenüber den beispielhaften Konsonanten M, V, P, H, K, F und S wird auch ihre frequenzabhängige Zuordnung offensichtlich. Vokale mit ihren einzelnen Formanten sind mehr tiefen und mittleren Frequenzen zuzuordnen. Konsonanten und hier insbesondere die Sibilanten wie S und F können auch in die höheren Frequenzbereiche hineinreichen. Wichtig ist auch der Dynamikbereich von Sprache, d.h. der Abstand zwischen dem leisesten und lautesten Sprachsignalanteil, der mit 40–50 dB angenommen werden kann und im Bereich zwischen 10 und 60 dB im Hörfeld in Abhängigkeit von der Frequenz zu liegen kommt. Im Bereich der geringeren Intensitäten sind z.B. sehr viele Konsonanten angesiedelt, wogegen die Vokale in der Regel intensitätsstärker sind.

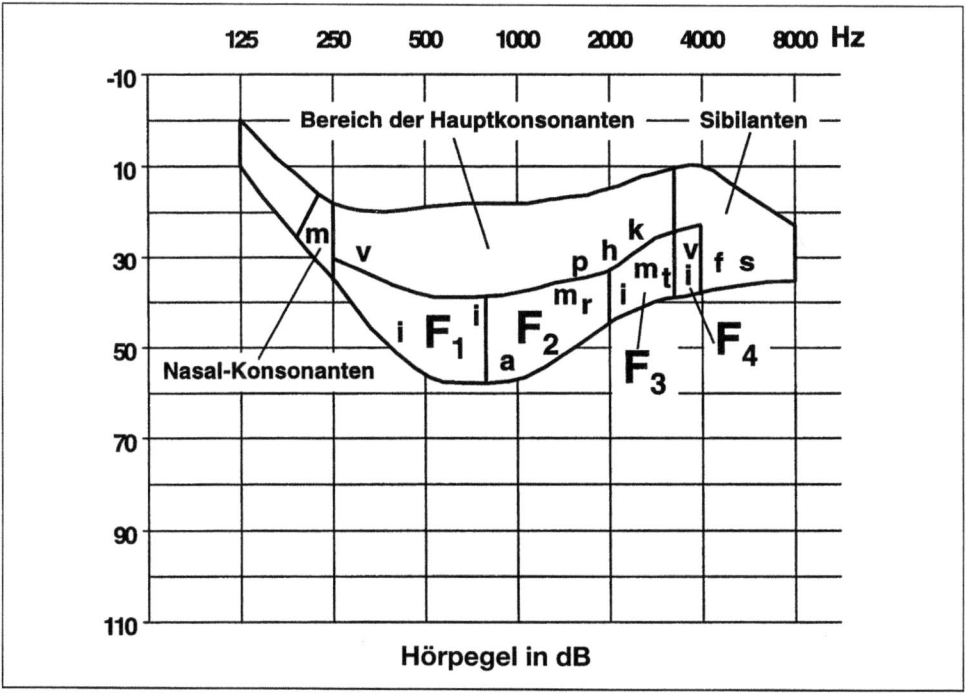

Abb. 2. Sprachfeld im Hörfeld mit den wichtigsten Sprachmerkmalen (nach Fletcher, 1967)

Diese Aspekte sind im Hinblick auf die mit zunehmenden Alter eingeschränkte Hörfähigkeit im Bereich hoher Frequenzen zu berücksichtigen. Insbesondere die Wahrnehmung hochfrequenter Sprachelemente wie z.B. bestimmter Konsonanten (K, V, F, S) oder der oberen Formanten der Vokale (I, E) findet mit zunehmendem Alter im Hinblick auf mögliche Kommunikationsprobleme besondere Bedeutung. So werden die Konsonanten G und K bei einer vorliegenden altersbedingten Hochtonstörung häufig mit B bzw. P verwechselt. Der Vokal I wird häufig zum U! Die zusätzliche Beeinflussung durch tieffrequentere Signale, auch durch tieffrequente Vokale, im Sinne von Maskierungseffekten, bedingt bei einer Hochtonhörstörung eine erhebliche Beeinträchtigung der sprachlichen Kommunikation, die sich vor allem in geräuschvoller Umgebung so z.B. in der sogenannten Cocktailpartysituation bemerkbar macht.

Da die Wertigkeit von Sprache im Hinblick auf deren Verständlichkeit mit zunehmender Mittenfrequenz des Phonems zunimmt, gegenläufig tendentiell zur Häufigkeit ihres Vorkommens in durchschnittlicher Sprache, haben Phoneme wie K, V, S und F großen Einfluß auf die korrekte Diskrimination von Ein- und Mehrsilbern. Eine ausreichende Diskrimination von Sprache kann letztlich nur durch eine optimale Nutzung einzelner Sprachkomponenten im normalen oder pathologisch veränderten Hörfeld erreicht werden.

Aus den morphologischen Befunden, die bisher über das Hörorgan erstellt wurden, ist ersichtlich, daß alle Abschnitte der Hörbahn, angefangen vom äußeren Ohr bis hin zum auditorischen Kortex, vom Alterungsprozeß betroffen sind (29). Von einigen Untersuchern werden die morphologischen und audiologischen Ausprägungen der Altersschwerhörigkeit einheitlich gesehen (28). Andere Untersucher nehmen mehrere Formen und unterschiedliche Typen an. Neben degenerativen Veränderungen am Trommelfell, der Gehörknöchelchenkette und der Mittelohrmuskeln sollen Strukturverluste des kortischen Organs Funktionseinbußen hervorrufen (2). Durch Atrophien der Basillarmembran und auch der Deckmembran sowie Verluste der Haarsinneszellen und Stützzellen und sklerosierende Gefäßveränderungen in der Stria vascularis kann die mechanoelektrische Kopplung beeinträchtigt werden. Diese Vorgänge betreffen insbesondere den basalen Teil der Cochlea (40, 65). Ein weiterer altersprogredienter Befund ist die Abnahme von Ganglienzellen im Spiralganglion, vorwiegend in der Basalwindung. Im wesentlichen erscheinen jedoch Reduktionen der nervösen Substanzen in den Cochleariskernen sowie in den übrigen Abschnitten der Hörbahn ein wesentliches Substrat der Altersschwerhörigkeit zu sein. Nachgewiesene degenerative Vorgänge an den afferenten und efferenten Fasern könnten hier von Bedeutung sein (3).

Der Alterungsprozeß des Hörorgans beeinflußt mehr oder weniger stark alle audiometrischen Tests, welche die Funktion des Mittelohres, des Innenohres und der zentralen Hörbahn prüfen (13, 28, 29). Als wichtigste Merkmale der Altersschwerhörigkeit ergeben sich ein Hochtonhörverlust, häufig ein Rekruitment mit herabgesetzter Unbehaglichkeitsschwelle sowie eine zunehmend nachlassende Nutzschall-Störschall-Unterscheidung. Zu den physiologischen, pathophysiologischen und wahrnehmungspsychologischen Aspekten wird auf die Kapitel von Plinkert und Zenner sowie Hellbrück verwiesen.

Noch Ende der 70er Jahre wurde entsprechend den damals verfügbaren Untersuchungsergebnissen von 5,7 Millionen Schwerhörigen in der Bundesrepublik Deutschland ausgegangen. Diese Schätzungen sind nach neueren Untersuchungen des Deutschen Grünen Kreuzes aus den Jahren 1985 bis 1986 nicht mehr haltbar. Selbst bei vorsichtiger Bewertung der Hörminderung muß man nach dieser statistischen Erfassung annehmen, daß insgesamt wohl etwa 14 Millionen Menschen in der

Bundesrepublik Deutschland unter einer Beeinträchtigung des Hörvermögens leiden (siehe auch Kapitel 1 und 4). Im Hinblick auf die Altersstruktur von Kommunikationsstörungen, bedingt durch ein eingeschränktes Hörvermögen, dokumentieren diese Untersuchungen die Zunahme von Beschwerden mit zunehmendem Alter. Epidemiologische Studien aus dem angelsächsischen Sprachraum unterstreichen, daß bei Männern Hörprobleme eher und ausgeprägter als bei Frauen auftreten (7). Hier können Auswirkungen beruflicher und außerberuflicher Lärmexposition ihre Folgen zeigen. Die insbesondere den Hochtonbereich betreffenden Hörstörungen des Älteren erschweren nicht nur die Teilnahme an der lautsprachlichen Kommunikation und dies insbesondere bei zusätzlichen Störungen auf der in Abbildung 1 dargestellten akustischen Wirkungsstrecke, sondern bewirken erhebliche Veränderungen in der privaten, beruflichen und sozialen Situation des Hörgestörten. Abbildung 3 verdeutlicht, daß Resignation und Isolation des Hörgeschädigten nicht nur zu entsprechenden Reaktionen der Umwelt, sondern Hörstörungen vermutlich auch zu Auswirkungen auf die zentrale Spracherkennung bei reduziertem Sprachverständnis führen können und möglicherweise die Intelligenz beeinträchtigen (30).

Diese fortschreitende Insuffizienz der zentralen Verarbeitung von Sprache muß durch möglichst frühzeitige Rehabilitationsmaßnahmen aufgehalten werden (8, 12, 14, 24). Im Gegensatz zur kindlichen, insbesondere zur frühkindlichen Hörstörung,

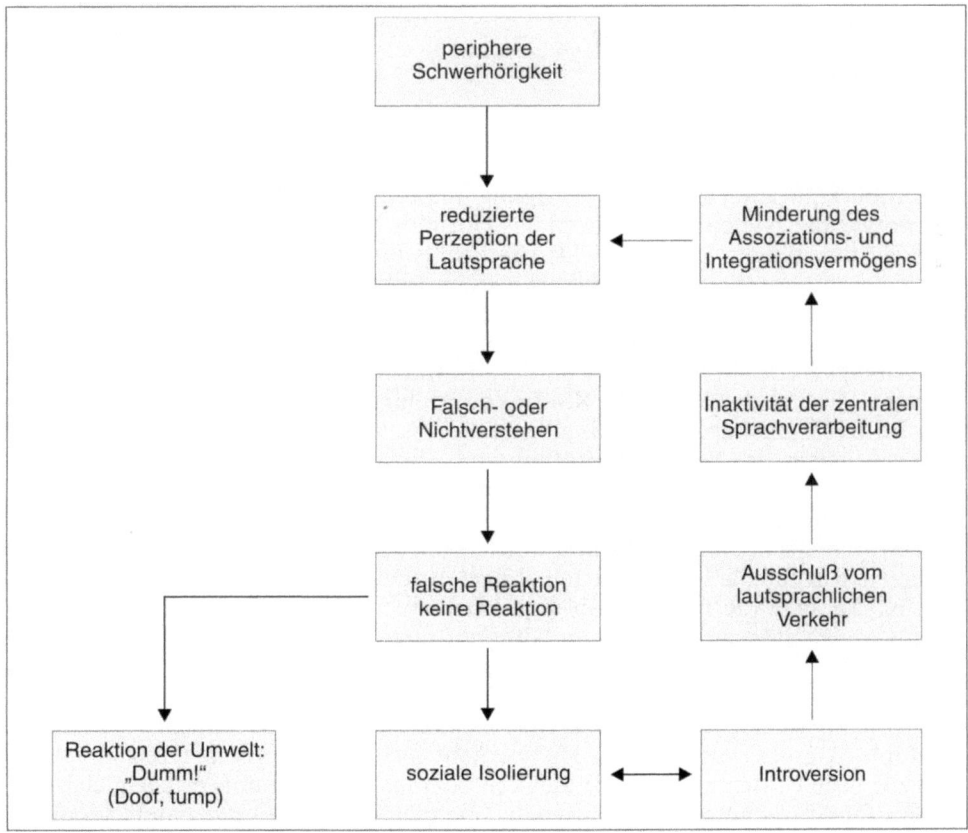

Abb. 3. Auswirkungen einer peripheren Hörstörung (nach Niemeyer, 1980)

bei der durch eine Hörgeräteversorgung überhaupt erst die Integration in die akustische Umwelt und damit die Voraussetzung auch zur Reifung des Hörbahnsystems ermöglicht wird, muß beim erwachsenen älteren Patienten das oberste Ziel der auditiven Rehabilitation sein, in seiner privaten, sozialen und beruflichen Umgebung kommunikativ bleiben zu können, um soziale Partizipation und Integration sowie intakte Person-Umwelt-Transaktionen weiterhin zu ermöglichen.

Nur eine möglichst frühzeitige Hörgeräteversorgung kann Degenerationsprozesse im zentralen Bereich des Hörorgans verhindern und in der Regel zu einer ausreichenden Rehabilitation führen. In vielen Fällen führt eine zu spät vorgenommene Hörgeräteversorgung, vor allem beim älteren Hörgestörten, zu einer erschwerten Rehabilitation, da die über längere Zeit reduzierte Aktivierung des zentralen Nervensystems auch zum partiellen Ausfall der zentralen Sprachverarbeitung führen kann (63). Man muß davon ausgehen, daß Hörhilfen, möglichst frühzeitig verordnet, diese Degenerationsprozesse und damit Probleme in der Sprachkommunikation erheblich reduzieren können (14, 24). Betrachtet man jedoch die Altersverteilung zum Zeitpunkt der Hörgeräteversorgung, so wird deutlich, daß die Hörgeräteversorgung in der Regel noch viel zu spät vorgenommen wird. Ein großer Teil aller auditiv geschädigten Probanden ist demnach älter als 70 Jahre.

Audiologische Diagnostik zur Hörgeräteversorgung

Zur Erfassung der durch das Mittelohr, Innenohr und das zentrale Hörbahnsystem veränderten Hörfähigkeit bedingt durch den Alterungsprozeß werden insbesondere im Hinblick auf die Hörgeräteversorgung umfassende audiologische Untersuchungen notwendig. Neben den Grenzen des Hörfelds, bestimmt aus dem Tonschwellenaudiogramm und der Unbehaglichkeitsschwelle für laute Töne, werden auch Veränderungen der Lautheitsempfindung wie beim Rekruitment oder die Hörermüdung wie beim Akustikusneurinom durch den Schwellenschwundtest überprüft.

Zur Mittelohrdiagnostik wird die Impedanzmessung verwendet, um die Schwingungsfähigkeit des Trommelfells und die Beweglichkeit der Gehörknöchelchen zu erfassen. Zusätzlich läßt sich die Kontraktionsfähigkeit und Auslösbarkeit eines kleinen Mittelohrmuskels, dem Musculus stapedius, überprüfen. Diese Hörprüfungen gehören neben der Sprachhörprüfung zur Abklärung des Sprachverstehens zum wichtigsten audiologischen Untersuchungsspektrum. Die Funktionsfähigkeit beider Ohren zusammen sollte über einen einfachen Richtungshörtest (vorne-, hinten-, 45°- und 90°-Unterscheidung) bestimmt werden, um das binaurale Gehör zu überprüfen. Neben den in Tabelle 1 aufgeführten obligaten audiologischen Untersuchungen werden häufig auch die fakultativen Untersuchungen notwendig, um z.B. eine retrocochleäre Hörstörung, die auch im Alter auftreten kann, auszuschließen und insbesondere das eingeschränkte Sprachverstehen im Störgeräusch zu erfassen. Mittels elektrophysiologischer Hörprüfungen (ERA/Electric Response Audiometry) lassen sich Hörstörungen z.B. im Hörnerven (Akustikusneurinom) oder im Hirnstamm (z.B. Multiple Sklerose) ausschließen. Hierzu dient auch der dichotische Diskriminationstest z.B. nach Feldmann, der die Fähigkeit des binauralen Gehörs erfaßt, gleichzeitig jedem Ohr dargebotene Sprachsignale (mehrsilbige Worte) mit unterschiedlicher Bedeutung zu erkennen und dem jeweiligen Ohr zuzuordnen. Von den fakultativen Untersuchungen werden die elektrophysiologischen Hörprüfungen (BERA = brain stem evoked response audiometry) und die Vestibularisdiagnostik in der Regel auch durch den niedergelassenen HNO-Arzt durchgeführt. Die zusätzlich aufgeführten Untersuchungsverfahren werden meistens durch Spezialeinrichtungen wie Röntgeninstitute, audiologische Schwerpunktkliniken oder durch Psychologen realisiert. Insgesamt werden die fakultativen Untersuchungen weniger häufig und nur bei gezielten zusätzlichen Fragestellungen verwendet. Mittels der auditiven Perzeptionsprüfungen können Wahrnehmungsstörungen ermittelt werden, die aufgrund zentraler Verarbeitungsstörungen mit zunehmendem Alter häufiger auftreten.

Tabelle 1. Audiologische Untersuchungen zur Hörgeräteanpassung

Audiologische Untersuchungen	
obligat	fakultativ
▶ Anamnese und otologische Diagnostik inklusive Stimmgabel- und Sprachabstandsprüfungen	▶ ERA (zum Ausschluß einer retrocochleären Hörstörung)
▶ Tonschwellenaudiogramm inklusive Unbehaglichkeitsschwelle	▶ Röntgen- und Vestibularisuntersuchung (zum Ausschluß einer retrocochleären Hörstörung)
▶ Überschwellige Hörprüfungen (Rekruitment, Schwellenschwund)	▶ Dichotischer Diskriminationstest
▶ Impedanzmessung	▶ Sprachverständnis unter erschwerten Bedingungen (Sprache im Störgeräusch)
▶ Sprachhörprüfung inklusive Toleranztest	▶ Auditive Perzeptionsprüfungen (Wahrnehmungsstörungen)
▶ Prüfung des Richtungsgehörs (binaurales Hören)	▶ Psychologische Diagnostik (Tinnitus)

Neben den audiologischen Daten ist es in der Regel auch notwendig, ausreichende Hinweise zur individuellen Beschreibung der gestörten Kommunikation und deren Auswirkungen in der beruflichen, privaten und sozialen Umgebung des Hörgestörten zu erhalten. So muß z.B. eindeutig differenziert werden, ob eine Reduzierung der sozialen Aktivitäten beim Älteren allein Folge eine Hörstörung oder als altersbedingte Veränderung der gesamten zentralen Leistungen anzusehen ist. Eine hörbedingte Isolation und Resignation, die in unserer modernen urbanen Massengesellschaft häufig noch zu erheblichen Problemen für den betroffenen älteren Hörgestörten führt, sollte heutzutage durch eine frühzeitige Hörgeräteversorgung nicht mehr auftreten.

Die notwendigen Informationen zum sogenannten sozialen Hörvermögen, zur Beschreibung der individuellen, privaten, sozialen und beruflichen Kommunikation lassen sich z.B. ausreichend über Fragebögen erhalten (57, 58). Derartige Fragebögen zum sozialen Hörvermögen (SHHI=Social Hearing Handicap Scale) (9, 17, 36) wurden unter anderem auch durch von Wedel und Tegtmeier (57, 58), von Wedel (53), von Wedel u.a. (55), von Wedel und von Wedel (59) und Holube u. Kollmeier (18, 19) im deutschsprachigen Raum und von Hutton (21) in den USA entwickelt und insbesondere auch für den älteren Patienten in Form des HHIE (Hearing Handicap Inventory for the Elderly) optimiert (35, 51, 61, 62). Es muß unterstrichen werden, daß unter Berücksichtigung psychosozialer Aspekte der altersbedingten Kommunikationsstörungen (Isolation, Resignation, soziale Inaktivität etc.), bei Berücksichtigung des Alters des Hörgeräteträgers sowie dessen beruflicher und sozialer Stellung eine ausreichende individuelle patientenbezogene Hörgeräteanpassung zur Behebung seiner hörbedingten Kommunikationsstörungen möglich ist. Für den anspruchsvollen und kooperativen Hörgeräteträger muß es möglich sein, sowohl die Teilnahme an Diskussionen, das Hören und Verstehen im Theater, in der Kirche etc. zu realisieren. Hierbei handelt es sich um Situationen, die durch Halleffekte und Störgeräusche ein hohes Maß optimaler Übertragungsmöglichkeiten erfordern. Wesentlich geringer werden die Anforderungen an ein Hörgerät sein, wenn Situationen wie das Radiohören, die Nutzung des Fernsehers oder Gespräche mit einer Person im Vordergrund der Kommunikation stehen. Hier können andere später noch zu nennende technische Hilfsmittel durchaus eher Verwendung finden.

Der Aspekt Tinnitus gewinnt in den letzten Jahren mehr und mehr an Bedeutung hinsichtlich einer Versorgung mit Hörgeräten oder sogenannten Tinnitusmaskern. Bei Hörgestörten mit Tinnitus kann z.B. durch eine Hörgeräteversorgung oder durch einen Tinnitusmasker häufig über eine partielle oder komplette Maskierung des Tinnitus eine Linderung erreicht werden. Berücksichtigt man die Altersverteilung bei Tinnituspatienten, so zeigt sich hier, daß im Alter zwischen 55 und 60 Jahren der Tinnitus am häufigsten auftritt (60). Die deutschsprachige Literatur hat zu diesem häufigen Begleitsymptom einer Hörstörung in den letzten Jahren eine umfassende Ergänzung erfahren (10, 15, 45).

Grundsätzlich sollte gefordert werden, daß bereits bei beginnenden ersten kommunikativen Problemen eine Hörgeräteversorgung eingeleitet werden sollte. Daß diese beidohrig erfolgen muß, um eine optimale Ausnutzung der zentralen Leistungen des binauralen Hörbahnsystems zu ermöglichen, wird durch vielfältige Untersuchungen bestätigt. Der Erfolg der Rehabilitationsmaßnahme Hörgerät ist sicherlich höher zu veranschlagen, wenn auch bei leicht- bis mittelgradigen beginnenden Hörstörungen die Hörgeräteversorgung möglichst früh erfolgt. Damit lassen sich zentrale Kompensationsmechanismen, Akzeptanz, psychologische Dynamik, private und berufliche Aktivitäten sowie die größere Motivation zum Hörgerät optimal nutzen.

Stand und Zukunft der Hörgerätetechnik

Die stürmischen Entwicklungen im technischen Bereich haben in den letzten Jahren zu erheblichen Veränderungen und Verbesserungen der Hörgerätetechnik geführt. Damit ergeben sich neue Aspekte zur Hörgeräteversorgung, die auf ihre Verwendung beim älteren Patienten vorgestellt und kurz diskutiert werden sollen.

Im Hinblick auf die Miniaturisierung wissen wir aus der alltäglichen Praxis, daß der Hörgeräteträger gern kleine und leichte Geräte wünscht, welche vor allem unauffällig und angenehm zu tragen sind und sich trotzdem leicht bedienen und einsetzen lassen. Zusätzlich steht auch die Klangfarbe des Gerätes im Vordergrund. Leider tritt die verbesserte Diskrimination und Kommunikation nicht selten in den Hintergrund einer Hörgeräteversorgung, was bei entsprechender Aufklärung des Patienten eigentlich nicht der Fall sein sollte. Die fortschreitende Miniaturisierung durch hochintegrierte Schaltkreise, Batterieverkleinerung, Verbesserungen auf dem Gebiet der Mikrophone und Hörer und nicht zuletzt durch Miniaturisierungen in Form von Im-Ohr-Hörgeräten bis hin zum Ohrkanalgerät haben insbesondere in den letzten Jahren zu einer erheblichen Zunahme der Akzeptanz von Hörgeräten auch beim älteren Patienten geführt. Vor allem die technisch sehr ausgereiften Im-Ohr-Hörgeräte bieten den Vorteil, daß die natürliche Funktion des Außenohres, den Schall wie mit einem Parabolspiegel zu sammeln, erhalten bleibt und damit die Schallübertragung gegenüber Hinter-dem-Ohr-Geräten verbessert wird.

Vergleicht man die beidohrige Hörgeräteversorgung mit Im-Ohr-Hörgeräten und die mit Hinter-dem-Ohr-Hörgerät (HdO-Gerät), so wird ein erheblicher Vorteil dieser Versorgungsform deutlich. Dieser zeigt sich in entsprechenden Untersuchungen zum Sprachverstehen im Störgeräusch. Hier dominieren Im-Ohr-Hörgeräte, da diese eine Diskriminationsverbessung zwischen 20–30% in vergleichbaren Kommunikationssituationen ermöglichen.

Leider wird die Miniaturisierung immer noch unter kosmetischen Aspekten auch in der entsprechenden Werbung für Hörgeräte in den Vordergrund der Hörgeräteversorgung gestellt. Bei allen Forderungen nach einer Miniaturisierung wird heute häufig die leichte Bedienbarkeit der Schalter und der entsprechenden Steller aus den Augen verloren. Beim älteren Patienten ist das manuelle Geschick häufig nicht mehr ausreichend, um ein Im-Ohr-Hörgerät (IO-Gerät) und insbesondere ein Ohrkanalgerät überhaupt einzusetzen oder herauszunehmen und den Lautstärkeregler zu bedienen. Zwar können viele Patienten mit anatomisch ausreichend gestalteter Ohrmuschel und einem ausreichend großen Gehörgang ihr Im-Ohr-Hörgerät sozusagen unsichtbar verwenden, sind häufig aber nur in der Lage, durch zusätzliche Techniken in Form von Fernbedienungen über Infrarottechnik, Funk etc. die Bedienbarkeit dieser Geräte zu realisieren. Am günstigsten wären letztlich Geräte, die, wie bereits vorgestellt, durch automatische Einstellung der Verstärkung unter Berücksichtigung der Umgebungslautstärke ohne jeden Schalter und Regler auskommen und letztlich nur noch in den Gehörgang eingesetzt werden müssen.

Audiologen oder Hörgeräte-Akustiker müssen trotz Miniaturisierung in der Lage sein, die noch verfügbaren Regler im Rahmen der Hörgeräteanpassung durch entsprechende Anpaßsysteme zu verändern und zu variieren, so daß ein Hörgerät, z.B. durch digitale Ansteuerung einzelner Parameter, optimal einzustellen ist.

Im Zusammenhang mit der Hörgeräteversorgung mit Hinter-dem-Ohr-Hörgeräten kommt der Otoplasik (Durchmesser und Länge des Zuführungsschlauches, Länge der Otoplasik, Belüftungsbohrung, Hochtonbohrung etc.) eine besondere Bedeutung zu. So lassen sich die Frequenzgänge der Hörgeräte durch Veränderung der akustischen Parameter erheblich beeinflussen und erweitern. Trotzdem ist ein angenehmes Tragen eines Hörgeräts nur möglich, wenn der Sitz der Otoplastik optimal ist.

Für einen Hörgestörten mit einem großen Verstärkungsbedarf muß ein schalldichter Gehörgangsverschluß realisiert werden. Um diesen zu ermöglichen, ist ein fester Sitz notwendig, der häufig dem Hörgestörten unangenehm ist, da dieser sein Hörgerät täglich bis zu 10 Stunden und länger über Jahrzehnte tragen muß. Eine Forderung für die Zukunft der Hörgeräteversorgung wäre sogar der Verzicht auf eine Otoplastik. Dies ist zwar z.Z. noch eine utopische, wenn auch medizinisch begründbare Forderung, die sicherlich bei Berücksichtigung der heutigen Möglichkeiten der Rückkopplungssteuerung, der induktiven und anderen Ankopplungsmöglichkeiten an das Mittelohr in Zukunft realisierbar erscheint.

Im Hinblick auf Im-Ohr-Hörgeräte, die auch bei älteren Hörgestörten zunehmend Verwendung finden, soll nochmals unterstrichen werden, daß bei diesen der Vorteil einer Anpassung unter folgenden Gesichtspunkten zu sehen ist:

▶ Im-Ohr-Hörgeräte erlauben die Schallaufnahme in einer Position, die eher den physiologisch-anatomischen Gegebenheiten des äußeren Ohres entspricht als bei der Versorgung mit HdO-Hörgeräten.

▶ Der Verzicht auf die Schallzuführung zwischen Hörer und Ausgangsebene des Ohrpaßstückes – beim HdO-Hörgerät notwendig – führt zur verbesserten Übertragungsbedingung des Schallsignals.
▶ Vor allem der Effekt der größeren Verstärkung bei geringerem Restvolumen zwischen Hörgerät und Trommelfell bedingt weniger Ansprüche an die Leistungsfähigkeit eines Im-Ohr-Hörgerät. Beim Im-Ohr-Hörgerät wird damit ein erheblicher Verstärkungsgewinn gegenüber dem HdO-Hörgerät erzielt.

Auch bei mittel- bis hochgradigen Hörstörungen sollen inzwischen Gehörgangsgeräte effektiv eingesetzt werden können, wodurch das räumliche Hören und insbesondere das Selektionsvermögen im Störgeräusch erheblich verbessert werden können, wenn die Hörgeräteanpassung beidohrig erfolgt.

Die hier vorgestellten Kriterien mögen unterstreichen, warum in den letzten Jahren die Hörgeräteversorgung mit Im-Ohr-Hörgeräten nicht nur aus kosmetischen Gründen einen erheblichen Anstieg zu verzeichnen hat und z.B. in den USA mit fast 90% den größten Teil der Hörgeräteversorgung ausmacht (64).

Die aufgeführten Aspekte der Störschallreduzierung bei binauraler Hörgeräteversorgung mit Richtmikrophonen sind Versuche, durch automatische Regelsysteme oder durch veränderte Einstellung der Mikrophone z.B. durch Umschaltung auf Richtmikrophone, eine bessere Wahrnehmung in schwierigen Kommunikationssituationen z.B. bei Störschalleinflüssen zu erzielen.

In den Vordergrund heute verfügbarer Technologien treten die digital programmierbaren ein- und mehrkanaligen Hörgeräte. Mittels Computersystemen lassen sich die verschiedenen eingangs aufgeführten Regelgrößen eines Hörgerätes wie Verstärkung, maximaler Schallausgangspegel etc. durch den Hörgeräte-Akustiker in Feinabstufungen auswählen und einstellen. Die sogenannten mehrkanaligen Hörgeräte, in denen das gesamte Sprachsignal in 2–3 einzelne Kanäle aufgeteilt und entsprechend unterschiedlich in der Verstärkung, im maximalen Schallausgangpegel oder in der Dynamik eingestellt werden kann, haben ebenso wie automatische Verstärkungsregelungen und programmierbare Hörgeräte mit Fernbedienung eine rasante Entwicklung erfahren. Vor allem automatische Verstärkungsregelungen unter besonderer Berücksichtigung der Dynamik, die z.B. bei der Kompensation eines Rekruitments notwendig sind, können dem älteren Hörgestörten Hörgeräte anbieten, welche ohne manuelle Veränderungen der Verstärkung Verwendung finden können.

Trotzdem ist es denkbar, daß in verschiedenen Kommunikationssituationen die Qualität eines Hörgerätes unterschiedlich genutzt werden soll. Dann lassen sich über Fernbedienung unterschiedliche Hörprogramme oder auch Kommunikationsprogramme einstellen, die es insbesondere dem Älteren erlauben, in den verschiedenen Situationen wie Musikhören, Gesprächsführung in ruhiger oder in lärmvoller Umgebung etc. eine deutlich verbesserte Kommunikation zu erzielen.

Ohne Zweifel sind Induktions- und Telefonspulen auch von Bedeutung, wenn man auf die verschiedenen technischen Hilfsmittel angewiesen ist. So ist der sogenannte Audioeingang eine notwendige Ankopplungsstelle für Radio, Fernsehen etc.

Insgesamt kann festgehalten werden, daß mit den modernen Technologien, die in unterschiedlicher Form in Hörgeräten verfügbar sind, nicht nur eine Reduzierung der Typenvielfalt von Hörgeräten erreichbar ist, sondern der Anpaßvorgang schneller und einfacher im Vergleich durchführbar ist. Außerdem ist es dem Patienten mit modernen Hörgeräten möglich, in unterschiedlichen Kommunikationssituationen effektiver sein Hörgerät zu nutzen. Auch der ältere hörgestörte Patient kann bei ausreichender manueller Fähigkeit Im-Ohr-Hörgeräte mit automatischer Verstärkung hervorragend nutzen.

Inwieweit Im-Ohr-Hörgeräte mit automatischer Verstärkungsregelung jedoch vor allem unter Berücksichtigung der häufig veränderten Restdynamik im Hochtonbereich in Zukunft vermehrt auch bei älteren Hörgestörten Verwendung finden können, hängt nicht zuletzt auch von einer optimalen audiologischen Voruntersuchung sowie entsprechender Hörgeräteanpassung z.B. mittels der In-situ-Anpaßaudiometrie ab. Ob die insgesamt vorgestellten technischen Möglichkeiten dann vom älteren hörgestörten Patienten auch genutzt werden können, hängt sicherlich auch von seiner privaten, sozialen oder auch beruflichen Situation ab.

Die Anforderungen des älteren Menschen an die verschiedenen Kommunikationssituationen werden letztlich auch die Hörgeräte-Auswahl und -anpassung beeinflussen und sollten entsprechend Berücksichtigung finden. Was nutzt ein digital aufgebautes mehrkanaliges und programmierbares Hörgerät mit Fernbedienung, wenn der ältere hörgestörte Patient wenig oder kaum Ansprüche an sein kommunikatives Umfeld stellt? Wichtiges Ziel wäre, daß durch eine individuelle Anpassung mit Optimierung der Hörgeräte frühzeitig die kommunikativen Aktivitäten erhalten bleiben oder sogar weiter ausgebaut werden.

Häufig ist eine Hörgeräteversorgung allein insbesondere beim älteren hörgestörten Patienten nicht ausreichend, um im Alltag alle Hör- und Kommunikationssituationen zu bewältigen (39, 42, 52). Aus diesem Grund werden zusätzlich technische Hilfsmittel notwendig. In Ergänzung zum Hörgerät können sogenannte Audioeingänge genutzt werden, um z.B. ein Mikrophon mit dem Hörgerät zu koppeln oder den Anschluß an Fernseher oder Radio zu ermöglichen. Mit Induktions- oder Telefonspulen können ebenfalls Erleichterungen in der Nutzung von externen Geräten, wie z.B. Telefonen, ermöglicht werden. An die Audioanschlüsse können auch sogenannte FM-Systeme angeschlossen werden, d.h. drahtlos arbeitende Systeme, die bei Gesprächen, beim Fernsehen oder in Konferenzsituationen einsetzbar sind. Zu den Kommunikationshilfen, die ohne Hörgeräte Verwendung finden, gehören Infrarotanlagen für Radio und Fernsehen, Zubehör für Rufanlagen, Türklingeln, Zusatzgeräte für das Telefon, spezielle akustische oder optische Weckhilfen, sowie verschiedene technische Hilfen bei massiven Hörstörungen. Hierzu gehören z.B. vibrotaktile Systeme etc. Neben den bisher aufgeführten technischen Hilfsmitteln, die als Zusatz, Zubehör oder Alternative zu herkömmlichen Hörgeräten oder in Kombination mit diesen genutzt werden können, sollten auch die umfangreichen Angebote der Post mit Bildschirmtext, Videotext und Untertitelung von Fernsehsendungen Verwendung finden. Insgesamt lassen sich die hier vorgestellten technischen Hilfsmittel in vielen Alltagssituationen vor allem durch den älteren hörgestörten Patienten nutzen und erlauben es ihm, in vielen Hör- und Kommunuikationssituationen zu bestehen. Einen umfassenden Überblick über die Grenzen und Möglichkeiten technischer Hilfsmittel bietet ein von von Wedel u.a. 1994 (56) publizierter Übersichtsartikel.

Der Gang der Hörgeräteanpassung läßt sich in Anlehnung an Abbildung 4 beschreiben. Es wird deutlich, daß eine Hörgeräteanpassung nicht in einer Sitzung und auch die Gewöhnung an ein Hörgerät nicht in ein paar Tagen erfolgen kann. Von großer Bedeutung ist die Feineinstellung der Hörgeräte während der probativen Tragezeit, um dann nach entsprechender Überprüfung durch den Hörgeräteakustiker und nach Bestätigung der Effektivität durch den HNO-Arzt die endgültige Verordnung vorzunehmen. Die zusätzlich aufgeführten Aspekte zum Hörtraining und zur Hörtaktik in dieser Abbildung werden Gegenstand des nächsten Unterpunktes sein.

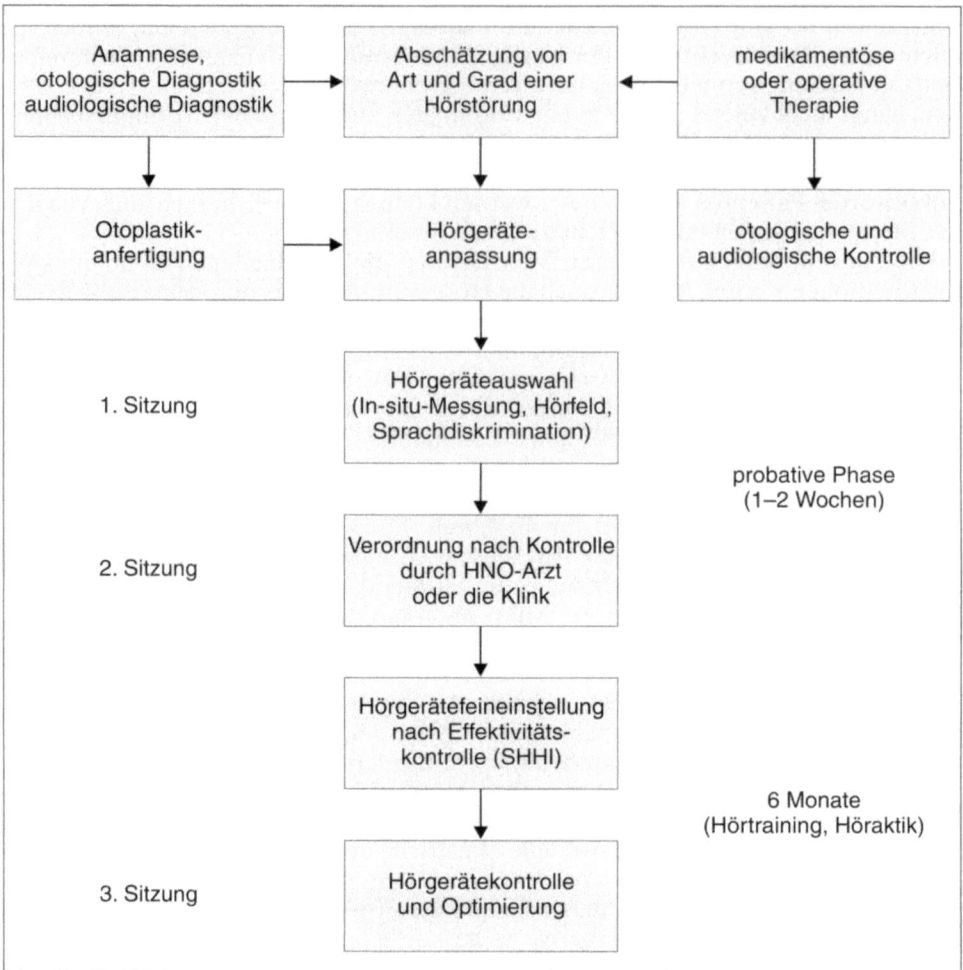

Abb. 4. Möglicher Ablauf einer Hörgeräteversorgung aus audiologischer Sicht

Hörgeräteanpassung, Hörtraining, Hörtaktik

Auch heute stehen der Audiologe ebenso wie der Hörgeräteakustiker, die sich mit der Anpassung von Hörgeräten beschäftigen und in ihrer täglichen Routine ältere Patienten mit hörbedingten Kommunikationsstörungen zu versorgen haben, vielfältigen Schwierigkeiten gegenüber, um das Hörgerät optimal anzupassen. Vielfach gleicht dieser Versuch noch immer einem „Trial and error"-Verfahren, bei dem die zur Verfügung stehenden audiologischen Daten nicht ausreichen, um eine gezielte Hörgeräteanpassung durchzuführen.

Nicht selten ist auch nach einer erfolgreichen Hörgeräteanpassung nicht eindeutig begründbar, warum der Hörgestörte gerade mit diesem Hörgerät die größte Hörverbesserung erreicht hat. Ein Teil dieser Schwierigkeiten beruht auf dem Mangel an speziell für die Hörgeräteanpassung entwickelten audiologischen Testverfahren. In den letzten Jahren wurden erhebliche Anstrengungen unternommen, um sowohl im Rahmen der Ton- als auch Sprachaudiometrie verbesserte Verfahren zur Hörgeräteanpassung zu entwickeln. Auch die Auswahlverfahren zur Hörgeräteanpassung, um z.B. über die Tonhörschwelle oder die Unbehaglichkeitsschwelle Hinweise zur Hörgeräteeinstellung zu erhalten, wurden erheblich verbessert.

Einen wirklichen Zugewinn an Informationen zur Einstellung der frequenzspezifischen Wiedergabecharakteristik von Hörgeräten versprechen erstmals die neuentwickelten Methoden der Lautheitskalierung zur Ermittlung der Isophone angenehmen Hörens (Hörfeldskalierung), (16, 25, 33) in Verbindung mit einer gleichzeitigen Messung des Schalldrucks im Gehörgang des Probanden (sogenannte In-situ-Anpaßaudiometrie). Ob der Schwerhörige mit einem Hörgerät, welches auf diese Weise angepaßt wurde, in den unterschiedlichsten Kommunikationssituationen auch ausreichend zurechtkommt, kann allein durch diese Testverfahren nicht geklärt werden. Hierzu sind auch die eingangs angesprochenen psychometrischen Fragebögen zur Effektivität einer Hörgeräteversorgung notwendig wie z.B. der „Hearing Handicap Index for the Elderly" (SHHI, HHIE etc.).

Neben den z.T. noch nicht gelösten Problemen in der Hörgeräteauswahl im Rahmen der audiologischen Untersuchungen ergeben sich auch Schwierigkeiten bei der eigentlichen Hörgeräteanpassung. So muß entschieden werden, ob dem Patienten Hinter-dem-Ohr/HdO-Hörgeräte oder Im-Ohr/IdO-Hörgeräte angepaßt werden. Es muß überlegt werden, welche Einstell- und Regelmöglichkeiten die Hörgeräte enthalten sollen. Über zusätzliche Features wie Richtmikrophone, Audioanschluß etc. muß vor allem im Zusammenhang mit einer HdO-Hörgeräteversorgung Klarheit erhalten werden. Ganz besondere Probleme bereitet insbesondere bei der Versorgung mit HdO-Hörgeräten die notwendige Otoplastik. Hier muß überlegt werden, ob diese eine Belüftungs- oder Hochtonbohrung enthält oder im Rahmen einer offenen Anpassung hergestellt wird. Ähnliche Probleme können sich auch mit entsprechenden „Otoplastiken" ergeben, die bei modular entwickelten IdO-Hörgeräten auch über Belüftungs- und Hochtonbohrungen verfügen müssen.

Ziel der Hörgeräteversorgung sollte sein, eine ausreichende Sprachdiskrimination sowohl in ruhiger als auch in geräuschvoller Umgebung zu erzielen.

So versucht man das normale Sprachfeld in den Bereich der angenehmsten Pegel (MCL) zu transformieren wie es in Abbildung 5 schematisch vorgestellt wird. Um dieses Ziel zu erreichen, bedarf es der in Tabelle 2 dargestellten Verfahren zur Hörgeräteeinstellung.

Die unterschiedlichen Philosophien zur Einstellung der frequenzabhängigen Verstärkung und des maximalen Ausgangsschalldruckpegels sollen hier nicht erläutert werden. Zumindest ist es von Bedeutung, daß eine Verstärkung so gewählt wird, daß diese bei Berücksichtigung der Dynamik z.B. auch ein Rekruitment kompensieren kann. In diesem Zusammenhang vermittelt Abb. 6 den Effekt der linearen Verstärkung und den der komprimierten Verstärkung. Es wird deutlich, daß in der Vergangenheit häufig leise Töne zu wenig, und laute Töne zu viel verstärkt wurden. Die Lautheitsempfindungen, die sich durch sogenannte Untersuchungen im Rahmen der Hörfeldskalierung (16, 25) oder durch objektive Hörprüfungen im Rahmen der Impedanzaudiometrie und der akustisch evozierten Potentiale (ERA) ermitteln lassen, weisen darauf hin, daß im Falle einer deutlich eingeschränkten Dynamik mit einem zusätzlichen Rekruitment leise Töne sehr stark, mittlere weniger stark und sehr laute Töne kaum verstärkt werden müssen.

In den letzten Jahren sind diese Überlegungen auch in entsprechenden Hörgeräten integriert worden und erlauben es dem Patienten, auch bei ausgeprägter alters-

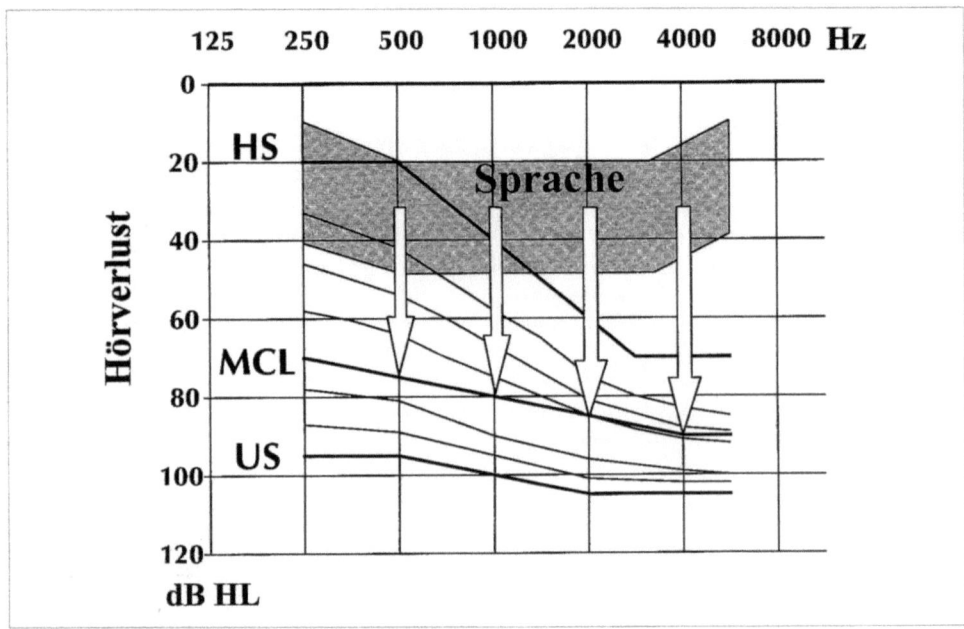

Abb. 5. Hörschwelle (HS), Bereich des angenehmen Hörens (MCL), und Unbehaglichkeitsschwelle (US) bei einer typischen altersentsprechenden Hochtonhörstörung. Angedeutet ist die Transformation des Sprachfeldes (schraffiert) in den Bereich des angenehmen Hörens (MCL). Eingezeichnet sind die Kurven gleicher Lautheit.

bedingter Hochtonschwerhörigkeit, eine lautstärkeabhängige automatische Verstärkung zu nutzen.

Die Nutzung der unterschiedlichen Hörgerätetypen (Hinter-dem-Ohr-Hörgerät, Im-Ohr-Hörgerät) muß nicht unbedingt altersabhängig gesehen werden. Auch der

Tabelle 2. Wichtige Parameter zur Hörgeräteeinstellung mit der Zuordnung zu verschiedenen Anpaßalgorithmen. Ergänzt sind audiologische Untersuchungsverfahren sowie technische Messungen von Hörgeräten.

Gesichtspunkte und Verfahren zur Hörgeräteeinstellung	
▶ frequenzabhängige Verstärkung	(Berger, Byrne und Tonison, Pogo, Isophonendifferenzmaß, Isophone angenehmen Hörens, ERA, Stapediusreflexe ⇒ Niemeyer, Sesterhenn)
▶ maximaler Ausgangsschalldruckpegel	(US, Methode nach Powel und Tucker, Stapediusreflexschwelle)
▶ Dynamik	(Tonaudiogramm mit US, Sprachaudiogramm mit Toleranzgrenze, Eingangs-/Ausgangsfunktion der Erregungsamplituden der BERA, Erfahrungswerte)
▶ In-situ-Messung statt 2-ccm-Messung	(Veränderung im Frequenzgang und im $SSPL_{max}$ bei verringertem Volumen)

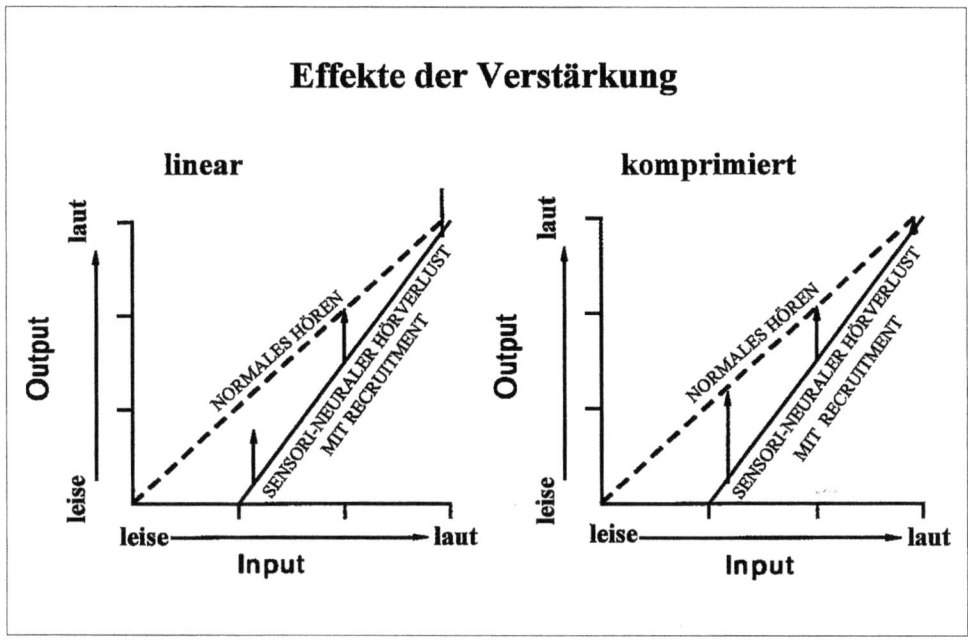

Abb. 6. Effekt der linearen und der komprimierten Verstärkung durch ein Hörgerät im Hinblick auf die durch Rekruitment veränderte Lautheitsempfindung

ältere Patient ist durchaus in der Lage Im-Ohr-Hörgeräte einzusetzen und zu bedienen, insbesondere unter dem Aspekt, daß Fernbedienungen die Einstellung der Hörgerätelautstärke oder anderer Parameter erheblich vereinfachen können (31, 46, 50, 54). Berücksichtigt man außerdem, daß automatisch arbeitende Hörgeräte die Umgebungslautstärke entsprechend dem Hörverlust verstärken oder abschwächen, dann wird offensichtlich, daß mit der heutigen Technologie auch ältere Patienten durchaus die technischen Möglichkeiten moderner Hinter-dem-Ohr- oder auch Im-Ohr-Hörgeräte nutzen können. Dies gilt nicht zuletzt auch für die vielfältigen Möglichkeiten programmierbarer Hörgeräte mit Fernbedienung und unterschiedlicher Programmwahl.

Der Gang der Hörgeräteversorgung ist im Normalfall beim älteren Patienten etwas problematischer als beim jüngeren kooperativen Patienten (4). Bei ausreichender Berücksichtigung der audiologischen Untersuchungsergebnisse wird jedoch die eigentliche Hörgeräteauswahl und -anpassung auch unter Berücksichtigung moderner Anpaßverfahren wie der In-situ-Messung und dem Einsatz moderner Verfahren wie der Hörfeldskalierung und der verbesserten Sprachaudiometrie letztlich zu einer besseren Anpassung führen als sie in den vergangenen 10 Jahren häufig möglich war (47, 37).

Der eigentliche Gang der Hörgeräteversorgung besteht darin, daß in der Regel der Hörgeräte-Akustiker aufgrund der Hörgeräteverordnung durch den HNO-Arzt, der die ton- und sprachaudiometrischen Untersuchungen durchgeführt hat und damit Indikationshinweise zur Hörgeräteversorgung erhalten hat, aus den mehr als 400 im deutschsprachigen Raum verfügbaren Hörgeräten das adäquate Gerät auswählt und anpaßt. Zur Anpassung dienen die im Tonaudiogramm ermittelten Hörschwellenwerte sowie die Unbehaglichkeitsschwelle. In jüngster Zeit werden jedoch zusätzlich auch die Ergebnisse der Isophone gleicher Lautheit im Rahmen der Hörfeldskalierung (16, 25) herangezogen (Abb. 5). Die Untersuchungsergebnisse der Sprachaudiometrie, bisher in der Regel am Freiburger Sprachtest orientiert, dienen zum einen der Indikationsstellung, ermöglichen es jedoch auch, Hinweise zur Einstellung der verschiedenen Regler am Hörgerät zu erhalten.

Nach Erstellung eines Ohrabdrucks zur Herstellung der Otoplastik beim HdO- bzw. beim IdO-Hörgerät welches modular angepaßt wird oder zur Herstellung eines Im-Ohr-Gerätes als sogenanntes Custom-made-Gerät erfolgt die erste Probeanpassung mit 2–3 Hörgeräten nach entsprechender Vorauswahl durch den Hörgeräteakustiker. Verwendung finden in diesem Zusammenhang die oben aufgeführten Anpassungskriterien zur frequenzabhängigen Verstärkung, zum maximalen Schallausgangsdruckpegel sowie zur Berücksichtigung der Dynamik im Zusammenhang mit der sogenannten In-situ-Messung. Erste sprachaudiometrische Untersuchungen zur Verbesserung des Sprachverstehens vornehmlich noch in ruhiger Umgebung werden ergänzt. Nach einer entsprechenden Probezeit, in der die Patienten die Hörgeräte in verschiedenen Umgebungen tragen sollten, erfolgen in der weiteren Anpassungsphase die Feineinstellungen am Hörgerät, um eine Optimierung des Hörens und Verstehens in verschiedenen Situationen zu erzielen. Zur Effektivitätskontrolle lassen sich Kriterien wie in Tabelle 3 aufgeführt heranziehen.

Tabelle 3. Effektivitätskontrolle einer Hörgeräteversorgung

Effektivitätskontrolle	
▶ Tragehäufigkeit und Situation, in denen das Hörgerät getragen wird	zu Hause, am Arbeitsplatz, auf der Straße, im Bus etc.
▶ Handhabung und Einstellung	Einsetzen, Ein- und Ausschalter, Lautstärkeregelung, Batteriewechsel, Reinigung etc.
▶ Hören und Verstehen in verschiedenen Situationen	Vogelgezwitscher und Blätterrauschen, Uhrenticken, Autohupen, Klingeln, Unterhaltung mit einer oder mehreren Personen, Verstehen im Kaufhaus oder Theater, Lokalisation etc.

Zusätzlich kann durch entsprechende Fragebögen wie z.B. dem SHHI oder andere Testverfahren festgestellt werden, ob eine ausreichende Behebung der Kommunikationsstörungen erzielt worden ist (5, 6, 26, 34, 41). Auf mögliche Probleme der Otoplastikoptimierung soll hier nur verwiesen werden (27, 32).

Sehr häufig führt eine Hörgeräteversorgung im Alter nicht zu dem erwünschten Erfolg, den sich sowohl der HNO-Arzt, der Audiologe, der Hörgeräteakustiker, aber auch der Patient versprechen. Die zu große Erwartungshaltung, die letzlich durch Informationen in Rundfunk, Presse und Fernsehen aber auch durch Anzeigen zur Hörgeräteversorgung hervorgerufen wird, führt nicht selten zu einer Enttäuschung beim Hörgestörten während oder auch nach der probativen Hörgeräteanpassung. Obwohl eine exakte Diagnostik zur Indikationsstellung und auch zur Hörgeräteanpassung sowie eine optimale Auswahl eines Hörgerätes sicherlich von allen Beteiligten angestrebt und auch weitgehend realisiert wird, ergibt sich häufig eine nicht ausreichende Zufriedenheit mit der Rehabilitationsmaßnahme Hörgerät. Auf die entsprechenden Ausführungen zu diesem Problemkomplex wird auf umfangreiche Untersuchungen durch Kießling (23) und Kapteyn (22) verwiesen (38).

Türk und Breidert (49) betonen, daß der Patient im Mittelpunkt der Hörgeräteversorgung zu stehen hat, eine Tatsache, die häufig in den letzten Jahren vor allem bei der Hörgeräteversorgung des älteren Patienten wenig Berücksichtigung fand. Die Betreuung des Patienten vor, während und nach der Anpassung muß erheblich optimiert werden. Erst durch eine grundlegende Aufklärung, auch während der Phase der Diagnostik, kann dem Patienten verdeutlicht werden, daß ein Hörgerät eine symptomatische Therapie darstellt, die in vielen Fällen nur ein Teil seines Leidens korrigieren kann. Er darf nicht zu hohe Erwartungen an seine Hörhilfe stellen und nicht davon ausgehen, daß ihm wieder ein „normales Hören" ermöglicht werden kann.

Während der Hörgeräteanpassung, und hier insbesondere während der Feinanpassung, sind dem Patienten ausreichende Erläuterungen zur Funktion des Hörgerätes, zu dessen Handhabung, den Möglichkeiten von Zusatzgeräten sowie erste Anleitungen zu einem Hörtraining an die Hand zu geben (1). So sollte dem Patienten auch klargemacht werden, daß er eine Art Hörtaktik entwickeln muß, um mit seinen Hörproblemen trotz Hörgeräteversorgung im Alltag bestehen zu können. Unter Hörtaktik versteht man die Strategien, die der Schwerhörige anwendet, um sein Hörvermögen in Wechselwirkung mit seiner Umgebung optimal auszunutzen. Als Hauptziel des Hörtrainings müssen zum einen die Gewöhnung an die veränderten akustischen Verhältnisse hinsichtlich Klangfarbe, Lautstärke etc. gesehen werden und zum anderen auch die Gewöhnung an den alltäglich auftretenden Umgebungslärm, der für Normalhörende eine gängige und selbstverständliche akustische Umgebung darstellt, vom Hörgestörten, der mit einem Hörgerät versorgt worden ist, jedoch teilweise als sehr störend empfunden wird.

Da Hörstörungen häufig sehr spät erkannt und dementsprechend zu spät mit Hörgeräten versorgt werden, sind diese Patienten inzwischen akustisch stark entwöhnt. Dies gilt auch für die früher häufig übliche einseitige Hörgeräteversorgung, die ebenfalls zu erheblichen Deprivationseffekten führt. Es haben sich im Zentralorgan des Hörbahnsystems bereits akustische Bilder eingeprägt, die nun durch eine Hörgeräteversorgung erheblich verändert oder zumindest beeinträchtigt werden. Durch die Verstärkung bestimmter Frequenzareale, vor allem im hochfrequenten Bereich, wird dieses neue Klangbild häufig auditiv als unbehaglich empfunden. Das zusätzlich bei Innenohrschwerhörigkeiten auftretende Rekruitment beeinträchtigt zudem die Lautheitsempfindung erheblich und führt zu großen Problemen bei lauten Umgebungsgeräuschen sowie bei der Wahrnehmung von unterschiedlich lauter Sprache.

Letztlich muß dem älteren Hörgeräteträger verdeutlicht werden, daß er mit seinen Hörgeräten plötzlich wieder akustische Signale und damit auch Störgeräusche wahrnimmt, die er gar nicht oder nur sehr leise gehört hat und daß diese akustischen Signale nicht als Störsignale anzusehen sind. Erst wenn die zentrale Differenzierung dieser Geräusche als bekannt und nicht störend funktioniert, wenn sie also unbewußt registriert werden, stören sie den Hörgeräteträger ebenso wenig wie den Normalhörenden.

Derartige Leistungen des zentralen Hörbahnsystems sind trainierbar, bedürfen jedoch einer Unterstützung im Rahmen eines Hörtrainings, um durch Gewöhnungseffekte eine Beschleunigung des neuen Hörens zu erreichen. Im einzelnen läßt sich ein Hörtraining am Beispiel nach Türk (48) in vier Abschnitte gliedern:

- ▶ Differenzieren und Erkennen von Geräuschen.
- ▶ Verstehen von Sprache, Wörtern und Silben.
- ▶ Erkennen eines Signals (Sprache oder spezielle Geräusche, Störgeräusche).
- ▶ Richtungshören.

Wie man ein 6stündiges Hörtraining in seinem Ablauf gestalten kann mag Tabelle 4 verdeutlichen. Ein derartiges Hörtraining führt zu einer Verbesserung der Sprachwahrnehmung und zu einer vergrößerten Akzeptanz der Hörgeräte. Insgesamt ist die Hörgeräteversorgung damit effektiver, das Hörgerät wird häufiger getragen und auch in schwierigeren Kommunikationsbedingungen eingesetzt (48).

Tabelle 4. Stundeneinteilung eines möglichen Hörtrainings (in Anlehnung an Türk, 1983)

Stunde	Hörtraining
1	Geräuschdifferenzieren, Klangcharakter
2	Vokaldifferenzieren, Richtungshören
3	Konsonantendifferenzieren, Stunde 1 + 2 mit Störlärm
4	Konsonantendifferenzieren, Einzellauttraining
5	Lautdifferenzieren + Störlärm, Kombinationsübungen
6	Diskussion mit Störlärm, Telefonieren

Der zweite wichtige Bereich, die Hörtaktik, beeinhaltet Verhaltensanleitungen für den Hörgeräteträger selbst. In diesem Zusammenhang geht es darum, daß einige Verhaltensweisen vom Patienten nicht nur als wichtige, sondern auch als notwendige neue Gewohnheiten erkannt werden. Die wichtigsten Punkte, die den Hörgeräteträger selbst betreffen, sind im Kapitel 11 aufgeführt.

Insbesondere der hörgestörte ältere Patient muß lernen, mit derartigen Taktiken sein Verhalten so zu ändern, daß sowohl der Schwerhörige als auch der Kommunikationspartner in verschiedenen Situationen ihr Verhalten entsprechend optimieren. Der Personenkreis, mit dem der ältere Hörgestörte beruflich oder auch privat Umgang hat, sollte ebenfalls einige Verhaltensanleitungen befolgen. Diese sollten zumindest auch durch den Hörgestörten weitergegeben und vermittelt werden, damit Probleme erkannt und Verhaltensweisen des Hörgestörten verstanden werden. Diese Aspekte sollten von jedem Berücksichtigung finden, der mit einem hörgestörten älteren Patienten Umgang in der alltäglichen Kommunikation hat.

Im Gegensatz zum skandinavischen Sprachraum ist es in der Bundesrepublik Deutschland immer noch problematisch, Informationen zum Hörtraining und zur Hörtaktik zu vermitteln und in den Gang der Hörgeräteversorgung zu integrieren. Einige Hörgeräteakustiker haben in ihrer Angebotspalette der Hörgerätenachsorge derartige Programme aufgenommen, um es dem Patienten zu ermöglichen, durch entsprechende Anleitungen z.B. in Buchform oder über Tonbandkassetten derartige Hilfen wahrzunehmen. Die verfügbaren audiovisuellen Systeme zum Hörtraining führen bei entsprechender Lernfähigkeit und Intelligenz in der Regel dazu, daß auch der ältere mit Hörgeräten versorgte Patient von derartigen Programmen profitieren kann. Bei weniger kooperativen Patienten ist es notwendig, daß der betreuende Hörgeräteakustiker dem Schwerhörigen einzeln oder auch in Gruppen eine spezielle Einführung oder Schulung geben sollte. In sehr speziellen, noch schwierigeren Fällen sollte überlegt werden, inwieweit Logopäden, Psychologen oder andere Spezialisten im Rahmen von Einzelsitzungen oder im Rahmen eines Gruppentrainings diesen älteren Schwerhörigen Hilfestellung geben können.

Berücksichtigt man die hier vorgestellten Aspekte zum Hörtraining und zur Hörtaktik und vergegenwärtigt sich den Stand der Hörgeräteversorgung in der Bundesrepublik Deutschland, so muß leider festgehalten werden, daß derartige Trainingsprogramme nur selten Hörgestörten angeboten werden. Insgesamt sollte gefordert werden, daß die Hörgeräteversorgung neben der Anpassung und Feineinstellung der Hörgeräte auch entsprechende Programme zum Hörtraining und zur Hörtaktik enthält, um eine optimale Hörgeräteversorgung zu ermöglichen und den Patienten zu motivieren, in den verschiedenen Kommunikationssituationen sein Hörgerät optimal zu nutzen. Die angesprochenen Verhaltensanleitungen könnten dazu führen, daß der ältere Hörgestörte seine Schwerhörigkeit und auch die begrenzten Verbesserungen der Kommunikation durch seine Hörgeräte akzeptiert und damit das verbleibende Gehör optimal durch Hörgerätetechnik, Hörtraining und Hörtaktik nutzt.

Denkmodell zur effektiveren Hörgeräteversorgung

Zieht man Untersuchungen von Kießling (23) zur Zufriedenheit der Hörgeräteträger mit ihrer Hörgeräteversorgung heran, und vergleicht zusätzlich die Ergebnisse einer Befragung des Deutschen Grünen Kreuzes, so ist auffällig, daß fast 30% der Hörgeräteträger nicht mit ihrer Hörgeräteversorgung zufrieden sind. Dieser Aspekt wird von älteren Hörgestörten, die mit Hörgeräten versorgt wurden, wesentlich häufiger angesprochen als von jüngeren Probanden. Die geringere Zufriedenheit der älteren Hörgerätebenutzer wird auch von Kapteyn (22) bestätigt, der die tägliche Tragedauer, die Gewöhnungsphase und insbesondere die Diskrimination in geräuschvoller Umgebung integriert und feststellt, daß mit zunehmendem Alter die Beurteilung der Hörgeräteversorgung deutlich schlechter ausfällt.

Um die Effektivität einer Hörgeräteversorgung ausreichend beurteilen zu können, müssen so wichtige Aspekte wie die Akzeptanz der eigenen Schwerhörigkeit und die damit verbundene Motivation zum Hörgerät, die realistische Einschätzung zum Nutzen eines Hörgerätes, mögliche Resignation- oder Depressionsschwellen, die psychologische Dynamik, das private und wenn noch vorhanden berufliche Umfeld und weitere Faktoren zur Beschreibung und Rehabilitation einer Hörstörung im Alter wesentlich stärker integriert werden. Erst mit diesen zusätzlichen Daten in Ergänzung zu den ton- und sprachaudiometrischen Untersuchungen ergeben sich ausreichende Hinweise zur individuellen Beschreibung der gestörten Kommunikation und zu deren Auswirkungen. Eine hörbedingte Isolation und Resignation, die in unserer modernen urbanen Massengesellschaft häufig noch zu erheblichen Problemen für den Betroffenen führt, sollte durch eine frühzeitige Hörgeräteversorgung nicht mehr auftreten.

Für den anspruchsvollen und kooperativen älteren Hörgeräteträger muß es möglich sein, sowohl die Teilnahme an Diskussionen, das Hören und Verstehen im Theater, in der Kirche etc. zu realisieren. Hierbei handelt es sich um Situationen, die durch Schalleffekte und Störgeräusche ein hohes Maß optimaler Übertragungsmöglichkeiten erfordern. Wesentlich geringer werden die Anforderungen an ein Hörgerät sein, wenn Situationen wie Radiohören, Fernsehen oder Gespräche mit einer Person im Vordergrund der Kommunikation stehen.

Grundsätzlich sollte gefordert werden, daß bereits bei geringen Problemen der Kommunikation eine Hörgeräteversorgung eingeleitet wird. Das diese beidohrig erfolgen sollte, um eine optimale Ausnutzung der zentralen Leistungen des binauralen Hörbahnsystems zu ermöglichen und aufsteigende Degenerationsprozesse in anderen Bereichen der Hörbahn zu verhindern, wird durch vielfältige elektrophysiologische, psychoakustische und histologische Untersuchungen bestätigt. Wie bereits in

Abbildung 3 in Bezug auf die Auswirkungen einer peripheren Schwerhörigkeit aufgeführt, können neben der Resignation und Isolation des Hörgeschädigten insbesondere die fortschreitende Insuffizienz der zentralen Verarbeitung von Hörereignissen, vor allem von Sprache, als wesentliche Auswirkungen angesehen werden. Diese Aspekte werden vor allem durch Untersuchungen zu Inaktivitätserscheinungen der zentralen Hörbahn bei nur einseitiger Hörgeräteversorgung hervorgehoben (8, 12, 14, 20, 24, 42). Der Erfolg der Rehabilitationsmaßnahme Hörgerät ist sicherlich höher zu veranschlagen, wenn auch bei leicht- bis mittelgradigen Hörstörungen, insbesondere bei Hochtonhörstörungen, die Hörgeräteversorgung möglichst früh erfolgt. Hiermit wird eine akustische Deprivation durch ungenügende Stimulation der zentralen Hörbahn verhindert.

Letztlich muß es Ziel einer möglichst frühzeitigen und adäquaten Hörgeräteversorgung sein, die eingangs in Abbildung 3 aufgeführten Auswirkungen einer Hörstörung zu verhindern oder zumindest abzubauen. Insofern könnte dieses Schema als Modell und Arbeitsgrundlage für die audiologische Rehabilitation diskutiert werden. Tabelle 5 versucht einige Gesichtspunkte zu einer effektiveren Hörgeräteversorgung im Alter hervorzuheben und mag verdeutlichen, daß im Rahmen der heute üblichen audiologischen Untersuchungen zur Hörgeräteauswahl sowie zur Hörgeräteanpassung diese vor allem beim älteren Patienten nicht optimal und ausreichend sind. Dies gilt umsomehr, wenn man die aktuellen Entwicklungen in der Hörgerätetechnik berücksichtigt. Miniaturisierung, digital programmierbare Hörgeräte, Programme für unterschiedliche Hörsituationen, Fernbedienungen, mehrkanalige Signalverarbeitungssysteme, komplexe auch mehrkanalig arbeitende Dynamikregelung, automatische Verstärkungsregelung, Rückkopplungsunterdrückung, Richtwirkungsoptimierung und verschiedene Ergänzungen zum Hörgerät machen zusätzlich ein wesentlich umfangreicheres Datenmaterial zum Resthörfeld bzw. zum gestörten Hörvermögen notwendig. Durch Optimierung audiologischer Untersuchungsverfahren, insbesondere im Hinblick auf Sprachhörprüfungen in ruhiger Umgebung sowie im Störgeräusch, durch die präzise Erfassung des Hörfelds durch Skalierungsverfahren, sollte versucht werden, das eingeschränkte Hörvermögen hinsichtlich Lautheitsempfindung, Phonemverwechslung und Verstehen in schwierigeren akustischen Situationen zu erfassen, um eine adäquate Hörgeräteversorgung zu ermöglichen. Erst eine ausreichende audiologische Voruntersuchung ermöglicht eine Optimierung der Vorauswahl, die z.B. durch Verwendung programmierbarer Hörgeräte wesentlich vereinfacht werden kann.

Seit Jahren haben im Rahmen der Hörgeräteanpassung Sondenmikrophonmessungen Eingang in den Ablauf der technischen Untersuchungen gefunden. Diese als In-situ-Messung bekannte Methode müßte sicherlich auch im Hinblick auf eine In-situ-Anpaß-Audiometrie eine Erweiterung finden und hierzu auch die Lautheitsskalierung mit verwenden. Erst hiermit wäre eine ausreichende Dynamikanpassung an das häufig durch ein Rekruitment veränderte Hörfeld denkbar.

Im Hinblick auf die Feinanpassung eines Hörgerätes im Alter können Informationen über die Probleme des Patienten mit seinem Hörgerät besser über Fragebögen zur Effektivität der Hörgeräteversorgung als allein über ein kurzes Gespräch erhalten werden. In diesen Fragebögen sollten unter anderem so wichtige Aspekte wie die Tragedauer und Tragehäufigkeit erfragt werden. In Erfahrung müßte gebracht werden, in welchen Situationen das Hörgerät als nicht hilfreich empfunden wird. Dies ist bekanntlich häufiger in geräuschvoller Umgebung, in halligen Räumen und im Gespräch mit mehreren Personen und in anderen erschwerten Kommunikationssituationen der Fall. Untersuchungsverfahren, die z.B. über Fragebögen zum sozialen Hörvermögen die Effektivität der Hörgeräteversorgung im individuellen

Tabelle 5. Hörgeräteauswahl und -anpassung

Denkmodell zu einer effektiven Hörgeräteversorgung im Alter	
▶ Optimierung audiologischer Untersuchungsverfahren	(Hörfeldbestimmung, Sprachhörprüfungen in Ruhe und im Störgeräusch, z.B. Reimtests)
▶ Optimierung der Vorauswahl durch Verwendung programmierbarer Hörgeräte	
▶ Anpassungsoptimierung durch Lautheitsskalierung und Sondenmikrophonmessung	(Dynamikanpassung)
▶ Effektivitätskontrolle durch spezielle Fragebögen	(SHHI, HHIE)
▶ Hörtaktik und Hörtraining	
▶ „gleitende" Hörgeräteanpassung und Nachsorge	
▶ frühzeitige und beidohrige Hörgeräteversorgung	(zentrale Degenerations- und Kompensationsprozesse, Akzeptanz, psychologische Dynamik, Motivation, soziale Aktivitäten, etc.)
▶ intensivere Nutzung technischer Hilfsmittel zur Optimierung von Hör- und Kommunikationsvermögen	

Umgebungsraum des Patienten erfassen oder Fragebögen mit breitbandiger angelegten Fragen können sicherlich hilfreich sein, um im Rahmen einer Feinanpassung eine Optimierung der Hörgeräteversorgung im Alter zu erreichen.

Es wäre denkbar, daß über eine Hörgeräteverordnung erst dann endgültig entschieden werden kann, wenn eine derartige Effektivitätskontrolle in enger Zusammenarbeit zwischen Hörgeräte-Akustiker, HNO-Arzt und Patient erfolgt und dokumentiert worden ist. Hierzu gehören sicherlich auch die bereits vorgestellten Überlegungen zum Hörtraining und zur Hörtaktik, die mit in den Gang der Hörgeräteanpassung integriert werden müssen.

Eine Hörgeräteversorgung im Alter kann nicht im Schnellverfahren durchgeführt werden. Hierzu sind nach gründlichen audiologischen Voruntersuchungen Abläufe im Rahmen der Hörgeräteanpassung notwendig, die neben den technischen Anpassungsvorgängen, wie der In-situ-Messung, auch ausreichenden Zeitraum für die Feineinstellung der Hörgeräte erforderlich machen. Nach neuesten Untersuchungen ergeben sich deutliche Hinweise darauf, daß die zentralen Hörbahnareale, insbesondere beim älteren Patienten, erst nach einigen Monaten die neuen Höreindrücke und auch die veränderten sprachlichen Strukturen ausreichend verarbeiten und diskriminieren. Ähnlich wie beim Kind wird durch geringe Veränderungen der Einstellung von Verstärkung, Frequenzgang, Dynamik und maximalem Schallausgangspegel die optimale Einstellung erst im Rahmen einer gleitenden Hörgeräteanpassung erzielt werden können.

Somit erstreckt sich der Zeitraum der Hörgeräteversorgung nicht nur über 1–2 Wochen, sondern beim älteren Patienten bei Berücksichtigung der zusätzlichen Überlegungen zum Hörtraining, zur Feineinstellung und zur Nachsorge über einen Zeitraum bis zu einem 1/2 Jahr. Moderne Technologie ermöglicht es jedoch, in der Regel entsprechende Einstellveränderungen am Hörgerät zu realisieren und dem Patienten die Möglichkeit zu geben, z.B. über verschiedene Programme oder über automatisch arbeitende Hörgeräte seine individuellen Kommunikationssituationen ausreichend zu bewältigen.

Verfolgt man die rasante Entwicklung der Hörgerätetechnologie der Hörgeräteanpaßverfahren insbesondere unter Berücksichtigung digital programmierbarer Hörgeräte, dann zeigt sich auf dem Gebiet der technischen Hilfsmittel doch ein erheblicher Nachholbedarf. Sicherlich könnte angestrebt werden, mit moderneren Hörgeräten, sämtliche Hör- und Kommunikationssituationen ausreichend zu bewältigen. Insofern könnte und sollte das Ziel einer Hörgeräteversorgung sein, möglichst ohne zusätzliche technische Hilfsmittel auszukommen. Da jedoch in vielen Hör- und Kommunikationssituationen auch die heute verfügbaren modernen Hörgeräte nicht einsetzbar sind oder nicht ausreichend sind, wird auch in nächster Zukunft auf zusätzliche Hilfsmittel nicht verzichtet werden können. Einsatzmöglichkeiten und Verwendung der verschiedenen technischen Kommunikations- und Hilfsmittel sollten insbesondere jedem älteren Patienten durch den HNO-Arzt oder durch den Hörgeräte-Akustiker vermittelt werden. Insbesondere Kommunikationshilfen, die ohne Hörgerät Verwendung finden können, wie Zubehör für Telefon und Türklingel oder auch Verstärkungssysteme für Radio und Fernsehen, sollten vor allem jenen älteren Patienten vermittelt werden, die durch zunehmende Störungen der Feinmotorik nicht in der Lage sind, ihre Hörgeräte ausreichend zu nutzen. Dies gilt auch für die neueren Medien und Kommunikationstechniken wie Kabelfernsehen, interaktive Bildplatten bzw. interaktives Video, Videotext, Bildschirmtext etc.

Wenn nur ein Teil der hier vorgestellten Denkmodelle im Rahmen der Hörgeräteversorgung beim älteren Menschen in die Praxis umgesetzt würden, könnte die Akzeptanz von Hörgeräten wesentlich verbessert werden. Dies gilt insbesondere bei Berücksichtigung der enormen technischen Möglichkeiten heute verfügbarer Hörgeräte, die auch in miniaturisierter Form als Im-Ohr-Hörgeräte zunehmend vom älteren Patienten genutzt werden könnten. Um dieses Ziel jedoch zu erreichen, müssen Audiologen, Hörgeräte-Akustiker und Industrie im wissenschaftlichen Bereich und in der klinischen und alltäglichen Hörgeräteanpaßarbeit enger kooperieren, um der zunehmenden Altersstruktur in der Bundesrepublik Deutschland Rechnung tragen zu können.

Die zunehmenden Aktivitäten bedingt durch die vielfältigen gesellschaftlichen, kulturellen und politischen Angebote führen immer weniger zu einer kommunikativen Isolation, wenn sie durch eine adäquate frühzeitige Hörgeräteversorgung und damit optimalen Verbesserung des Hörvermögens und der Sprachdiskrimination kompensiert wird.

Literatur

1. Børre S, Boisen G, Johansen PA, Courtois J, Jensen JH, Frederiksen E (1990) Psychological aspects of rehabilitation. In: Hartvig Jensen, J (ed.) Presbyacusis and other age related aspects. 14th Danavox Symposium. 353-369
2. Bredberg G (1968) Cellular pattern and supply of the human organ of corti. Acta oto-laryng (suppl 236): 135-137
3. Bredberg G (1990) Age related changes of the inner ear and the central auditory pathways. In: Hartvig Jensen, J (ed.) Presbyacusis and other age related aspects. 14th Danavox Symposium. 93-102
4. Byrne D, Parkinson A, Newall P (1990) Amplification for the severely hearing-impaired – young and old. In: Hartvig Jensen, J (ed.) Presbyacusis and other age related aspects. 14th Danavox Symposium. 455-464
5. Chmiel R, Jerger J (1993) Some factors affecting assesment of hearing handicap in the elderly. J Am Acad Audiol 4: 249-257

6. Cox RM, Alexander GC, Rivera IM (1991) Comparison of objektive and subjective measures of speech intelligibility in elderly hearing-impaired listeners. J Speech and Hearing Research 34: 904-915
7. Davis A, Thornton R (1990) The impact of age on hearing impairment: some epidemiological evidence. In: Hartvig Jensen, J (ed.) Presbyacusis and other age related aspects. 14th Danavox Symposium. 69-90
8. Dieroff HG, Meißner W (1989) Zum Problem von Inaktivierungserscheinungen bei einseitiger Hörgeräteversorgung hochgradig Schwerhöriger. HNO 37: 472-476
9. Ewertson H, Brick-Nielsen H (1973) Social hearing handicap index: Social handicap in relation to hearing impairment. Audiology 12: 180-187
10. Feldmann H (1992) Tinnitus. Thieme Verlag, Stuttgart, New York S. 65–82
11. Fletcher SG (1977) Acoustic phonetics. In: Berg, K, Fletcher, S G (eds) The hard of hearing child. Grune und Stratton, New York, 57
12. Gatehouse S (1989) Apparent auditory deprivation effects of late onset: The role of presentation level. JASA 86: 2103-2106
13. Gates GA, Cooper JC, Kannel WB, Miller NJ (1990) Hearing in the elderly: The Framingham cohort, 1983-1985. Part I Basic Audiometric test results. Ear and Hearing 11, No 4
14. Gelfand SA, Silman S, Ross L (1987) Long-term effects of monaural, binaural, and no amplification in subjects with bilateral hearing loss. Scandinavian Audiology 16: 201-207
15. Goebel G (1992) Ohrgeräusche – Psychosomatische Aspekte des komplexen chronischen Tinnitus, Quintessenz-Verlag-GmbH, München, S. 36–68
16. Hellbrück J (1988) Strukturelle Veränderungen des Hörfeldes in Abhängigkeit vom Lebensalter. Z Gerontologie 21: 146-149
17. High WS, Fairbanks G, Glorig A (1964) Scale for self assessment of hearing handicap. J Speech and Hearing disorders 29: 215-230
18. Holube I, Kollmeier B (1991) Ein Fragebogen zur Erfassung des subjektiven Hörvermögens: Erstellung der Fragen und Beziehung zum Tonschwellenaudiogramm. Audiologische Akustik 30: 48-64
19. Holube I, Kollmeier B (1994) Modifikation eines Fragebogens zur Erfassung des subjektiven Hörvermögens und dessen Beziehung zur Sprachverständlichkeit in Ruhe und unter Störungen. Audiol. Akustik. 33: 22-35
20. Hurley R M (1991) Hearing aid use and auditory deprivation: A prospective study. Vortrag auf dem Third Annual Meeting of the American Academy of Audiology (AAA), Denver
21. Hutton C (1980) Responses to hearing problem inventory. J of the Academy of Rehabilitative Audiology 12: 133-154
22. Kapteyn TS (1977) Satisfaction with fitting hearing aids II. An investigation into the influence of psychosocial factors. Scand Audiol 6: 171-177
23. Kießling J (1978) Einflußfaktoren für die Qualität einer Hörgeräteversorgung. Hörgeräte-Akustik 17: 2-22
24. Kießling J (1992) Zur Deprivation des unversorgten Ohres bei monauraler Hörgeräte-Versorgung. Forschungsarbeit der Forschungsgemeinschaft Deutscher Hörgeräte-Akustiker, Köln, Nr 4
25. Kießling J, Schubert M, Wagner I (1994) Lautheitsskalierung. HNO 42: 350-357
26. Kricos PB, Lesner SA, Sandridge S A (1991) Expectations of older adults regarding the use of hearing aids. J Am Acad Audiol 2: 129-133
27. Larsen CB, Courtois J, Andersen T, Børre S, Larsen BV, Lodman N, Larsen H, Johansen P A (1990) The role of the earmold in hearing aid fitting. In: Hartvig Jensen, J (ed.) Presbyacusis and other age related aspects. 14th Danavox Symposium. pp 277-295
28. Laubert A, Lehnhardt E (1993) Hörstörungen im Alter. In: Platt D (Hrsg) Handbuch der Gerontologie. Gustav Fischer Verlag, Stuttgart Jena New York, pp 130-166
29. Lehnhardt E, Koch T (1994) Altersschwerhörigkeit. In: Helms, J (Hrsg) Oto-Rhino-Laryngologie in Klinik und Praxis. Band1: Ohr. Thieme Verlag, Stuttgart New York pp 778-782
30. Lindenberger U, Baltes P B (1994) Sensory functioning and intelligence in old age: A strong connection. Psychology and Aging 9: 339-355
31. May E, Upfold L J, Battaglia JA (1990) The advantages and disadvantages of ITC, ITE and BTE hearing aids: diary and interview reports from elderly users. British J Audiology 24: 301-309
32. Meredith R, Thomas KJ, Callaghan DE, Stephens SDG, Rayment AJ (1989) A comparison of three types of earmoduls in elderly users of post-aural hearing aids. British J Audiology 23: 39-244

33. Moser LM (1987) Das Würzburger Hörfeld, ein Test für prothetische Audiometrie. HNO 35: 318-321
34. Mulrow CD, Tuley M R, Aguilar C (1992) Sustained benefits of hearing aids. J Speech and Hearing Research, Vol 35: 1402-1405
35. Newman CW, Weinstein BE (1988) The hearing handicap inventory for the elderly as measure of hearing aid benefit. Ear and Hearing, Vol 9, No 2: 81-85
36. Noble WG, Atherly GR (1970) The Hearing measurement scale: A questionnaire for the assessment of auditory disability. J Auditory Research, 10: 229-250
37. Novak RE, Glorig A (1990) Considerations for the selecting and fitting of amplification for geriatric adults. In: Sandlin, RE (ed.) Handbook of hearing aid amplification, Vol 2: Clinical considerations and fitting practices. College-Hill Press, Boston pp 133-165
38. Parving A, Philip B (1991) Use and benefit of hearing aids in the tenth decade – and beyond. Audilogy 30: 61-69
39. Pruitt J B (1990) Assistive listening device versus conventional hearing aid in an elderly patient: Case report. JAAA 1: 41-43
40. Schuhknecht HF (1964) Further observations on the pathology of presbyacusis. Arch Otolaryng, Chicago, 80, 369
41. Schum DJ (1992) Responses of elderly hearing aid users on the hearing aid performance inventory. J Am Acad Audiol 3: 308-314
42. Silman S, Gelfand SA, Silverman CA (1984) Late-onset auditory deprivation: effects of monaural versus binaural hearing aids. JASA 76: 1357-1362
43. Stach BA, Loiselle LH, Jerger JF (1991) Special hearing aid considerations in elderly patients with aquditory processing disorders. Ear & Hearing, vol 12, no 6
44. Taylor KS (1993) Self-perceived and audiometric evaluations of hearing aid benefit in the elderly. Ear & Hearing, vol 14, no 6
45. Tönnies S (1993) Leben mit Ohrgeräuschen – Selbsthilfe bei Tinnitus, Asanger-Verlag
46. Tonning F, Warland A, Tonning K (1990) In-The-Canal hearing instruments for elderly. In: Hartvig Jensen, J (ed.) Presbyacusis and other age related aspects. 14th Danavox Symposium. 297-314
47. Tonning F, Warland A (1990) Selection of hearing instruments for elderly. In: Hartvig Jensen, J (ed.) Presbyacusis and other age related aspects. 14th Danavox Symposium. 255-275
48. Türk K (1983) Universelle Nachbetreuung von Hörgeräteträgern. Audiol Akustik 22: 102-112
49. Türk K, Breidert H (1988) Der Patient im Mittelpunkt der Hörgeräteversorgung. Audiol Akustik 27: 36–41
50. Upfold LJ, May AE, Battaglia JA (1990) Hearing aid manipulationskills in an elderly population: comparison of ITE, BTE, and ITC aids. British J Audiology 24: 311-318
51. Ventry IM, Weinstein BE (1982) The hearing handicap inventory for the elderly: A new tool. Ear and Hearing 3: 128-134
52. Warland A, Tonning F (1990) Assistive devices for the Hard-of-hearing. In: Hartvig Jensen, J (ed.) Presbyacusis and other age related aspects. 14th Danavox Symposium. 497-507
53. Wedel H von (1983) Analysis and evaluation of the social hearing ability among old persons by means of the „social-hearing-index" (SHHI). Aging and Communication, Bulletin Audiophonologie 16, 8, 207
54. Wedel H von (1984) Hörgeräteversorgung mit Im-Ohr-Hörgeräten. Z Laryng Rhinol 63: 529-532
55. Wedel H von, Böttinger M, Tegtmeier W (1983) Der „Social-Hearing-Handicap-Index" (SHHI) zur Erfassung und Bewertung des sozialen Hörvermögens. Audiotechnik 33: 15-36
56. Wedel H von, Kießling J, Coninx F (1994) Technische Hilfsmittel zur Rehabilitation von Hör- und Komunikationsstörungen. Oto Rhino Laryngologia 4(3): 113-118
57. Wedel H von, Tegtmeier W (1979a) Der Einfluß der Presbyacusis auf das soziale Hörvermögen. Arch Oto-Rhino-Laryng 223, 399
58. Wedel H von, Tegtmeier W, Z (1979b) Erfassung und Bewertung des sozialen Hörvermögens bei Hörstörungen. Laryng Rhinol 58: 943-949
59. Wedel H von, Wedel U-Ch von (1991a) Monitoring the effeciency of hearing aid fitting in the aged by the social hearing handicap index. Acta Oto-Langol (suppl 476): 270-277
60. Wedel H von, Wedel U-Ch von, Zorowka P (1991b) Tinnitus diagnosis and therapy in the aged. Acta Otolaryngol (suppl 176): 195-201
61. Weinstein BE, Spitzer LB, Ventry I M (1986) Test-retest reliability of the hearing handicap inventory for the elderly. Ear and Hearing, Vol 7, No 5: 295-299
62. Weinstein BE, Ventry IM (1983) Audiometric correlates of the hearing handicap inventory for the elderly. J Speech and hearing disorders 84: 379-383

63. Willot JF, (1991) Aging and the auditory system: Anatomy, physiology, and psychophysics. San Diego, CA: Singular Publisher
64. Witt M (1994) Persönliche Mitteilungen der Starkey Labs. Hamburg
65. Wright A, Davis A, Bredberg G, Olehlova L, Spencer H (1987) Hair cell distributions in the normal human cochlea. A report of a European Working Group. Acta Otolaryng (suppl 436): 14-24

10 Technische Hilfsmittel bei Seheinbußen im Alter

A. BLANKENAGEL

Einleitung

Mit zunehmendem Alter kann plötzlich oder langsam zunehmend das Sehen beinträchtigt sein. Der Kontrast nimmt ab, die Blendung zu, und die Farben verblassen. Ist die Sehschärfe für die Ferne und die Nähe herabgesetzt, kann man den anfixierten Gegenstand nicht erkennen, das Bild ist unscharf. Die wesentlichste Beeinträchtigung ist jedoch der Verlust des Lesens. In der Zeitung kann die Überschrift, aber nicht der dazugehörige Text gelesen werden. Man weiß nicht, wer der Absender des Briefes ist, und kann nicht lesen, was in dem Brief steht. Das Lesen der Bankauszüge und das Ausfüllen von Formularen ist selbstverständlich, so lange wir gut sehen. Der Sehbehinderte wird nervös und unsicher, ist auf fremde Hilfe angewiesen und verliert langsam die Selbständigkeit.

Ein herabgesetztes Sehvermögen in der Nähe wirkt sich auch besonders im Haushalt aus, so beim Kochen, beim Bedienen des Herdes, der Kaffeemaschine, der Waschmaschine oder auch beim Annähen eines Knopfes oder Einfädeln eines Fadens. Kann ein Sehbehinderter noch einkaufen? Kann er den Preis lesen, sehen was auf der Packung und auf der Dose steht oder die Münzen oder Geldscheine unterscheiden? Die Informationen der Tageszeitungen fehlen, und es ist fast unmöglich, eine gewünschte Fernsehsendung auszusuchen.

Mit der eintretenden Sehbehinderung können auch Hobbys nicht mehr ausgeführt werden. Würfelspiele, Karten- und Brettspiele, Bridge, Schach und auch das Notenlesen gehen nicht mehr oder nur mühsam. Die eigene Brille bringt keine Verbesserung.

Auf der Straße erkennt der Sehbehinderte weder Nachbarn noch Bekannte, auch Busnummern und Ampeln bereiten Schwierigkeiten. Wenn auch langsam eine Gewöhnung an das herabgesetzte Sehen eintritt, der Sehbehinderte sich anpaßt, so ist er doch in vielen Dingen auf Hilfe angewiesen.

Erst wenn wir selbst plötzlich in der Situation sind, nicht alles erkennen oder lesen zu können, merken wir, wie selbstverständlich das „Sehen" und „Erkennen" für uns ist, wie führend das visuelle System im Laufe unseres Lebens für uns geworden ist.

Wenn nun die eigene Brille, medikamentöse oder operative Maßnahmen das Sehvermögen nicht verbessern können, so sind vergrößernde Hilfsmittel für die Ferne, aber vor allem für die Nähe die einzige Möglichkeit, die eigene Selbständigkeit zu erhalten oder wieder zu erlangen..

Der Sehbehinderte muß lernen, auch einen kleinen Seheindruck zu nutzen und zu verwerten. Er muß sich bemühen, alle Hilfsmittel kennenzulernen und vor allem auch lernen, sie zu benutzen. Das Hilfsmittel muß als Hilfsmittel akzeptiert werden. Dazu ist eine sehr große Geduld und ein erheblicher Zeitaufwand erforderlich.

In den letzten 20 Jahren sind so viele optisch und elektronisch vergrößernde Hilfsmittel entwickelt worden, daß ein Sehbehinderter mit diesen Hilfsmitteln einen gewissen Grad der Selbständigkeit erreichen kann. Ein Älterwerden der Bevölkerung bewirkt auch, daß mehr und mehr Sehbehinderte in höheren Altersstufen versorgt werden müssen. Vorteil ist, daß inzwischen ein vielfältiges Angebot an Hilfsmitteln zur Verfügung steht und somit auch eine Versorgung für die verschiedenen und unterschiedlichen Sehaufgaben ermöglicht wird.

Für den Augenarzt und Augenoptiker ist im Laufe der letzten Jahre ein neuer Arbeitsbereich entstanden, der sehr zeitaufwendig ist, aber durch die Dankbarkeit des Sehbehinderten selbst viel Freude bereitet.

Von großer Wichtigkeit ist für den Betroffenen ein ausführliches Aufklärungsgespräch über die Diagnose, Prognose und die Auswirkungen des herabgesetzten Sehvermögens im Alter. Auch der ältere Sehbehinderte kann eine kurze und einfache Erläuterung zur Anatomie und Physiologie des Auges verstehen und lernt so besser, seine eigene Augenerkrankung zu verstehen und mit seinem Sehrest umzugehen. Ein Beratungsgespräch sollte unbedingt auch die Möglichkeiten – Vorteile und Grenzen – der Hilfsmittel umfassen. Voraussetzung ist und bleibt aber die Motivation des Betroffenen selbst und die eigene positive Einstellung zu der Sehbehinderung.

Definition der Sehbehinderung

Bei Herabsetzung der zentralen Sehschärfe spricht man allgemein von Sehbehinderung.

Nach der Definition des Bundessozialhilfegesetzes (BSHG) von 1969 ist unter wesentlicher Sehbehinderung die Reduzierung der zentralen Sehschärfe auf 0,3 auf dem besseren Auge oder weniger bis zu 0,05 nach bestmöglicher Korrektion mit Brillengläsern oder Kontaktlinsen zu verstehen. Ab einer Sehschärfe von 0,05 spricht man von hochgradiger Sehbehinderung und ab einer Sehschärfe von 0,02 von praktischer Blindheit (Tab. 1).

Tabelle 1. Wesentliche Sehbehinderung nach BSHG

Sehbehinderung	0,30–0,05
hochgradige Sehbehinderung	0,05–0,02
praktische Blindheit	0,02–0,01

Daneben sind aber weitere Faktoren zu berücksichtigen, wie Nahsehvermögen, Lesefähigkeit, Farbensehen, Blendungsempfindlichkeit, Gesichtsfelddefekte, Kontrastabnahme, Nachtblindheit und Motilitätsstörungen.

Der Grad der Behinderung (GdB) kann entsprechend den Bestimmungen der Deutschen Ophthalmologischen Gesellschaft (DOG) festgelegt, ein Schwerbehindertenausweis beantragt werden.

Auflösungsvermögen, Visus, zentrale Fixation

Ein Objekt vor dem Auge wird auf der Netzhaut abgebildet. Dieser optische Reiz wird über den Sehnerv zum Gehirn weitergeleitet und führt dort zur Wahrnehmung. Die Bewertung des Sehvermögens erfolgt durch die Messung des Auflösungsvermögens. Dieses ist durch die untere Grenze der Fähigkeit des Auges gekennzeichnet, eng aneinanderliegende Punkte gerade noch getrennt wahrzunehmen. Die daraus resultierenden Sehwinkel in Winkelminuten, bezeichnet man als anguläre Sehschärfe. Der Kehrwert der angulären Sehschärfe wiederum ist der Visus. Die noch von einander getrennt wahrnehmbaren Punkte sind abhängig vom Arbeitsabstand und dem Visus.

Der Visus ist nicht an jedem Netzhautort gleich groß. Das Auflösungsvermögen und der Visus sind im Zentrum des Gesichtsfeldes sehr hoch. Schon wenige Grade außerhalb des Zentrums, der Fovea, verringert sich das Auflösungsvermögen und sinkt zur Peripherie hin weiter ab (Abb. 1).

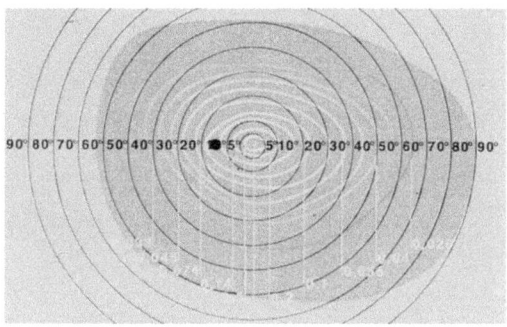

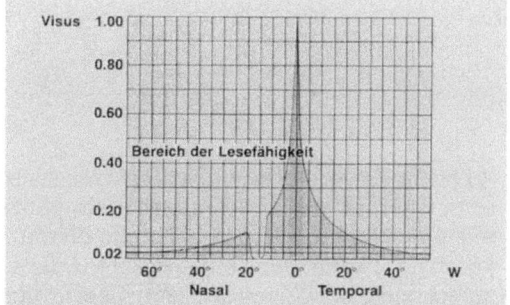

Abb. 1. Abhängigkeit der Sehschärfe (Visus) vom Netzhautort. Die im Gesichtsfeld eingezeichneten Isolinien kennzeichnen Orte mit gleichem Visus (oben). Betrachtung des Visus bei einem Horizontalschnitt durch das Gesichtsfeld aus einer um 90° veränderten Perspektive (unten)

Ein Sehobjekt, das wir aufmerksam betrachten, wird zentral fixiert. Nur im Zentrum erfolgt eine scharfe Abbildung, während das periphere Gesichtsfeld mit dem herabgesetzten Auflösungsvermögen der *räumlichen Orientierung* und der *Bewegungswahrnehmung* dient.

Lesefähigkeit

Sehbehinderung bedeutet zunächst eine Reduzierung der zentralen Sehschärfe; das Sehen ist für die Ferne und Nähe herabgesezt. Die Stelle des schärfsten Sehens, die Stelle mit dem größten Auflösungsvermögen, ist betroffen. Es findet sich ein mehr oder weniger großer zentraler Gesichtsfeldausfall. Gegenstände und Gesichter können nicht mehr deutlich gesehen werden. Man schaut vorbei. Besonders betroffen ist unsere Lesefähigkeit (Abb. 2).

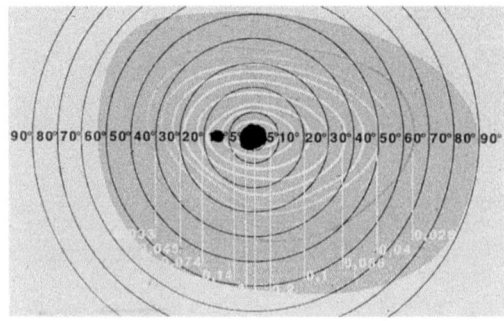

Abb. 2. Auswirkung eines Zentralskotoms auf die Sehschärfe (Visus)

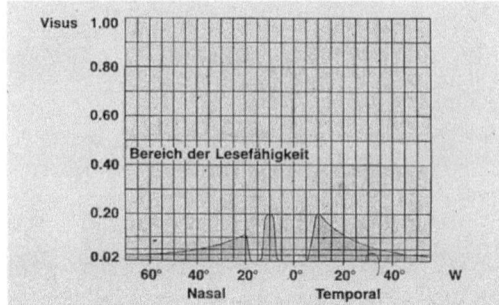

Das Lesen selbst ist ein komplexer sensomotorischer Vorgang. Während des Lesens, während der Fixation, wird ein ganzer Buchstabenkomplex erfaßt. Wir lesen nicht gleitend sondern rucken von einem Silbenkomplex zum nächsten. Diese rukkenden Bewegungen sind typisch für das Lesen. Um die jeweiligen Silbenkomplexe zu erfassen, benötigen wir zum Lesen mindestens 2° nach rechts und 2° nach links vom Fixierpunkt und je 1° nach oben und nach unten. Zum Lesen ist also ein *Lesegesichtsfeld von mindestens 4°* zusammenhängend erforderlich. Beim Lesen erfassen wir somit mehrere Buchstaben auf einmal und rucken von diesem erfaßten Silbenkomplex zum nächsten (Abb. 3).

Diese ruckenden Augenbewegungen beim Lesen werden gezielt durchgeführt und ergeben die typischen Lesebewegungen. Eine Überprüfung der Sehschärfe, bei der nur eine Optotype (Buchstabe, Zahl, E-Haken, Landolt-Ring) erkannt werden muß, sagt also nichts über die Lesefähigkeit aus. Lesen muß daher mit Lesetexten überprüft werden, das Lesegesichtsfeld von mindestens 4° muß zum Lesen vorhanden sein. Je größer das Gesichtsfeld ist, um so leichter und flüssiger kann gelesen werden. Es fällt dem Sehbehinderten auch leichter, sich im Umfeld und in den Zeilen zu orientieren. Kleine Gesichtsfelder von unter 4° bringen keine Lesefähigkeit

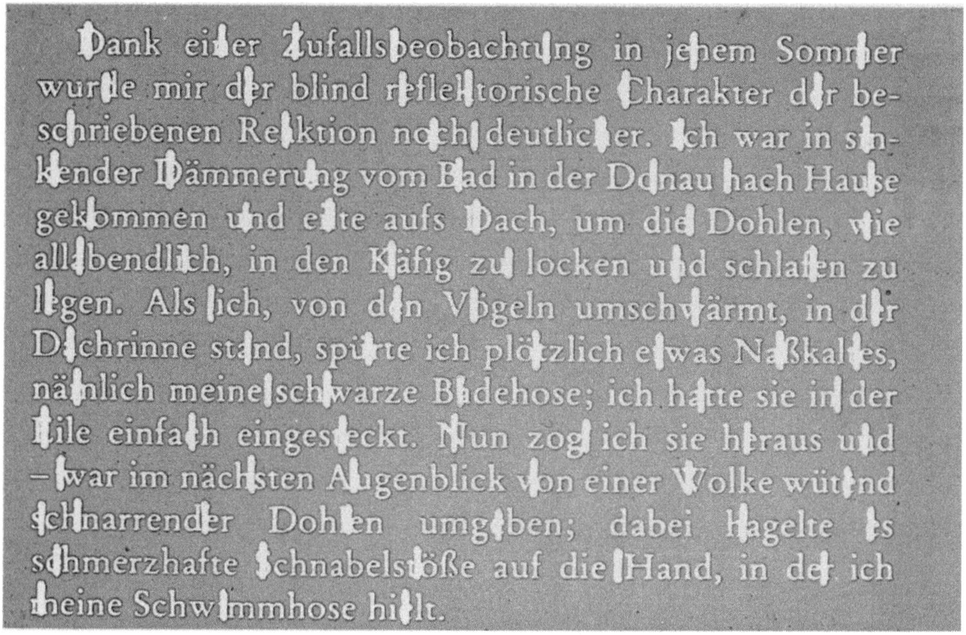

> Dank einer Zufallsbeobachtung in jenem Sommer wurde mir der blind reflektorische Charakter der beschriebenen Reaktion noch deutlicher. Ich war in sinkender Dämmerung vom Bad in der Donau nach Hause gekommen und eilte aufs Dach, um die Dohlen, wie allabendlich, in den Käfig zu locken und schlafen zu legen. Als ich, von den Vögeln umschwärmt, in der Dachrinne stand, spürte ich plötzlich etwas Naßkaltes, nämlich meine schwarze Badehose; ich hatte sie in der Eile einfach eingesteckt. Nun zog ich sie heraus und – war im nächsten Augenblick von einer Wolke wütend schnarrender Dohlen umgeben; dabei hagelte es schmerzhafte Schnabelstöße auf die Hand, in der ich meine Schwimmhose hielt.

Abb. 3. Fixationspunkte beim Lesen. Silbensprünge (Lesesakkaden) beim Lesen

auch wenn ein hohes Auflösungsvermögen besteht. Möglich ist nur ein mühsames Aneinanderfügen einzelner Buchstaben.

Sehfähigkeit und Fixation bei Zentralskotom

Bei der altersabhängigen Maculadegeneration, die wir zunehmend öfter beobachten, ist das Sehen für die Ferne und Nähe durch ein Zentralskotom herabgesetzt. Ein Lesen der Tageszeitung ist nicht mehr möglich. Mit der Anpassung an diesen zentralen Ausfall wird das Zentralskotom nach oben verschoben und unterhalb des Skotoms wird versucht, exzentrisch zu fixieren. Dieses exzentrische Fixationsareal hat zum Lesen nicht das ausreichende Auflösungsvermögen, da die Sehschärfe mit zunehmender Exzentrizität sehr schnell abnimmt. Wird nun der Lesetext mit dem exzentrischen Netzhautareal entsprechend vergrößert dargeboten, ist mit einer vergrößernden Sehhilfe ein Lesen wieder möglich.

Der Sehbehinderte fixiert unterhalb des Zentralskotoms, das sich nach oben, nach oben rechts oder nach rechts in die Peripherie verschiebt (Abb. 4).

Der Sehbehinderte muß sich an diese exzentrische Fixation erst gewöhnen; es muß eine Anpassung erfolgen.

Sitzt man einem Patienten mit einer Maculadegeneration gegenüber, so fällt auf, daß der Patient sein Gegenüber nicht direkt ansieht, sondern je nach Größe des zentralen Ausfalls werden die Augenbrauen oder der Haaransatz anfixiert. Diese zentralen Gesichtsfeldausfälle können durch spezielle Gesichtsfelduntersuchungen (Perimetrie) und neuerdings sogar die Fixationsbewegungen und Lesesakkaden durch die Mikroperimetrie nachgewiesen werden.

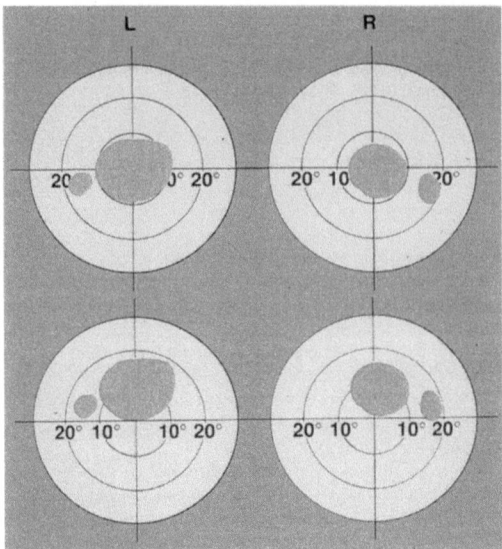

Abb. 4. Fixationsänderung bei Zentralskotom. Zustand nach Anpassungsvorgang an den exzentrischen Fixationsbereich (unten)

Prüfung der Lesefähigkeit

Ein exzentrisch gelegener Fixationsbereich mit einem zur Peripherie der Netzhaut hin mehr und mehr herabgesetzten Auflösungsvermögen kann zum Lesen benutzt werden. Der Lesetext muß aber dem herabgesetzten Auflösungsvermögen und der Größe des Zentralskotoms angepaßt werden, d.h. der Lesetext muß entsprechend vergrößert werden. Den erforderlichen Vergrößerungsfaktor ermittelt man in den meisten Fällen ganz einfach durch entsprechende Lesetexte. Besonders eignen sich für diese Prüfung spezielle Lesetafeln (Nahsehproben) für Sehbehinderte von Keeler und Zeiss, mit denen in 25 cm Abstand die Lesefähigkeit geprüft werden kann. Bei älteren Sehbehinderten wird mit Lesebrille jedes Auge geprüft und so das Leseauge ermittelt. Es ist wichtig, daß jedes Auge einzeln überprüft wird, da oft das früher schlechtere Auge später zum Lesen benutzt werden kann. Das Akkommodationsvermögen muß bei älteren Sehbehinderten berücksichtigt werden und mit Lesebrille oder einem Nahzusatz von 4 Dioptrien geprüft werden. Ausschlaggebend ist, daß zusammenhängende Texte gelesen werden; das Erkennen nur einzelner Buchstaben spricht gegen die Anpassung einer vergrößernden Sehhilfe. Anhand der Größe der gerade noch gelesenen Texte kann abgelesen, werden, mit welcher Vergrößerung voraussichtlich wieder Zeitungsdruck gelesen werden kann. Der Vergrößerungsbedarf kann direkt auf diesen Tafeln abgelesen werden. Texte in Zeitungsdruck werden von 1,2facher Vergrößerung bis 20facher Vergrößerung angeboten. Die gerade noch gelesene Schriftgröße ergibt einen Hinweis auf die vorhandene Lesefähigkeit und auf die erforderliche Vergrößerung zum Lesen (Abb. 5).

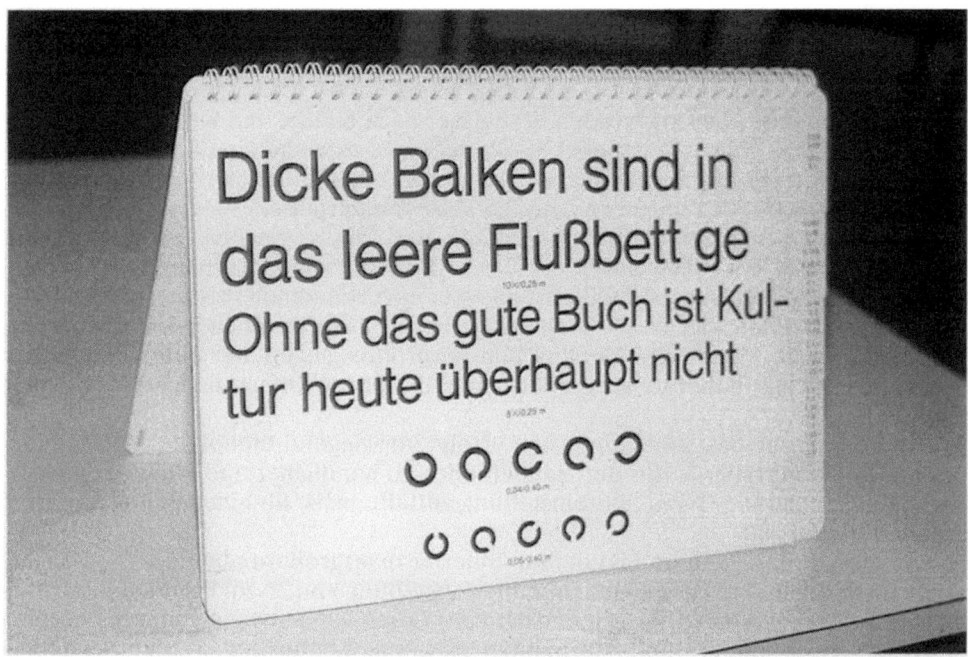

Abb. 5. Nahsehproben zur Überprüfung der Lesefähigkeit

Vergrößerungsmöglichkeiten

Drei Möglichkeiten, Texte zu vergrößern, stehen zur Verfügung.

Die einfachste Art der Vergrößerung erfolgt über die Annäherung an den *Text*. Dies ist dann möglich, wenn das Akkommodationsvermögen ausreicht, d.h. also nur bei Kindern und Jugendlichen, nicht im Alter.

Die nächste Möglichkeit besteht in der *Vergrößerung der Texte* selbst. Von vielen Verlagen werden Bücher im Großdruck, sogenannte Großdruckbücher, angeboten. Außerdem bieten Fotokopierer ein stufenloses Vergrößern der Texte an. So können Vordrucke, wichtige Dokumente aber auch Medikamentenhinweiszettel, Gebrauchsanleitungen für Geräte und Kochrezepte für den Sehbehinderten lesbar gemacht werden. Eine stufenlose Vergrößerung des Textes mit hohen Vergrößerungen ist durch die Elektronik möglich geworden. Elektronische Bildschirmlesegeräte bringen auch dem hochgradig Sehbehinderten wieder Lesefähigkeit.

Die dritte Art der Vergrößerung bietet eine vergrößernde Optik zwischen Text und Auge. Dies sind entweder Linsen mit positivem Brechwert wie Lupen oder Ein- oder Mehrstärkengläser in Brillen eingearbeitet oder Systeme nach Galilei und Kepler.

Die Normalvergrößerung beträgt $V = \dfrac{D \,(\text{Dioptrien})}{4}$

eine 3fache Vergrößerung also 12 dpt $\dfrac{12}{4} = 3\text{fach}$

eine 5fache Vergrößerung 20 dpt $\dfrac{20}{4} = 5\text{fach}$

Optisch vergrößernde Sehhilfen für die Ferne

Für eine Fernvergrößerung werden Ferngläser nach Galilei und Kepler eingesetzt.
Das galileische Fernrohr hat ein Objekt mit positivem und ein Okular mit negativem Brechwert. So werden aufrechte Bilder erzeugt. Galileische Fernrohre bieten eine Fernvergrößerung von etwa 2 bis 2,5fach (Theatergläser).
Beim Keplerschen System haben Objektiv und Okular positive Brechwerte und das umgekehrte Bild muß durch ein Umkehrprisma wieder aufgerichtet werden. Nachdem es 1960 gelang, bildumkehrende systemverkürzende Prismen in Kleinbauweisen herzustellen, gibt es das Keplersche Fernrohr in handlicher Kleinbaugröße. Der wesentliche Vorteil des Keplerschen Fernrohres gegenüber dem Galileischen Fernrohr sind die höheren Vergrößerungen, die bis zu 10fach und höher möglich sind.
Die Versorgung des Sehbehinderten erfolgt vorwiegend monokular, selten binokular. Das Monokular ist für den Sehbehinderten handlicher und schneller einsatzbereit. Die schwierige Binokulareinstellung entfällt, sie ist für einen Sehbehinderten kaum durchführbar.
Die Monokulare sind im Handel mit einer Fernvergrößerung von 2-, 3-, 4-, 6-, 8-, 10fach erhältlich und bieten eine variable Einstellung von 25 cm bis unendlich (Sehschärfebereich) (Abb. 6). Sie ermöglichen das Lesen von Hinweisschildern, Straßenschildern, Busnummern und Fahrplänen. Sie können eingesetzt werden bei Schaufensterbetrachtungen, bei Kunstausstellungen und in Museen.

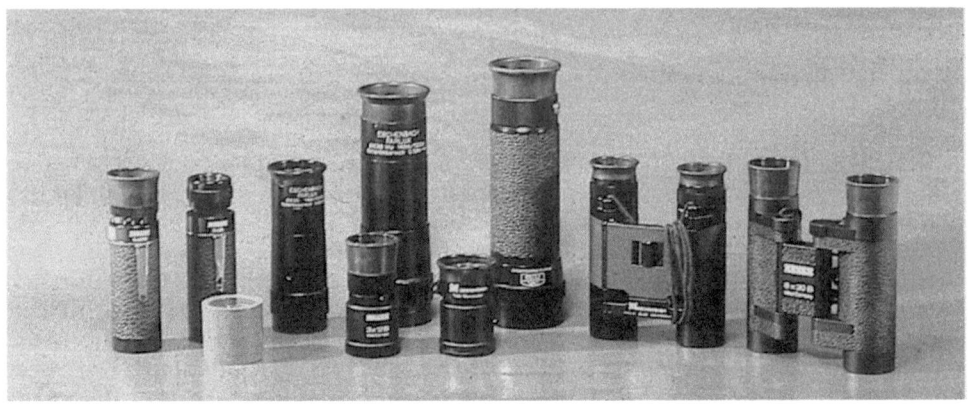

Abb. 6. Monokulare Fernrohre

Monokulare erhöhen die Selbständigkeit und unterstützen besonders die Mobilität.
Nachteil: Ältere Sehbehinderte kommen oft nicht mit der Einstellung zurecht, sind ungeduldig, überdrehen die Scharfeinstellung oder sind oft nicht in der Lage, ein Auge zuzukneifen oder die Gesichtsfeldausfälle sind so groß, daß der Sehbehinderte den Durchblickpunkt durch das Fernrohr nicht findet. Findet er den Durchblickpunkt, so braucht ein älterer Sehbehinderter oft sehr lange zum Auffinden des Sehobjektes.
Ältere Sehbehinderte haben zudem manchmal einen leichten Tremor oder können die Arme nicht ruhig halten.

Zu empfehlen sind längere Erprobungen, das Ausleihen eines Monokulars über einen gewissen Zeitraum oder auch eine feste Entfernungseinstellung für eine bestimmte Sehaufgabe.

Optisch vergrößernde Sehhilfen für die Nähe

Ist in der Nähe die Vergrößerung durch Annäherung bei Abnahme der Akkommodationsbreite erschwert, so kann dieses Akkommodationsdefizit bei älteren Sehbehinderten durch Linsen mit positivem Brechwert ausgeglichen werden. Die einfachste Lösung ist die Versorgung mit Lupen (Tab. 2).

Tabelle 2. Hilfsmittel bei Seheinbußen im Alter

Vergrößernde Hilfsmittel für die Nähe	
Großdruckbücher Vergrößernde Kopiergeräte	
Optisch vergrößernde Sehhilfen	
Lupen	Handlupen Standlupen Aufsatzlupen Leuchtlupen Klapplupen Umhängelupen Kopflupen Vorsteck-, Aufstecklupen
Lupenbrillen – Überkorrekturen – Verstärkter Nahzusatz	Einstärkengläser Hyperokulare Halbbrille Zweistärken-Lupenbrille
Systeme	Fernrohrlupenbrillen nach Galilei Prismenlupenbrillen nach Kepler
Elektronisch vergrößernde Sehhilfen	
Bildschirmlesegerät	

Lupen

Das Angebot an Lupen, Linsen mit positivem Brechwert, ist inzwischen sehr vielfältig. Bei der Versorgung älterer Sehbehinderter hat die Lupenanpassung den ersten Platz eingenommen. Eine Lupe ist jederzeit leicht einzusetzen, relativ unauffällig, d.h. sie wird auch von der Umgebung akzeptiert. Dank der Entwicklung der letzten 20 Jahre sind Lupen für viele Sehaufgaben einzusetzen.

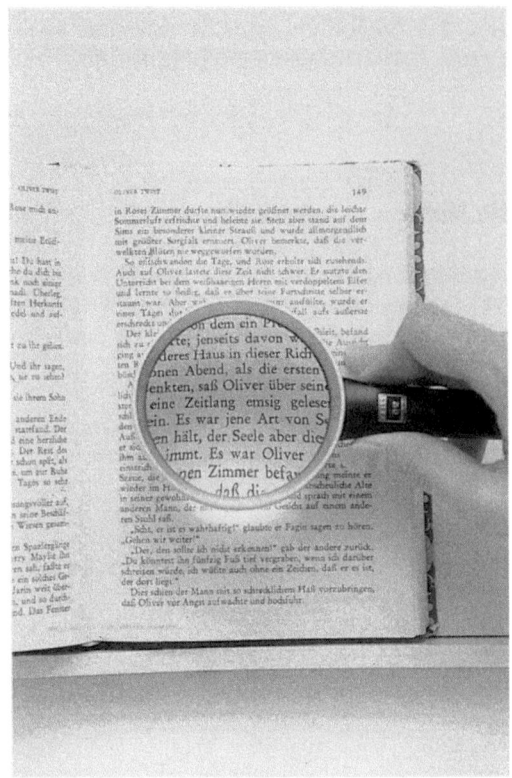

Abb. 7. Handlupe

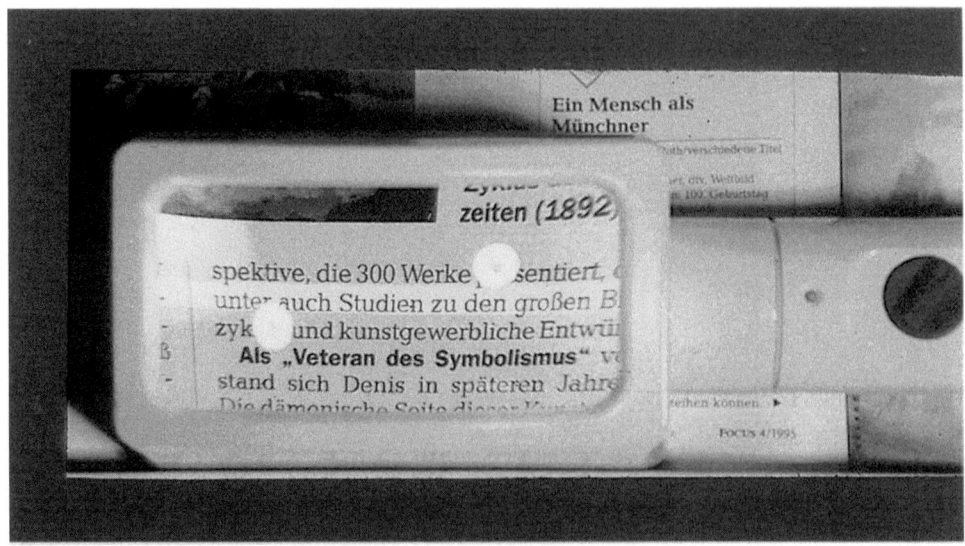

Abb. 8. Leuchtlupe

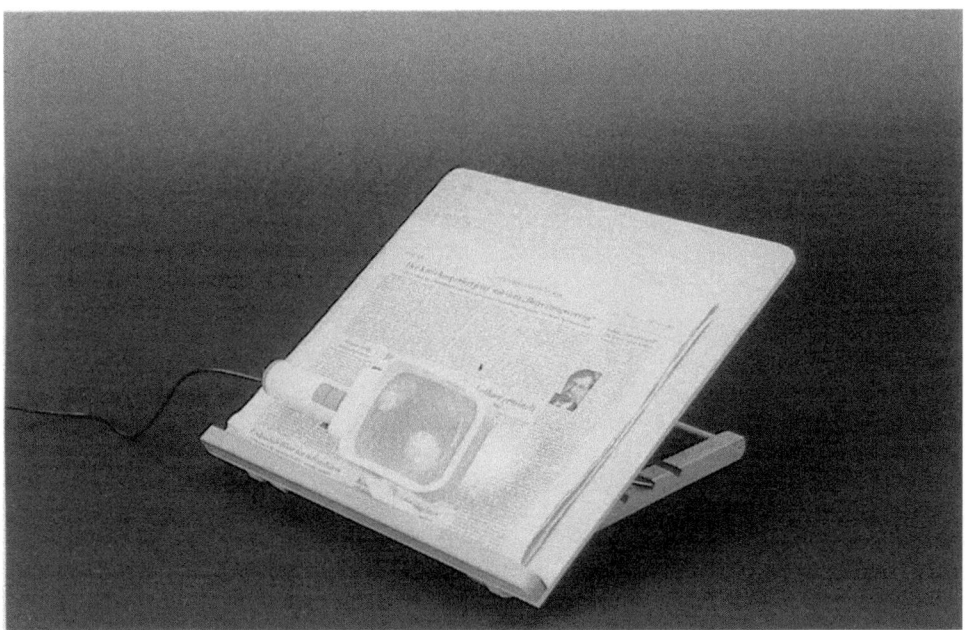

Abb. 9. Leuchtlupe mit Lesepult

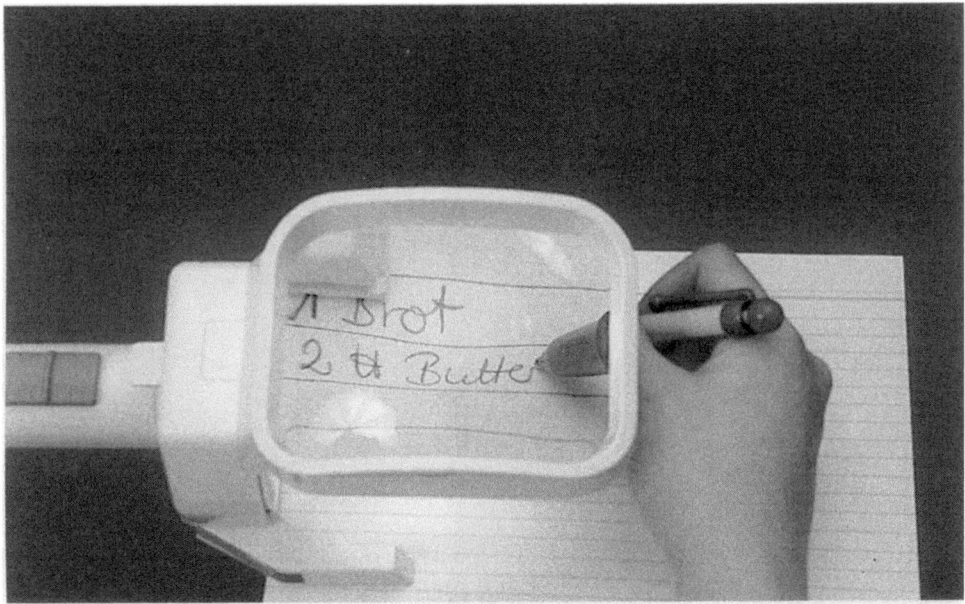

Abb. 10. Leuchtlupe als Schreibhilfe

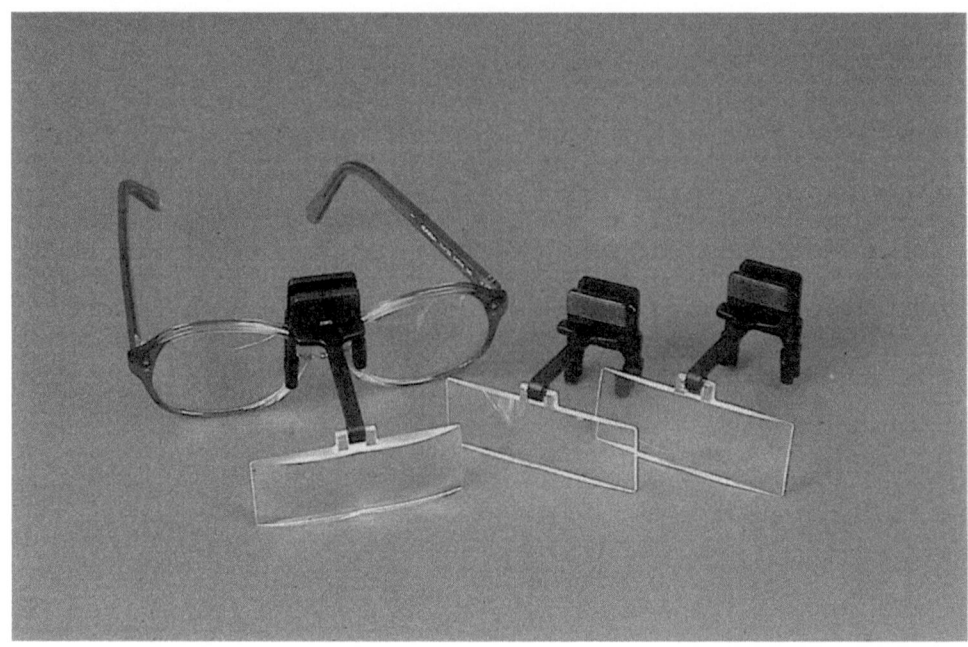

Abb. 11. Brillenvorhänger

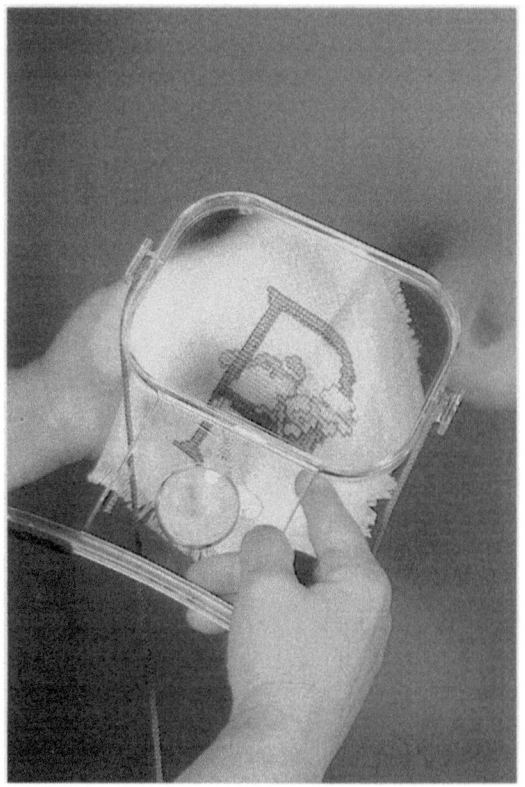

Abb. 12. Umhängelupe

Das Angebot im Handel ist groß und umfaßt Handlupen, Standlupen, Aufsatzlupen, Klapplupen, Umhänge-, Kopflupen, Vorsteck-, Aufsteckupen (Abb. 7–12). Eine Vergrößerung von 1,2- bis 20fach ist möglich, aber je höher die Vergrößerung ist, umso kleiner ist der Ausschnitt der Lupe. Lupen können mit und ohne Beleuchtung benutzt werden. Die Beleuchtungsart kann gewählt werden zwischen herkömmlicher oder Halogenbeleuchtung. Beide Beleuchtungsarten sind über Batterie, Akku oder Netzanschluß möglich. Lupen mit einer Regelelektronik bieten eine individuelle stufenlose Helligkeitseinstellung. Bei älteren Sehbehinderten sind Beratung und Anamnese zeitaufwendig. Hat der Sehbehinderte früher gerne gelesen, hat er viel gelesen und wie ist er motiviert? Auch mit der besten Versorgung ist das Lesen mühsam und anstrengend. Ein flüssiges Lesen wie früher ist nicht zu erreichen (Tab. 3).

Tabelle 3. Auswirkungen bei hoher Schriftvergrößerung

großer zentraler Ausfall	–	höhere Vergrößerung
höhere Vergrößerung	–	dichterer Leseabstand
höhere Vergrößerung	–	kleinerer Textausschnitt
höhere Vergrößerung	–	kleinerer Tiefenschärfebereich
höhere Vergrößerung	–	größerer Lichtbedarf
höhere Vergrößerung	–	langsamere Lesegeschwindigkeit

Der ältere Sehbehinderte möchte daher oft nicht ein Hilfsmittel zum längeren Lesen, nur zum kurzzeitigen Lesen oder für eine bestimmte Sehaufgabe. Entsprechend ist die Lupe auszusuchen. Soll sie zum Lesen von Bankauszügen, Zeitungsausschnitten dienen oder soll unter der Lupe Kreuzworträtsel gelöst werden oder möchte man im geselligen Kreis Würfelspiele, Brett- oder Kartenspiele damit bewältigen. Soll die Lupe bei der Maniküre helfen, bei der Handarbeit oder in der Küche oder soll die Lupe unterwegs eingesetzt werden beim Lesen von Preisschildern oder von Speisekarten oder auch von Türschildern. Da sie nicht platzaufwendig sind, sind sie leicht mitzunehmen. Wichtig ist, daß für den Bereich, in dem sie eingesetzt werden, die entsprechende Vergrößerung ermittelt wird. Eine zu schwache Vergrößerung bringt nicht das gewünschte Ergebnis und eine zu hohe Vergrößerung engt das Gesichtsfeld ein (Abb. 13). Da sie nicht kostspielig sind, können Lupen in den verschiedensten Ausführungen und mit unterschiedlicher Vergrößerung verordnet werden. Tabelle 3 zeigt die Auswirkung bei hoher Schriftvergrößerung auf.

Als Hilfsmittel für unterwegs sind Lupen ab 10facher Vergrößerung kurzzeitig einzusetzen. Bei Lupen mit Batteriegriff sind die Lupenteile austauschbar; so können auf einfache Art verschiedene Vergrößerungen erreicht werden.

Zu beachten ist, daß der Einsatz mit der Lupe geübt werden muß. Dies erfordert oft Zeit und Geduld. Aber ohne entsprechende Anleitung bringt eine Lupe nicht den gewünschten Erfolg und ist in dem Fall nicht als Hilfsmittel anzusehen. So führt oder hält der Sehbehinderte die Lupe in zu großem Abstand und verkleinert den Ausschnitt zusätzlich. Werden Lupen selbst gekauft, so wird meist eine Lupe mit großem Ausschnitt und kleiner Vergrößerung ausgesucht. Eine Lesefähigkeit kann dann nicht erreicht werden; es fehlt die Anleitung und der Patient ist unzufrieden.

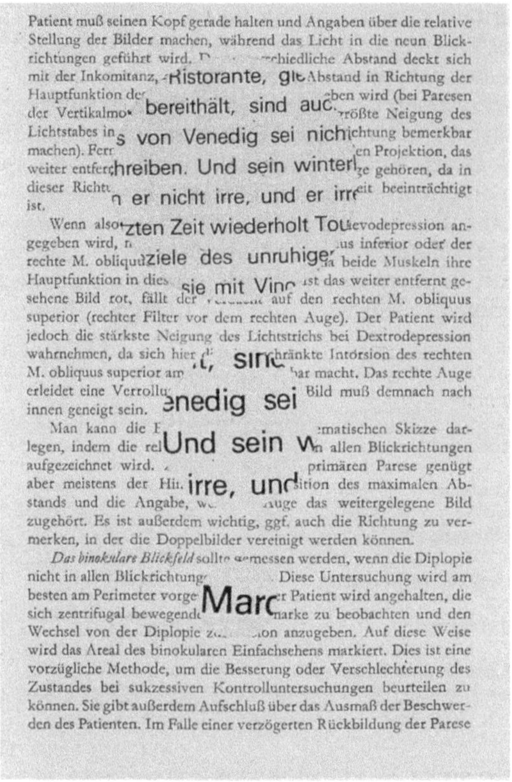

Abb. 13. Lesetext mit verschiedenen Vergrößerungen. Je höher die Vergrößerung, desto kleiner das Sehfeld

Ein Nachteil ist, daß der Abstand zum Druck nicht immer fixiert ist. Ein Nachteil der Stand- und Leuchtlupen ist, daß sie laufend verschoben werden müssen und die führende Hand schnell ermüdet.

Kritisiert wird von älteren Sehbehinderten besonders die Abhängigkeit von der Steckdose. Batterien sind schnell aufgebraucht, da meist vergessen wird, das Licht auszuschalten.

Besonderheiten

Sehbehinderte mit altersabhängiger Maculadegeneration und leichten Medientrübungen kommen oft besser ohne Beleuchtung aus, oder es empfiehlt sich die stufenlose Helligkeitsregelung. Durch einen kleinen Schalter am Lupengriff der Lupe kann die Beleuchtung individuell gewählt werden.

Wird von dem Sehbehinderten aber die Deckenbeleuchtung bevorzugt, so ist die Entspiegelung der Lupe zur Vermeidung störender Reflexe von Vorteil. Sehbehinderte mit Netzhautdystrophien oder glaukomatösen Veränderungen benötigen zur Kontraststeigerung unbedingt eine Lupe mit Beleuchtung.

Patienten mit diabetischen Netzhautveränderungen fehlt es aufgrund der Grunderkrankung Diabetes oft an Motivation. Abhängig von Einstellung, Stimmung und Tagesform werden verschiedene Vergrößerungen gewählt, eine optimale Versorgung ist selten zu erreichen.

Lupenbrillen

Die Lupe wird meist in größerem Abstand vom Auge benutzt, das Brillenglas mit dem dioptrischen Wert unmittelbar vor dem Auge. Bei älteren Sehbehinderten empfiehlt sich der Einsatz von Einstärkenbrillen (bis 16,0 Dioptrien = 4fache Vergrößerung) und Hyperokulare (ab 16,0 Dioptrien = 4fache Vergrößerung bis 48 Dioptrien = 12fache Vergrößerung), während sich bei jüngeren Patienten mehr der Einsatz von Zweistärkenlupenbrillen und Halbbrillen mit entsprechendem dioptrischen Ausgleich bewährt (Tab. 2). Vorteil ist, daß das Sehfeld relativ groß ist und die Hände frei beweglich.

Diese Lupe in der „Brille" wird sehr häufig verordnet. Die Gläser aus Kunststoff sind leicht und die Brille selbst kosmetisch unauffällig (Abb. 14). Die Auswirkung bei hoher Vergrößerung zeigt Tab. 3. Nachteil ist der dichte Arbeitsabstand und die genaue Einhaltung dieses Abstandes (Abb. 15).

Der Arbeitsabstand wird durch die Dioptrienhöhe der gewünschten Vergrößerung vorgegeben. Bei Nichteinhalten des Arbeitsabstandes wird das Bild unscharf. Ältere Sehbehinderte halten oft den Leseabstand nicht ein. Daher muß auch hier eine Anleitung erfolgen und das Lesen mit der Lupenbrille geübt werden. Es empfiehlt sich, die Lupenbrille als Leihbrille mit Aufgabenstellung dem älteren Sehbehinderten über einen Zeitraum von 2 Wochen in den häuslichen Bereich mitzugeben.

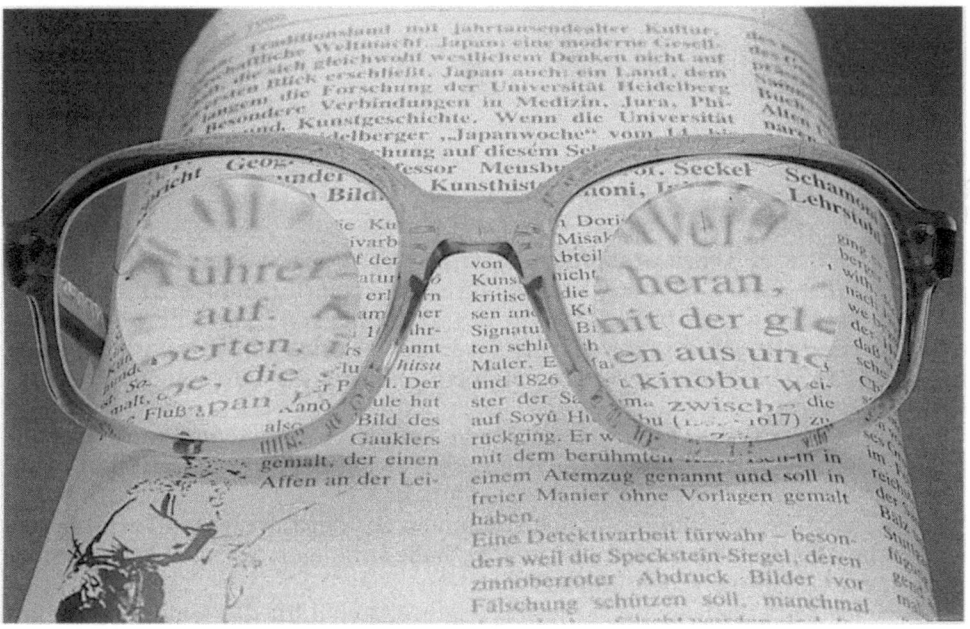

Abb. 14. Lupenbrille; Brille mit verstärktem Nahzusatz

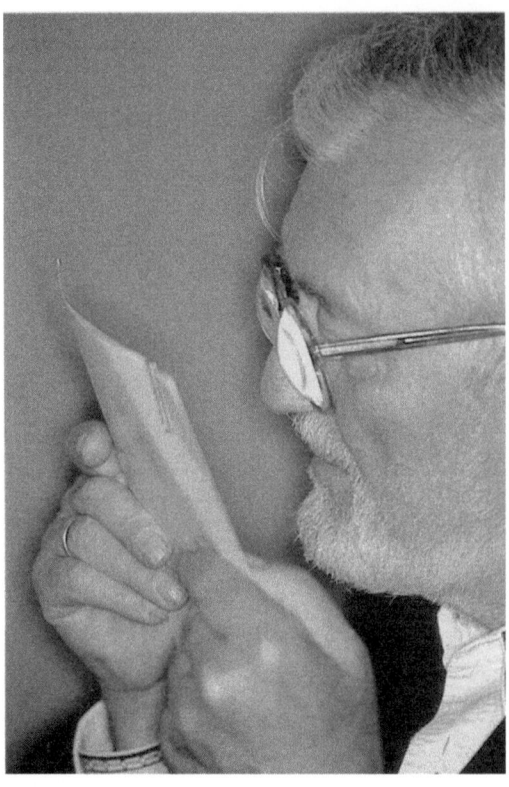

Abb. 15. Sehbehinderter mit Lupenbrille

Systeme nach Galilei und Kepler

Sind die Lese- und Arbeitsabstände zu kurz, so bieten sich Systeme als Fernrohrlupen nach Galilei und Kepler zur Versorgung Sehbehinderter an (Tab. 2).

Fernrohre nach Galilei bieten eine Fernvergrößerung von 1,8fach bis 2,5fach. Aus diesen Fernrohrbrillen wird durch Aufstecken einer Lupe eine Fernrohrlupenbrille nach Galilei. Galileisysteme werden schon seit 1900 bei der Versorgung Sehbehinderter eingesetzt (Abb. 16).

Keplersche Ferngläser bieten eine 3,8fache Fernvergrößerung und werden ebenfalls durch das Vorsetzen einer Lupe zu einer Prismenlupenbrille nach Kepler (Abb. 17).

Die Gesamtvergrößerung setzt sich zusammen aus der Lupen- und Fernrohrvergrößerung. Der Arbeitsabstand wird in dem Maße verlängert, wie die Fernvergrößerung zu der Gesamtvergrößerung beiträgt.

Bei gleichbleibender Gesamtvergrößerung ergibt sich für das Galileisystem mit geringerer Fernvergrößerung eine entsprechend höhere Lupenvergrößerung und eine kürzere Lupenbrennweite (Abb. 18). Für die Nähe kann so eine Vergrößerung bis 12fach bei einem Arbeitsabstand vom Auge von 8,5 cm erreicht werden.

Bei dem Keplersystem ist die Lupenvergrößerung geringer, die Brennweite der Lupe länger und damit der Arbeitsabstand größer (Abb. 19). Aufgrund des größeren Arbeitsabstandes kann bei dem Keplersystem eine Nahvergrößerung bis zu 20fach angeboten werden. Der Arbeitsabstand beträgt immerhin noch 11 cm.

Technische Hilfsmittel bei Seheinbußen im Alter 191

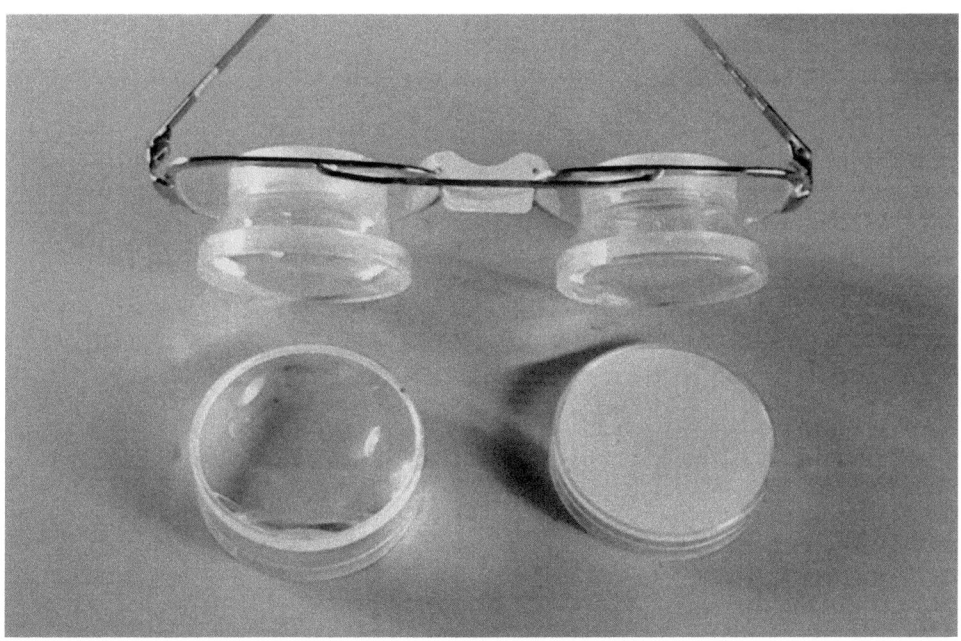

Abb. 16. Fernrohrsystem nach Galilei und Lupenvorsatz

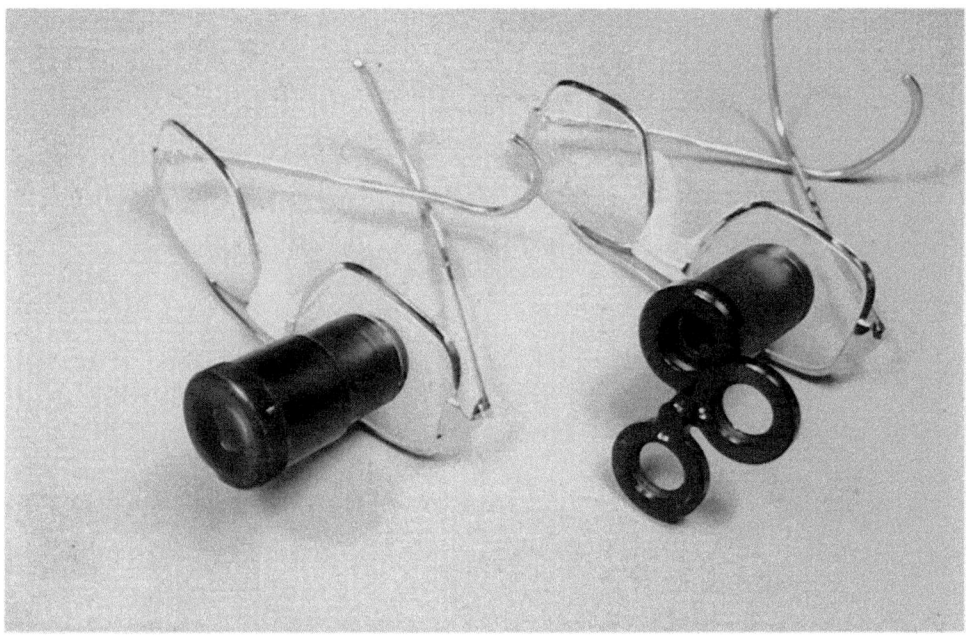

Abb. 17. Prismenlupensystem nach Kepler

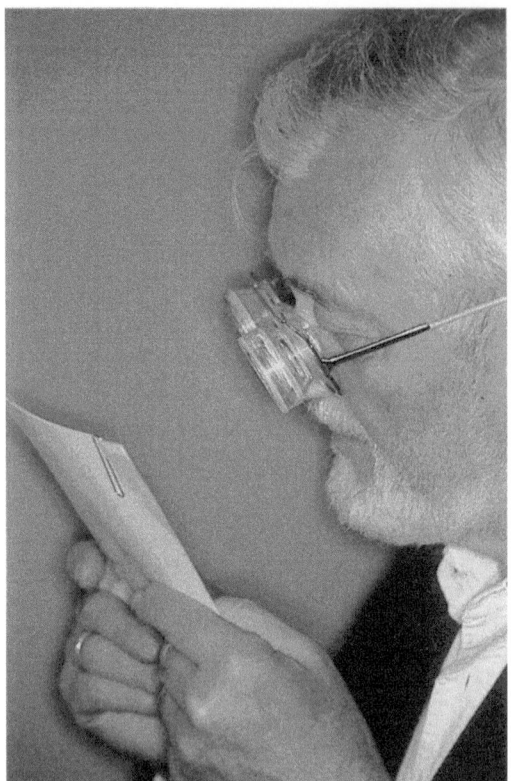

Abb. 18. Sehbehinderter mit Galileisystem

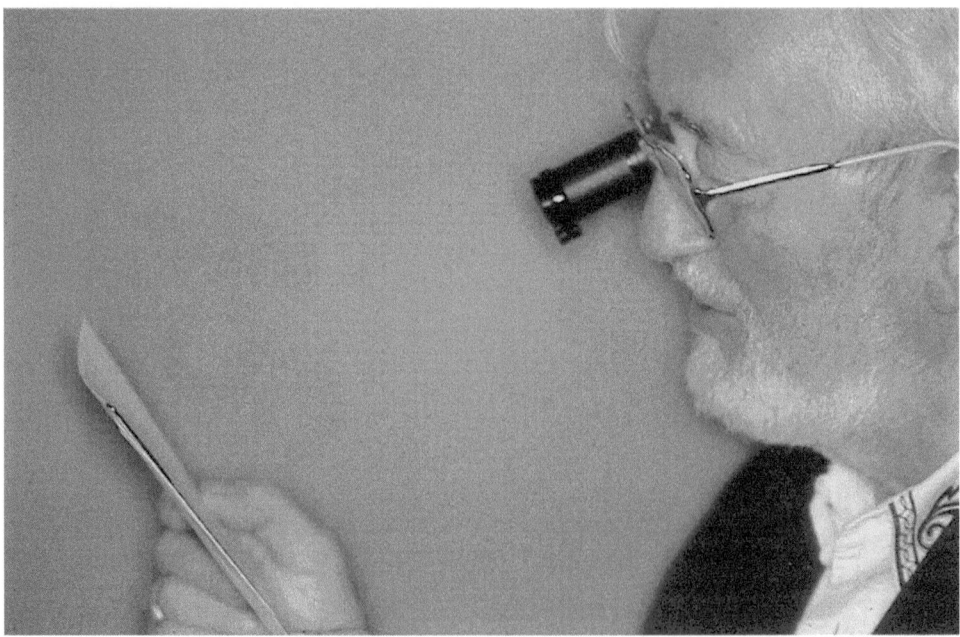

Abb. 19. Sehbehinderter mit Keplersystem

Vorteil ist beim Keplersystem der Arbeitsabstand (Abb. 15, 18, 19), die hervorragende Schärfe und die Möglichkeit, höhere Vergrößerungen anzubieten. Obwohl das Galileisystem nicht den Arbeitsabstand bietet, und die Bildschärfe zum Rand hin abnimmt, wird es von älteren Sehbehinderten bevorzugt. Es liegt wohl an dem etwas größeren Sehfeld, das der ältere Sehbehinderte bevorzugt.

Das Keplersystem wird von sehr lesegewohnten älteren Sehbehinderten angenommen, bei denen die Lesefähigkeit nicht unterbrochen wurde. Bei jüngeren Sehbehinderten und hochgradig Sehbehinderten eignet sich das Keplersystem besonders gut zur Versorgung Sehbehinderter in Regelschulen, bei der Ausbildung und am Arbeitsplatz. Der große Arbeitsabstand erleichtert den Arbeitsbereich für die verschiedenen Arbeitsabstände. Dem älteren Sehbehinderten fällt es schwer, den Arbeitsabstand einzuhalten. Daher ist ein fester Arbeitsplatz bzw. Leseplatz erforderlich. Ein älterer Sehbehinderter klagt darüber, daß er das Bild „nicht festhalten" könne. Die kleinste Bewegung des Kopfes läßt das Bild unscharf werden, oder die Zeile wird verloren. Gefordert werden besonders bei den älteren Sehbehinderten Erprobungs- und Übungstermine sowie evtl. das Überlassen eines Leihsystems für 2–3 Wochen.

In den Systemen muß die eigene Fernkorrektion berücksichtigt werden. Die Gebrauchsentfernung für die Ferne kann mit 2 oder 3 Metern in dem System eingestellt oder durch einen entsprechenden Vorstecker von Unendlich auf 2 Meter eingestellt werden. Durch die Wahl der Vergrößerung ist der Arbeitsabstand vorgegeben. Man hat aber die Möglichkeit zwischen mehreren Vergrößerungen für die Nähe zu wählen.

Elektronisch vergrößernde Sehhilfen für die Nähe

Ein elektronisches Bildschirmlesegerät ist dem hochgradig Sehbehinderten bei großem Lesewunsch und entsprechender Motivation sehr zu empfehlen. Wird eine Vergrößerung von 8fach und höher benötigt und möchte der Sehbehinderte über einen längeren Zeitraum lesen, so ist das Bildschirmlesegerät *die* Lesehilfe. Das Prinzip des elektronischen Bildschirmlesegerätes ist einfach. Eine Fernsehkamera überträgt über Kabel das Bild, d.h. den Lesetext auf einen Monitor. Unter dem Monitor und der Aufnahmekamera wird auf einem Kreuztisch das Lesegut nach eigener Lesegeschwindigkeit bewegt. Der Lesetext erscheint in der gewünschten Vergrößerung von 4fach bis 30fach und höher auf dem Monitor (Abb. 20)

Schon 1959 wurde von Potts und Mitarbeiter in den USA diese Anordnung veröffentlicht. Unabhängig davon hat ein hochgradig sehbehinderter Ingenieur der Rand-Sight-Cooperation diese Idee verfolgt, im Jahre 1969 ein entsprechendes Gerät entwickelt und dafür weltweit geworben. In Europa wurde erstmals ein nach Genensky konstruiertes Rand-Sight-Lesegerät in Heidelberg durch die Universitäts-Augenklinik 1971 vorgestellt.

Die Vergrößerung ist stufenlos von 2- oder 5- bis 25- und 30fach und höher möglich bei gleichzeitiger Verstärkung des Kontrastes. Dies ist der wichtigste Vorteil gegenüber Epidiaskop und Overheadprojektor. Auch bei optisch vergrößernden Sehhilfen wird der Kontrast durch Abbildungsfehler und Streuung herabgesetzt (Tab. 2)

Neben der stufenlosen Vergrößerung bietet jedes elektronische Bildschirmlesegerät dem Sehbehinderten eine Kontrastumkehr. Statt schwarzer Schrift auf weißem Hintergrund kann weiße Schrift auf schwarzem Hintergrund gelesen werden. Dieses inverse Schriftbild wird von über 90% der Sehbehinderten bevorzugt. Das Fern-

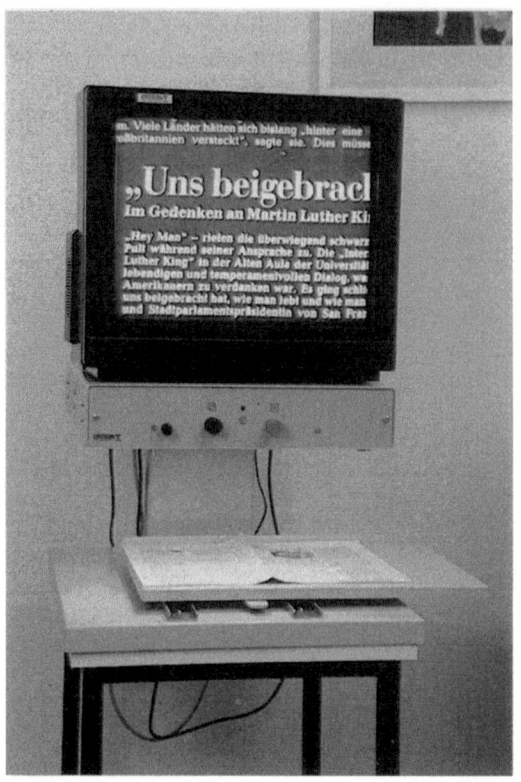

Abb. 20. Elektronisches Bildschirmlesegerät

sehlesegerät wurde im Laufe der Jahre durch Verbesserung mit elektronischen Bausteinen zu einem Bildschirmlesegerät. Das Bild ist kontrastreicher und flimmerfreier geworden. Die geforderte Bildfrequenz liegt bei 60 oder 70 Hz. Fernsehen ist damit nicht mehr möglich.

Nun werden seit einigen Monaten wieder Leseeinheiten bestehend aus Kamera und Lesetisch angeboten, die an einen Fernseher anzuschließen sind. Es ist aber dabei zu beachten, daß der übliche Fernseher nur eine Bildfrequenz von 50 Hz besitzt. Außerdem wird der Kontrast schwächer, da ja in den Wohnungen heute meist Farbfernseher stehen. Bei dieser Anordnung nimmt also das Flimmern wieder zu und der Kontrast ab.

Die von den Herstellern angebotene Zeilenabdeckung wird nur sehr wenig benutzt.

Auch hier fordert der ältere Sehbehinderte einen größeren Monitor als der Jugendliche, also eine größere Bildschirmdiagonale, um so einen größeren Überblick des Lesegutes vor sich zu haben. So ist ein weiterer Vorteil des elektronischen Bildschirmlesegerätes, daß der Sehwinkel durch den Einsatz größerer Monitore und durch Annäherung des Lesens an den Bildschirm vergrößert werden kann. Daher können zum Lesen noch sehr periphere Netzhautareale genutzt werden. Ein hochgradig Sehbehinderter, der als praktisch blind gilt, kann mit seinem kleinen Sehrest noch Lesefähigkeit erlangen, wenn ein peripheres Netzhautareal von mindestens 4° vorhanden ist. Bildschirmlesegeräte können auch zum Schreiben oder zum Ausfüllen von Formularen benutzt werden. Diese Tätigkeit muß ausgiebig mit dem älteren Sehbehinderten geübt werden.

Die heute angebotenen Color-Bildschirm-Lesegeräte mit Echtfarben sind zum Lesen weniger zu empfehlen, da damit wieder eine Kontrastabnahme verbunden ist. Nachgewiesen ist, daß die Lesedauer abnimmt.

Ein weiterer Vorteil des Bildschirmlesegerätes gerade für den älteren Menschen ist die bequeme Sitzhaltung vor dem Monitor. Der Abstand braucht nicht genau eingehalten zu werden, Zentrierungsprobleme entstehen nicht.

Nachteil ist, daß es sich bei den Bildschirmlesegeräten um Standgeräte handelt, die einen festen Platz beanspruchen. Geklagt wird, daß jedes Schriftstück erst zu dem Gerät gebracht und dort gelesen werden muß. Zwar gibt es inzwischen mehrere mobile Bildschirmlesegeräte auf dem Markt, aber der ältere Sehbehinderte kommt mit dem Führen der Handkamera nicht zurecht und der kleine Monitor bietet ihm zu wenig Übersicht.

Ältere Sehbehinderte, die nie viel gelesen haben, sind auch mit einem Bildschirmlesegerät selten zu versorgen. Die Motivation fehlt. Probleme mit der Handhabung können nicht gelöst werden. Die Zeilen werden von diesen Sehbehinderten meist nicht eingehalten, es wird von oben nach unten gelesen oder wahllos, was gerade auf dem Bildschirm erscheint. Die Wörter werden erraten und der Zusammenhang nicht erfaßt.

Diese Probleme können sich auch bei sehr hoher Vergrößerung ergeben, da die Lesegeschwindigkeit dann sehr herabgesetzt ist. Aber lesegewohnte Patienten erreichen durch Übungen wieder Lesefähigkeit.

Dieses so hervorragend vergrößernde Hilfsmittel wird von den älteren Sehbehinderten nicht benutzt werden, wenn nicht einige Kriterien erfüllt sind. Die Handhabung muß erlernt werden. Die Einweisung ist zeitaufwendig. Jede Veränderung der Vergrößerung bringt eine Veränderung der Schärfe mit sich. Es muß nachgestellt werden oder ein Autofokus reguliert automatisch. Die Vergrößerungseinstellung nach Textgröße ist erforderlich, z.B. bei Zeitungstexten. Der Inhalt des Lesetextes muß verstanden werden. Die Mindestanforderung an das Lesen mit dem Bildschirmlesegerät bei älteren Sehbehinderten liegt bei zweimal täglich 1/2 bis 1 Stunde.

Nicht nur für die altersabhängige Maculaerkrankungen mit großem Zentralskotom und kleinem Sehrest, sondern besonders auch für Sehbehinderte mit Glaukom und typischen Gesichtsfeldausfällen und hochgradig Kurzsichtigen mit entsprechenden Netzhautveränderungen hat sich das Bildschirmlesegerät sehr bewährt. Der große Vorteil liegt in der Kontraststeigerung und der Anpassung an die Lichtempfindlichkeit.

Elektronische Vorlesegeräte

Seit kurzer Zeit sind elektronische Vorlesesysteme mit Sprachausgabe auf dem Markt. Verschiedene Firmen bieten gerade für ältere Sehbehinderte einfach zu bedienende Geräte an.

Die Entwicklung der Computertechnologie hat es möglich gemacht. Scanner erkennen die Schriftzeichen, wandeln sie um und geben sie in synthetischer Sprache wieder (Abb. 21).

Kann Lesefähigkeit mit vergrößernden Sehhilfen nicht erreicht werden, und besteht ein großer Lesewunsch, so sollte ein sprechendes Vorlesegerät erprobt werden. Textvorlagen und Bücher werden in relativ kurzer Zeit mit Hilfe eines Scanners eingelesen und in synthetischer Sprache in unterschiedlicher Qualität vorgelesen.

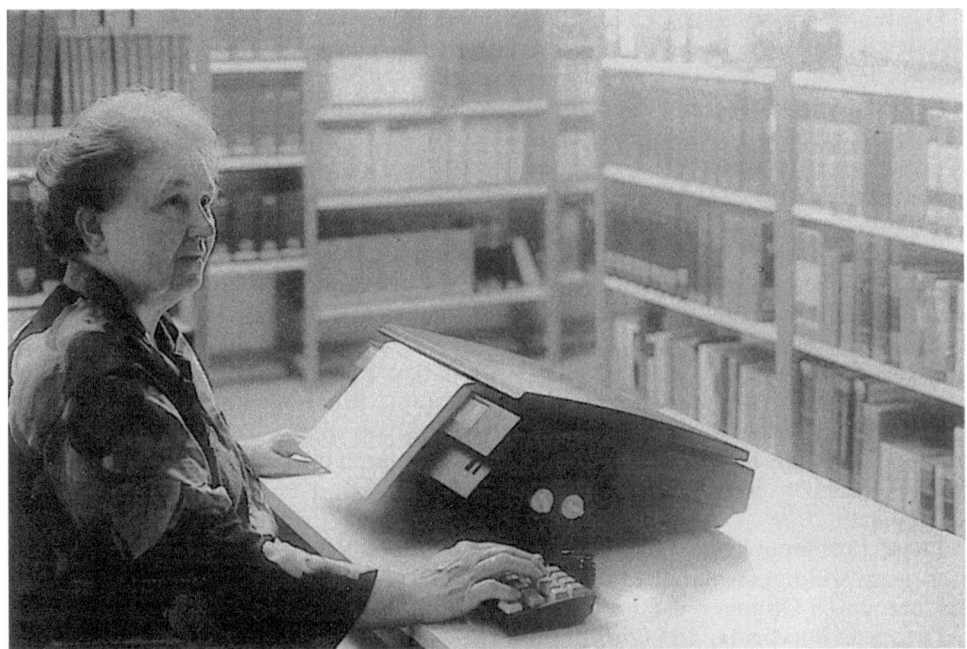

Abb. 21. Elektronisches Vorlesesystem mit Sprachausgabe

Nach einer Eingewöhnungszeit kann sich ein Sehbehinderter an die synthetische Sprache mit männlicher oder weiblicher Stimmlage gewöhnen. Natürlich ist Voraussetzung, daß keine Schwerhörigkeit vorliegt.

Vorteil: Einlesen von maschinengeschriebenen Briefen, Vorlagen und vor allem von Büchern, womit auch neuere Literatur zugänglich wird.

Nachteil: Die Spalten- und Zeilenerkennung ist noch nicht so optimal gelöst, daß für den älteren Sehbehinderten ein Lesen der Tageszeitung und der Kontoauszüge möglich ist. Die Tageszeitung muß den Spalten entsprechend vorgerichtet werden und für die Kontoauszüge gibt es inzwischen passende Schablonen. Der Sehbehinderte ist auf fremde Hilfe angewiesen. Es wird aber eine Frage der Zeit sein, wann diese elektronischen Vorlesesysteme eine echte Hilfe für den Alltag des älteren Sehbehinderten werden.

Ergänzende Hilfsmittel

Lesepulte

Hilfreich sind Lesepulte und Konzepthalter für ältere Sehbehinderte. Praktisch sind klappbare Leseständer, bei denen verschiedene Neigungswinkel, z.B. zum Lesen oder zum Schreiben oder zum Lösen eines Kreuzworträtsels eingestellt werden können. Bei Platzmangel können sie auf jeden Tisch gestellt werden. Der Abstand zum Lesegut ist vorgegeben, also fixiert. Die Schräglage des Lesetisches verhindert das Herunterbeugen des Sehbehinderten zum Lesetext bei nahem Leseabstand und bietet so eine bessere und entspanntere Körperhaltung (Abb. 9).

Beleuchtung

Der Sehende weiß ein gutes Licht zu schätzen, der Sehbehinderte hat jedoch einen erhöhten Lichtbedarf. Bei guter Beleuchtung kann oft sogar eine geringere Vergrößerung zum Lesen gewählt werden und damit vergrößert sich das Sehfeld bzw. der Leseausschnitt.

Die Raumbeleuchtung in der Wohnung sollte bei älteren Sehbehinderten unbedingt überprüft und wenn möglich angehoben werden. Für Naharbeit und zum Lesen ist jedoch eine gute Beleuchtung nur durch eine Einzelplatzbeleuchtung zu erreichen. Es empfiehlt sich, die Wohnung mit mehreren Einzelplatzbeleuchtungen auszurichten.

Besonders bewährt haben sich Federgelenkleuchten, die in allen Richtungen verstellt und gedreht und somit bei der Benutzung von vergrößernden Sehhilfen und den Lesepulten angepaßt werden können. Der schwere Fuß der Tischleuchten kann auf dem Tisch je nach Bedarf verschoben werden, Klemmeinrichtungen haben sich nicht bewährt.

Die weiße Lichtfarbe wird in der Regel bevorzugt. Zu empfehlen sind unbedingt Leuchten, die nicht zu viel Wärme abgeben, weil sich die Wärme bei längerem Lesen subjektiv negativ auswirkt. Zu empfehlen sind Tischleuchten mit 50-Watt-Halogen-Niedervolt-Lampen mit einer Glasabdeckung vor der Lampe, die in zwei Stufen schaltbar sind.

Nachteilig sind kleine Lampen mit hoher Leuchtdichte. Bei ungünstiger Stellung der Leuchten kann eine hohe Reflexblendung eintreten.

Lesetechnik

Bei älteren Patienten empfiehlt es sich auf die Lesetechnik des Betroffenen einzugehen. Leseübungen als Hausaufgabe haben sich bewährt. Der Sehbehinderte kann sich aus seiner Tageszeitung den Artikel heraussuchen, den er gerne lesen möchte. Die Überschrift kann aufgrund der Großschrift gelesen werden. Zum Lesen des kleinen Druckes wird eine vergrößernde Sehhilfe als Leihgabe mitgegeben.

Die Leseübungen werden dem Sehbehinderten ausführlich erklärt und mit ihm geübt. Ein kleiner schwarzer Papierstreifen unter die zu lesende Zeile gelegt, verhindert, daß der Sehbehinderte beim Lesen die Zeile verliert und in der Zeile darunter oder darüber weiterzulesen versucht. Das Lesen mit dem Finger oder verlängertem Finger, einem Kugelschreiber oder Bleistift in der Hand, bewirkt die Auge-Hand-Koordination und ergibt ein Gefühl zunehmender Sicherheit beim Lesen. Mit diesem „verlängerten Finger" gleitet man die Zeile langsam lesend entlang, gleitet schnell zurück, schiebt den schwarzen Papierstreifen unter die nächste Zeile und liest mit dem gleichen Stift die freigewordene Zeile. Mit diesen Leseübungen, zwei- bis dreimal pro Tag 10 bis 15 Minuten, kann die Lesefähigkeit verbessert oder überhaupt erst Lesefähigkeit wieder erreicht werden. Der Erfolg stellt sich ein und ist deutlich zu erkennen, wenn die Motivation des Sehbehinderten zu den Leseübungen vorhanden ist.

Hilfsmittel zum Fernsehen

Neben der Tageszeitung ist das Fernsehprogramm *die* Informationsquelle für den älteren Sehbehinderten. Eine Verbesserung der Fernsehschrift für das TV-Bild wird gewünscht. Das Fernsehen mit all seinen Informationen und dem Angebot an Sendungen über die verschiedenen Erdteile, Tier-, Kultur- und Spielfilmen gehört zum Alltag und ist fast „Kulturgut" geworden. Ergänzend zu der Lesehilfe sollte eine „Fernsehbrille" erprobt werden.

Verkürzung des Sehabstandes:
Zunächst sollte dem Sehbehinderten empfohlen werden, den Sehabstand zu verkürzen, d.h. sich dem Fernseher auf 3 Meter oder 2 Meter anzunähern.

Optische Vergrößerungen:
a) Fresnellinse
Große Fresnelscheiben vor den Fernseher gestellt, vergrößern das Fernsehbild etwa 1,5fach bis 1,8fach. Sie haben sich im Laufe der letzten 10 Jahre nicht bewährt.
b) Galileisysteme
Das Galileifernrohrsystem ermöglicht eine Fernvergrößerung von 1,8 bis 2,5fach. Einige dieser auf unendlich eingestellten Fernrohrsysteme können auf eine Gebrauchsentfernung von 3 m oder 2 m eingestellt werden.
c) Telebrillen
Fertige Telebrillen aus Amerika, England und Deutschland sind im Handel und bieten eine zweifache bis dreifache Vergrößerung.
d) Keplersysteme
Die Keplersysteme mit der Fernvergrößerung von 3,8 (fast 4fach) können ebenfalls auf eine Gebrauchsentfernung von 3 oder 2 m eingestellt werden.
Wichtig: Die Überprüfung des beidäugigen Sehens zeigt, ob eine binokulare Versorgung von Vorteil ist.
Der Sehbehinderte muß den Abstand zu seinem Fernsehgerät ausmessen, da ja in diesen optischen Systemen die Gebrauchsentfernung exakt angegeben werden muß.

Besonderheiten bei der Versorgung mit optisch vergrößernden Hilfsmitteln

Auch eine leichte Beeinträchtigung der Lesefähigkeit bei beginnender altersabhängiger Maculadegeneration sollte so schnell wie möglich mit einer vergrößernden Sehhilfe versorgt werden. Meist genügt eine Verstärkung des Nahzusatzes in der Brille. Es ist wichtig, die Lesefähigkeit zu erhalten. Besteht erst einmal ein Verlust der Lesefähigkeit über 2 bis 3 Jahre, so bedeutet es für den älteren Patienten ungeheure Mühe und Aufwand, wieder in den Leseprozeß hineinzukommen. Das Lesen kann verlernt werden. Da ein Lesen mit vergrößernden Sehhilfen mit Mühe und Anstrengung verbunden ist, wird von dem älteren Sehbehinderten ein hohes Maß von Konzentration und Motivation verlangt. Andererseits schadet das Lesen dem Auge nicht. Im Gegenteil, der Sehbehinderte lernt den vorhandenen Sehrest besser auszunutzen und damit umzugehen.

Häufig finden sich bei älteren Sehbehinderten maculäre Veränderungen mit Exsudationen (entzündliche Ausschwitzung) oder Hämorrhagien (Blutungen). Während man früher mit der Versorgung wartete, hat die Erfahrung gezeigt, daß es besser ist, dem Sehbehinderten ein Hilfsmittel zum Lesen zur Verfügung zu stellen. Das Angebot an Lupen ermöglicht es uns schnell ein nicht kostspieliges Hilfsmittel anzubieten. Die Lesefähigkeit bleibt erhalten und erleichtert die spätere Versorgung mit weiteren Hilfsmitteln.

Kosmetisch störend findet der Sehbehinderte oft das mattierte Glas vor dem nicht lesenden Auge. Das nicht lesende Auge muß aber unbedingt okkludiert werden.

Beim Lesen werden beide Augen nach innen gedreht, sie konvergieren. Bei nahem Leseabstand und extremer Dauerkonvergenz dominiert das Leseauge, das nicht lesende Auge weicht ab, und es entstehen Doppelbilder, und das Lesen ist mit Kopfschmerzen verbunden. Auch eine geringe Sehschärfe des nicht lesenden Auges stört beim Lesen durch Doppelkonturen.

Lupenbrillen und Brillen mit Galilei- oder Keplersystemen sind keine Mobilitätshilfen, d.h. ein Sehbehinderter kann damit nicht herumlaufen.Sie sind also nur stationär zu benutzen.

Grundlagen der Verordnung von vergrößernden Sehhilfen

Vergrößernde Sehhilfen sind erst nach ausführlicher Erprobung zu verordnen. Beratungszentren für Sehbehinderte an Universitäts-Augenkliniken, Augenärzte mit entsprechender Einrichtung oder Augenoptiker, die sich auf diesem Gebiete spezialisiert haben, können überprüfen, welches Hilfsmittel der Sehbehinderte für seine Sehaufgabe benötigt. Die Notwendigkeit wird durch den Augenarzt festgestellt und eine entsprechende Verordnung ausgeschrieben. Die mechanische Anpassung erfolgt durch den Augenoptiker.

Die Genehmigung der Krankenkasse ist erforderlich. Sie richtet sich nach dem V. Sozialgesetzbuch: „Die Leistungen müssen ausreichend, zweckmäßig und wirtschaftlich sein, sie dürfen das Maß des Notwendigen nicht überschreiten." Die vergrößernde Sehhilfe ist z.B. ausreichend, wenn der Sehbehinderte damit Zeitungsschrift wieder lesen kann. Die Zweckmäßigkeit ergibt sich daraus, wie der Sehbehinderte das Hilfsmittel nutzt. Die Sehhilfe sollte sowohl in Anschaffung als auch in Gebrauch wirtschaftlich sein.

Nach verschiedenen Urteilen sind diejenigen Hilfsmittel notwendig, die die Grundbedürfnisse des Einzelnen befriedigen. Neben der ausführlichen Aufklärung des Sehbehinderten über seine organische Augenerkrankung sind Lesegewohnheit, Lichtbedarf, Intellekt und Motivation maßgebend. Das Hilfsmittel ist die vergrößernde Sehhilfe, sie kann aber nur begrenzt eingesetzt werden. *Optisch vergrößernde Sehhilfen* werden Eigentum des Patienten.

Elektronisch vergrößernde Sehhilfen wie das Bildschirmlesegerät sind als Hilfsmittel des § 182 RVO anerkannt und zwar nach einem Urteil des Bundessozialgerichtes von 1979. Mit dem Sehbehinderten schließt die Krankenkasse oder der Versicherungsträger einen Leihvertrag ab.

In gewissen zeitlichen Abständen sollte mit dem Sehbehinderten Kontakt aufgenommen werden, um zu klären, wie und ob er noch mit dem Bildschirmlesegerät zurechtkommt. Besteht der Wunsch nach einem Colorgerät, so ist dieser Aufpreis vom Patienten selbst zu leisten.

Elektronische Vorlesegeräte bzw. Lesesprechgeräte sind neuerdings als Hilfsmittel anerkannt. Auch bei bestehender Leistungspflicht ist die praktische Erprobung unerläßlich. Die Bedienung sollte einwandfrei möglich sein, die Texte in synthetischer Sprache verstanden und verarbeitet werden. Der Sehbehinderte sollte mindestens eine Stunde pro Tag das Vorlesegerät nutzen.

Ergänzende Hilfsmittel wie Beleuchtung und Lesepulte werden nicht oder selten übernommen, die Entscheidung liegt bei der Krankenkasse selbst.

Allgemeine Hinweise

Auf das ausführliche Beratungsgespräch wurde schon mehrmals eingegangen. Die Augenerkrankung und die damit verbundenen Auswirkungen müssen oft mehrmals erläutert werden. Vergrößernde Hilfsmittel bringen enorme Vorteile. Aber auch die Nachteile der Hilfsmittel sollten akzeptiert werden. Der ältere Sehbehinderte muß sich positiv seinem Sehrest gegenüber verhalten und diesen ausnutzen lernen. Das periphere Sehen bleibt meist erhalten und dient der Orientierung. Das Bewegungssehen der Peripherie bringt sehr viel Informationen, die es zu nutzen gilt. Es empfiehlt sich die Anwesenheit einer Begleitperson beim Beratungsgespräch und bei der Erprobung mit vergrößernden Sehhilfen.

Ein wichtiger Hinweis ist der auf die *Blindenhörbüchereien*. Der Inhalt einer großen Zahl von Büchern ist auf Cassette gesprochen, und diese können kostenlos entliehen werden. Mitglied der Hörbüchereien kann der Sehbehinderte durch ein augenärztliches Attest werden, Träger sind die Blindenvereine.

Zur Verbesserung der Selbständigkeit und der Mobilität werden Trainingskurse (30 bis 60 Stunden) angeboten. Der ältere Sehbehinderte erfährt die Umwelt – Straßen, Bus und Geschäfte – mit seiner Sehbehinderung und lernt sich frei und mit zunehmender Sicherheit zu bewegen. Nützliche Hinweise für das Einkaufen, den Haushalt, das Kochen und den Freizeitbereich werden angeboten. Die neu erlangte Selbständigkeit führt zu sozialen Kontakten und holt den Sehbehinderten aus der Isolation. Ein älterer Sehbehinderter muß nicht aufgrund der Sehbehinderung in ein Seniorenheim. Die Notwendigkeit eines *Mobilitätstrainings* stellt der Augenarzt fest, die Kosten werden von der Krankenkasse getragen.

In jeder Stadt oder Gemeinde finden sich heute *Seniorenverbände*, auch *Sehbehinderten- und Blindenverbände* sind weit verbreitet und *Selbsthilfegruppen* bieten Programme und Informationen. Bekannt sind Hilfsmittelzentralen für Sehbehinderte und Blinde, die entsprechende Hilfsmittel, z.B. sprechende Uhren, sprechende Taschenrechner, Einfädelhexen, Geldbörsen, Minitaschenlampen, Markierungen für Herd und Waschmaschine und vieles andere mehr anbieten. Somit werden dem älteren Sehbehinderten heute viele und verschiedenartige Anregungen geboten.

Schlußbetrachtung

Der ältere Sehbehinderte kann mit technischen Hilfsmitteln, wie optisch und elektronisch vergrößernden Sehhilfen, wieder Lesefähigkeit für Zeitungsdruck erlangen. Wieder lesen zu können, steigert deutlich das Selbstwertgefühl. Aber nicht jeder ältere Sehbehinderte möchte Bücher lesen, nicht bei jedem älteren Sehbehinderten ist eine Depression nach Einsatz eines elektronischen Bildschirmlesegerätes „geheilt", nicht jeder ältere Sehbehinderte erreicht geistig fit das 90. oder gar 100. Lebensjahr. Die ausführliche Vorstellung der vergrößernden Sehhilfen zeigt, daß auch Hilfsmittel für die täglichen Belange zur Verfügung stehen. Die Zahl der zu versorgenden älteren Sehbehinderten steigt mit der höheren Lebenserwartung. Es ist wünschenswert und unbedingt erforderlich, daß Sehbehindertenberatungsstellen an Augenkliniken etabliert werden, um so neben Diagnostik und Beratungsgespräch eine umfassende Versorgung mit Hilfsmitteln anzubieten. Die Art der Sehbehinderung muß von dem älteren Sehbehinderten ebenso akzeptiert werden wie die vergrößernde Sehhilfe als Hilfsmittel. Nur so kann bei eigener Motivation eine gewisse Selbständigkeit erreicht werden.

Danksagung: Frau Orthoptistin Yvonne Bayer sei sehr herzlich gedankt.

Literatur

1. Aulhorn E (1962) Die Beziehung zwischen Gesichtsfeldausfall und Lesefähigkeit bei Schwachsichtigen. 7. Jahreshauptversammlung d. Österr.Ophthalmol.Ges.: 80
2. Aulhorn E (1966) Über die Indikation zur Verordnung vergrößernder Sehhilfen. Wissenschaftl.Vereinigung d.Augenoptiker 16: 139
3. Blankenagel A, Jaeger W, Werner F (1972) Randsight-Lesegerät für Sehgeschädigte – Kabelfernsehgerät nach Genensky. Ber.Dtsch.Opthalmol.Ges.71: 669–671
4. Blankenagel A (1983) Hinweise für Beratungsdienste zur Rehabilitation Behinderter. Rehabilitation 22, Thieme, Stuttgart: V–XII
5. Blankenagel A (1990) Versorgung von Sehbehinderten mit Sehhilfen. WVAO-Bibliothek 1: 21–32
6. Blankenagel A (1992) Optische Rehabilitation: Vergrößernde Sehhilfen. Ophthalmol.Rehabilitation, Enke, Stuttgart: 62–75
7. Faye E, Hood C (1975) Low Vision. Charles C. Thomas, Springfield, USA
8. Genensky S (1969) Some comments on a closed-circuit TV system for the visually handicapped. Amer. J. Optom. 46 (7): 519–524
9. Gottlob H, Blankenagel A (1981) Sehbehinderte und deren Versorgung mit vergrößernden Sehhilfen in den verschiedenen Lebensaltern. Optometrie 5: 282–295
10. Gottlob H (1984) Vergrößernde Sehhilfen für Sehbehinderte – ein Leitfaden zur Bestimmung und Anpassung. D OZ 10: 34–45
11. Gottlob H (1986) Vergrößernde Sehhilfen: Physiologische, optische und anpaßtechnische Grundlagen. D OZ 4: 28–41
12. Potts A, Volk D, West S (1959) A television reader. Am.J. Ophthal.: 58
13. Sloan L (1977) Reading Aids for the Partially Sighted. Williams & Wilkins, Baltimore, Md., USA

11 Über die Technik hinaus – Psychosoziale Aspekte der Rehabilitation bei Hör- und Seheinbußen im Alter

H.-W. Wahl und C. Tesch-Römer

Einführung: Rehabilitation im höheren Lebensalter

Rehabilitation im höheren Lebensalter ist immer noch alles andere als selbstverständlich. Diese Beobachtung besitzt grundsätzlich auch für rehabilitative Bemühungen bei Seh- und Höreinbußen älterer Menschen Gültigkeit. Zwar gilt für beide sensorische Modalitäten, daß es eine Vielzahl von technischen Hilfsmitteln zur Kompensation von Einbußen gibt (siehe dazu auch die Kapitel 9 und 10); jedoch gelingt die Umsetzung dieses Rehabilitationspotentials bislang nur unzureichend und Bedarfe bleiben zumindest teilweise weiterhin ungedeckt (zum Bereich Sehen: 6, 16, 18, 65, 66 sowie zum Bereich Hören: 4, 14, 23, 39, 70). Dies liegt vor allem daran, daß die Betroffenen oft nicht „erreicht" werden und die Vielfalt und Komplexität technischer Möglichkeiten bislang nur in unbefriedigender Weise von Anwendungstrainings und sonstigen psychosozialen Implementationshilfen begleitet werden, was nicht selten dazu führt, daß die an sich sehr gute Technik Gefahr läuft, zu „verstauben". Hinzu kommt, und dies ist der eigentliche Gegenstand dieses Kapitels, daß Rehabilitation bei Seh- und Höreinbußen keinesfalls bei diesen technischen Hilfsmitteln und deren optimaler Anpassung und Einführung stehen bleiben darf; notwendig sind vielmehr auch komplementäre Interventionen auf verschiedenen Ebenen, wie beispielsweise bei den sozialen Bezugspersonen der Betroffenen sowie in ihrem räumlich-dinglichen Umfeld. Auch sind nicht selten, zumindest bei sehr schweren Einbußen, Indikationen für eine psychosoziale Beratung und eine psychotherapeutische Begleitung gegeben, die wiederum Rückwirkungen auf den optimalen und stetigen Gebrauch von Hilfsmitteln haben können. Schließlich können einem erweiterten Verständnis von Rehabilitation im Alter auch unterschiedliche Formen von Selbsthilfeinitiativen zugeordnet werden, deren psychosoziale Stützfunktionen im Einzelfall genau so wichtig werden können, wie die Effekte „klassischer" Rehabilitation im Sinne der Versorgung mit Hilfsmitteln.

Nun sei an dieser Stelle auch erwähnt, daß Rehabilitation im höheren Lebensalter, unabhängig von der konkreten Kompetenzeinbuße, andere Ziele als in jüngeren Altersgruppen verfolgen muß. Insbesondere steht nicht die berufliche Rehabilitation im Vordergrund (wenngleich dies in Einzelfällen, beispielsweise in selbständigen Berufen, auch der Fall sein kann), sondern es geht primär um die Wiederherstellung und Erhaltung von Selbständigkeit bzw. – noch umfassender – um die Wiederherstellung und Erhaltung von Lebensqualität (30). Dieses allgemeine Ziel einer geriatrischen Rehabilitation setzt einen multiprofessionellen und ganzheitlichen Zugang voraus, wobei Aspekte der Selbständigkeit ebenso eine Rolle zu spielen haben wie die Förderung der sozialen und kommunikativen Kompetenz sowie Hilfestellungen bei der Suche nach neuen Alltagsgestaltungsmöglichkeiten, neuen Rollen, neuen Selbstbildakzentuierungen oder einer möglicherweise zu verändernden Zukunftserwartung. Rehabilitation in der Gerontologie verfolgt damit letztlich auch das Ziel, weiterhin mögliche Entwicklungsprozesse älterer Menschen zu fördern bzw. – nach Eintritt einer chronischen Krankheit oder Behinderung – wieder anzuregen (50). Dies bedeutet allerdings auch für die Praxis der Rehabilitation bei Hör- und Seheinschränkungen, daß es nicht genügt, eine optimale sensorische Diagnostik als Voraussetzung für die bestmögliche Anpassung von technischen Hilfsmitteln des Hörens und Sehens zu gewährleisten. Notwendig ist vielmehr ein ergänzendes geriatrisches Assessment, bei dem auch die psychosoziale Situation der Betroffenen sowie wichtige Kontextbedingungen zu erfassen sind (63). Auch sollte nicht die Vorstellung einer „restitutio ad integrum" die Zielerwartung einer geriatrischen Rehabilitation leiten, sondern die einer „restitutio ad optimum". Dies mag im Einzelfall nur „kleine" Fortschritte oder Handlungsgewinne bedeuten, die aber nichtsdestotrotz signifikant positive Auswirkungen auf die Lebensqualität nach sich ziehen können (87). Beispielsweise kann die Wiedererlangung der Fähigkeit, mit Hilfe eines Lesegeräts wieder etwas Zeitung lesen oder die eigenen Bankauszüge interpretieren zu können, einen großen Gewinn im Erleben der Teilnahme am öffentlichen Geschehen oder der Entscheidungsfähigkeit in finanziellen Angelegenheit erbringen.

Erwähnt sei an dieser Stelle auch, daß es mit einem guten Rehabilitationsangebot alleine nicht getan ist. Es ist nämlich davon auszugehen, daß in vielen Fällen die Betroffenen selbst nicht oder zu spät initiativ werden. Dies beginnt bei der mangelnden Information über verfügbare Angebote und endet bei Schwierigkeiten in der Überwindung diverser Schwellen der Inanspruchnahme (z.B. Befürchtungen, daß hohe Kosten auf einen zukommen, den Nachbarn nicht zeigen wollen, daß man professionelle Hilfe in Anspruch nimmt). Beispielsweise wußten in einer eigenen Studie nur wenige der untersuchten sehbehinderten und blinden älteren Menschen etwas über die Existenz von Hörbüchereien, nur drei der insgesamt 84 Personen hatten ein Mobilitätstraining bzw. ein Training in lebenspraktischen Fertigkeiten erhalten (und sehr davon profitiert!). Und diejenigen, die bei sich selbst einen Bedarf für eine psychosoziale Begleitung gesehen hatten, verfügten über keinerlei Vorstellungen darüber, wie dieser Bedarf gedeckt werden kann. Notwendig ist also in jedem Fall eine „zugehende" Altenarbeit (18, 45), wobei dem behandelnden Hals-Nasen-Ohren-Arzt, dem Ophthalmologen, aber auch den behandelnden Hausärzten eine entscheidende Initialfunktion zukommt. Leider wissen allerdings auch diese Berufsgruppen oftmals zu wenig über die Bandbreite an Rehabilitationsmöglichkeiten bei sensorischen Einschränkungen sowie über psychosoziale Hilfen.

Hilfreich als Hintergrund für dieses Kapitel mag auch ein kurzer Blick in einige ausgewählte andere Länder sein. Erwähnt sei dabei zunächst, was Einschränkungen des Sehens betrifft, die herausragende Arbeit einer Institution in den USA mit Namen „The Lighthouse" (78). Im Rahmen dieser institutionellen Einbindung finden Aktivitäten auf den verschiedensten Ebenen statt, angefangen von klassischen Mobilitäts- und Alltagsfertigkeitstrainings bis hin zu psychosozialen Hilfsangeboten und der Dokumentation und Förderung von Selbsthilfeinitiativen. Dabei ist selbstverständlich auch hier der eben genannte Punkt der Erreichung der anvisierten Klientel von großer Bedeutung. Insofern ist es in den USA in diesem und in vielen anderen solcher Zentren selbstverständlich, auch entsprechende „Outreach Services" vorzuhalten. Als vorbildlich einzustufen ist ferner die Arbeit des National Centre for Ageing & Sensory Loss (NCASL) in Australien. Unter dem Stichwort „New Beginnings" sind auch hier die unterschiedlichsten Ansätze gebündelt, die von der Informationsvermittlung über konkrete Hilfs- und Rehabilitationsangebote bis hin zu politischer Einflußnahme gehen. Hingewiesen sei des weiteren auf die Funktion der „Blindenkonsulenten" in Dänemark (neben Konsulenten für Taube, Hörbehinderte, Geistigbehinderte und Körperbehinderte), die selber sehbeeinträchtigt sind und – nach einer entsprechenden Ausbildung – eine Fülle von Informations-, Vermittlungs- und Betreuungsaufgaben vor Ort übernehmen. In den Niederlanden (speziell Technische Universität Eindhoven) ist auf eine neuere Entwicklung unter dem Stichwort „Gerontechnology" aufmerksam zu machen. Anvisiert ist dabei die forschungs- und praxisbezogene Optimierung von Schnittstellen zwischen der Weiterentwicklung von technischen Hilfen und ihrer bestmöglichen Anwendung bei älteren Menschen. In Deutschland sei schließlich auf Bestrebungen des Deutschen Blindenverbands in Richtung der verstärkten Förderung einer „Elementarrehabilitation" älterer Menschen mit Seheinbußen (und deren finanzieller Förderung) hingewiesen, die in einer umfangreichen Dokumentation niedergelegt worden sind (16).

Auch für den Bereich der audiologischen Rehabilitation läßt sich konstatieren, daß in verschiedenen anderen Ländern Institutionen und Rehabilitationsmaßnahmen existieren, die für Deutschland Vorbildcharakter haben. Ein wichtiger Unterschied zu anderen Ländern findet sich im Modell der Rehabilitation. In Deutschland sind Otorhinolaryngologen (Hals-Nasen-Ohren-Ärzte) dafür verantwortlich, die Diagnose der Hörfähigkeit sowie die Verschreibung des Hörgeräts vorzunehmen. Hörgeräte-Akustiker passen die technischen Hilfen an. Eine psychosoziale Regelnachsorge für audiologische Rehabilitanden existiert in Deutschland nicht. Zwei ganz anders organisierte Modelle der audiologischen Rehabilitation finden sich in den USA und in Dänemark (35, 45). In den USA sind drei Berufsgruppen in der audiologischen Rehabilitation tätig: Otolaryngologen, Audiologen und Hörgeräte- akustiker. Otolaryngologen sind für die Abklärung medizinischer Fragen zuständig. Audiologen testen ausführlich Hörfähigkeit und Kommunikationsbehinderung des Patienten und empfehlen technische Hilfsmittel (neben Hörgeräten sind dies Zusatzgeräte, die weiter unter genauer beschrieben werden). Weiterhin sind Audiologen auch für den eigentlichen Rehabilitationsprozeß (Gewöhnung an das neue Hörgerät) zuständig. Hörgeräte-Akustiker wählen unter den auf dem Markt erhältlichen Geräten das optimale Gerät aus und passen es dem Patienten an. In Dänemark werden Hörgeräte ausschließlich in kommunalen Kliniken angepaßt; frei tätige Hörgeräte-Akustiker gibt es dort nicht. In den dänischen Kliniken arbeiten Ärzte und Audiologen eng zusammen. Zusätzlich existiert ein Netz von Sozialarbeitern mit Zusatzausbildung, die insbesondere ältere audiologische Rehabilitanden in den ersten Monaten des Hörgerätegebrauchs betreuen. Dabei wird prinzipiell von einer aufsuchenden Sozialarbeit ausgegangen (Hausbesuche). Ländliche Gebiete werden durch regelmäßige Besuche fahrbarer „Hörkliniken" aufgesucht, um auch jene älteren Personen zu erreichen, die nicht in direktem Umfeld kommunaler Kliniken wohnen. Wichtig am amerikanischen und dänischen Modell erscheint der Umstand, daß es spezifisch ausgebildete Berufsgruppen gibt, die sich mit psychosozialen Gesichtspunkten der audiologischen Rehabilitation schwerhöriger älterer Menschen befassen. Audiologen haben eine Universitätsausbildung („masters level") und befassen sich speziell mit den Aspekten des Hörens und der Kommunikation – für schwerhörige Menschen zentrale Dimensionen. Sozialarbeiter kümmern sich um die Frage der sozialen Integration schwerhöriger Menschen in gesellschaftliche Aktivitäten. Beide Aspekte verdienen Beachtung und werden im deutschen Modell der Rehabilitation bislang leider nicht ausreichend berücksichtigt. Auch hinsichtlich bedeutsamer Institutionen haben andere Länder Vorbildfunktionen. In den USA existiert eine Universität für gehörlose und schwerhörige

Menschen, die Gallaudet-Universität in Washington, D.C. Dort werden für ältere Menschen Lehrgänge und Trainings zu verschiedenen Themen angeboten, die von Informationsveranstaltungen über das auditive System und Hörgerätefunktion bis zu spezifischen Kommunikationstrainings reichen (5). Die „Academy of Rehabilitative Audiology" gibt eine eigene Zeitschrift heraus, in der es um alle Fragen audiologischer Rehabilitation geht und in der auch die spezifischen Probleme älterer Schwerhöriger berücksichtigt werden. In Deutschland ist schließlich auf die Arbeit zweier Rehabilitationsinstitutionen hinzuweisen: Das Institut für Fort- und Weiterbildung im schleswig-holsteinischen Rendsburg sowie die Baumrainklinik in Bad Berleburg sind der psychosozialen Versorgung spät schwerhöriger und spät ertaubter Menschen gewidmet (69). Hier ist allerdings darauf hinzuweisen, daß für die dort durchgeführten Rehabilitationsmaßnahmen lange Wartelisten bestehen und in der Regel jüngeren Menschen zugute kommen, die noch im Berufsleben stehen. Der Deutsche Schwerhörigenbund beginnt in den letzten Jahren, die spezifischen Bedürfnisse älterer schwerhöriger Menschen zu berücksichtigen.

Bevor nun auf Spezifika psychosozial orientierter Rehabilitationsbemühungen bei Hör- und Seheinbußen eingegangen wird, sei am Ende dieser Einführung noch gefragt, was diesbezüglich wichtige gemeinsame Elemente und Rahmenaspekte bei Hör- und Sehverlusten sind. Ohne Anspruch auf Vollständigkeit seien hierbei die folgenden genannt:

▶ Zunächst gilt es festzuhalten, daß sowohl Hör- als auch Seheinbußen nicht selten als erste Anzeichen dafür betrachtet werden, nunmehr „alt" zu werden. Insofern können gerade Leistungseinbußen in diesen sensorischen Kanälen Erwartungen in Richtung von „Abbau", „Krankheit" und „Nutzlosigkeit" auslösen, die an sich völlig ungerechtfertigt sind. Auch führt die häufige Attribution dieser Veränderungen auf das „Alter", in Verbindung mit der in der Regel langsamen und schleichenden Entstehungen von Hör- und Seheinbußen, nicht selten dazu, daß Interventionsmaßnahmen zu spät initiiert werden. Frühzeitige und optimale Rehabilitation bei Hör- und Seheinbußen kann insofern in vielen Fällen dazu beitragen, zur Generalisierung tendierende negative Veränderungen des Selbstbilds bzw. von Selbstwirksamkeitserwartungen zu verhindern. Hier liegt ja auch ganz generell ein wichtiger Schlüssel einer guten Rehabilitationsarbeit bei älteren Menschen in Richtung einer Steigerung von Kompetenz- und Entwicklungserwartungen und der Verminderung von Defiziterwartungen: „Rehabilitation is an approach, a philosophy, and a point of view as much as it is a set of techniques" (87, S. XIII).

▶ Zu beachten ist weiterhin, daß die aktuellen Auswirkungen von Einbußen des Hörens und Sehens stets in einer Perspektive der lebenslangen Entwicklung und ihres biographischen Geworden-seins zu betrachten sind (50). Rehabilitative Bemühungen sollten diese Ebene einbeziehen, was beispielsweise zur Folge haben kann, daß im konkreten Fall die Steigerung der Motivation zum Tragen eines Hörgeräts höchste Interventionspriorität erhält, da bei dem Betroffenen eine lebenslang gewachsene Haltung gegeben ist, bei kleinsten Problemen aufzugeben und das Gerät in die Schublade zu legen.

▶ Hinzuweisen ist ferner darauf, daß Hör- und Sehverluste höchst „umweltrelevante" Fähigkeitseinbußen darstellen (71), wobei allerdings im Falle des Hörens primär die Interaktion mit der sozialen, im Falle des Sehens jene mit der räumlich-dinglichen Umwelt verändert ist. Insofern kann man die unterschiedlichsten Formen der Rehabilitation bei Hör- und Seheinbußen auch begreifen als Optimierungen von entstandenen Person-Umwelt-Fehlpassungen (83), was wiederum bedeutet, daß auch Interventionen in der sozialen und räumlich-dinglichen Umwelt eine Schlüsselfunktion im Rehabilitationsprozeß zukommen kann.

▶ Des weiteren kommt bei beiden sensorischen Modalitäten in der Rehabilitationsarbeit der Alltagsnähe, man könnte auch sagen, der „ökologische Validität" der jeweiligen Maßnahmen, hohe Bedeutung zu (83). Die Erklärung eines Hörgeräts unter den weitgehend störungsfreien Bedingungen eines Hörgeräteakustiker-Geschäfts etwa ist unzureichend und wird nicht dazu beitragen, unweigerlich auftretende Probleme in der Lebenswelt unter völlig anderen Lärmbedingungen zu bewältigen. Ein Training in alltagspraktischen Fertigkeiten verspricht bei einem sehbeeinträchtigten älteren Menschen dann besonders viel Erfolg, wenn dieses vor Ort unter Einbezug der dort existierenden spezifischen „ökologischen Gegebenheiten" durchgeführt wird.

▶ Bedeutsam für die Rehabilitation bei Hör- und Seheinbußen älterer Menschen ist des weiteren die Tatsache, daß vielfach ko-existierende Krankheiten gegeben sind, die besondere Interventionsanforderungen stellen (12). So kommt nicht selten zu einer Sehbeeinträchtigung älterer Menschen zusätzlich noch eine Gehbeeinträchtigung, was etwa Auswirkungen auf die Planung und Durchführung eines Mobilitätstrainings haben kann (vgl. auch weiter unten). Ebenso ist in diesem Zusammenhang auf die Auswirkungen von Hör- *und* Seheinbußen hinzuweisen, die besondere Herausforderungen an die rehabilitative Arbeit stellen (z.B. muß in Mobilitätstrainings die an sich sehr wichtige Nutzung des auditiven Kanals relativiert werden).

▶ Schließlich ist auch die Rehabilitationsarbeit im Falle von Seh- und Höreinschränkungen, wie dies für die Rehabilitation alter Menschen ganz allgemein gilt, nur als multidisziplinäre bzw. als multiprofessionelle Aufgabe zu verstehen. Angesprochen sind Ärzte, die entsprechenden Fachberufe (z.B. Hörgeräte-Akustiker/innen, Orthoptisten/innen, Mobilitätstrainer), Psychologen, Pädagogen, Ergotherapeuten, Architekten, Designer und Pflegefachkräfte. Es ist wohl keine Frage, daß in der Zusammenarbeit dieser Berufsgruppen noch so manches zu verbessern ist.

Nun gilt es im folgenden, diese allgemein für die Rehabilitation bei Hör- und Seheinbußen relevanten Überlegungen anhand von spezifischen Aspekten zu ergänzen. Dabei kann es in diesem Kapitel nicht darum gehen, eine detaillierte Einführung in einzelne Techniken (z.B. Mobilitätstrainigs, spezifische Techniken des Hörtrainings) zu geben (3, 10, 25, 28, 34, 52, 58, 61). Umrissen werden soll vielmehr die Vielfalt möglicher und notwendiger Interventionsmaßnahmen sowie die mit ihnen verbundenen psychosozialen Besonderheiten bei älteren Menschen.

Spezielle Aspekte und Möglichkeiten der Rehabilitation bei Höreinbußen

Ziele der Rehabilitation bei hörbehinderten älteren Menschen

Die Ziele audiologischer Rehabilitation bei hörbehinderten älteren Menschen sollten darin bestehen, die Funktionen des Hörvermögens soweit wie möglich wiederherzustellen bzw. zu erhalten. Das Gehör besitzt vier wichtige Funktionen für die Person: Alarmierungs-, Orientierungs-, Kommunikations- und emotional-ästhetische Funktion (67). Audiologische Rehabilitation sollte also darauf zielen, daß ältere schwerhörige Menschen in die Lage versetzt werden, Umwelt- und Gefahrensignale zu erkennen (Alarmierungsfunktion), sich anhand akustischer Informationen im Raum orientieren zu können (Orientierungsfunktion), mit anderen Menschen sprechen und sich austauschen zu können (Kommunikationsfunktion) sowie Musik und andere Laute genießen zu können (emotional-ästhetische Funktion). Bei der Umsetzung dieser Rehabilitationsziele ist eine Folge miteinander verzahnter Schritte zu berücksichtigen.

- ▶ Ein erster Schritt besteht darin, ältere Menschen dazu zu bewegen, Hörtests durchführen zu lassen, um einen möglichen Rehabilitationsbedarf aufzudecken. Ziel sollten regelmäßige Hörscreenings sein.
- ▶ Gegenstand der Diagnostik sollte nicht allein die audiometrische Diagnostik des Hörverlusts sein, sondern auch in einer differenzierten Erfassung der Kommunikationsbehinderung bestehen. Das Ausmaß an Kommunikationsbehinderung hängt nicht allein vom audiometrisch gemessenen Hörverlust ab, sondern auch von den interindividuell sehr verschiedenen Freizeitgestaltungen und Lebensstilen. Je nach Bedürfnis können sich die Ziele der Rehabilitation deutlich unterscheiden.
- ▶ Ein erster Schritt der eigentlichen Rehabilitation besteht in der Versorgung mit technischen Hilfen, die so angelegt sein sollte, daß den Kommunikationsbedürfnissen der Person in optimaler Weise Rechnung getragen wird. Hier sollte man Hörgeräte und Zusatzgeräte („assistive listening devices") unterscheiden.
- ▶ Die bloße Versorgung älterer hörbehinderter Menschen mit moderner Technik reicht für eine erfolgreiche Rehabilitation nicht aus. Es ist notwendig, daß die älteren Hörgerätebesitzer mit den Hörgeräten auch so umgehen können, daß sie einen optimalen Nutzen von der Technik haben.
- ▶ Schließlich ist darauf hinzuweisen, daß die Wiedererlangung und/oder Erhaltung der Kommunikationskompetenz sicherlich ein zentrales Rehabilitationsziel darstellt. Kommunikation hängt entscheidend von der Hörfähigkeit ab, umfaßt aber auch andere Fähigkeiten und Informationskanäle. Die Schulung dieser Fertigkeiten (z.B. vom Mund absehen/„von den Lippen lesen") ist ebenso wichtig wie eine optimale technische Versorgung.

In den weiteren Abschnitten sollen die folgenden Schritte des Rehabilitationsprozesses bei Altersschwerhörigkeit genauer erläutert werden: Audiometrische Screenings, Erfassung der Kommunikationsbehinderung, Umgang mit Hörgeräten, unterstützende technische Hilfsmittel, Kommunikationstraining und psychotherapeutische Interventionen sowie Interventionen in der Umwelt des Schwerhörigen.

Audiometrische Screenings

Viele ältere Menschen lassen ihr Gehör nicht überprüfen, obwohl möglicherweise bereits ein Hörverlust vorliegt. Es gibt nicht wenige ältere Schwerhörige, die ihren chronisch eingeschlichenen Hörverlust selbst gar nicht wahrnehmen (62). Dies hat zur Folge, daß ein Hörverlust erst dann diagnostiziert wird, wenn er bereits weit fortgeschritten und die Versorgung mit Hörgeräten erschwert ist. Aus diesem Grund ist es sinnvoll, Hörschädigungen früh zu entdecken. Regelmäßige Audiometrie-Screenings könnten niedergelassene Allgemeinmediziner und Internisten bei Patienten über einer bestimmten Altersgrenze (etwa 60 Jahre) sowie Hörgeräte-Akustiker anbieten, um Personen mit einem Verdacht auf Schwerhörigkeit an HNO-Ärzte zu verweisen. Notwendig hierfür wäre die Verwendung von Screening-Instrumenten; dies könnten technische Geräte und/oder kurze Fragebögen, aber auch die sogenannte „Flüsterprobe" sein (4, 54).

Voraussetzung hierfür ist allerdings, daß Mediziner die Angaben ihrer älteren Patienten über Hörprobleme ernst nehmen (27). Daß dies nicht immer der Fall ist, zeigte sich in einer amerikanischen Befragung von Patienten, die über Hörprobleme klagten (13). Die befragten Patienten gaben an, daß behandelnde Hausärzte in 68% der Fälle keinerlei weiterführenden Ratschläge gaben und behandelnde Hals-Nasen-Ohren-Ärzte in 34% der Fälle von Hörgeräten abrieten, in 55% keine Ratschläge machten und nur in 11% der Fälle Hörgeräte empfahlen. Sollten die Verhältnisse in Deutschland nicht grundsätzlich anders sein, so erscheint es sinnvoll, bei ärztlichen Fort- und Weiterbildungsmaßnahmen auf die große Bedeutung von Höreinbußen im Alter sowie auf die vorhandenen Rehabilitationsmöglichkeiten aufmerksam zu machen (29).

Erfassung der Kommunikationsbehinderung

Für die Erfassung der Hörfähigkeit stehen verschiedene obligate und fakultative Messungen zur Verfügung. Zusätzlich zu der – mit audiometrischen Verfahren gemessenen – Hörfähigkeit ist es sinnvoll, auch die Kommunikationsbehinderung der Person zu erfassen (siehe Kapitel 9). Mit Kommunikationsbehinderung ist die Art und das Ausmaß von Problemen und Belastungen in sozialen Interaktionssituationen gemeint. Die Kenntnis von Kommunikationswünschen und -behinderungen ist ausgesprochen wichtig, um die hörbehinderte Person angemessen rehabilitieren zu können. Hierzu ist es notwendig, die Einstellungen der betroffenen Person, ihre Biographie, ihre soziale Einbettung sowie ihre Freizeitinteressen zu kennen (76).

Zwei Beispiele mögen dies verdeutlichen: Eine aktive Mittsiebzigerin besucht Vorträge, geht ins Theater und nimmt an Volkshochschulkursen teil. Da in vielen Kulturinstitutionen mittlerweile Technik für Hörbehinderte vorhanden ist (z.B. Induktionsanlagen), erscheint es ratsam, diese Person über die Funktion einer Induktionsspule (Hörgerät mit Schalter „T") sowie über bestimmte Zusatzgeräte zu informieren. Trotz möglicher kosmetischer Bedenken sollte gegebenenfalls zu einem Hinter-dem-Ohr-Gerät geraten werden, wenn nur ein solches Gerät die Person in die Lage versetzt, vorhandene Technik nutzen und Freizeitinteressen nachgehen zu können. Ein zweites Beispiel: Ein schwerhöriger Achtzigjähriger, dessen Handbeweglichkeit aufgrund Gicht stark eingeschränkt ist, klagt insbesondere beim Fernsehen über große Hörprobleme. Hier könnte es möglicherweise sinnvoll sein, dem Patienten kein Hörgerät, sondern einen Kopfhörer mit Infrarot-Empfänger zu empfehlen, der ihn beim Fernsehen unterstützen könnte.

Im deutschsprachigen Raum gibt es bislang kein Standardvorgehen zur Erhebung von Kommunikationsbehinderung. Obwohl im englischsprachigen Bereich Meßinstrumente vorhanden sind, mit denen Hörbehinderung aus der Sicht des Patienten erhoben werden kann (15, 38, 47, 81), finden sich im deutschsprachigen Raum bislang erst vereinzelte Ansätze zur Übersetzung oder Konstruktion entsprechender Instrumente (86). In jedem Fall ist es jedoch notwendig, die spezifischen Kommunikationsprobleme und -wünsche älterer schwerhöriger Menschen zu erfassen, bevor Technik verordnet und angepaßt wird, die den spezifischen Bedürfnissen der Person möglicherweise nicht gerecht wird.

Besitzen und Benutzen von Hörgeräten: Zum Umgang mit der Technik

Kernstück audiologischer Rehabilitation ist die Anpassung von Hörgeräten. Allerdings müssen die Geräte von ihren Besitzern auch so getragen werden, daß sie nutzen. Für alles technische Gerät gilt: Besitzen bedeutet nicht Benutzen – doch auf das Benutzen kommt es an! Dies gilt auch für die Benutzung von Hörgerätetechnik durch ältere schwerhörige Menschen. Im folgenden sollen Hinweise für die Hilfe bei der Gewöhnung an Hörgeräte gegeben werden. Dabei wird davon ausgegangen, daß die audiologische Anpassung der verordneten Hörgeräte sachgerecht erfolgt (eine ausführliche Darstellung der audiologischen Hörgeräteanpassung findet sich im Kapitel 9).

▶ *Sensomotorische Fähigkeiten:* Hörgeräte zu bedienen, stellt erhebliche Anforderungen an die sensomotorischen Fähigkeiten und Fertigkeiten älterer Menschen. Sehfähigkeit, Hautsensibilität, Feinmotorik der Hände und Grobmotorik der Arme müssen ausreichen, um Hebel zu erkennen und zu verstellen sowie das Hörgerät in das Ohr einsetzen zu können (57). Bei der Verordnung und Anpassung von Hörgeräten muß sichergestellt werden, daß die sensomotorischen Fähigkeiten des älteren Patienten ausreichen, um die Hörgeräte bedienen zu können. Sind die sensomotorischen Fähigkeiten des älteren Patienten eingeschränkt, so ist zu überlegen, durch welches Gerät bzw. durch welche Veränderungen am Gerät die Person eine Unterstützung erfahren kann. In der Regel gilt, daß Hörgeräte für ältere Menschen möglichst groß sein und große Stellhebel haben sollten. Ältere Menschen bevorzugen jedoch Im-Ohr-Hörgeräte (IO-Hörgeräte) und können diese in der Regel auch gut bedienen (13), obwohl IO-Hörgeräte meist kleiner sind als Hinter-dem-Ohr-Hörgeräte (HdO-Hörgeräte). Als Zusatzgeräte insbesondere für ältere Menschen werden auf dem Markt häufig Fernbedienungen für Hörgeräte angeboten. Diese haben den Vorteil, daß die einzelnen Stellhebel – etwa für Lautstärke – leichter bedienbar sind. Allerdings ist zu bedenken, daß diese Fernbedienungen verlegt oder mit Fernbedienungen für andere Geräte (Fernsehen) verwechselt werden können.

▶ *Häusliche Hilfen beim Umgang mit Hörgeräten:* Um den Umgang mit den Geräten zu erleichtern, könnte gemeinsam mit dem älteren Menschen an geeigneter Stelle in der Wohnung eine Art „Hörgeräte-Arbeitsplatz" eingerichtet werden, der geeignet ist, notwendige Kontrollen und Manipulationen an den Hörgeräten vorzunehmen (72). Ein solcher Ort, etwa ein Schreibtisch, sollte ausreichend beleuchtet sein. An diesem Ort können die Hörgeräte bei Bedarf (abends) in einen dafür geeigneten Behälter abgelegt werden. Beim Batteriewechsel und beim Verändern von Stellhebeln kann gegebenenfalls eine fest am Tisch montierte Lupe behilflich sein. Das Einsetzen der Hörgeräte kann – zumindest in der Anfangsphase –

durch einen Spiegel erleichtert werden. Besitzt die Person zwei Hörgeräte, so ist es sinnvoll, die beiden Hörgeräte mit Farbe (Lacktupfer) eindeutig zu markieren (etwa rote Farbe = rechtes Ohr, blaue Farbe = linkes Ohr). Wichtig kann es auch sein, (Ehe)partner und enge Familienangehörige mit der Funktion von Hörgeräten vertraut zu machen, damit diese den schwerhörigen Menschen bei der Benutzung des Hörgeräts unterstützen können.

▶ *Information:* Gleichzeitig mit der Auswahl geeigneter Hörgeräte, sollten die betroffenen Patienten ausführlich und in geeigneter Weise über die Funktion des auditiven Systems und der Verstärkung durch Hörgeräte informiert werden. Hierfür ist es notwendig, grundlegende Informationen über Anatomie und Physiologie des Gehörs zu vermitteln sowie die Funktionsweise des Hörgeräts zu erklären (vgl. die anschaulichen Bände von Lüdtke, 56 sowie Wolf et al; 88). Über die Standardinformationen zur Hörgeräte-Technik hinaus, die von Hörgeräteakustikern und HNO-Ärzten vermittelt werden, sind zwei Punkte für ältere Hörgeräte-Erstbenutzer von besonderer Bedeutung. Erstens ist es notwendig, die Möglichkeiten und Grenzen der Hörgeräte-Technik zu erläutern – mit besonderer Betonung der Grenzen! Viele Erstbesitzer von Hörgeräten hoffen, daß sie mit der Hörhilfe wieder „wie früher" hören können. Hörgerätebenutzer sollten wissen, daß viele, insbesondere soziale Situationen in der Regel mit Nebengeräuschen verbunden sind, die dadurch zu problematischen Hörsituationen werden und insbesondere mit monauraler Hörgeräteversorgung nur sehr schwer zu bewältigen sind. Eine optimistische Haltung gegenüber Hörgeräten fördert sicherlich den Verkauf; eine realistische Haltung gegenüber Hörgeräten könnte sich dagegen positiv auf die Nutzung des Geräts auswirken. Zweitens sollte die hörbehinderte ältere Person umfassend über die reichhaltige Palette technischer Hilfsmöglichkeiten informiert werden, die neben Hörgeräten zur Verfügung stehen (diese „assistive listening devices" werden im nächsten Abschnitt dargestellt). Möglicherweise ist es für manche älteren Menschen einfacher und sinnvoller, nicht mit Hörgeräten sondern mit spezifischer Verstärkungstechnik ausgestattet zu werden. Aber auch für Personen mit breiten Kommunikationsinteressen ist es notwendig, auf Zusatzeinrichtungen für das Hörgerät hingewiesen zu werden: Induktionsanlagen kann nur der benutzen, dessen Hörgerät eine Telefonspule besitzt, und externe Empfangsgeräte an das Hörgeräte anzuschließen ist nur die Person in der Lage, deren Hörgerät über einen Audio-Eingang verfügt. Diese Darstellung ist sicherlich nicht erschöpfend. Leider gibt es in Deutschland jedoch keine einheitlichen Empfehlungen bei der Instruktion älterer schwerhöriger Hörgeräteträger (vgl. etwa die eher verkaufspsychologisch orientierte Darstellung in Eitner, 20).

▶ *Hörtraining:* Bei der Benutzung des Hörgeräts handelt es sich aus der Sicht der betroffenen Person um „verändertes", „neues" Hören. Diese neue Form des Hörens ist gewöhnungsbedürftig. Besonders problematisch ist die Erfahrung, daß viele Geräusche sehr laut klingen (diese Erfahrung läßt sich bei dynamischer Amplifikation sicherlich minimieren). Es sollte daher ein allmählicher Einstieg in die Benutzung des Hörgeräts geplant werden. Bei einem schrittweisen Vorgehen wird mit einfachen Übungen begonnen, die zu schwierigeren, alltagsnahen Aufgaben fortschreiten: Wahrnehmen der eigenen Stimme, Wahrnehmen von Geräuschen (Differenzierung, Klangfarbe, Richtungsbestimmung), Wahrnehmen von Stimmen in ruhiger Umgebung (Vokal- und Konsonantendifferenzierung), Verstehen von Radio und Fernsehen, Wahrnehmen von Stimmen im Störgeräusch, Telefonieren. Ziel des Hörtrainings ist es im allgemeinen, daß der Rehabilitand das Hörgerät in möglichst vielen

Situationen, möglichst häufig (täglich) und möglichst lange (ganztags) benutzt, um so den Nutzen durch das Hörgerät zu optimieren (59). Allerdings gilt auch hier, daß die spezifischen Bedürfnisse der betroffenen Person berücksichtigt werden sollten.

▶ *Begleitung des Rehabilitationsprozesses:* Im gegenwärtigen Modell der audiologischen Rehabilitation existiert keine psychosoziale Begleitung während des Gewöhnungsprozesses an das Hörgerät. Ansprechpartner bei Problemen mit dem Hörgerät sind Hörgeräte-Akustiker, die jedoch aufgrund ihrer Ausbildung eher technisch beratend tätig sind. Beispielhaft sei ein vierwöchentliches Rehabilitationsprogramm skizziert (eine Sitzung pro Woche), das die folgende Lehrinhalte umfaßt (75):
   Informationen über auditives System und Hörgerät,
   Hörtraining anhand verschiedener nicht-sprachlicher und sprachlicher Stimuli,
   Nutzung visueller Information
   sowie Kommunikations- und Bewältigungsstrategien in sozialen Situationen.
   Positive Effekte von Rehabilitationsprogrammen hinsichtlich Hörgerätenutzung und selbsteingeschätzter Hörbehinderung sind in empirischen Untersuchungen gefunden worden (2, 55, 75; vgl. jedoch Kricos et al., 48, die keine Effekte eines Kommunikationstrainings fanden). Es ist sicherlich zu früh, Empfehlungen für spezifische Trainings zu geben, allerdings ist anzumerken, daß mögliche Zusatzkosten, die aufgrund einer etwaigen psychosozialen Begleitung älterer Hörgeräte-Erstbenutzer entstehen, durch den höheren Nutzungsgrad der verordneten Technik gerechtfertigt werden kann.

Andere technische Hilfsmittel („Assistive Listening Devices")

Hörgeräte sind nicht die einzigen technischen Hilfsmittel, die für schwerhörige ältere Menschen eine sinnvolle Unterstützung darstellen. Auf dem Markt werden eine Reihe von Zusatzgeräten („assistive listening devices") angeboten, die in bestimmten Kontexten sehr hilfreich sein können. Die Bezeichnung „Zusatzgeräte" ist unglücklich, da diese Geräte oft die einzige Hilfe in Situationen darstellen, in denen Hörgeräte keinen oder keinen ausreichenden Nutzen haben. Es handelt sich also nicht um optionale Luxusgeräte, sondern häufig um notwendige Ergänzungen für die hörbehinderte Person. Im folgenden sollen die wichtigsten technischen Hilfsmittel vorgestellt werden (43, 74, 85, 88, siehe auch Kapitel 9).

▶ *Übertragungssysteme:* In vielen Situationen wird Nutzschall von Störschall überlagert. Beispiele hierfür sind ein Gespräch im Verkehrslärm oder der Vortrag eines Redners vor einem unruhigen Publikum. Im ersten Fall übertönt der Verkehrslärm (Störschall) die Beiträge des Gesprächspartners (Nutzschall), im zweiten Fall Gemurmel oder Stühlerücken (Störschall) die Worte eines Sprechers (Nutzschall), selbst wenn die Worte des Sprechers über Lautsprecher verstärkt werden. Hörgeräteträger sind oftmals nicht in der Lage, das eigentliche Signal vor dem Hintergrundgeräusch ausreichend wahrzunehmen. Die grundlegende Idee von Übertragungssystemen besteht nun darin, den Nutzschall dort aufzunehmen, wo er entsteht, und ihn direkt an das Ohr zu übertragen. Technische Voraussetzung dafür ist zweierlei: Zum einen muß sich ein Aufnahmegerät (Mikrophon) vor dem Mund des Sprechers befinden, zum anderen muß ein technisches Übertragungssystem die Signale möglichst störungsfrei an die hörbehinderte Person weitergeben. Es existieren drei technische Übertragungssysteme, die diese Idee realisieren: Induktionsanlagen, Infrarotanlagen und FM(UKW)-Anlagen. Bei Induktionsanlagen wird ein bestimmtes Areal im Vortragsraum mit einer Ringleitung verkabelt. Das über Mikrophon aufgenommene Signal wird verstärkt und in die Ringleitung gespeist. Innerhalb der Ringleitung entsteht ein elektromagnetisches Feld, das mit Hilfe einer Induktionsspule im Hörgerät aufgenommen und über den Lautsprecher des Hörgeräts hörbar gemacht werden kann. Voraussetzung für die Nutzung von Induktionsanlagen ist eine Induktionsspule im Hörgerät (häufig auch „Telefonspule" genannt). Am Hörgerät muß nun das Mikrophon ausgestellt und die Induktionsspule angestellt werden (der Stellschalter muß von der Stellung „M" = Mikrophon auf die Stellung „T" = Telephonspule geschaltet werden). Induktionsanlagen finden sich in Theatern, Vortragssälen und Kirchen, die das Vorhandensein dieser Anlagen mit dem Schwerhörigen-Zeichen (einem stilisierten Ohr) anzeigen. Bei Infrarotanlagen wird das vom Mikrophon aufgenommene Signal in einen Infrarotimpuls verwandelt. Der Hörgeräte-Träger muß ein spezielles, zigarettenschachtelgroßes Empfangsgerät tragen, das den Infrarotimpuls aufnimmt, in einen elektrischen Impuls umwandelt und über den Audio-Eingang direkt in das Hörgerät überträgt. Bei FM-Anlagen werden für die Übertragung UKW-Wellen verwendet; ansonsten ist die Funktionsweise ähnlich wie die Infrarot-Anlage. Notwendige Voraussetzung bei Infrarot- und FM-Anlagen ist ein Empfangsgerät sowie ein Hörgerät mit Audio-Eingang. Induktionsspulen und Audioeingang sind keine Standard-Ausstattungsmerkmale von Hörgeräten; sie müssen gesondert bestellt werden. Nicht alle Hörgeräte-Typen lassen die Ausstattung mit dieser Zusatzausstattung zu: In der Regel können nur Hinter-dem-Ohr-Hörgeräte mit Induktionsspulen und Audioeingang ausgestattet werden; einige Im-Ohr-Hörgeräte sind mit einer Induktionsspulen lieferbar. Sicherlich gilt, daß diese Zusatzausstattungen nicht für alle älteren Schwerhörigen sinnvoll sind: Hier ist wiederum nach den Kommunikationsbedürfnissen und Freizeitinteressen der betroffenen Personen zu fragen. Darüber hinaus ist darauf hinzuweisen, daß Induktionsspulen auch das Telephonieren erleichtern können und daß Audioeingänge mit speziellen Richtmikrophonen kombiniert werden können, die in Gruppendiskussionen sehr hilfreich sein können. Wichtig ist, daß die Kommunikationswünsche und Freizeitinteressen der schwerhörigen Person vor Anpassung eines Hörgeräts bekannt sind, um eine den jeweiligen Erfordernissen entsprechende Hör- und Kommunikationshilfe anzupassen.

▶ *Telephon:* Ältere schwerhörigen Menschen beklagen oft Probleme bei der Benutzung des Telephons. Hier sind zwei technische Lösungen denkbar. Einerseits gibt es Zusatzlautsprecher für Telefonhörer, die die Stimme des Telephonpartners akustisch verstärken. Andererseits gibt es aber auch die Möglichkeit, die integrierte Induktionsspule eines Hörgeräts zu nutzen und die elektromagnetischen Wellen, die von dem Lautsprecher im Telephonhörer erzeugt werden, direkt und ohne Umgebungsgeräusche aufzunehmen. Das Telephonieren mit einer Induktionsspule ist nicht einfach und muß geübt werden; zudem funktioniert es nicht mit allen modernen Telephonanlagen (auch hier sind Aufsatzgeräte erhältlich). Für stark schwerhörige Menschen gibt es Schreibtelephone; allerdings muß hier der Gesprächspartner ebenfalls über ein solches Gerät verfügen. Schließlich könnten auch Fax-Geräte ein Kommunikationsmittel für jene schwerhörigen Menschen sein, die Probleme beim Telephonieren haben.

▶ *Fernsehen:* Fernsehen ist nicht selten eine zentrale Freizeitaktivität älterer Menschen. Schwerhörige Personen tendieren dazu, den Lautstärke-Regler des Fernsehers so weit aufzudrehen, daß sich normalhörende Angehörige und manchmal Nachbarn durch die Lautstärke des Fernsehers belästigt fühlen. Auseinandersetzung innerhalb der Familie und zwischen Nachbarn können unliebsame Folgen sein. Sollte ein schwerhöriger älterer Mensch ein Hörgerät vor allem angeschafft haben, um damit besser fernsehen zu können, so ist zu fragen, ob er mit einem Zusatzgerät für die Fernsehübertragung nicht komfortabler (und billiger) eine Verbesserung erreichen kann. Zusatzgeräte für Fernseher bestehen in der Regel aus einem leichten Kopfhörer, der entwder über Kabel oder mithilfe einer Infrarot-Empfangsanlage mit dem Fernseher gekoppelt wird. Die Verstärkung über Kopfhörer weist – verglichen mit der Verstärkung durch Hörgeräte – in der Regel eine höhere Klangqualität auf, und ist in dieser Hinsicht der Hörgeräteversorgung vorzuziehen.

▶ *Signalgeräte:* Ausgesprochen nützlich sind nichtakustische Signalsysteme. Visuelle Signalsysteme senden helle Lichtblitze aus; vibrotaktile Signalsysteme melden sich durch Vibration und Bewegung. Diese Signalsysteme können an die Türklingel, an das Telephon, an den Wecker oder an eine Babyruf-Anlage (für Großeltern, die ihre Enkelkinder hüten) angeschlossen werden. Unterschiedliche Blitzfolgen signalisieren unterschiedliche Bedeutungen (z.B. ständiges Blinken = Türklingel, rhythmische Wiederholung von drei Blitzen = Telephon etc.). Signalgeräte sind eine unentbehrliche Hilfe dann, wenn eine Verbindung zur Außenwelt möglich bleiben soll. Beispielhaft sei hier auf Gefahrensituationen verwiesen, in denen es nötig ist, eine schwerhörige Person zu erreichen, die sich in ihrer Wohnung aufhält, ohne ihre Hörgeräte zu tragen.

Kommunikationstraining und psychotherapeutische Intervention

Rehabilitationstechnik allein reicht nicht aus, um die Kommunikationsprobleme älterer schwerhöriger Menschen zu beheben. Verändertes Kommunikationsverhalten kann der Person in sozialen Interaktionen helfen. Im folgenden soll auf zwei Formen von Kommunikationsstrategien genauer eingegangen werden: Hörtaktiken und Absehen (eine besonders wichtige Form der Hörtaktik). Schließlich soll auch auf die Möglichkeit psychotherapeutischer Interventionen hingewiesen werden.

▶ *Hörtaktiken:* Mit Hörtaktiken oder Kommunikationsstrategien sind jene Verhaltensweisen gemeint, die die schwerhörigen Person in der lautsprachlichen Kommunikation mit anderen Menschen unterstützen sollen (17, 49, 82, 88). Bei der Beschreibung von Hörtaktiken kann man antizipierende, aufrechterhaltende und allgemeine Strategien unterscheiden (Tabelle 1). Bereits vor der Interaktion mit Anderen sollte die schwerhörige Person dafür sorgen, daß Bedingungen für optimales Hören hergestellt sind. Der jeweilige Gesprächspartner muß von der Hörbehinderung wissen, damit er sich in seinem Sprechverhalten darauf einstellen kann. Störende Nebengeräusche sollten abgestellt oder vermieden werden. Schließlich ist es – gerade in sozialen Situationen – äußerst wichtig, daß die hörbehinderte Person eine akustisch günstige Position im Raum aufsucht. Auch in der Kommunikationssitution selbst sollte die schwerhörige Person aktive Strategien anwenden. Die schwerhörige Person sollte ihre Partner bitten, langsam und deutlich zu sprechen, aber nicht übermäßig laut. Versteht die schwerhörige Person etwas nicht, so sollte sie nachfragen bzw. um Paraphrasierungen des bereits Gesagten bitten. Eine wichtige Fähigkeit betrifft das Absehen vom Mund („von den Lippen lesen"). Schließlich gibt es allgemeine Ratschläge, die die schwerhörige Person beachten sollte: Der Schwerhörige sollte sich selbst ermuntern, mit sich und Anderen geduldig und humorvoll umzugehen. Bei Gefühlen der Überanstrengung und Ermüdung ist es gün-

Tabelle 1. Übersicht über Hörtaktiken. Ratschläge für den Umgang zwischen Schwerhörigen und Normalhörenden.

Hörtaktiken für Schwerhörige	Ratschläge für Normalhörende
Antizipatorische Strategien	
▶ Gesprächspartner auf die Schwerhörigkeit hinweisen.	⇒ Den Schwerhörigen nicht von hinten ansprechen.
▶ Störende Nebengeräusche abstellen, sofern dies möglich ist.	⇒ Störende Nebengeräusche abstellen, sofern dies möglich ist.
▶ Akustisch günstige Position im Raum aufsuchen.	
Kommunikationsstrategien in der Situation	
▶ Partner bitten, langsam und deutlich zu sprechen (nicht übermäßig laut).	⇒ Langsam und deutlich sprechen, nicht übermäßig laut.
▶ Um Wiederholungen und Umschreibungen bitten („mit anderen Worten sagen").	⇒ Geduldig bleiben, wenn etwas wiederholt oder in andere Worte gefaßt werden muß.
▶ Nicht vortäuschen, verstanden zu haben, wenn dies nicht der Fall ist.	⇒ Fragen, ob die Äußerung gut gehört (und verstanden) werden konnte.
▶ Hörgeräte (sichtbar) tragen; Funktionstüchtigkeit der Hörgeräte überprüfen.	
▶ Lernen, vom Mund abzusehen („von den Lippen zu lesen") und für ausreichend Licht sorgen.	⇒ Gesicht dem Schwerhörigen zuwenden, sorgfältig artikulieren, für Licht sorgen.
▶ In Gesellschaften Platz neben einer Person suchen, die deutlich spricht.	⇒ Den Schwerhörigen in Gesellschaften unterstützen (über Themen informieren).
Allgemeine Verhaltensweisen	
▶ Gefühle der Anstrengung, der Ermüdung und des Ausgeschlossenseins ansprechen.	⇒ Verständnis für die Situation des Schwerhörigen zeigen.
▶ Mißverständnisse mit Humor tragen.	⇒ Bei Mißverständnissen nicht über den Schwerhörigen lachen.

stiger, diese anzusprechen und – falls notwendig – für einen Rückzug aus der Situation um Verständnis zu bitten, als gereizt und verbittert in einer problematischen Kommunikationssituation zu verharren. In Tabelle 1 sind die beschriebenen Hörtaktiken sowie komplementäre Ratschläge für Normalhörende zusammengefaßt.

Diese auf den ersten Blick sehr einsichtigen Hörtaktiken sind nicht einfach zu realisieren (67, 80). Ein schwerhöriger Mensch greift mit den aktiven Hörtaktiken in Sprechweise und Körperhaltung seiner Gesprächspartner ein („sprich langsam!", „sieh mich an!", „laß uns in ein ruhiges Zimmer gehen!"). Dazu bedarf es seitens des Schwerhörigen ständiger Anstrengung, einer gehörigen Portion Selbstbewußtsein und großer Geduld, Bitten nach deutlicher Sprechweise und Paraphrasierung regelmäßig in allen Kommunikationssituationen zu wiederholen. Aus diesem Grund bevorzugen viele, besonders ältere schwerhörige Menschen „nicht-invasive" Hörtaktiken, mit denen sie dem Verlauf des Gesprächs zu folgen versuchen, ohne in den Kommunikationsfluß einzugreifen. Beispiele für diese Art „nicht-invasiver" Hörtaktiken sind: Inhalt des Gesagten aus dem Kontext erschließen, Mundbild und Körperhaltung Informationen entnehmen, aber auch Nicken, ohne verstanden zu haben. Diese „nicht-invasiven" Hörtaktiken sind aber nicht immer effektiv, da die schwerhörige Person nie sicher sein kann, das Gesagte richtig verstanden zu haben. Aktive, in die Situation eingreifende Hörtaktiken sind daher die geeignetere Strategie, um den Gesprächsinhalten besser folgen zu können. Allerdings ist schon der Hinweis auf die eigene Schwerhörigkeit für viele ältere Menschen eine Hemmschwelle. Daher ist es sinnvoll, mit älteren schwerhörigen Menschen in speziellen Kommunikationstrainings aktive Hörtaktiken zu erproben. Leider werden zur Zeit für ältere Menschen kaum Kommunikationstrainings oder Selbsthilfegruppen angeboten (69). Mögliche Ansprechstellen sind Betroffenenverbände (Deutscher Schwerhörigenbund) sowie in manchen Regionen sogenannte „Hörbehinderten-Beratungs- und Informations-Zentren" (HörBIZ).

▶ *Absehen:* Die Fertigkeit, aus der Stellung von Lippen, Zähnen und Zunge (Mundbild) den gesprochenen Laut zu erschließen, wird „vom Mund absehen" genannt (44, 76, 88). In der Umgangssprache wird häufiger davon gesprochen, daß eine Person „von den Lippen lesen" kann. Das Absehen ist erlernbar; allerdings sind dem rein visuellen Erfassen lautsprachlicher Informationen Grenzen gesetzt (beispielsweise ist das Mundbild der Silben „bu", „pu" und „mu" fast identisch). Voraussetzung für Absehen ist in erster Linie eine ausreichende Sehfähigkeit des schwerhörigen älteren Menschen. Zusätzlich sollte das Gesicht des Sprechers gut beleuchtet und unverdeckt sein (der Sprecher sollte nicht essen oder rauchen). Absehen kann in speziellen Kursen an Volkshochschulen, in Hörbehinderten-Beratungszentren und Selbsthilfegruppen (z.B. dem Deutschen Schwerhörigenbund) erlernt werden; allerdings ist es auch sinnvoll, das Absehen zu Hause, etwa mit Angehörigen, bewußt zu üben.

▶ *Psychotherapeutische Interventionen:* Stehen schon Kommunikationstrainings und Absehkurse nur in Ausnahmefällen für ältere schwerhörige Menschen zur Verfügung, so gilt dies um so mehr für psychotherapeutische Interventionen. Allerdings leiden gerade jene Menschen, die eine rapide Abnahme der Hörfähigkeit erfahren haben (etwa Ertaubung durch Hörsturz), unter Erschöpfungszuständen, Depressionen und Selbstwertkrisen (69). Es gibt bislang nur eine Institution in Deutschland, die psychotherapeutische Maßnahmen für Hörbehinderte anbietet; dies ist die Baumrain-Klinik in Bad Berleburg. Allerdings werden diese Maßnahmen eher für Personen im mittleren Erwachsenenalter angeboten, spezifische Angebote für ältere schwerhörige Menschen finden sich nicht. Beispiele für psychotherapeutische Maßnahmen sind therapeutische Einzel- und Gruppengespräche sowie Entspannungstechniken (Autogenes Training). Als positive Effekte psychotherapeutischer Maßnahmen werden das Akzeptieren der eigenen Behinderung, erhöhtes Selbstvertrauen und selbstwahrgenommene soziale Attraktivität sowie der Erwerb von Bewältigungsstrategien für problematische Kommunikationssituationen genannt, wobei insbesondere der Austausch mit anderen Betroffenen eine hilfreiche und stützende Funktion hat (69).

Interventionen in der Umwelt des Schwerhörigen

Hörverlust im Alter führt zu Kommunikationsbehinderungen. Es ist daher sinnvoll, auch Interventionsmöglichkeiten zu betrachten, die auf die Umwelt des älteren Schwerhörigen einwirken. Hier ist zum einen an die soziale Umwelt der schwerhörigen Person zu denken, andererseits aber auch an Interventionen im räumlichen Umfeld.

▶ *Interventionen in der sozialen Umwelt:* Die durch Schwerhörigkeit entstehenden Kommunikationsprobleme betreffen nicht allein den älteren Menschen selbst, sondern auch seine Interaktionspartner: Ehepartner, Angehörige, Freunde und auch Personen, die in geriatrisch-pflegenden Berufen tätig sind. In erster Linie ist es notwendig, daß die betreffenden Personen über die Schwerhörigkeit sowie die Möglichkeiten und Grenzen audiologischer Rehabilitation aufgeklärt werden. Für Angehörige von Schwerhörigen ist es sinnvoll, sich an den in Tabelle 1 aufgeführten Ratschlägen für den Umgang mit schwerhörenden Menschen zu orientieren. Ehen bzw. Partnerschaften zwischen normalhörenden und schwerhörigen Partner können durch die ständig auftretenden Kommunikationsprobleme belastet werden (22), wobei gilt, daß der guthörende Partner in vielen Situationen Unterstützung für den Schwerhörigen leisten kann (64). Aus diesen Gründen ist es sinnvoll, wenn Partner und nahe Angehörige in Rehabilitationsmaßnahmen eingebunden werden, um so den schwerhörigen Menschen möglichst gut unterstützen zu können. Aber auch der guthörende Partner kann unter den Belastungen der erschwerten Kommunikation leiden, so daß es bei entsprechenden Interventionen um das „System Familie" gehen muß (68). Besonderer Augenmerk sollte schließlich auf die Weiterbildung jener Berufsgruppen gerichtet werden, die mit älteren Menschen arbeiten. Erstaunlicherweise wird Schwerhörigkeit bei Altenheimbewohnern von den dort tätigen Mitarbeitern und Ärzten zu selten erkannt und/oder ernst genommen (26). Es ist daher wichtig, in Informations- und Fortbildungsveranstaltungen Wissen über Altersschwerhörigkeit, Rehabilitationsmöglichkeiten sowie den lautsprachlichen Umgang mit Schwerhörigen zu vermitteln.

▶ *Interventionen im räumlichen Umfeld:* Obwohl in der Regel die Amplifikation relevanter Signale sowie der Erwerb von Kommunikationstechniken im Mittelpunkt audiologischer Rehabilitation steht, ist es doch sinnvoll, Prinzipien für die akustisch optimale Gestaltung von Räumen und Gebäuden älterer schwerhöriger Menschen zu erarbeiten (1). Die Zimmer einer hörbehindertengerechten Wohnung sollten so aufgeteilt sein, daß visuelle Kommunikation zwischen Zimmern, gegebenenfalls aber auch Privatheit möglich ist (Beispiel: zuklappbare Durchreiche zwischen Wohnzimmer und Küche). Es sollten visuelle Signale für Kommunikations- und Gefahrensysteme vorhanden sein (Türklingel, Telephon, Feueralarm). Die Wände der Wohnung sollten so konstruiert sein, daß erhöhte Lautstärke von Fernseh- und Radiogeräten keine Belästigung für Nachbarn darstellt. Diese Hinweise für die Planung von Gebäuden haben besondere Bedeutung für die Gestaltung von Seniorenheimen. Gebäude sollten so geplant werden, daß die Probleme schwerhöriger älterer Menschen berücksichtigt werden (keine hallenden Flure, Flächen mit sozialer Interaktion sollten gegen Störgeräusche abgeschirmt werden, öffentliche Fernsprecher an ruhige Orte innerhalb des Gebäudes). Gerade bei Seniorenheimen sollte darauf geachtet werden, daß es Möglichkeiten zu ruhigen Gesprächen ohne Hintergrundgeräusche gibt (also keine Aufenthaltsräume mit Fernseher oder Sitzecken in Fluren mit unruhigem Verkehr).

Spezielle Aspekte und Möglichkeiten der Rehabilitation bei Seheinbußen

Ziele der Rehabilitation bei sehbeeinträchtigten älteren Menschen

Die speziellen Ziele in der Rehabilitationsarbeit mit sehbeeinträchtigten älteren Menschen sind mindestens auf den folgenden, miteinander zusammenhängenden Ebenen zu sehen:

▶ Zunächst kommt der möglichst weitgehenden Wiederherstellung der Lesefähigkeit hohe Priorität zu. Dabei steht weniger das Erlernen der Blindenschrift (Braille) im Vordergrund, obgleich dies durchaus auch für ältere Menschen möglich ist, sondern vielmehr die optimale Anpassung technischer Hilfsmittel wie Lupen, Lupenbrillen oder Bildschirmlesegeräten (vgl. dazu auch Kapitel 3).

▶ Zum weiteren geht es, insbesondere bei Blindheit und sehr schwerer Sehbeeinträchtigung, darum, wieder eine weitgehend selbständige Orientierungsfähigkeit und Mobilität (O & M) zu erlangen.

▶ Ferner kommt der Wiedergewinnung einer möglichst hohen Selbständigkeit in alltagspraktischen Fertigkeiten (z.B. Körperpflege, Mahlzeitenzubereitung und -einnahme, Einkaufen) sowie der Hilfestellung bei der Durchführung von weiterhin möglichen Freizeitaktivitäten (z.B. bestimmte sportliche Betätigungen) ein hoher Stellenwert zu.

▶ Schließlich ist davon auszugehen, daß sich insbesondere bei schweren Seheinbußen massive Veränderungen in der Alltagsgestaltung ergeben, die Aufgabe bestimmter liebgewordener Interessen notwendig geworden ist, und insofern „Löcher" im Alltagsgeschehen entstanden und neu zu füllen sind. Deshalb sollte es in der Rehabilitation durch begleitende psychosoziale Angebote auch darum gehen, diese Verluste in eine neue Lebensgestalt zu integrieren, mögliche Trauerreaktionen nicht in einen kritischen Bereich eintreten zu lassen und Hilfestellungen bei der Entwicklung neuer Interessen und positiver Erlebensformen zu leisten. Besonders zu stärken ist das Gefühl, gebraucht zu werden, da dieses durch die Erfahrung eines schweren Sehverlusts im Alter besonders stark beeinträchtigt werden kann (19).

Im folgenden sei nun ein knapper Überblick über das Spektrum an rehabilitativen Bemühungen gegeben, mit Hilfe derer die genannten Ziele erreicht werden können. Bezüglich „klassischer" Rehabilitationsansätze bei Sehbeeinträchtigung und deren psychosozialer Besonderheiten im Alter sei dabei auf drei Aspekte eingegangen: Bedeutung und psychosoziale Fragen der optimalen Anpassung technischer Hilfsmittel, Orientierung- und Mobilitätstrainings sowie Trainings in alltagspraktischen Fertigkeiten. Anschließend werden Fragen einer psychotherapeutischen Intervention sowie Möglichkeiten der Intervention im sozialen und räumlich-dinglichen Umfeld der Betroffenen erörtert.

Technische Hilfsmittel

▶ *Anforderungen an die Technik:* Das Potential technischer Hilfen zur Bewahrung und Steigerung von Selbständigkeit und Lebensqualität im Alter wird zunehmend thematisiert und in seinen vielfältigen Facetten untersucht (7, 8, 51, 89). Dabei sind allgemeine Fragen an die Technik und an ihre Implementation aufzuwerfen, die auch für technische Hilfsmittel bei Sehbeeinträchtigung von Bedeutung sind. Kruse (51) weist dabei auf die Notwendigkeit einer differentiellen Sichtweise hin, die auf mindestens zwei Ebenen eine Rolle spielt. Einmal ist an technische Hilfsmittel für Sehbeeinträchtigte, wie an jedes technische Hilfsmittel in der Rehabilitation, die Anforderung zu stellen, die jeweils vorliegende Einbuße in optimaler Weise zu kompensieren, ohne die Umsetzung noch vorhandener Kompetenzen (verbliebene Sehfähigkeit) zu behindern. Dies zielt insbesondere in Richtung einer hohen Adaptation in der Leistungsbandbreite sowie in Richtung einer hohen Flexibilität im Einsatz von technischen Hilfsmitteln. Hier ist es demnach auch ganz entscheidend, dem älteren Menschen zu vermitteln, welche klar umrissenen Aufgaben dem technischen Hilfsmittel zufallen, welche Sehleistungen auch ohne das Hilfsmittel weiterhin nutzbar sind und welche Erwartungen auch bei bester Nutzung des Geräts nicht erfüllbar sind. Zum anderen spielt der differentielle Zugang bei Einweisungen in das jeweilige Hilfsmittel und bei Anwendungstrainings eine herausragende Rolle. So ist davon auszugehen, daß der Zeitaufwand für eine erfolgreiche Anwendung und Bedienbarkeit von Geräten (z.B. einem Bildschirmlesegerät) von alter Person zu alter Person erheblich variiert und letztlich nicht in pauschaler Weise für alle Betroffenen zu veranschlagen ist. Dies gilt insbesondere bezüglich des Zeitaufwands für notwendige „Nachtrainings" in der natürlichen Umwelt der Betroffenen, die immer noch zu selten bzw. zu wenig intensiv durchgeführt werden (18).

Diese differentiellen Aspekte dürfen allerdings nicht darüber hinwegtäuschen, daß es allgemeine Anforderungen gibt, die auch an technische Hilfsmittel zur Kompensation von Einschränkungen des Sehsystems zu stellen sind: Diese sollen – in ergonomischer Hinsicht – so einfach wie möglich zu bedienen sein, sollen so leicht wie möglich und gut zu transportieren bzw. zu installieren sein, sie sollen robust, so ästhetisch wie möglich und zu einem vernünftigen Preis zu kaufen sein (soweit nicht andere Finanzierungsmodalitäten in Frage kommen). Trotz aller Anstrengungen und Weiterentwicklungen ist diesbezüglich weiterhin Kritik an klassischen technischen Sehhilfen anzubringen: So ist oftmals etwa das Batteriewechseln der ohnehin manchmal sehr schweren Leuchtlupen nicht einfach und führt bisweilen dazu, daß der Zeitraum ihres effektiven Gebrauchs nur der Lebensdauer der ersten Batterie entspricht. Die Benutzerfreundlichkeit von Bildschirmlesegeräten im Hinblick auf ältere Menschen läßt ebenfalls noch zu wünschen übrig. Beispielsweise reagiert die Unterlegplatte von manchen Lesegeräten oftmals zu direkt, was bei älteren Menschen mit Tremor und Koordinationsstörungen der Feinmotorik dazu führen kann, daß die Fixierung des gesuchten Textteils nicht oder nur sehr schwer gelingt, was sich wiederum negativ auf die weitere Benutzung des Geräts auswirkt.

▶ *Über die technischen Sehhilfen hinaus:* Hinzuweisen ist an dieser Stelle ferner darauf, daß es neben den klassischen technischen Sehhilfen auch andere technische Neuerungen gibt bzw. geben könnte, die sich positiv auf die Selbständigkeit, die allgemeine Lebensgestaltung sowie das gerade beim Ausfall der visuellen Sensorik gesteigerte Sicherheitsbedürfnis älterer Menschen auswirken können. Zu nennen sind dabei vor allem der Telefonapparat mit großen Tasten, Wahlwiederholung und

Speichermöglichkeit, aber auch Funktelefone. Hier ist noch einmal daran zu erinnern, daß die Erfahrung einer Sehbeeinträchtigung im höheren Lebensalter oftmals den außerhäuslichen Aktionsradius erheblich einschränken wird und somit dem telefonischen Austauch mit der sozialen Umwelt ein sehr signifikanter Stellenwert zukommt (9; vgl. auch Kapitel 8). Auch kann Technik Hilfestellungen bieten in der Freizeitgestaltung und beim „Füllen" von nach der Sehbeeinträchtigung entstandenen „Löchern" im Tagesablauf. Dies gilt in prototypischer Weise für den Kassettenrekorder, der nicht nur zum Hören von entsprechendem Kassettenmaterial genutzt werden kann (vgl. z.B. die Angebote der Hörbüchereien), sondern auch als aktives Kommunikationsmittel, um anderen etwas von sich mitzuteilen bzw. für sich selbst etwas festzuhalten. Sehr hilfreich für die Selbständigkeit im Alltag wären des weiteren vergrößerte bzw. entsprechend diskriminierbare Bedienelemente bei Herden oder Waschmaschinen und viel wäre gewonnen, wenn die An- und Ausschaltfunktionen an diversen Haushaltsgeräten stärker standardisiert wären. Ebenso zu erwähnen sind Hausnotrufsysteme bzw. andere Alarmgeber (z.B. sog. Funkfinger), aber auch automatische Abschaltsysteme bei Fehlbedienung. Auch Personalcomputer mit entsprechend großem Schriftbild könnten, angeschlossen an elektronische Datendienste, der Selbständigkeit sehbeeinträchtigter älterer Menschen förderlich sein (z.B. Durchführung von Bestellungen, Erledigung von Bankangelegenheiten), wobei der Hinweis von Blosser-Reisen (7) wichtig erscheint, daß ältere Menschen durchaus nicht technikfeindlich eingestellt sind und somit auch die Nutzung sogenannter neuer Technologien, bei entsprechend guter Einführung und Motivationsarbeit, im Rahmen der Rehabilitation gute Chancen hat. Entscheidend ist hierbei, daß der Nutzen für die Alltagsbewältigung beziehungsweise für die Selbständigkeit so schnell und unmittelbar wie möglich für den (sehbeeinträchtigten) älteren Menschen evident werden muß (89).

Leider wissen wir letztlich insgesamt noch zu wenig über Aspekte der Akzeptanz und die tatsächliche Nutzung von Sehhilfen beziehungsweise anderen technischen Hilfsmitteln bei älteren Betroffenen. Hier wären entsprechende Evaluationsstudien hilfreich. So haben beispielsweise Greig, West und Overbury (31) in einer kleinen Studie mit 14 älteren Sehbeeinträchtigten gefunden, daß unter anderem die erfahrene praktische und emotionale Unterstützung, die Rolle des Nahvisus in der früheren Berufstätigkeit oder in früheren Freizeitaktivitäten, aber auch Faktoren der geistigen Leistungsfähigkeit mit dem Gebrauch von Sehhilfen korrelieren.

Orientierungs- und Mobilitätstrainings (O & M)

Die beiden Fähigkeiten Orientierung und Mobilität beinhalten unterschiedliche Kompetenzbereiche, die allerdings sinnvollerweise in simultaner Weise vermittelt werden. Bei der Orientierung geht es darum, vor allem die Information anderer sensorischer Kanäle (insbesondere des Hör- und Tastsinns) zu nutzen, um die eigene Position im Raum bzw. in Relation zu anderen Objekten zu bestimmen und damit auch die Grundlage dafür zu schaffen, gewünschte Orte zielsicher zu erreichen. Bei der Mobilität ist anvisiert, Wege mit einem Höchstmaß an Sicherheit und möglichst selbständig zu bewältigen, wobei der Langstock, elektronische Hilfsmittel, Blindenhunde oder sehende Führungspersonen zum Einsatz kommen können (vgl. zu Details eines solchen Trainings z.B. 40, 52, 60). Im Falle älterer Menschen mit Sehbeeinträchtigung ist nun in solchen O & M Trainings mit besonderen Problemen zu rechnen, die im folgenden abgehandelt werden: Aushandeln adäquater Trainingsziele, Einbußen in anderen sensorischen Modalitäten, ko-existierende gesundheitliche Einschränkungen und Veränderungen in der geistigen Leistungsfähigkeit.

▶ *Flexibles Aushandeln von Trainingszielen:* Die Mehrzahl älterer Menschen mit Sehbeeinträchtigung lebt in Privathaushalten, und es ist bei diesen von einer stark ausgeprägten Motivation auszugehen, diese Wohnform, verbunden mit dem Ziel einer möglichst weitgehenden Bewahrung einer selbständigen Lebensführung, auch nach Eintritt der Behinderung beizubehalten. Nun sind allerdings Sehbeeinträchtigungen als massive Gefährdung der Selbständigkeit im Alltag anzusehen, wobei dies für Aktivitäten in der Wohnung, vor allem aber auch für Aktivitäten außerhalb der Wohnung gilt (vgl. auch das Kapitel 8). Insofern kommt der Wiedererlangung bzw. Stabilisierung der Fähigkeit, sich (auch außerhalb der Wohung) zu orientieren und mobil zu bleiben, ein außerordentlich hoher rehabilitativer Stellenwert zu. Allerdings ist auch zu erwarten, daß bei älteren Menschen die jeweils angestrebten Zielen – im Unterschied zu jüngeren Sehbehinderten und Blinden – höchst unterschiedlich ausfallen können. Bei dem einen wird das Ziel im Vordergrund stehen, überhaupt wieder alleine auf die Straße gehen zu können, um im Supermarkt auf der anderen Straßenseite den täglichen Einkauf erledigen zu können; bei einem anderen mag hingegen die Zielsetzung sehr viel weiter reichen, bis hin zu dem Wunsch, wieder selbständig weite Reisen mit öffentlichen Verkehrsmitteln an unbekannte Orte unternehmen zu können. Zu erinnern ist hier auch daran, daß generell Rehabilitation im Alter bedeutet, mit einer sehr heterogenen Population mit höchst unterschiedlichen Fähigkeiten, Bedürfnissen und Zielsetzungen zu arbeiten. Allerdings können sich im Laufe eines erfolgreichen O & M Trainings häufig – und dies gehört ja auch zu den schönen und befriedigenden Erfahrungen von Rehabilitationslehrern (Mobilitätstrainern) – die Zielsetzungen zunehmend erweitern: Ist der Weg zu dem gegenüberliegenden Supermarkt erst einmal gemeistert, so erscheint plötzlich auch der selbständige Weg zur weiter entfernt liegenden Kirche wieder bewältigbar usw. Es ist zu erwarten, daß sich solche konkreten Rehabilitationserfolge in der Folge auch generell auf die Erwartungen an die eigene Person, etwas leisten und bewirken zu können, (wieder) kompetent zu sein, positiv auswirken werden.

▶ *Koexistierende andere sensorische Einschränkungen:* Nicht selten finden sich bei sehbeeinträchtigten älteren Menschen auch Einschränkungen der Hörfähigkeit, die für O & M Erfolge sehr wichtig ist (z.B. beim Überqueren einer stark befahrenen Straße). Auch kann die taktile Sinnesleistung beispielsweise durch eine Diabetes-Krankheit oder Arthritis reduziert sein; ebenso kann die Fähigkeit, das Gleichgewicht zu halten bzw. „normal" zu gehen, durch andere Erkrankungen verändert sein. Hilfreich ist auf der anderen Seite für O & M Trainings mit älteren sehbeeinträchtigten Menschen, daß die meisten dieser Personen über signifikante Sehreste verfügen, die folglich so optimal wie möglich genutzt werden müssen. Dabei ist es allerdings auch entscheidend, die räumlich-dingliche Umwelt – soweit möglich – so zu gestalten, daß ihre „Lesbarkeit" auch bei reduzierter Sehleistung gewährleistet bleibt (vgl. zur Bedeutung der Umwelt weiter unten).

▶ *Koexistierende Krankheiten und Einschränkungen der geistigen Leistungsfähigkeit:* Ferner verlangen ko-existierende Krankheiten nach Modifikationen des O & M Trainings auf verschiedenen Ebenen. Beispielsweise sind die Trainingseinheiten bei bestimmten Patientengruppen (z.B. Schlaganfall, Herz-Kreislauf-Erkrankungen) extrem zu reduzieren bzw. bestimmte Tageszeiten sind zu vermeiden (z.B.

bei Diabetespatienten die Zeitperiode nach der Insulineinnahme, weil es dabei häufig zu Fluktuationen der Sehfähigkeit und Konzentrationsstörungen kommen kann). Bei vorliegenden chronischen Erkrankungen des Bewegungsapparats ist genauestens zu überlegen, welche Wegstrecken wirklich sicher zu bewältigen sind bzw. das Training im simultanen Gebrauch eines Langstocks und einer Gehhilfe gewinnt erste Priorität. Generell ist bei älteren Menschen – auch vor dem Hintergrund des eben Festgestellten – mit einem gegenüber jüngeren sehbehinderten und blinden Personen eher höheren Trainingszeitaufwand zu rechnen. Schließlich sind mit dem Älterwerden Veränderungen in der kognitiven Leistungsfähigkeit assoziiert, die Auswirkungen auf die Fähigkeit zur Orientierung und Mobilität und damit auch auf den Rehabilitationserfolg haben können. Wichtig für die Orientierung sind beispielsweise „kognitive Landkarten" von Umweltausschnitten, die differenzierte Aufnahme hochspezifischer Umweltsignale bzw. die Erinnerung an bestimmte charakteristische Merkmale in bestimmten Umwelten. Sind nun im Zuge des Alternsprozesses Rückgänge in bestimmten grundlegenden kognitiven Fähigkeiten (z.B. räumliches Vorstellungsvermögen) bzw. in der Gedächtnisleistung eingetreten, so kann dies u.U. den zu erwartenden Erfolg entsprechender Rehabilitationsanstrengungen eng begrenzen. Allerdings wissen wir derzeit praktisch nichts darüber, wie gut gezielte kognitive Trainingsprogramme bei älteren Sehbeeinträchtigten solchen Veränderungen der geistigen Leistungsfähigkeit entgegenwirken können.

Unbefriedigend ist, daß wohl insgesamt O & M Trainings noch zu selten mit älteren sehbeeinträchtigten Menschen durchgeführt werden. Notwendig sind aber auch Weiterentwicklungen und Anpassungen von Trainingsprogrammen an die Bedürfnisse älterer Menschen. Beispielsweise sind die hohen Anforderungen an die Motorik und Handhabung, die ein Langstock stellt, von vielen älteren Menschen nicht mehr zu bewerkstelligen. Zur Anwendung kommen können aber nichtsdestotrotz einfacher zu handhabende Stockvarianten aus Plastik (sog. „precanes"; z.B. 41). Auch mangelt es an Evaluationsstudien, um den differentiellen Erfolg unterschiedlicher Programme zu prüfen (Stichwort „Qualitätssicherung"). So berichten beispielsweise Straw, Harley und Zimmerman (77) von der enthusiastischen Aufnahme eines neukonzipierten O und M Trainingsprogramms für über 60jährige bei den Teilnehmern, jedoch waren die erzielten Trainingseffekte am Ende eher enttäuschend.

Trainings in alltagspraktischen Fertigkeiten

Wir haben bereits weiter oben hervorgehoben, daß die große Mehrheit der sehbeeinträchtigten älteren Menschen ein Leben in weitestgehender Selbständigkeit in den „eigenen vier Wänden" bzw. in der vertrauten Nachbarschaftsumwelt anstrebt. Dazu ist es nun aber nicht nur notwendig, eine möglichst gute Orientierungsfähigkeit und Mobilität zu bewahren; entscheidend ist vielmehr auch die Selbständigkeit in alltagspraktischen Fertigkeiten wie beispielsweise der Körperpflege, der Mahlzeiteneinnahme, der Zubereitung von Mahlzeiten, dem Einkaufen oder der Erledigung von finanziellen Angelegenheiten (in der Gerontologie wird diesbezüglich in der Regel von den „Actvities of Daily Living", ADL, gesprochen). Es ist unmittelbar evident, daß die selbständige Durchführung dieser Alltagsaktivitäten zum Teil auch Orientierung und Mobilität voraussetzt. Umgekehrt gewendet, bedeuten aber vorhandene Orientierung und Mobilität noch nicht, daß der selbständige Vollzug konkreter ADLs gelingen wird. Deshalb sind diesbezüglich besondere Rehabilitationsanstrengungen notwendig.

Im Gegensatz beispielsweise zu blindgeborenen Kindern ist hierbei im Falle älterer Sehbeeinträchtigter daran anzuknüpfen, daß diese in der Regel diese Alltagsaktivitäten über Dekaden hinweg ganz selbstverständlich beherrscht haben. Genau hierin liegt allerdings auch die Herausforderung eines Trainings in alltagspraktischen Fertigkeiten, nämlich Strategien der selbständigen Durchführung einzelner Handlungen auf teilweise anderem als dem bisher gewohntem Wege aufzuzeigen. Selbstverständlich sind auch in solchen Trainings die anderen Sinne sowie die verbliebene Sehleistung effektiv einzusetzen. Ebenso geht es um die Einführung und Handhabung von entsprechenden Hilfsmitteln (z.B. einer „sprechenden" Waage).

▶ *„Ökologische Validität" des Trainings:* Cory (11) hat die wichtigsten Aspekte dieses bedeutsamen Teils einer „Elementar-Rehabilitation147 (ER) mit älteren sehbeeinträchtigten Menschen herausgearbeitet. Grundlegend ist dabei, daß die Rehabilitationslehrer es mit erwachsenen Personen zu tun haben, die über eine Vielzahl von Erfahrungen verfügen und ein selbstverantwortliches Leben gelebt haben und leben. Insofern sollten diese auch bei der Bestimmung der Rehabilitationsinhalte und -ziele eine entscheidende Rolle spielen („Empowerment") und eigene Prioritäten vor dem Hintergrund ihrer „Lebenswelt" setzen, die möglicherweise zunächst für Außenstehende nicht unmittelbar einsichtig sind. Zentral ist ferner, wie bereits im Zusammenhang mit den weiter oben erörterten Fragen zu technischen Hilfsmitteln betont, daß der alte Mensch den Sinn und Zweck bestimmter Übungen (bzw. auch von Veränderungen der Wohnumwelt (vgl. dazu auch weiter unten) so schnell wie möglich erkennen und nachvollziehen kann. All dies führt zwangsläufig zu der Einsicht, daß ein Training in lebenspraktischen Fertigkeiten nach Möglichkeit (auch) in der Wohnumwelt der Betroffenen durchzuführen ist, um die Möglichkeiten und Grenzen dieser „ökologischen Rahmenbedingungen" von Anfang an miteinzubeziehen (vgl. noch einmal das Stichwort „ökologische Validität"; 83). Allerdings kann es bisweilen auch sehr hilfreich sein, sich – beispielsweise im Rahmen eines entsprechenden Trainingsprogramms in einer stationären Einrichtung, aber auch im Rahmen von Selbsthilfegruppen – mit anderen Betroffenen auszutauschen.

▶ *Nutzung von selbstentwickelten Kompensationen und Notwendigkeit der Evaluation:* Nicht selten haben ältere Menschen auch erfindungsreiche und kreative Lösungen für bestimmte Anforderungen des Alltags entwickelt, die es wert sind, in alltagspraktischen Trainings aufgegriffen zu werden. Überhaupt wäre es wohl ein lohnenswertes Unterfangen, mittels entsprechender Studien eine systematische Bestandsaufnahme solcher selbstkreierten Kompensationen vorzunehmen (vgl. dazu noch einmal das Kap. von Wahl und Oswald in diesem Buch). Schließlich sei hier nur am Rande noch erwähnt, daß die weiter oben bei O & M Trainings beschriebenen besonderen Aspekte der Arbeit mit älteren Menschen ebenso für Trainings in alltagspraktischen Fertigkeiten gelten. Auch ist bezüglich dieser Trainings die Notwendigkeit kontrollierter Evaluationsstudien im Sinne der Qualitätssicherung des Rehabilitationsangebots hervorzuheben. Eine solche Evaluation findet unseres Wissens bislang in Deutschland praktisch nicht statt; die diesbezüglichen Aktivitäten in anderen Ländern sollten dabei stimulierend wirken (vgl. z.B. die Evaluation des Programms „LIFE", Living Independence for Elders", in Arkansas, USA; 36).

Kritisch bleibt anzumerken, daß derzeit die Finanzierung eines Trainings in lebenspraktischen Fertigkeiten zumindest bundesweit nicht sichergestellt ist. Hier scheint die gesetzliche Definition von Blindheit als Anspruchskriterium eindeutig zu eng gefaßt zu sein; sie ist damit dem Präventionsgedanken im Sinne einer rehabilitativen Intervention zur frühzeitigen Stabilisierung und Wiedergewinnung von Alltagskompetenz bei einer sich langsam verschlechternden Sehfähigkeit abträglich (11).

Formen der psychotherapeutischen Intervention und Begleitung

Praktische Erfahrungen mit Sehbeeinträchtigten wie die Ergebnisse entsprechender empirischer Studien sprechen eindeutig dafür, daß es innerhalb der Gruppe der sehbeeinträchtigten älteren Menschen eine Subgruppe von Risikopersonen gibt, die – neben den beschriebenen rehabilitativen Anstrengungen — auch einer psychotherapeutischen Intervention und Begleitung bedürfen (42, 84). So berichtet Horowitz (42) über Ergebnisse im Rahmen der Forschungsarbeit von „The Lighthouse", die zeigen, daß 38% der untersuchten älteren Sehbeeinträchtigten (vor Eintritt in ein Rehabilitationsprogramm) deutliche Anzeichen einer depressiven Erkrankung zeigten. Diese Rate liegt weit über der Depressivitätsrate in der älteren Allgemeinbevölkerung, die nach den verfügbaren epidemiologischen Studien und je nach Cut-Off-Setzung in einem Bereich zwischen 14% und 24% anzusiedeln ist (32, 42). Eng in Verbindung mit solchen depressiven Krisen stehen in der Regel das Erleben einer Selbstwertminderung, der Verlust des Gefühls, gebraucht zu werden, die Angst vor der totalen Abhängigkeit von anderen, eine allgemeine Selbstunsicherheit sowie eine negative Sicht der Zukunft. Es besteht die Gefahr, daß diese Erlebensweisen zu einem Teufelskreis werden, der dazu führt, eigentlich weiterhin vorhandene Kompetenzen und Handlungsmöglichkeiten nicht mehr wahrzunehmen und damit eine Dekompensation des psychischen Gleichgewichts der Betroffenen immer wahrscheinlicher wird.

Entscheidend ist es, die krisenhafte Entwicklung im Einzelfall rechtzeitig zu erkennen und entsprechende Interventionsmöglichkeiten vorzuschlagen. Es wurde bereits weiter oben darauf hingewiesen, daß hierbei den Hausärzten und Ophthalmologen eine Schlüsselfunktion zufällt. Dabei kann es hilfreich sein, entsprechende Risikofaktoren für eine solche Entwicklung im Auge zu behalten. Diese sind weniger im objektiven Grad der Sehbeeeinträchtigung zu sehen, sondern eher in der allgemeinen Lebenssituation (z.B. alleinlebend, wenig soziale Kontakte) beziehungsweise in Veränderungen dieser Lebenssituation. Besonders kritisch ist es, wenn eine Person des nahen Umfelds der Betroffenen, die auch wichtige Versorgungs- und Hilfsfunktionen übernommen hatte, unerwartet verstirbt und damit – neben der emotionalen Belastung durch den Verlust eines geliebten Menschen – eine akute Gefährdung der weiteren selbständigen Lebensführung besteht. Ferner sollten zusätzlich zur Sehbeeinträchtigung bestehende schwere chronische Krankheiten als Indiz für einen möglicherweise notwendigen Bedarf an psychotherapeutischer Hilfe angesehen werden. Bedeutsam sind aber schließlich vor allem auch die subjektiven Bewertungen des älteren Menschen im Hinblick auf die Auswirkungen der Sehbeeinträchtigung im Alltag, auf die in besonderer Weise zu achten ist. So kann – vor dem Hintergrund eines spezifischen biographischen Geworden-seins und einer spezifischen Art der Bewältigung von Lebensanforderungen – im Einzelfall bereits eine vergleichsweise geringe Einschränkung der Sehfähigkeit als extreme Bedrohung der Selbständigkeit bzw. von Lebenssinn empfunden werden.

Hinsichtlich der zu treffenden Interventionsentscheidung gibt es nicht „den" richtigen Weg. Sicherlich ist es aber so, daß eine entsprechende psychopharmakologische Behandlung, so sinnvoll sie im Einzelfall auch sein kann, nicht der einzige Weg bleiben darf. Andererseits gilt auch, daß nicht unbedingt die „klassische" Behandlung im Sinne einer Zweierinteraktion im Rahmen einer psychotherapeutischen Praxis anzustreben ist. Harshbarger (33) berichtet beispielsweise über eine erfolgreich durchgeführte gruppentherapeutische Arbeit mit älteren Sehbeeinträchtigten. Nicht immer aber wird eine solche Behandlungsform praktikabel sein. Wichtig erscheinen deshalb kontrollierte Studien wie jene von Evans und Jaureguy (21), in der der Erfolg einer Gruppenarbeit mit älteren Sehbeeinträchtigten nachgewiesen werden konnte, die ausschließlich über das Medium Telefon stattfand. Nicht zu unterschätzen sind schließlich in diesem Zusammenhang auch die Möglichkeiten von ehrenamtlichen Helfern, von Gesprächskreisen und Selbsthilfegruppen. Es ist wohl unmittelbar einleuchtend, daß auch solche im weitesten Sinne psychotherapeutischen Interventionen eine wichtige präventive Funktion erfüllen und zudem die Wahrscheinlichkeit des Erfolgs komplementärer rehabilitativer Anstrengungen (einschließlich des Gebrauchs von technischen Hilfsmitteln) deutlich erhöhen können.

Interventionen in der Umwelt des Sehbeeinträchtigten

▶ *Interventionen in der sozialen Umwelt:* Weiter oben haben wir Hör- und Sehbeeinträchtigungen als „umweltrelevante" Fähigkeitsveränderungen bezeichnet. Zwar ist dabei im Falle von Sehbeeinträchtigungen primär die Transaktion mit der räumlich-dinglichen Umwelt angesprochen, jedoch spielt auch die soziale Umwelt im Rehabilitationsprozeß eine entscheidende Rolle.

Hier ist insbesondere auf die Notwendigkeit zu verweisen, auch die Angehörigen beziehungsweise signifikante andere Personen – soweit vorhanden – in die praktische Rehabilitationsarbeit einzubeziehen oder entsprechende Aufklärungsarbeit zu leisten. Oftmals ist beispielsweise zu beobachten, daß die Angehörigen völlig unzutreffende Vorstellungen darüber haben, was die behinderte Person noch leisten könnte, wenn sie denn nur wollte („Du mußt Dich mehr anstrengen"). Die Betroffenen leiden sehr unter solchen ungerechtfertigten Einschätzungen und Erwartungen und fühlen sich nicht verstanden, was wiederum zu ernsthaften Beziehungsstörungen führen kann.

Auch herrschen bei Angehörigen vielfach falsche Vorstellungen darüber vor, was der „richtige" Umgang mit einem sehbeeinträchtigten älteren Menschen sein könnte. Nicht selten wird dieser richtige Umgang in Form einer Überfürsorglichkeit und einer überprotektiven Haltung gesehen („Laß mich das nur machen, das kannst Du nicht mehr"), was allerdings dazu führen kann, daß weiterhin vorhandene Selbständigkeitspotentiale des sehbeeinträchtigten älteren Menschen nicht zum Tragen kommen können. Hier sind die Angehörigen beziehungsweise andere wichtige Personen im Umfeld der Betroffenen zu ermutigen und darin zu schulen, die weiter vorhandenen Möglichkeiten selbständigen Verhaltens zu erkennen und systematisch zu fördern (11, 83).

Schließlich spielt die soziale Umwelt auch eine wichtige Rolle in der alltäglichen Umsetzung erhaltenener Rehabilitationsleistungen, etwa einem Mobilitätstraining, einem Training in alltagspraktischen Fertigkeiten oder beim Einsatz eines technischen Hilfsmittels, wobei dies von der konkreten Ermutigung, daß man es auch bei Schwierigkeiten und Rückschlägen schon schaffen wird, bis hin zur konkreten Übernahme von Teiltrainingsfunktionen in der natürlichen Umwelt gehen kann. Angehörige sollten deshalb, wie dies bisweilen zu beobachten ist, nicht als „Störfaktoren", sondern als genuiner Teil von Rehabilitationsbemühungen betrachtet werden. Dies ist, umgekehrt gewendet, auch deshalb sinnvoll, weil mühsam erzielte Interventionserfolge durch „falsches" bzw. unüberlegtes Verhalten seitens der Angehörigen schnell wieder zunichte gemacht werden können.

Die Signifikanz der sozialen Umwelt, darauf sei in diesem Zusammenhang abschließend noch hingewiesen, ist in der Situation älterer sehbeeinträchtigter Personen im Heim in Gestalt der dort arbeitenden professionellen Pflegepersonen besonders hervorzuheben. Leider mangelt es hier allerdings an dem entsprechenden professionellen Wissen, so daß Chancen der Rehabilitation sehbeeinträchtigter älterer Menschen im Rahmen der stationären Altenarbeit oftmals nicht genügend genutzt werden (41). Hilfreich und sensibilisierend könnten hier „Workshops" mit Pflegepersonen sein, in denen Ausfälle der visuellen Sensorik (aber auch anderer „umweltrelevanter" Fähigkeiten) simuliert werden (71).

▶ *Interventionen im räumlichen Umfeld:* Oft unterschätzt wird des weiteren die Bedeutung der räumlich-dinglichen Umwelt für die Selbständigkeit älterer Menschen mit unterschiedlichen Graden an Sehbeeinträchtigung. Die hiermit zusammenhängenden Fragen hat Hiatt (37) in besonders prägnanter Weise herausgearbeitet. Theoretischer Ausgangspunkt dieses Interventionszugangs ist die Überlegung, daß gerade bei nicht mehr zu verändernder geringer Sehleistung immer noch die Möglichkeit besteht, die räumliche und dingliche Umwelt zu verändern (24). Die sogenannte Umweltfügsamkeits-Hypothese, die ja besagt, daß der Rückgang von Kompetenzen im Zuge des Alternsprozesses (beispielsweise in Gestalt einer Seheinbuße) zu einer deutlichen Erhöhung der Bedeutung von Umweltfaktoren führt (53), kann auch so verstanden werden: Die wohlüberlegte Veränderung von Umweltgegebenheiten bietet auch die Chance, verbliebene Kompetenzen des älteren sehbeeinträchtigten Menschen im Sinne einer möglichst hohen Selbständigkeit und Lebensqualität optimal zu nutzen.

Orientiert an Hiatt (37) und Cory (11) sei vorgeschlagen, in besonderer Weise auf die folgenden Umweltcharakteristika in der Wohnung (auch in stationären Einrichtungen) zu achten, um im Zuge des Alternsprozesses eintretende „normale" Veränderungen der Sehleistung, aber auch schwere Sehbehinderungen zumindest teilweise zu kompensieren.

Rückgänge des normalen Sehvermögens im Lebensverlauf führen zu einem erhöhten Lichtbedarf im Alter. Es ist allerdings davon auszugehen, daß die üblichen Lichtverhältnisse in den Wohnungen älterer Menschen diesem Faktum nicht gerecht werden. Noch bedeutender wird dieser Aspekt im Falle von signifikanten Seheinbußen. Aus diesem Grunde kann ein wichtiges Rehabilitationsziel auch darin bestehen, die Beleuchtungsverhältnisse in der Wohnung einer sehbeeinträchtigten Person zu „diagnostizieren" und zu optimieren. Diese Optimierung kann darin bestehen, neue Lichtquellen zu installieren (z.B. über dem Herd oder in dunklen Ecken des Flures), vorhandene Lichtquellen zu verstärken oder die direkte Ausleuchtung bestimmter Bereiche durch Veränderungen der Ausrichtung von Lichtquellen zu verbessern. Dabei ist auch darauf zu achten, daß keine störenden Blendungen entstehen; auch sind Schattenwürfe nach Möglichkeit zu vermeiden. Ebenso ist zu bedenken, daß die Hitzeentwicklung bestimmter Lichtquellen zu Verletzungen führen kann. Da sich ferner die Hell-Dunkel-Anpassung im Zuge des Alternsprozesses verändert (längere Anpassungszeit), sind abrupte Übergänge von hellen nach dunklen Lichtzonen unbedingt zu vermeiden.

Sehr bedeutsam ist ferner die Nutzung von Kontrastwirkungen. Ecken, die in der Wohnung eine Verletzungsgefahr bedeuten, sind durch entsprechende Kennzeichnungen (z.B. Farbe) hervorzuheben. Hilfreich ist dies auch für gefährliche Übergänge wie beispielsweise eine im Flur beginnende Kellertreppe. Kontraste sind auch für Figur-Grund-Beziehungen bedeutsam. So gelingt etwa die Identifikation von Alltagsgegenständen (z.B. Teller auf einer Tischdecke) dann besser, wenn der Hintergrund selbst kein unruhiges Muster besitzt, sondern einfarbig ist, am besten noch in deutlichem farblichem Kontrast zu dem zu findenden Gegenstand (z. B. weißer Teller auf dunkler Tischdecke).

Es sollte ferner selbstverständlich sein, daß die Wohnungen von älteren sehbeeinträchtigten Menschen möglichst barrierefrei sind. Schwellen und sonstige Unebenheiten des Bodens sollten beseitigt werden; es sollten – auch durch Möbelumstellungen und die Entfernung von Teppichen (bzw. übereinanderliegenden Teppichen) – möglichst freie „Verkehrswege" geschaffen werden. Falls nötig, sollten Türen entfernt bzw. ausgetauscht werden (z.B. Türen mit großen Glasflächen). Unterstützt werden sollten derartige Maßnahmen mit dem Einbau von Griffen, Handläufen bzw. rutschfesten Matten. Hier ist auch darauf zu verweisen, daß selbstverständlich generelle Überlegungen zur Anpassung der Wohnung an Erfordernisse des Alters auch für sehbeeinträchtigte ältere Menschen sehr hilfreich sein können (z.B. barrierefreie Dusche, Badewannensitz bzw. Griffe direkt am äußeren Badewannenrand usw.; 46).

Schließlich bietet sich die Nutzung von Farben an, um die „Lesbarkeit" der Umwelt zu verbessern. Insbesondere in stationären Einrichtungen können farbliche „Kodierungen" einzelner Wohn- und Funktionsabschnitte für sehbeeinträchtigte ältere Menschen sehr hilfreich zur Orientierung sein. Obgleich die Vertrautheit in der eigenen Wohnung in der Regel extrem hoch ist, können auch hier farbliche Hervorhebung unterstützend wirken, beispielsweise beim Übergang eines Flures in ein nach unten führendes Treppenhaus. Hinzuweisen ist hier auch darauf, daß für solche Differenzierungen Blau-, Grün- und Violettöne sowie Pastellfarben vermieden werden sollen, da diese auch bei normalen Veränderungen des Sehvermögens (insbesondere durch Veränderungen der Linse) nicht mehr so gut voneinander unterschieden werden können.

Nur am Rande sei in diesem Zusammenhang abschließend darauf hingewiesen, daß noch ein deutlicher Unterschied im allgemeinen Wohnstandard zuungunsten der neuen Bundesländer besteht (73). Insofern ist die ökologische Situation sehbeeinträchtigter älterer Menschen in den neuen Bundesländer sicherlich als proble- ma- tischer anzusehen als in den alten Bundesländer. Nicht selten ist dabei sogar davon auszugehen, daß bestimmte Hilfsbedarfe, etwa im Bereich des Einkaufens, weniger aufgrund der Sehbeeinträchtigung als solcher bestehen, sondern vor allem deshalb, weil die Umweltbedingungen unzureichend sind (z.B. fehlender Fahrstuhl). Auch gilt für Wohnanpassungsmaßnahmen der Grundsatz der „zugehenden" Altenarbeit. Menschen, so auch sehbeeinträchtigte ältere Menschen, die häufig über Jahrzehnte hinweg in ihrer Wohnung leben, haben häufig eine ausgeprägte Tendenz, sich an die gegebenen Umweltbedingungen anzupassen, auch wenn damit Gefahren verbunden sind; konkrete Umweltveränderungen werden hingegen eher selten in Erwägung gezogen. Hier ist zu hoffen, daß die Pflegeversicherung, in der ja auch Finanzierungsmöglichkeiten für solche Wohnanpassungsmaßnahmen vorgesehen sind, positive Veränderungen bewirken wird.

Abschluß

Der vorliegende Überblick über psychosoziale Aspekte der Rehabilitation bei Hör- und Seheinbußen im Alter zeigt den großen Bedarf für ein Angebot an Maßnahmen, die über die Anpassung technischer Hilfsmittel hinausgehen. Technische Geräte sind ein Kernstück der Rehabilitation von seh- und hörbehinderten älteren Menschen. Jedoch reicht das isolierte Verordnen und Anpassen technischer Hilfsmittel nicht aus. Der ältere Mensch muß lernen, mit der Technik zurechtzukommen, und er sollte Verhaltensstrategien erwerben, die ihm dabei helfen, sich in seinem räumlich-dinglichen Umfeld zurechtzufinden und mit seiner sozialen Umwelt zu interagieren. Die Ziele psychosozialer Rehabilitation sind dabei Wiedererlangung beziehungsweise Erhaltung der eigenen Selbständigkeit, Kontrolle über den eigenen Lebensraum und Integration in ein Netzwerk sozialer Beziehungen.

Leider ist zu konstatieren, daß es zur Zeit kein flächendeckendes psychosoziales Rehabilitationsangebot für ältere seh- und hörbehinderte Menschen gibt. Häufig werden sinnvolle technische Hilfsmittel nicht genutzt, weil die Besitzer keine ausreichenden Kenntnisse im Umgang mit der Technik haben. Auch über angemessene Verhaltensstrategien zur Bewältigung von Problemen, die durch Hör- und Seheinbußen entstehen, verfügen bei weitem nicht alle betroffenen älteren Menschen. Hier besteht eine Bedarfslücke, die durch entsprechende Aus- und Weiterbildungsangebote bei medizinischen und psychosozialen Berufsgruppen sowie entsprechende Finanzierungsmodelle für Rehabilitationsmaßnahmen zu schließen ist. Die Zusammenarbeit zwischen verschiedenen Disziplinen und Berufsgruppen dient dem Ziel, die Lebenssituation älterer seh- und hörbehinderter Menschen zu verbessern. Das Sehen eröffnet den Zugang zu den Dingen, das Hören ermöglicht den Kontakt zu anderen Menschen: Alle Rehabilitationsbemühungen sollten sich darin treffen, dem älteren Menschen den Zugang zu seinem räumlichen Umfeld und zu seiner sozialen Umwelt zu ermöglichen und zu erhalten.

Literatur

1. Abend A, Chen A (1985) Developing residential statements for the hearing-impaired elderly. Environment and Behavior, 17: 475-500
2. Abrams HB, Hnath-Chisolm T, Guerreiro SM, Ritterman SI (1992) The effects of intervention strategy on self-perception of hearing handicap. Ear and Hearing, 13: 371-377
3. Alpiner JG (1982). Rehabilitation of the geriatric client. In: Alpiner JG (Ed), Handbook of adult rehabilitative audiology. Williams & Wilkins, Baltimore, pp. 160-208
4. American Speech, Language, and Hearing Association. (1992). Considerations in screening adults/older persons for handicapping hearing impairments. American Speech, Language, and Hearing Association, August, 81-87
5. Bally SJ, Kaplan H (1988). The Gallaudet University Aural Rehabilitation Elderhostels. Journal of the Academy of Rehabilitative Audiology, 21: 99-112
6. Biegel DE, Petchers MK, Snyder A, Beisgen B (1989). Unmet needs and barriers to service delivery for the blind and visually impaired elderly. The Gerontologist, 29: 86-91
7. Blosser-Reisen L (1990). Selbständige Lebens- und Haushaltsführung bei Behinderungen im Alter mit Hilfe neuer Technologien. Zeitschrift für Gerontologie, 23: 3-11
8. Bouma H, Graafmans JAM (Hrsg) (1992). Gerontechnology. Amsterdam: IOS Press
9. Buijk CA (1992). Techniques to help elderly visually handicapped people. In: Bouma H, Graafs JAM (Hrsg), Gerontechnology. IOS Press Amsterdam, pp. 385-390
10. Burian K, Eisenwort B, Pfeifer C (1986). Hörtraining. Ein Trainingsprogramm für Kochlearimplantatträger und Hörgeräteträger. Thieme, Stuttgart

11. Cory P (1994). Didaktik in der Vermittlung von LPF. In: Deutscher Blindenverband (Hrsg), Dokumentation. Elementar-Rehabilitation für neuerblindete ältere Menschen (S. 29-40). Zweites Seminar des Deutschen Blindenverbandes v. 17.03. – 20.03.1994 in Meinerzhagen
12. Crews JE, Luxton L (1992). Rehabilitation teaching for older adults. In: Orr A (Hrsg), Vision and aging: Crossroads for service delivery. American Foundation for the blind, New York, pp. 233-254
13. Davies, JW, Mueller HG (1987). Hearing aid selection. In: Mueller HG, Geoffrey VC (Eds), Communication disorders in aging: Assessment and management. Gallaudet University Press, Washington, D.C., pp. 408-436
14. Davis AC (1991). Epidemiological profile of hearing impairments: The scale and nature of the probleme with special reference to the elderly. Acta Otolaryngologica, Supplement 476: 23-31
15. Demorest ME, Erdman SA (1986). Scale composition and item analysis of the communication profile for the hearing impaired. Journal of Speech and Hearing Research, 29: 515-535
16. Deutscher Blindenverband (Hrsg) (1994). Dokumentation. Elementar-Rehabilitation für neuerblindete ältere Menschen. Zweites Seminar des Deutschen Blindenverbandes v. 17.03. – 20.03.1994 in Meinerzhagen
17. Deutscher Schwerhörigenbund. (1987). Ratschläge für Schwerhörige und Normalhörende im Umgang miteinander. Eigenverlag, Berlin
18. DiStefano AF, Aston SJ (1986). Rehabilitation for the blind and visually impaired elderly. In: Brody SJ, Ruff GE (Hrsg) Aging and rehabilitation. Advances in the state of the art. Springer Publ, New York, pp. 203-217
19. Dodds AG (1993). Psychological factors in rehabilitation. The World Blind, No. 10: 29-35
20. Eitner J (1990). Zur Psychologie und Soziologie Hörbehinderter. Median, Heidelberg
21. Evans RL, Jaureguy BM (1981). Group therapy by phone: A cognitive behavioral program for visually impaired elderly. Social Work in Health Care, 7: 79-90
22. Fink V (1993). Ehen/Partnerschaften zwischen Schwerhörigen/Spätertaubten und Hörenden. In: Richtberg W, Verch K (Hrsg) Hilfen für Hörgeschädigte. Academia, Sankt Augustin
23. Forbes WF, Sturgeon D, Hayward LM, Agwani N, Dobbins P (1992). Hearing impairment in the elderly and the use of assistive listening devices: Prevalences, associations, and evaluations. International Journal of Technology and Aging, 5: 39-61
24. Fozard JL, Popkin SJ (1978). Optimizing adult development. Ends and means of an applied psychology of aging. American Psychologist, 33: 975-989
25. Fuchs E (1981). Mobilitätstraining mit Sehgeschädigten. Zeitschrift für praktische Augenheilkunde, 2: 305-307
26. Garahan MB, Waller JA, Houghton M, Tisdale W, Runge CF (1992). Hearing loss prevalence and management in nursing home residents. Journal of the American Geriatrics Society, 40: 130-134
27. Garrett B (1992). Gerontology and communication disorders: A model for training clinicians. Educational Gerontology, 18: 231-242
28. Garstecki DC (1981). Aural rehabilitation for the aging adult. In: Beasley DS, Davis GA (Ed), Aging: Communication processes and disorders. Grune & Stratton, New York, pp. 267- 280
29. Goffinet JM (1989). Hearing loss and hearing aid use by the elderly: A primer for the geriatric care professional. Educational Gerontology, 18: 257-264
30. Görres S (1992). Zukünftige Entwicklungsperspektiven in der Rehabilitation und Nachsorge älterer Menschen. Zeitschrift für Gerontologie, 25: 263-270
31. Greig DE, West ML, Overbury O (1986). Successful use of low vision aids: Visual and psychological factors. Journal of Visual Impairment and Blindness, December, 985-988
32. Häfner H (1992). Psychiatrie des höheren Lebensalters. In: Baltes PB, Mittelstraß J (Hrsg), Zukunft des Alterns und gesellschaftliche Entwicklung. Akademie der Wissenschaften zu Berlin. Forschungsbericht 5: De Gruyter, Berlin, pp. 151-179
33. Harshbarger C (1980). Group work with elderly visually impaired persons. Journal of Visual Impairment and Blindness, 74: 221-224
34. Henoch MA (Ed) (1979). Aural rehabilitation for the elderly. Grune & Stratton, New York
35. Herbst KG (1983). Psycho-social consequences of disorders of hearing in the elderly. In: Hinchcliffe R (Ed), Hearing and balance in the elderly. Churchill Livingstone, Edinburgh, pp.174-200
36. Herndon et al. (o.J.). LIFE: Living Independence for Elders. State of Arkansas. Department of Human Services. Division of Services for the Blind
37. Hiatt LG (1987). Designing for the vision and hearing impairments of the elderly. In: Regnier V, Pynoos J (Eds), Housing the aged. Elsevier, New York, pp. 341-371
38. High WS, Fairbanks G, Glorig A (1964). An assessment scale of hearing handicap for use in family counseling. Journal of Speech and Hearing Disorders, 29: 215-230

39. Hildesheimer M, Muchnik C (1992). Cooperation of hearing-impaired elderly subjects for participation in a hearing screening program. Audiology, 31: 222-227
40. Hill M-M, Harley RK (1984). Orientation and mobility for aged visually impaired persons. Journal of Visual Impairment and Blindness, 78: 49-54
41. Hill M-M, Hill EW (1991). Provision of high-quality orientation and mobility services to older persons with visual impairments. Journal of Visual Impairment and Blindness, 84: 402-408
42. Horowitz A (1995). Aging, vision loss and depression: A review of the research. Aging & Vision News, 7: 1,6,7
43. Kaplan H (1987). Assistive communication devices. In: Mueller HG, Geoffrey VC (Ed), Communication disorders in aging: Assessment and management. Gallaudet University Press, Washington D.C., pp. 464-496
44. Kaplan H (1989). Communication problems of the hearing-impaired elderly: What can be done? Pride Institute Journal of Long Term Health Care, 7: 10-22
45. Karl F (1989). Alte Menschen im Statdtteil. Kassel: Gesamthochschule Kassel
46. Karthaus F, Fuhrich M (1991). Wohn- und Lebenshilfen für ältere Menschen. Köln: Kuratorium Deutsche Altershilfe
47. Knutson JF, Lansing CR (1990). The relationship between communication problems and psychological difficulties in persons with profound acquired hearing loss. Journal of Speech and Hearing Disorders, 55: 656-664
48. Kricos PB, Holmes AE, Doyle DA (1992). Efficacy of a communication training program for hearing impaired elderly adults. Journal of the Academy of Rehabilitative Audiology, 25: 69-80
49. Krug E (1949/1993). Charakter und Schwerhörigkeit. Édition Harmsen, Heidelberg
50. Kruse A (1992a). Rehabilitation in der Gerontologie – theoretische Grundlagen und empirische Forschungsergebnisse. In: Mühlum A, Oppl H (Hrsg), Handbuch der Rehabilitation. Luchterhand, Neuwied, pp. 333-356
51. Kruse A (1992b). Altersfreundliche Umwelten: Der Beitrag der Technik. In: Baltes PB, Mittelstraß J (Hrsg), Zukunft des Alterns und gesellschaftliche Entwicklung. Akademie der Wissenschaften zu Berlin. Forschungsbericht 5. De Gruyter, Berlin, pp. 668-694
52. LaGrow SJ, Blasch BB (1992). Orientation and mobility services for older persons. In: Orr A (Eds), Vision and aging: Crossroads for service delivery. American Foundation for the blind, New York pp. 255-288
53. Lawton M P, Nahemow L (1973). Ecology and the aging process. In: Eisdorfer C, Lawton MP (Eds), Psychology of adult development and aging. American Psychological Association, Washington, D.C., pp. 619-674
54. Lichtenstein MJ, Bess FH, Logan SA (1988). Validation of screening tools for identifying hearing-impaired elderly in primary care. Journal of the American Medical Association, 259: 2875-2878
55. Lindberg P, Scott B, Andersson G, Melin L.(1993). A behavioural approach to individually designed hearing tactics training. British Journal of Audiology, 27: 299-301
56. Lüdtke K (1989). Besseres Hören: Erfolgreich Hörprobleme bewältigen. Germa Press, Hamburg
57. McCarthy P (1987). Aural rehabilitation. In: Mueller HG, Geoffrey VC (Eds), Communication disorders in aging: Assessment and management. Gallaudet University Press, Washington, D.C., pp. 437-463
58. Mueller HG, Geoffrey VC (Ed) (1987). Communication disorders in aging: Assessment and management. Gallaudet University Press, Washington, D.C.
59. Mulrow CD, Tuley MR (1992). Correlates of successful hearing aid use in older adults. Ear and Hearing, 13: 108-113
60. Nagel J (1994). Didaktik in der Vermittlung von O und M. In: Deutscher Blindenverband (Hrsg), Dokumentation. Elementar-Rehabilitation für neuerblindete ältere Menschen, S. 18-28. Zweites Seminar des Deutschen Blindenverbandes v. 17.03. – 20.03.1994 in Meinerzhagen
61. Neugebauer H, Fuchs E (1988). Zur Rehabilitation Sehgeschädigter. In: Koch U, Lucius-Hoene G, Stegie R (Hrsg), Handbuch der Rehabilitationspsychologie. Springer, Berlin, S. 529-554
62. Newman CW, Weinstein BE (1986). Judgments of perceived hearing handicap by hearing-impaired elderly men and their spouses. Journal of the Academy of Rehabilitative Audiology, 19: 109-115.
63. Nikolaus T, Specht-Leible N (1992). Das geriatrische Assessment. Umfassende medizinische und soziale Beurteilung des älteren Menschen unter besonderer Berücksichtigung seiner funktionellen Fähigkeiten. MMV Medizin Verlag
64. Nowak M, Tesch-Römer C (1994). Support provision of normal hearing spouses to hearing impaired partners. International Conference on Aging, Communication, and Health, May 13-15 1994, Hamilton, Canada.

65. Orr M (1992). Aging and blindness: Toward a systems approach to service delivery. In: Orr A, (Eds), Vision and aging. Crossroads for servive delivery. American Foundation for the Blind, New York, S. 3-32
66. Padula WV (1982). Low vision related to function and service delivery for the elderly. In: Sekuler R, Kline D, Dismukes K (Eds), Aging and human visual function. Alan R Liss, New York, pp. 315-322
67. Richtberg W (1990). Was schwerhörig sein bedeutet. Kind, Großburgwedel
68. Richtberg W (1991). Patient Familie. Auswirkung der Hörbehinderung auf die Umwelt. Hörakustik, 2: 43-46.
69. Richtberg W, Verch K (1991). Medizinische Rehabilitation psychischer Störungen von Hörbehinderten. Psychotherapeutisch-psychiatrische Kuren in Bad Berleburg. Bundesministerium für Arbeit und Sozialordnung, Bonn
70. Salomon G (1986). Hearing problems and the elderly. Danish Medical Bulletin, 33, Supplement No.3, 1-22
71. Saup W (1993). Alter und Umwelt. Eine Einführung in die Ökologische Gerontologie. Kohlhammer, Stuttgart
72. Schluter LA (1989). Careprovider guidelines for adapting hearing aids and instructing the elderly in their use. Physical and Occupational Therapy in Geriatrics, 7: 71-81.
73. Schneekloth U, Potthoff P (1993). Hilfe- und Pflegebedürftige in privaten Haushalten. Bericht zur Repräsentativerhebung im Forschungsprojekt „Möglichkeiten und Grenzen selbständiger Lebensführung", im Auftrag des Bundesministeriums für Familie und Senioren. Kohlhammer, Stuttgart
74. Skamris NP (1990). Other technical, assistive devices. In: Jensen JH (Ed) Presbyacusis and other age related aspects. Danavox, København, pp. 315-320
75. Smaldino SE, Smaldino JJ (1988). The influence of aural rehabilitation and cognitive style disclosure on the perception of hearing handicap. Journal of the Academy of Rehabilitative Audiology, 21: 57-64
76. Stephens SDG, Goldstein DP (1983). Auditory rehabilitation for the elderly. In: Hinchcliffe R (Ed), Hearing and balance in the elderly. Churchill Livingstone, Edinburgh, pp. 174-200
77. Straw LB, Harley RK, Zimmerman GJ (1991). A program of orientation and mobility for visually impaired elderly over age 60. Journal of Visual Impairment and Blindness, 85: 108-113
78. Stuen C (1995). National Center for Vision and Aging 10th Anniversary – past and future challenges. Aging and Vision News, 7: 1-3
79. Taylor KS (1993). Self-perceived and audiometric evaluations of hearing aid benefit in the elderly. Ear and Hearing, 14: 390-394
80 Tesch-Römer C, Nowak M (1995). Bewältigung von Hör- und Verständnisproblemen bei Schwerhörigkeit. Zeitschrift für Klinische Psychologie, 24: 35-45
81. Ventry I, Weinstein B (1982). The hearing handicap inventory for the elderly: A new tool. Ear and Hearing, 3: 128-134
82. Vognsen S (Ed) 1976. Hearing tactics. Oticon, Copenhagen
83. Wahl H-W, Baltes MM (1993). Ökopsychologische Aspekte geriatrischer Rehabilitation. In: Niederfranke A (Hrsg), Fragen geriatrischer Rehabilitation. Kohlhammer, Stuttgart, pp. 136-141
84. Wahl H-W (1995). Ältere Menschen mit Sehbeeinträchtigung: Eine empirische Untersuchung zur Person-Umwelt-Transaktion. Habilitationsschrift. Fakultät für Sozial- und Verhaltenswissenschaften der Universität Heidelberg
85. Warland A (1990). The use and benefits of assistive devices and systems for the hard-of-hearing. Scandinavian Audiology, 19: 59-63
86. Wedel H v, Wedel U-C v, Streppel M (1991). Monitoring the efficiency of hearing aid fitting in the aged by the SocialHearing Handicap Index. Acta Otolaryngologica, Supplement 476: 270-277
87. Williams TF (1984). Rehabilitation in the aging. Raven, New York
88. Wolf O, Jilg A, Cordes E (1992). Hörgeschädigt. Sport und Gesundheit Verlag, Berlin
89. Zapf W, Hampel J, Mollenkopf H (1993). Projekt Technik, Alter, Lebensqualität. Endbericht. Wissenschaftszentrum Berlin für Sozialforschung, Berlin

12 Seh- und Höreinbußen alter Menschen: Forderungen an Praxis und Forschung

A. KRUSE, C. TESCH-RÖMER UND H.-W. WAHL

Von Einbußen der Seh- und Hörfähigkeit ist eine große Zahl älterer Menschen betroffen. Diese Einbußen treten um so häufiger auf und sind um so gravierender, je älter die betroffenen Menschen werden. Gerade die Zahl der hochgradig schwerhörigen oder ertaubten sowie der extrem sehbehinderten oder blinden Menschen wächst mit zunehmendem Alter. Sensorische Einbußen sind weitgehend unvermeidlich; zudem ist der Verlust der Hör- und Sehfähigkeit unwiderbringlich. Besonders hoch sind die psychischen Belastungen bei jenen Menschen, bei denen sowohl das Hör- als auch das Sehvermögen eingeschränkt ist. Hier ist in besonderem Maße die Gefahr des Rückzugs, der Resignation und Niedergeschlagenheit gegeben – also einer Entwicklung, die langfristig zur Ausbildung psychischer Symptome führen kann (siehe zum Beispiel 4, 13, 14).

Die Einflüsse sensorischer Einbußen auf Lebensqualität und Selbständigkeit im Alter werden in der (Fach-)Öffentlichkeit nicht ausreichend beachtet; die Bedeutung von Hör- und Sehhilfen für die Aufrechterhaltung der Selbständigkeit sowie für die Erhöhung der Lebensqualität wird unterschätzt. Dies ist insofern überraschend, als der Verlust der Hör- und Sehfähigkeit auch subjektiv mit hohen psychischen Belastungen verbunden ist – somit das Lebensgefühl älterer Menschen stark beeinflußt –, und die Nutzung von Hör- und Sehhilfen zu einer deutlichen Linderung dieser Belastungen beitragen kann (16, 17, 18, 19).

In der medizinischen Literatur werden als vorherrschende Veränderungen im Alter hauptsächlich die erhöhte Anfälligkeit des Menschen gegenüber Erkrankungen, Multimorbidität und chronische Krankheitsverläufe genannt. Die Rehabilitation konzentriert sich vorwiegend auf Menschen, bei denen spezifische Erkrankungen zu deutlichen Einschränkungen der Selbständigkeit geführt haben; das Ziel der Rehabilitation ist die möglichst weite Wiederherstellung der Selbständigkeit durch Erhöhung der physischen Leistungsfähigkeit sowie durch Verbesserung spezifischer sensomotorischer Funktionen (3, 7, 12, 15). Einbußen des Hör- und Sehvermögens werden hingegen sehr viel seltener thematisiert; deren Kompensation durch Hör- und Sehhilfen wird nicht im notwendigen Maße als Aufgabe der Rehabilitation angesehen. Dies mag damit zu tun haben, daß in Deutschland über die Verbreitung sensorischer Einbußen im Alter nur geringe Kenntnisse bestehen. Da epidemiologische Arbeiten zu diesem Thema weitgehend fehlen, sind wichtige Bedingungen für den Aufbau effektiver und effizienter Versorgungsstrukturen nicht gegeben.

In diesem Abschlußkapitel sollen Anforderungen an Praxis und Forschung entwickelt werden, um die Kenntnisse über sensorische Verluste im Alter zu vergrößern und den praktischen Umgang mit diesen Einbußen zu verbessern. Dazu erscheint es in einem ersten Schritt sinnvoll, auf die Belastungen und Bedürfnisse älterer Menschen mit Seh- und Höreinbußen hinzuweisen. Aus der Kenntnis dieser Belastungen und Bedürfnisse ergeben sich in einem zweiten Schritt Anforderungen an den Umgang mit Seh- und Höreinbußen in Diagnostik, Beratung und Rehabilitation. Abschließend wird auf offene Probleme und Fragen verwiesen, die der Bearbeitung durch wissenschaftliche Forschung bedürfen.

Seh- und Höreinbußen: Verluste und Belastungen im Alter

Welche Bedürfnisse äußern ältere Menschen, die an Einbußen ihres Seh- und Hörvermögens leiden?

Anforderungen an Beratung und Rehabilitation sollten jene Bedürfnisse berücksichtigen, die hör- und sehbehinderte ältere Menschen berichten (16, 18). Ein zentrales Bedürfnis betrifft die Einstellung und das Verhalten der sozialen Umwelt gegenüber Menschen mit Behinderung: Es wird der Wunsch geäußert, daß man trotz bestehender Behinderung als „vollwertiger" Mensch wahrgenommen und behandelt wird, daß die Behinderung also nicht im Zentrum der Einstellung und des Verhaltens der sozialen Umwelt steht. Dieses Bedürfnis entwickelt sich vor dem Hintergrund der Kränkungen, die vielen behinderten Menschen zugefügt werden. Mangelnde Rücksichtnahme auf die Behinderung oder Betonung der Behinderung durch übertriebene Fürsorge, die von Behinderten gespürte Abneigung der sozialen Umwelt gegen Kontakte mit ihnen, das Ausgeschlossenwerden, die nicht mehr erfolgten Einladungen sind häufig genannte Beispiele für soziale Diskriminierung und damit verbundener Kränkung.

Dabei wird von behinderten Menschen selbst hervorgehoben, daß diese Diskriminierungen meistens auf geringe Kenntnisse der sozialen Umwelt über die Folgen sensorischer Einbußen sowie über Möglichkeiten, diese durch spezifische Formen der Interaktion zu lindern, zurückgehen. Das Faktum sensorischer Einbußen wird in der Öffentlichkeit viel zu wenig beachtet und reflektiert, so daß Unsicherheit entsteht, wenn mit einem hör- oder sehbehinderten Menschen kommuniziert wird – Gefühle der Unsicherheit versucht man dadurch zu vermeiden, daß die Kommunikation mit behinderten Menschen gemieden wird.

Vor allem von hörbehinderten Menschen wird betont, daß die soziale Umwelt die Höreinbußen wahrnimmt und über diese spricht – jedoch nur selten mit den behinderten Menschen direkt. Ihnen wird durch das Verhalten ihrer Bezugspersonen deutlich, daß diese die Einbußen bemerkt haben und daraus Konsequenzen für ihr Verhalten gegenüber behinderten Menschen ziehen (zum Beispiel Übergehen in Gruppengesprächen, Vermeidung direkter Ansprache, Ausschluß aus Gruppenaktivitäten). Größere Offenheit der Bezugspersonen und höhere Sensibilität für die Belastungen und Schwierigkeiten, mit denen Hör- und Seheinbußen verbunden sind, bilden ein zentrales Bedürfnis behinderter Menschen.

Des weiteren wird der Wunsch nach einer besseren Aufklärung über bestehende prothetische Hilfen sowie nach Unterstützung bei deren Gebrauch geäußert. Vor allem das fehlende Training in jenen Fertigkeiten, die für den korrekten Gebrauch prothetischer Hilfen notwendig sind, wird beklagt. Lieber legt man ein Hörgerät weg, als sich dem Vorwurf auszusetzen, dieses nicht bedienen zu können – ein Vorwurf, der vor allem von Angehörigen geäußert wird, die sich zum Beispiel durch auftretende Geräusche im Falle einer schlechten Einstellung des Hörgeräts gestört fühlen. Die kontinuierliche (und nicht nur einmal erfolgte) Beratung durch Hörgeräteakustiker und Optiker bildet eine bedeutende Hilfe bei dem Erwerb der notwendigen Verhaltenstechniken.

Ein zentrales Problem, das von hör- und sehbehinderten Menschen immer wieder genannt wird, betrifft das geringe Verständnis der sozialen Umwelt für jene psychischen Belastungen, die mit diesen Verlusten verbunden sind. Eine Linderung dieses Problems kann dadurch erreicht werden, daß Hausärzte die Familienangehörigen stärker für die psychischen Belastungen sensibilisieren und daß Gesprächsgruppen für Menschen angeboten werden, die an Einbußen des Hör- und Sehvermögens leiden.

Untersuchungen zum subjektiven Gesundheitserleben machen schließlich deutlich, daß starke Einbußen des Hör- und Sehvermögens besonders häufig als Grenzsituationen im Alter beschrieben werden, die mit besonderen psychischen Belastungen verbunden sind; vergleichbare Belastungen werden von älteren Menschen berichtet, die an chronischen Schmerzen und starken motorischen Einschränkungen leiden (5, 9). Die mit Einbußen des Hör- und Sehvermögens verbundenen Verluste werden dabei von den betroffenen Menschen wie folgt beschrieben: Die von der Umwelt ausgehenden Anregungen nehmen ab, die Orientierung in der vertrauten Welt – vor allem aber in neuen Umwelten – geht zurück, es treten Probleme in der Kommunikation mit anderen Menschen auf, nicht selten fühlt man sich in der Interaktion mit anderen Menschen unverstanden und diskriminiert. Diese subjektiv erlebten Verluste machen deutlich, wie fundamental die Grenzen sind, mit denen Einbußen des Hör- und Sehvermögens verbunden sind, so daß die Kompensation eingetretener Einbußen durch Hör- und Sehhilfen nicht nur für die Aufrechterhaltung der Selbständigkeit, sondern auch für die Verbesserung der Lebensqualität von größter Bedeutung ist.

Die Verarbeitung sensorischer Einbußen im Alter

Es stellt sich nun die Frage, wie es Menschen gelingt, mit diesen Belastungen besser zurecht zu kommen – eine Frage, die auch für das Verständnis jener Handlungen wichtig ist, die eingesetzt werden, um bestehende sensorische Einbußen zu kompensieren (vgl. auch die Kapitel 7 und 8). Es ist zwischen zwei verschiedenen Formen der Auseinandersetzung mit sensorischen Einbußen zu differenzieren; für die gelungene Verarbeitung der Einbußen sind beide Formen gleich wichtig. Den Ausgangspunkt dieser beiden Formen der Auseinandersetzung bildet die Wahrnehmung der eingetretenen sensorischen Einbußen: Damit Hilfen in Anspruch genommen werden, ist es notwendig, sich selbst einzugestehen, daß das Hör- oder Sehvermögen signifikant nachgelassen hat.

Die eine Form der Auseinandersetzung läßt sich umschreiben als Versuch, die „äußere Situation" zu verändern – in bezug auf sensorische Einbußen heißt dies zum Beispiel, Hör- oder Sehhilfen zu nutzen und in der Interaktion mit anderen Menschen darauf hinzuwirken, daß sich diese besser auf die Folgen der Hör- und Seheinbußen einstellen. Allerdings kann der Appell an die Rücksichtnahme anderer Menschen mit zusätzlichen Schwierigkeiten und psychischen Belastungen konfrontieren: Es ist nicht leicht, immer wieder betonen zu müssen, daß man auf Rücksichtnahme durch andere angewiesen ist. Aus diesem Grunde läßt sich häufig beobachten, daß Menschen mit Höreinbußen an Gesprächen nicht mehr aktiv teilnehmen – sie halten sich lieber zurück, als wiederholt auf ihre Hörprobleme hinweisen zu müssen. An dieser Stelle ist noch einmal an spezifische Aufgaben der Rehabilitation zu erinnern. Wie bereits dargestellt wurde, bildet das Verhaltenstraining eine bedeutende Komponente der Rehabilitation: Durch dieses Training werden Techniken vermittelt, die helfen sollen, die eigenen Bedürfnisse in der Interaktion mit anderen Menschen zu artikulieren. Des weiteren dient dieses Training dazu, die Sicherheit in der Interaktion mit anderen Menschen zu erhöhen.

Die andere Form der Auseinandersetzung ist der Versuch, sich auf die eingetretenen Verluste einzustellen und psychische Krisen, zu denen die Verluste immer wieder führen können, besser zu verarbeiten. Damit verbunden ist auch die Fähigkeit, das eigene Anspruchsniveau („Welche Bedingungen müssen für ein persönlich zufriedenstellendes Leben erfüllt sein?") an die bestehende Situation anzupassen. Die Regulierung des Anspruchsniveaus zeigt sich zum Beispiel im Vergleich der eigenen Situation mit dem Leben anderer Menschen („verglichen mit anderen Menschen geht es mir gut") oder in der positiven Hervorhebung spezifischer Aspekte der eigenen Situation („ich habe schöne Kontakte und kann mit anderen Menschen etwas unternehmen; da gelingt es eher, mit bestimmten Verlusten fertig zu werden").

Die beiden Versuche der Bewältigung treten oftmals gleichzeitig auf – und es soll ausdrücklich betont werden, wie wichtig es ist, sich sowohl um eine Anpassung an die bestehenden Grenzen als auch um eine Verbesserung der eingetretenen Situation – zum Beispiel durch die Nutzung von Hör- und Sehhilfen – zu bemühen.

Die Fähigkeit des Menschen, mit Verlusten leben zu können, deutet auf die Möglichkeit psychischen Wachstums in Grenzsituationen (8). Wenn es Menschen gelingt, sich in der Gestaltung ihres Alltags auf physische, sensorische und kognitive Einbußen einzustellen, sich um eine Linderung und Kompensation der Einbußen zu bemühen (und nicht aufzugeben) und trotz erlebter Grenzen eine positive Einstellung zum Leben zu bewahren, so drückt sich darin auch psychisches Wachstum aus. Dieses Potential ist zum einen von der Person selbst abhängig – inwieweit hat sie in ihrem Leben gelernt, Grenzen zu akzeptieren, und inwieweit ist sie in der aktuellen Situation bereit, sich um eine bewußte und verantwortungsvolle Auseinandersetzung mit Grenzen zu bemühen? Dieses Potential ist aber auch von den bestehenden Lebensbedingungen beeinflußt, so zum Beispiel von dem Einsatz des Arztes für den Patienten, von der Einstellung und dem Verhalten der Umwelt gegenüber dem behinderten Menschen sowie von den zur Verfügung stehenden und genutzten Hilfen zur Kompensation bestehender Einbußen. Dies zeigt, warum die Erörterung der verschiedenen Formen der sozialen Unterstützung sowie des Spektrums an technischen Hilfen auch ein bedeutendes psychologisches Thema darstellt.

Forderungen an die Praxis

Notwendigkeit eines erweiterten Ansatzes in Diagnostik, Beratung und Rehabilitation

Wie kann jenen Menschen, die an Einbußen des Hör- und Sehvermögens leiden, wirksam geholfen werden? Diese Frage betrifft Aufgaben im Bereich der Diagnostik, der Beratung und der Rehabilitation. Dazu zwei Vorbemerkungen:

1. Ein Teil jener Menschen, bei denen eindeutig objektivierbare Einbußen des Hör- und Sehvermögens bestehen, ist sich dieser Einbußen gar nicht oder nicht in vollem Umfang bewußt – aus diesem Grunde nehmen diese Menschen auch keine Hilfe in Anspruch. Andere nehmen zwar die Einbußen wahr, gehen aber davon aus, daß sie gegen diese nichts tun können – sie nehmen aufgrund fehlender Kenntnisse über das Angebot an Prothesen keine Hilfe in Anspruch.

2. Der Umgang mit Hör- und Seheinbußen in der Interaktion mit anderen Menschen oder bei der Orientierung im Raum erfordert spezifische Fertigkeiten (Techniken), die in der Auseinandersetzung mit Anforderungen der sozialen und räumlichen Umwelt erworben werden müssen. Ebenso erfordert der richtige Gebrauch von Hör- und Sehhilfen Fertigkeiten, über die aufgeklärt werden muß und die bei der Nutzung von Hilfen kontinuierlich trainiert werden müssen. Hierbei ist zu berücksichtigen, daß die technischen Hilfen erst durch die korrekte Nutzung ihre Wirkung entfalten können.

a. *Diagnostik:* Es sind heute Defizite in bezug auf die Untersuchung des auditiven und visuellen Systems festzustellen. Obwohl ein Großteil älterer Menschen an Einbußen des Hör- und Sehvermögens leidet, gehört die Untersuchung des auditiven und visuellen Systems heute nicht zum Standard der medizinischen Diagnostik. Des weiteren ist nicht sichergestellt, daß nach festgestellten Einbußen eine Überweisung an einen Facharzt erfolgt. Die fehlende Kooperation mit einem Facharzt ist auch darauf zurückzuführen, daß sensorische Einbußen primär als „Alterserscheinung" gedeutet werden, mit der ältere Menschen fertig werden müssen und gegen die nichts unternommen werden kann. Unseres Erachtens sollte die Untersuchung des auditiven und visuellen Systems einen festen Bestandteil jeder (haus-)ärztlichen Basisdiagnostik bilden. Erst dadurch ist gewährleistet, daß auch ältere Menschen selbst größere Sensibilität für bestehende Einbußen ihres Hör- und Sehvermögens entwickeln und zudem bereit sind, durch eigenes Verhalten die adäquate Versorgung mit Hör- oder Sehhilfen zu unterstützen.

b. *Beratung:* An die Diagnostik sollte sich eine fundierte Beratung hinsichtlich der Nutzung von Hör- und Sehhilfen anschließen, die zum einen die kompensatorische Wirkung dieser Hilfen unterstreicht, zum anderen den Erwerb notwendiger Fertigkeiten bei deren Nutzung betont. Indem deutlich gemacht wird, daß durch den Gebrauch von Hör- und Sehhilfen langfristig eine Steigerung des Hör- und Sehvermögens erreicht wird, können ältere Menschen auch eher dazu motiviert werden, derartige Hilfen in Anspruch zu nehmen. Es wird damit einer Einstellung entgegengewirkt, die Einbußen in den sensorischen Leistungen als Altersphänomen deutet, mit dem man sich abfinden muß und gegen das nichts getan werden kann. Des weiteren dient die Beratung dazu, unrealistische Erwartungen an Hör- und Sehhilfen zu korrigieren. Nicht selten besteht die Überzeugung, daß diese Hilfen die eingetretenen Verluste weitgehend ausgleichen können – diese Überzeugung kann dazu beitragen, daß die Nutzung einer Hör- und Sehhilfe rasch aufgegeben wird, weil die Erwartungen enttäuscht wurden.

Die Beratungsangebote sollten sich schließlich an die nächsten Beziehungspersonen des älteren Menschen richten (vor allem an den Ehepartner oder die Kinder), da diese in der Regel große Unsicherheit und mangelnde Sensibilität im Umgang mit einem hör- oder sehbehinderten Familienmitglied zeigen – entweder nehmen sie auf die Einbußen keine Rücksicht und isolieren damit das behinderte Familienmitglied, oder sie entwickeln eine übermäßige Fürsorge, betonen immer wieder die bestehenden Einbußen und tragen dadurch zur Diskriminierung des behinderten Familienmitglieds bei. Eines der zentralen Bedürfnisse behinderter Menschen ist der möglichst „natürliche" Umgang der sozialen Umwelt mit ihnen – wobei unter natürlichem Umgang rücksichtsvolles Verhalten einerseits, die Vermeidung übertriebener Fürsorge andererseits verstanden wird. Diesem Bedürfnis kann dadurch nachgekommen werden, daß man Angehörige über die spezifischen Hör- und Seheinbußen eines Familienmitglieds, über mögliche Fehlinterpretationen seines Verhaltens (zum Beispiel als „kognitiver Abbau", als „Desinteresse" oder als „Verweigerung der Kommunikation") sowie über hilfreiche Techniken in der Interaktion mit diesem aufklärt. In Beiträgen zur Angehörigenberatung wird auf die Notwendigkeit dieser Art von Aufklärung ausdrücklich hingewiesen.

c. *Rehabilitation:* Unter Rehabilitation verstehen wir zum einen die Unterweisung im richtigen Gebrauch der Hör- und Sehhilfen (vgl. die Kapitel 9 und 10). Es ist bekannt, daß Hilfen häufig nur über einen kurzen Zeitraum genutzt werden, da Schwierigkeiten bei deren Nutzung bestehen und sie nicht die erwarteten Effekte erbringen – wobei das Ausbleiben erwarteter Effekte sowohl auf den fehlerhaften Gebrauch als auch auf unrealistische Erwartungen hinsichtlich der Wirkung dieser Hilfen zurückgeht. Erst durch die enge Kooperation der behandelnden Ärzte mit Hörgeräteakustikern und Optikern ist gewährleistet, daß Menschen ausreichend und effektiv im Gebrauch von Hör- und Sehhilfen geschult werden. Des weiteren können Hörgeräteakustiker und Optiker durch umfassende Aufklärung über die Wirkung von Geräten dazu beitragen, daß deren Nutzer realistische Erwartungen an den Grad und die Art der Kompensation bestehender sensorischer Einbußen richten.

Unter Rehabilitation verstehen wir zum anderen das Verhaltenstraining. Die Reflexion des eigenen Verhaltens in der Interaktion mit anderen Menschen sowie bei Orientierungsversuchen in neuartigen Umwelten bildet den Beginn dieses Trainings. Danach folgt der Erwerb effektiver Techniken, durch die die Interaktion mit anderen Menschen sowie die Orientierung in neuartigen Umwelten gefördert wird. Über diese Formen des Verhaltenstrainings sowie über deren Bedeutung für die Steigerung der Selbständigkeit ist in der (Fach-)Öffentlichkeit viel zu wenig bekannt (vgl. auch Wahl & Tesch-Römer im vorliegenden Band).

Zur Diagnostik, Beratung und Rehabilitation gehört auch die Analyse des Wohnumfeldes, da Folgen sensorischer Einbußen durch mangelhafte Ausstattung der Wohnung verschlimmert werden können – zu nennen sind hier zum Beispiel unzureichende Licht- und Beleuchtungsverhältnisse in der Wohnung. Des weiteren sind zahlreiche technische Hilfen entwickelt worden, die in die Wohnung eingepaßt werden können – wie zum Beispiel Geräuschmelder, Hindernis-Detektoren (Anzeigen eines Gegenstandes durch Töne) und Ultraschallempfänger.

Die Erweiterung des diagnostischen, beratenden und rehabilitativen Ansatzes in der Behandlung älterer Menschen ist eine zentrale Voraussetzung dafür, daß die Erfolge der Technik auch wirklich genutzt werden. Mittlerweile sind zahlreiche technische Hilfen für Menschen mit Hör- und Seheinbußen entwickelt worden – und es ist zu erwarten, daß diese Hilfen in Zukunft noch erheblich ausgebaut werden. Solange aber die Kenntnisse über deren Existenz sowohl auf Seiten der Ärzte als auch auf Seiten der älteren Menschen gering sind und solange diese nicht in ausreichendem Maße und nicht korrekt genutzt werden, bleibt der praktische Nutzen dieser Fortschritte zu gering.

Notwendigkeit erhöhter Sensibilität der sozialen Umwelt für Hör- und Seheinbußen im Alter

Die Kompensation bestehender Hör- und Seheinbußen wird nicht nur durch die Nutzung technischer Hilfsmittel geleistet. Einen genauso großen Beitrag leisten die Bezugspersonen des älteren Menschen – und zwar durch ihre Sensibilität für Hör- und Seheinbußen im Alter sowie durch ihr Verhalten gegenüber jenen Menschen, die an diesen Einbußen leiden.

Häufig wird der Kontakt mit diesen Menschen gemieden: Sie werden als „schwierig" eingestuft, die Interaktion mit ihnen bedeutet für viele eine „Last". Dies hat vor allem damit zu tun, daß zu wenig über die Anforderungen bekannt ist, die die Interaktion mit einem hör- oder sehbehinderten Menschen stellt, und daß zudem nicht realisiert wird, wie gut diese Interaktion gelingen könnte, wenn man sich im eigenen Kommunikationsverhalten auf die bestehenden Einbußen wirklich einstellen würde. Die geringe Sensibilität der sozialen Umwelt trägt dazu bei, daß nicht wenige Menschen mit Hör- und Seheinbußen immer weiter in die Isolation geraten – wodurch die psychische Verarbeitung der Behinderung zusätzlich erschwert wird.

Wenn in der Öffentlichkeit (zum Beispiel in den Medien) ausführlicher und differenzierter über Hör- und Seheinbußen (und eben nicht nur über Krankheiten) im Alter berichtet und darüber aufgeklärt würde, wie groß der Einfluß der sozialen Umwelt auf die Kompensation dieser Einbußen und damit auf die Lebensqualität bei Behinderung ist, wäre ein Schritt zum Abbau der Diskriminierung und Isolation vieler Menschen getan. Auf diese Weise könnte auch dazu beigetragen werden, fehlerhafte Interpretationen des Verhaltens hör- und sehbehinderter Menschen zu vermeiden.

Die erhöhte Sensibilität der sozialen Umwelt ist aber noch aus einem anderen Grunde wichtig. Ein Teil der älteren Menschen nimmt die eigenen Hör- und Seheinbußen gar nicht wahr; dies hat vor allem damit zu tun, daß diese Einbußen meistens schleichend verlaufen. Andere leugnen die Hör- und Sehprobleme und deren Folgen im Alltag – sie betonen, daß sie „gut genug" hören und sehen und aus diesem Grunde nicht auf Hilfen angewiesen sind, oder daß sie für ihr Alter über ein ausreichendes Hör- und Sehvermögen verfügen, so daß die bestehenden Einbußen keiner Erwähnung bedürfen. Gerade hier können Bezugspersonen – zu denen auch der Hausarzt gehört – durch problematisierende (aber nicht durch vorwurfsvolle und diskriminierende) Gespräche zur Einsicht in die Notwendigkeit einer Versorgung mit Hör- und Sehhilfen beitragen. Nicht selten sind es die Bezugspersonen, die zuerst Einbußen des Hör- und Sehvermögens bei einem älteren Menschen feststellen.

Die erhöhte Sensibilität der gesellschaftlichen Umwelt zeigt sich vor allem in der behindertengerechten Verkehrsplanung und -gestaltung, im Abbau von Barrieren bei der Anlage von Straßen, Wegen und Bürgersteigen sowie in der behindertengerechten Oberflächengestaltung bei der Konstruktion von Automaten, Geräten und Maschinen. Dabei ist zu bedenken, daß die meisten Probleme bei der Nutzung technischer Produkte auf die geringe Benutzerorientierung in der Größe und Verständlichkeit der gegebenen Anleitungen und Informationen zurückzuführen sind (vgl. 1, 2, 6, 10).

Notwendigkeit einer stärkeren Betonung sensorischer Einbußen und rehabilitativer Ansätze in der Aus-, Fort- und Weiterbildung

Wir halten es für wichtig, das Thema der sensorischen Einbußen im Alter stärker in die Ausbildungsgänge verschiedener Studiengänge und Berufsausbildungen einzubeziehen. Hier kann auf diese Notwendigkeit curricularer Anpassung nur hingewiesen werden; für eine detaillierte Aufarbeitung steht in diesem Buch nicht genügend Raum zur Verfügung. In erster Linie sollte das Thema Sensorik im Alter in die entsprechenden Facharztausbildungen für Augenärzte und Hals-Nasen-Ohren-Ärzte eingearbeitet werden. Aber auch in einem Curriculum für den in der Diskussion stehenden Facharzt für Geriatrie sollte das Thema der sensorischen Einbußen Berücksichtigung finden. Schließlich erscheint es sinnvoll, jene Fachärzte, die in ihrer Praxis sehr viel mit älteren Menschen Umgang haben, für dieses Thema zu sensibilisieren und ihnen Grundkenntnisse über dieses Thema zu vermitteln. Hier ist in erster Linie an Allgemeinmediziner und Internisten zu denken. Dies erscheint uns um so wichtiger, als gerade Reihenuntersuchungen von niedergelassenen Allgemeinmedizinern und Internisten einen recht großen Kreis älter werdender Menschen erfassen könnten.

Zweitens sind die Ausbildungsgänge jener Berufsgruppen zu erweitern, die im täglichen Umgang mit der Rehabilitation älterer Menschen mit sensorischen Einbußen zu tun haben: Augenoptiker und Hörgeräteakustiker. Es erscheint uns ausgesprochen wichtig, daß diese Berufsgruppen, die in erster Linie die Anpassung rehabilitationsrelevanter Technik vornehmen, mehr über Alterungsprozesse und Altern erfahren. Hier geht es darum, Wissen über sensorische Einbußen im Alter, psychosoziale Folgeerscheinungen sowie Besonderheiten in der Rehabilitation bereitzustellen.

Drittens erscheint es uns wichtig, psychosoziale Berufsgruppen zu berücksichtigen, da Angehörige dieser Berufe älteren Menschen mit sensorischen Einbußen jene psychosozialen Kompetenzen vermitteln könnten, die für den Umgang mit den Sinnesbehinderungen notwendig und hilfreich sind. Dabei denken wir an Ausbildungs- und Weiterbildungsangebote für Psychologen, Sozialarbeiter, Sozialpädagogen und Gerontologen. Hierbei ist es notwendig, das Thema der sensorischen Einbußen in Studieninhalte zur Gerontologie einzubetten.

Und viertens bedarf das Thema der sensorischen Einschränkung auch in pflegebezogenen Aus-, Fort- und Weiterbildungen, also im besonderen im Rahmen der Krankenpflege- und Altenpflegeausbildung bzw. der späteren begleitenden Ausbildung dieser Berufsgruppen, einer viel intensiveren Beachtung. Hilfreich wären in diesem Zusammenhang sicherlich auch entsprechende Simulations-Workshops, die Pflegepersonen in sehr nachhaltiger Weise vermitteln können, wie sich beispielsweise die „Welt" eines blinden älteren Menschen in einer bestimmten Alteneinrichtung darstellt.

Zusätzlich ist es denkbar, Weiterbildungsmöglichkeiten anzubieten, damit sich Angehörige psychosozialer Berufsgruppen als Kommunikationstrainer oder Orientierungs- und Mobilitätstrainer qualifizieren können. Eine fundierte Ausbildung erscheint uns eine unabdingbare Notwendigkeit, um die rehabilitative und psychosoziale Versorgung älterer sinnesbehinderter Menschen zu verbessern.

Offene Fragen und Forschungsdesiderata

Abschließend möchten wir erörtern, welche Fragen noch offen, welche Probleme noch ungeklärt sind. Wiederum möchten wir die Balance zwischen angemessenem Pessimismus und vorsichtigem Optimismus halten. Einige Probleme sind angesichts irreversibler Entwicklungsverluste im Alter möglicherweise gar nicht lösbar oder zu bewältigen. Andererseits glauben wir, daß die – als Wissenschaft junge – Gerontologie bei der Analyse vieler Probleme noch am Anfang steht und daß auch die Gesellschaft noch keine endgültige Kultur des Alterns entwickelt hat. Wir glauben daher, daß es eine Reihe von Problemen gibt, die der Lösung bedürfen und die lösbar sind. Ein erster Aspekt bezieht sich auf die Frage nach der Verbreitung sensorischer Einbußen im Alter. Im Vergleich mit anderen Ländern ist die epidemiologische Forschung in Deutschland (nicht nur) auf diesem Gebiet völlig unzureichend. Es ist notwendig, daß wissenschaftliche Institutionen entsprechende Datenerhebungen vorantreiben. Es ist zu fragen, wie sich die Seh- und Hörfähigkeit über die gesamte Lebensspanne entwickelt und wie groß der Versorgungsbedarf in den einzelnen Lebensabschnitten für medizinische, technische und psychosoziale Versorgung ist. Erst dieses Wissen ermöglicht den Aufbau effektiver und effizienter Versorgungsstrukturen. Für das hohe Erwachsenenalter liegen hierzu erste Arbeiten vor (11).

Eine zweite Frage betrifft die physiologische Grundlagenforschung zum Problem der Altersveränderungen im visuellen und auditiven System. Es ist zu konstatieren, daß in diesem Bereich mehr Wissen über periphere Altersveränderungen vorhanden ist als über zentrale Altersveränderungen. Hier sind weitere Forschungsanstrengungen wünschenswert, um periphere und zentrale Altersveränderungen gesondert und in Interaktion zu untersuchen. Aber auch die psychologische, und zwar insbesondere die neuropsychologische Grundlagenforschung ist gefordert, um Altersveränderungen in der Informationsverarbeitung visueller und auditiver Reize zu untersuchen.

Hier ist auch darauf hinzuweisen, daß die Ergebnisse der Grundlagenforschung medizinische und technische Interventionsmöglichkeiten beeinflussen werden. Wird es möglich sein, Presbyakusis medikamentös oder chirurgisch zu heilen? Wird eine Therapie der senilen Makuladegeneration in einigen Jahren schon möglich sein? Welche Präventionsmöglichkeiten folgen aus den Ergebnissen medizinischer und psychologischer Grundlagenforschung? Schließlich ist auf die Ergebnisse technologischer Veränderungen hinzuweisen. Welche Geräte werden aufgrund immer kleinerer und leistungsfähigerer Mikroelektronik entstehen? Wie lassen sich Bedienungsfreundlichkeit, Komfort und technische Höchstleistung miteinander verbinden? Wie weit kann die Spanne zwischen Technik und biologisch-anatomischem Substrat in Zukunft verringert werden?

Ein dritter Forschungsbedarf besteht im Bereich der Untersuchung von Anpassungsprozessen. Denn eines der wichtigen Ziele bei der Erforschung sensorischer Verluste im Alter ist es, jenen Menschen, die unter Seh- oder Höreinbußen leiden, dabei zu helfen, ein weitgehend selbständiges, selbstverantwortliches und persönlich zufriedenstellendes Leben wiederzufinden und zu bewahren. Wir verfügen jedoch derzeit über relativ wenig Wissen darüber, wie solche Anpassungsprozesse bei von Seh- und Höreinbußen betroffenen Menschen im Detail stattfinden und mit welchen kritischen Variablen in der Person und in der Umwelt ein positiver Ausgang verknüpft ist. Dies zielt ab auf Prozesse und Transaktionen und ist deshalb befriedigend nur mit längsschnittlicher Methodologie zu bearbeiten (vgl. auch 18).

Schließlich sind in einer vierten Perspektive Forschungsarbeiten zu verstärken, die – in einer eher angewandten Perspektive – Trainings- und Rehabilitationsprogramme entsprechend den Bedürfnissen älterer Menschen weiter oder neu entwickeln und einer entsprechenden Evaluation unterziehen. So wäre beispielsweise die Frage zu untersuchen, welche spezifischen kognitiven Trainingsprogramme in besonderer Weise geeignet sind, die geistigen Fähigkeiten von seh- und hörbeeinträchtigten älteren Menschen möglichst lange und möglichst weitgehend zu erhalten.

Diese Überlegungen verweisen insgesamt auf die Notwendigkeit einer interdisziplinären Zusammenarbeit zwischen Medizinern, Psychologen, Soziologen, Ingenieuren und Rehabilitationswissenschaftlern zur Erforschung sensorischer Verluste im Alter sowie zur Planung und Realisation von Intervention und Rehabilitation. Vielleicht wären gerade Seh- und Höreinbußen älterer Menschen ein ideales Feld, um die oft im Munde geführte, aber zu selten ernsthaft und konsequent angegangene Interdisziplinarität in der Gerontologie ein gutes Stück voranzutreiben.

Literatur

1. Blosser-Reisen L (1990) Selbständige Lebens- und Haushaltsführung bei Behinderungen im Alter mit Hilfe neuer Technologien. Zeitschrift für Gerontologie 23: 3–11
2. Brody SJ, Ruff GE (Eds) (1986) Aging and rehabilitation, New York, Human Sciences Press
3. Görres S (1992) Geriatrische Rehabilitation und Lebensbewältigung, Weinheim, Juventa
4. Häfner H (1986) Psychische Gesundheit im Alter, Stuttgart, Fischer
5. Hofer J, Kruse A, Pöhlmann K, Schmitt E (1995) Schmerz, Selbständigkeit und subjektives Alterserleben – ein empirischer Beitrag aus der Studie „Möglichkeiten und Grenzen selbständiger Lebensführung im Alter". Zeitschrift für Gerontologie und Geriatrie 28: 358–368
6. Kruse A (1992) Altersfreundliche Umwelten: Der Beitrag der Technik. In: Baltes P, Mittelstraß J (Hrsg) Zukunft des Alterns und gesellschaftliche Entwicklung, Berlin, de Gruyter, pp. 668–694
7. Kruse A (1992) Rehabilitation in der Gerontologie – theoretische Grundlagen und empirische Forschungsergebnisse. In: Mühlum A, Oppl H (Hrsg) Handbuch der Rehabilitation, Neuwied, Luchterhand, pp. 333–356
8. Kruse A (1995) Entwicklungspotentialität im Alter. Eine lebenslauf- und situationsorientierte Sicht psychischer Entwicklung. In: Borscheid P (Hrsg) Alter und Gesellschaft, Stuttgart, Hirzel Wissenschaftliche Verlagsgesellschaft, pp. 63–86
9. Kruse A, Schmitt E (1995) Die psychische Situation hilfs- und pflegebedürftiger älterer Menschen. Zeitschrift für Gerontopsychologie und -psychiatrie 8: 273–287
10. Lesnoff-Caravaglia G (Ed) (1988) Aging in a technological socitey, New York, Human Sciences Press
11. Marsiske M, Delius M, Lindenberger U, Scherer H, Tesch-Römer C (in Druck) Sensorische Systeme im Alter. In: Mayer KU, Baltes PB (Hrsg) Die Berliner Altersstudie, Berlin, Akademie Verlag
12. Mühlum A, Oppl H (1992) Rehabilitation im Lebenslauf. In: Mühlum A, Oppl H (Hrsg) Handbuch der Rehabilitation, Neuwied, Luchterhand, pp. 3–32
13. Oesterreich K (1992) Gerontopsychiatrie, Berlin, Quintessenz
14. Radebold H (1992) Psychodynamik und Psychotherapie Älterer, Heidelberg, Springer
15. Steinhagen-Thiessen E, Gerok W, Borchelt M (1992) Innere Medizin und Geriatrie. In: Baltes PB, Mittelstraß J (Hrsg) Zukunft des Alterns und gesellschaftliche Entwicklung, Berlin, de Gruyter, pp. 124–150
16. Tesch-Römer C (in Druck) Schwerhörigkeit im Alter: Ist die Bewältigung von Kommunikationsbehinderung möglich? In: Kruse A (Hrsg) Psychosoziale Gerontologie (Band II: Intervention). 12. Jahrbuch der Medizinischen Psychologie, Göttingen, Hogrefe
17. Tesch-Römer C, Nowak M (1995) Bewältigung von Hör- und Verständnisproblemen bei Schwerhörigkeit. Zeitschrift für Klinische Psychologie 24: 35–45
18. Wahl HW (1995) Ältere Menschen mit Sehbeeinträchtigung: Eine empirische Untersuchung zur Person-Umwelt-Transaktion. Habilitationsschrift an der Fakultät für Sozial- und Verhaltenswissenschaften der Universität Heidelberg (Publikation in Vorbereitung)
19. Wahl HW, Oswald F (in Druck) Eine ökopsychologische Analyse der Kompetenz im höheren Lebensalter – das Beispiel Sehbeeinträchtigung. In: Kruse A (Hrsg) Psychosoziale Gerontologie (Band II: Intervention). 12. Jahrbuch der Medizinischen Psychologie, Göttingen, Hogrefe

Stichwortregister

A

Absehen 216
Actvities of Daily Living 222
Adaptationskurven 82
Akkommodation 37, 77
Akkommodationsbreite 77
Akkommodationserfolg 77
akkommodative Bewältigung 108, 114, 116, 122
Aktionsradius 140
Aktivitäten des täglichen Lebens 89, 91, 92, 139
akustisch evoziertes Potential 161
Alarmierungsfunktion 2
Allgemeinmediziner 239
Alltag 1, 127
Alltagsaktivität 139
Alltagsgeschehen 127
Alltagskompetenz 91, 99, 102
Alltagspraktische Fertigkeiten 222
Altershörigkeit 26
Altersschwerhörigkeit 26, 55, 152
Altersstereotyp 114
Amsler-Netz 45
Angehörige 121, 123
Angehörigenberatung 238
Anpassungsprozeß 130, 131, 132
Arteriitis temporalis 47
assimilative Bewältigung 108, 114, 116, 122
Assistive Listening Devices 212
Augeninnendruck 34
Auflösungsvermögen 177
Aufmerksamkeit 87
Aufmerksamkeits-Belastungs-Hypothese 100
Ausgangsschalldruckpegel 161
Autofahren 92

B

basal 92
Beleuchtung 197, 226
Beratung 234, 236, 237
Beratungsangebot 237
Berufsausbildung 239
Bewältigung 127
Bewältigungserfolg 134
Bewältigungsprozeß 131, 134, 143
Bewältigungsstrategie 109, 110, 142
Bewertung eines Hörverlusts 108, 110, 112, 122
Bildschirmlesegerät 193
binaural intelligibility level difference (BILD) 70
Blendung 81
Blindenschrift 218

C

choroidale Neovaskularisationen 42
c5-Senke 56
cochleärer Verstärker 16
Cocktail-Party-Effekt 26
Cocktailparty-Situation 55, 57, 70, 71
common cause 100
Coping 127, 134
crowding 79

D

Dämmerungssehen 84
Daseinstechnik 134
Degenerationsprozeß 154
Depressivität 116, 137
Deprivation 168
Desaturated D-15-Test 84
Diagnostik 234, 236, 237
Differentielle Gerontologie 131
Diskriminationsverlust 69, 71
Diskriminierung 237, 239
Distorsionsprodukt-Audiogramm 23
Drittvariablenhypothese 100
Drusen 41
Dunkeladaptation 82
Dynamik 158
Dynamikumfang 28
dynamische Sehschärfe 79

E

Effekt von Hörgeräten 123
Effektivitätskontrolle 169
(Ehe)Partner 120, 121, 123,
Einsamkeit 113, 116
elektro-mechanische Transduktion 16
Elektronische Vorlesegeräte 195
Elementar-Rehabilitation 223
Endolymphe 19
Entwicklungsaufgabe 133
Entwicklungsprozeß 133
entwicklungspsychologisch 132
epidemiologische Forschung 7, 240
Exploration 113, 136

Stichwortregister

F

Farbunterscheidung 84
Farbwahrnehmung 36
Farnsworth-Munsell-100 Farben-Test 84
Fernsehen 213
Flimmerverschmelzungsfrequenz 81
Fluoreszenzangiographie 44
Form der Auseinandersetzung 130, 134
Fovea 36
Fowler-Test 63
Freiburger Sprachtest 68
Freizeitaktivität 89, 91, 92, 93, 102, 140
Frequenzauflösung 66
Frequenzdispersion 13
Frequenzgruppen 66
Frequenzunterschiedsschwelle 65
funktionelles Gesichtsfeld 86

G

galileisches Fernrohr 182
geistige Leistungsfähigkeit 93, 94, 102
Gesichtsfeld 85, 178
Gesichtsfelduntersuchung 47
Gesprächspartner 120
Gewöhnung an ein Hörgerät 108, 110, 118
Glaskörper 35
Glaukom 45
Glutamat 20
Goniotrepanation 50

H

Haarzellmotilität 16
Hearing Handicap Inventory for the Elderly (HHIE) 111, 112, 155
Hilfsmittel zum Fernsehen 197
Hinter-dem-Ohr-Hörgerät (HdO-Gerät) 157, 210
Hochtonhörstörung 152
Hochtonverlust 59
Holladayschen Blendformel 81
Hörfeldaudiometrie 63
Hörfeldskalierung 161
Hörgerät als Belastung 117
Hörgeräte-Akustiker 170, 176
Hörgeräteanpassung 159
Hörgerätenutzung 118, 210
Hörgerätetechnik 156
Hörgeräteversorgung 154
Hörprüfung 154
Hörscreening 25
Hörtaktik 116, 123, 160, 165, 166, 214
Hörtraining 160, 165, 166, 211

I

Im-Ohr-Hörgerät (IO-Gerät) 157, 210
Impedanzaudiometrie 161
In-situ-Messung 163
Innervation 17
Instrumentelle Aktivitäten des täglichen Lebens 91, 92
Intelligenz 93, 94, 95, 96, 99, 100
Intensitätsunterschiedsschwellen-Test 63
interindividuelle Variabilität 140
Internist 239
Iridektomie 50

K

Kaskaden-Hypothese 99
Keplersches System 182
Kinetische Perimetrie 85
Kingsbury-Test 63
Kommunikation 4, 98, 109, 114
Kommunikationsbehinderung 111, 112, 209
Kommunikationsfunktion 2, 107
Kommunikationsproblem 114, 121
Kommunikationsstrategie 115, 116, 123
Kommunikationstraining 214
Kommunikationswunsch 209
Kompensation 135, 143
Kompensationsleistung 102
Kompetenz 133
Kontrastempfindlichkeit 80
Kontrastempfindlichkeitsfunktion 80
Kontrastwahrnehmung 36
Konversationsmaxime 5
Krise 133

L

Längsschnittstudie 92, 93, 94, 95, 98, 102
Lärmexposition 25
Laserbehandlung 49
Lasertrabekuloplastik 50
Lautheit 62
Lautheitsausgleich 27
Lebensqualität 233, 235, 239
Lebenssinn 140
Leistungsfähigkeit 94
Lesefähigkeit 178
Lesepult 196
Lesetechnik 197
Lichtbedarf 87
Linse 34
Lipofuscin 38
Lupe 183
Lupenbrille 189

M

Makuladegeneration 179
–, altersabhängige 40
Makulaödem 45
masking level difference (MLD) 70
mechano-elektrische Transduktion 16
Mesoptometer 84
Mithörschwellen 66
Mithörschwellen-Periodenmuster 68, 78
Mittelohrdiagnostik 154
Modell der Kommunikation 115
Modell der Streßbewältigung 107, 108, 122

N

Nachverdeckung 67
Nachstar 48
  Nd: YAG-Kapsulotomie 48
Netzhaut 35
Neovaskularisationsglaukom 45
Nosoakusis 56
nutzbares Sehfeld 86
Nyktometer 84

O

objektive Hörprüfung 161
Ökologische Gerontologie 135
Ökologische Validität 223
ökopsychologische Sichtweise 132
Offenwinkelglaukom, primär chronisches 45
Optische Sehhilfen 49
Optikusneuropathie, ischämische 47
Orientierung 5
Orientierungs- und Mobilitätstraining 220
Orientierungsfähigkeit und Mobilität 218
Orientierungsfunktion 2
otoakustische Emissionen (OAE) 22
Otoplastik 157
ototoxische Medikamente 25

P

Panel D-15 84
Papille 35
Person-Umwelt-Transaktion 135
Persönlichkeit 99, 101, 103
Persönlichkeitsmerkmal 98
Phakoemusifikation 48
Prävalenz 7
Proaktivität 135
Problemlösefähigkeit 97

psychische Belastung 233, 235
Psychoakustik 54
psychometrische Fragebogen 161
Psychophysische Tuningkurve 66
psychosoziale Berufsgruppen 240
psychotherapeutische Intervention 216, 224
Pupille 34

Q

Querschnittsstudie 94

R

Trainings- und Rehabilitationsprogramm 241
räumlich-dingliche Umwelt 131, 217, 226
Reaktionsform 134, 143
Rehabilitation 203, 234, 235, 236, 238
Rehabilitationsziele 208
Rekruitment 27, 62, 152, 161, 165, 168
Ressourcen 131
retinales Pigmentepithel, Abhebung 42
Retinopathie, diabetische 45

S

Schallaussendung 22
Schleierleuchtdichte 81
Sehschärfe 36, 78, 176, 177
Selbsteinschätzung 112, 123
Selbstwertgefühl 120
sensorineurale Schwerhörigkeit 56
sensorische Deprivation 100
Signalgerät 214
SISI-Test (short increment sensitivity index) 63
Social Hearing Handicap Scale (SHHI) 155
Soziakusis 56
soziale Diskriminierung 234
soziale Isolierung 140
soziale Umwelt 217, 225
Sprachaudiometrie 68, 163
Stäbchen 35
Statische Perimetrie 86
Stereosehschärfe 80
Stereotype über Schwerhörigkeit 120
Stereozilien 19
Streulicht 81
Studiengang 239
subjektives Gesundheitserleben 235

T

technische Hilfsmittel 159, 212, 238
Telephon 213
Tinnitus 156

Tonaudiogramm 58
Tragedauer des Hörgeräts 118
transitorisch evozierte otoakustische Emissionen (TEOAE) 22

U

Übertragungssystem 212
Umfeld, räumlich 131, 217, 226
Umwelt 216
Umwelt, soziale 217, 225
Umweltfügsamkeitshypothese 135, 140
umweltrelevant 131
Unfallhäufigkeit 87
Unterstützung 119
Uvea 34

V

Variabilität 138, 139
Verhaltenstraining 235, 238
Versorgungsgrad 8
Versorgungsstruktur 233, 241
Verstärkung 161
Verzerrungstöne 23
Visus 177
Vitrektomie 49
Vorverdeckung 67

W

Wanderwelle 15
Weiterbildungsmöglichkeit 240, 250
Wertfreiheit 134
Winkelblockglaukom 46
Würzburger Hörfeld (WHF) 63

Z

Zapfen 35
Zeitauflösung 67
Zeitliche Auflösung 81
zentrale Fixation 177
Zentralskotom 178
Zufriedenheit mit dem Hörgerät 118
Zusatzgerät 212
Zyklokryokoagulation 50
Zyklophotokoagulation 50

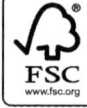

MIX
Papier aus verantwortungsvollen Quellen
Paper from responsible sources
FSC® C105338

If you have any concerns about our products,
you can contact us on
ProductSafety@springernature.com

In case Publisher is established outside the EU,
the EU authorized representative is:
**Springer Nature Customer Service Center GmbH
Europaplatz 3, 69115 Heidelberg, Germany**

Printed by Libri Plureos GmbH
in Hamburg, Germany